FUCHANKE JIBING ZHENDUAN YU LINCHUANG ZHILIAO

妇产科疾病
诊断与临床治疗

主 编 徐 丽 北华大学附属医院

副主编 雷 静 西安市第四医院（西安交通大学附属广仁医院）

宋丽华 烟台市莱阳中心医院

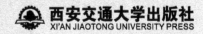

西安交通大学出版社
XI'AN JIAOTONG UNIVERSITY PRESS

图书在版编目(CIP)数据

妇产科疾病诊断与临床治疗 / 徐丽主编.—西安:西安交通大学
出版社,2017.12
ISBN 978-7-5693-0402-2

Ⅰ.①妇… Ⅱ.①徐… Ⅲ.①妇产科病-诊疗
Ⅳ.①R71

中国版本图书馆 CIP 数据核字(2018)第 018270 号

书　　名	妇产科疾病诊断与临床治疗	
主　　编	徐　丽	
责任编辑	问媛媛　杨　花	

出版发行	西安交通大学出版社
	(西安市兴庆南路 10 号　邮政编码 710049)
网　　址	http://www.xjtupress.com
电　　话	(029)82668357　82667874(发行中心)
	(029)82668315(总编办)
传　　真	(029)82668280
印　　刷	虎彩印艺股份有限公司

开　　本　787mm×1092mm　1/16　　印张 21.75　　字数 530 千字
版次印次　2017 年 12 月第 1 版　2017 年 12 月第 1 次印刷
书　　号　ISBN 978-7-5693-0402-2
定　　价　120.00 元

前　言

　　妇产科学是医学中比较重要的一门学科,主要研究女性在妊娠、分娩和产褥期的生理和病理,胎儿及新生儿的生理和病理以及非妊娠状态下女性生殖系统可能出现的一切特殊变化,包括所有与女性生殖、生理有关的疾病。随着医学的发展和社会情况的变化,妇产科学近年来亦增加了大量新的内容,例如妇产科内分泌学、肿瘤学、围产医学等。本书在一般妇产科教材的基础上,加入近年来在妇产科临床工作中的经验和发展趋势,其内容针对工作需要,主要供广大妇产科医师们临床参考之用。

　　本书共分 2 篇,即产科疾病及妇科疾病。详细阐述了妇产科各种常见病、多发病、疑难病的诊断、鉴别诊断和治疗的思路、方法、步骤与要点,以及新技术、新方法在妇产科临床中的应用。内容既有现代妇产科医学研究的深度和广度,又有实际临床应用的价值;既有前人研究的成果和总结,又有编者自己的学术创见。希望此书能够成为一本系统、全面地指导妇产科临床工作的参考书,成为广大妇产科同仁的良师益友。

　　在编写本书时,参阅了大量文献,在此感谢原文献作者。由于编者的经验有限,书中不可避免地存在着一些不足之处,衷心希望读者对书中不妥之处给予批评指正。

编　者
2017 年 10 月

目　录

第一篇

产科疾病

第一章 胎盘及其附属物异常

妊娠时,胎儿与其附属物(包括胎盘、胎膜、脐带及羊水)是一个有机的整体,如果一部分胎儿附属物异常,均可能造成不良的妊娠结局,甚至危及母儿生命。

第一节 前置胎盘

妊娠时胎盘正常附着于子宫体部的后壁、前壁或侧壁。孕 28 周后胎盘附着于子宫下段,其下缘甚至达到或覆盖宫颈内口,其位置低于胎先露部,称为前置胎盘。前置胎盘可致晚期妊娠大量出血而危及母儿生命,是妊娠期的严重并发症之一。分娩时前置胎盘的发生率国内报道为 0.24%～1.57%,国外报道为 0.3%～0.9%。

一、病因及发病机制

确切病因目前尚不清楚。高龄孕妇(>35 岁)、经产妇及多产妇、吸烟或吸毒妇女为高危人群。其病因可能为:①子宫内膜损伤:多次刮宫、多次分娩、产褥感染、子宫疤痕等可损伤子宫内膜。或引起炎症或萎缩性病变,使子宫蜕膜血管缺陷。当受精卵着床时,因血液供给不足,为摄取足够营养而增大胎盘面积,伸展到子宫下段。前置胎盘患者中 85%～90% 为经产妇。瘢痕子宫妊娠后前置胎盘的发生率 5 倍于无瘢痕子宫。②胎盘异常:多胎妊娠时,胎盘面积较大而延伸至子宫下段,故前置胎盘的发生率较单胎妊娠高一倍;副胎盘亦可到达子宫下段或覆盖宫颈内口;膜状胎盘也可扩展至子宫下段,发生前置胎盘。③受精卵滋养层发育迟缓:受精卵到达宫腔时,滋养层尚未发育到能着床的阶段,继续下移,着床于子宫下段而形成前置胎盘。

二、临床分类

按胎盘下缘与宫颈内口的关系,分为 3 种类型。

(一)完全性前置胎盘

完全性前置胎盘或称为中央性前置胎盘,指宫颈内口全被胎盘组织覆盖。

(二)部分性前置胎盘

宫颈内口部分被胎盘组织覆盖。

(三)边缘性前置胎盘

胎盘下缘附着于子宫下段,但未超越宫颈内口(图 1－1)。

胎盘下缘与宫颈内口的关系随子宫下段的逐渐伸展、宫颈管的逐渐消失、宫颈口的逐渐扩张而改变。因此,前置胎盘的分类可随妊娠的继续、产程的进展而发生变化。临产前的完全性

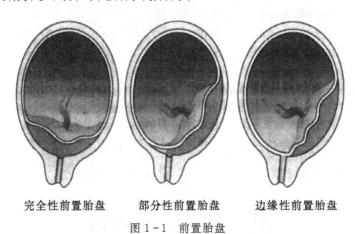

完全性前置胎盘　　部分性前置胎盘　　边缘性前置胎盘

图 1-1　前置胎盘

前置胎盘可因临产后宫颈口扩张而变为部分性前置胎盘。故诊断时期不同,分类也可不同,目前均以处理前最后一次检查来确定其分类。

三、临床表现

前置胎盘的特点为妊娠晚期无痛性、反复性阴道流血,可伴有因出血多所致的相应症状。出血可发生于中期妊娠的晚期和晚期妊娠的早期,发生出血较早者,往往由于出血过多而流产。

(一)无痛性阴道出血

妊娠晚期或临产时,突发性无诱因、无痛性阴道流血是前置胎盘的典型症状。妊娠晚期子宫峡部逐渐拉长形成子宫下段,而临产后的宫缩又使宫颈管消失而成为产道的一部分。但附着于子宫下段及宫颈内口的胎盘不能相应的伸展,与其附着处错位而发生剥离,致血窦破裂而出血。初次出血一般不多,但也可初次即发生致命性大出血。随着子宫下段的逐渐拉长,可反复出血。完全性前置胎盘初次出血时间较早,多发生在妊娠 28 周左右,出血频繁,出血量也较多;边缘性前置胎盘初次出血时间较晚,往往发生在妊娠 37～40 周或临产后,出血量较少;部分性前置胎盘的初次出血时间及出血量则介于以上两者之间。部分性及边缘性前置胎盘患者胎膜破裂后,若胎先露部很快下降,压迫胎盘可使出血减少或停止。

(二)贫血、休克

反复出血可致患者贫血,其程度与阴道流血量及流血持续时间呈正比。有时,一次大量出血可致孕妇休克、胎儿发生窘迫甚至死亡。有时,少量、持续的阴道流血也可导致严重后果。

(三)胎位异常

常见胎头高浮,约 1/3 患者出现胎位异常,其中以臀位和横位多见。

四、诊断

孕 28 周后胎盘附着于子宫下段,其下缘甚至达到或覆盖宫颈内口,其位置低于胎先露部,可诊断为前置胎盘,但其临床类型随诊断时期不同,分类可有差别,目前均以处理前最后一次检查来确定其分类。临床上,对任何可疑前置胎盘患者,在没有备血或输液情况下,不能做肛门或阴道检查,以免引起出血,甚至是致命性出血。

(一)病史

妊娠晚期或临产后突发无痛性阴道流血,应考虑前置胎盘;了解每次出血量以及出血的总量。但也有许多前置胎盘无产前出血,通过超声检查才能获得诊断,同时应询问有无多次刮宫或多次分娩史。

(二)体征

反复出血者可有贫血貌,严重时出现面色苍白、四肢发冷、脉搏细弱、血压下降等休克表现。

1.腹部体征

子宫大小与停经月份相符,子宫无压痛,但可扪及阵发性宫缩,间歇期能完全放松。可有胎头高浮、臀先露或胎头跨耻征阳性,出血多时可出现胎心异常,甚至胎心消失;胎盘附着子宫前壁时可在耻骨联合上方闻及胎盘血流杂音。

2.宫颈局部变化

一般不做阴道检查,如果反复阴道出血,怀疑宫颈阴道疾病,需明确诊断,则在备血、输液、输血或可立即手术的条件下进行阴道窥诊,严格消毒外阴后,用阴道窥器观察阴道壁有无静脉曲张、宫颈糜烂或息肉等病变引起的出血,不做阴道指检,以防附着于子宫颈内口处的胎盘剥离而发生大出血。如发现宫颈口已经扩张,估计短时间可经阴道分娩,可行阴道检查,首先以一手食、中两指轻轻行阴道穹隆部扪诊,如感觉手指与胎先露部之间有较厚的软组织,应考虑前置胎盘,如清楚感觉为胎先露,则可排除前置胎盘;然后,可轻轻触摸宫颈内有无胎盘组织,确定胎盘下缘与宫颈内口的关系,如为血块则易碎,若触及胎膜并决定阴道分娩时,可刺破胎膜,使羊水流出,胎先露部下降压迫胎盘而减少出血。

(三)辅助检查方法

1.B型超声检查

B超可清楚显示子宫壁、宫颈、胎先露部及胎盘的关系,为目前诊断前置胎盘最有效的方法,准确率在95%以上,超声诊断前置胎盘还要考虑孕龄,中期妊娠时胎盘占据宫壁一半面积,邻近或覆盖宫颈内口的机会较多,故有半数胎盘位置较低。晚期妊娠后,子宫下段形成及向上扩展成宫腔的一部分,大部分胎盘上移而成为正常位置胎盘。附着于子宫后壁的前置胎盘容易漏诊,因为胎先露遮挡或腹部超声探测深度不够,经阴道彩色多普勒检查可以减少漏诊,而且安全、准确,但应注意避免因操作不当引起出血。

2.磁共振检查(MRI)

MRI可用于确诊前置胎盘,但价格昂贵,国内已开展应用。

3.产后检查胎盘胎膜

产后应检查胎盘有无形态异常,有无副胎盘。胎盘边缘见陈旧性紫黑色血块附着处即为胎盘前置部分;胎膜破口距胎盘边缘在7cm以内则为边缘性或部分性前置胎盘。

五、鉴别诊断

应与胎盘早剥、帆状胎盘前置血管破裂、胎盘边缘血窦破裂鉴别。诊断时应排除阴道壁病变、宫颈癌、宫颈糜烂及息肉引起的出血。

六、对孕妇、胎儿的影响

(一)产时、产后出血

附着于子宫前壁的前置胎盘行剖宫产时,如子宫切口无法避开胎盘,则出血明显增多。胎儿分娩后,子宫下段肌肉收缩力较差,附着的胎盘不易剥离,即使剥离后因开放的血窦不易关闭而常发生产后出血。

(二)植入性胎盘

前置胎盘偶可合并胎盘植入,由于子宫下段蜕膜发育不良,胎盘绒毛可植入子宫下段肌层,使胎盘剥离不全而发生大出血,有时需切除子宫而挽救产妇生命。

(三)贫血及感染

产妇出血,贫血而体弱,加上胎盘剥离面又靠近宫颈内口,容易发生感染。

(四)围生儿预后不良

出血量多可致胎儿缺氧或宫内窘迫。有时因大出血而须提前终止妊娠,新生儿死亡率高。

七、处理

治疗原则是抑制宫缩、控制出血、纠正贫血及预防感染,正确选择结束分娩的时间和方法。根据出血量、有无休克及程度、妊娠周数、胎儿是否存活而采取相应的处理。

(一)期待疗法

期待疗法适用于出血不多或无产前出血者、生命体征平稳、胎儿存活、胎龄<36周、胎儿体重不足 2300g 的孕妇。原则是在确保孕妇安全的前提下,继续延长胎龄,以期提高围生儿的存活率。若无阴道流血,在妊娠 34 周前可以不必住院,但要定期超声检查,了解胎盘与宫颈内口的关系;一旦出现阴道流血,就要住院治疗。期待疗法应在备血、有急诊手术条件下进行,一旦出血增多,应立即终止妊娠。期待疗法具体如下:①绝对卧床休息:左侧卧位,定时吸氧(每日吸氧 3 次,每次 20～30min)、禁止性生活、阴道检查、肛门检查、灌肠及任何刺激,保持孕妇良好情绪,可应用镇静剂地西泮 5mg,口服,每日 3 次。②抑制宫缩:是期待治疗成功与否的重要措施,子宫收缩可致胎盘剥离而引起出血增多,可用硫酸镁、利托君、沙丁胺醇、硝苯地平等药物抑制宫缩。首选硫酸镁,首次负荷剂量 4g,稀释于 5％葡萄糖液 100mL 中快速静脉滴注,再用 10g 稀释于 5％葡萄糖液 1000mL 中以 1.5～2.0g/h 速度静脉滴注,每日用量 10～15g。③纠正贫血:视贫血严重程度补充铁剂,或少量多次输血。④预防感染:可用广谱抗生素预防感染。⑤促胎儿生长及肺成熟:密切监护胎儿宫内生长情况,由于贫血及胎盘位置不利于胎儿生长,故可适当使用能量等支持药物促胎儿宫内生长,大于 32 孕周妊娠者,可给予地塞米松 10mg 静脉或肌内注射,每日 1～2 次,连用 2～3 日,以促进胎儿肺成熟,急需时可羊膜腔内一次性注射。⑥终止时机:严密观察病情,期待治疗一般至 36 周,各项指标提示胎儿已成熟者,可适时终止妊娠,避免在出现危险时再处理及急诊终止妊娠。对无反复出血者可延长至足月。

(二)终止妊娠

1.剖宫产

剖宫产可在短时间内娩出胎儿,结束分娩,对母儿相对安全,是处理前置胎盘的主要手段。

完全性前置胎盘必须以剖宫产终止妊娠。近年来对部分性及边缘性前置胎盘亦倾向剖宫产分娩。

2. 阴道分娩

阴道分娩适用于边缘性前置胎盘、出血不多、头先露、无头盆不称及胎位异常，且宫颈口已开大、估计短时间内分娩者。可在备血、输液条件下人工破膜，并加强宫缩促使胎头下降压迫胎盘而止血。一旦产程停滞或阴道流血增多，应立即剖宫产结束分娩。

3. 紧急转送

如无输血、手术等抢救条件时，应立即在消毒下阴道填塞纱布、腹部加压包扎、开通静脉输液通路后，由医务人员亲自护送至附近有条件的医院治疗。

八、预防

采取有效的避孕措施，避免多次人工流产及刮宫损伤，预防感染。发生妊娠期出血时，应及时就医，及早做出诊断和处理。

九、临床特殊情况的思考和建议

(一)前置胎盘孕妇终止妊娠时机的选择

选择合适的时间终止妊娠在前置胎盘的处理中十分重要，过早终止不利于新生儿的成活，一味碍于延长孕龄的考虑，可能会丧失最佳处理时机而增加母婴危险。一般情况下，对于无阴道流血的前置胎盘孕妇，尽量延长孕周至足月后终止妊娠；若有少量阴道流血，完全性前置胎盘可在孕 36 周后、部分性及边缘性前置胎盘可在孕 37 周后终止妊娠；若阴道流血量较多，胎肺不成熟者，可经短时间促肺成熟后终止妊娠；一旦前置胎盘发生严重出血而危及孕妇生命安全时，不论胎龄大小均应立即剖宫产。

(二)前置胎盘围手术期处理

(1)前置胎盘多倾向于剖宫产终止妊娠，对出现紧急情况出血较多者应在积极纠正休克、备血、输液的同时，及时手术。

(2)无论何种条件下手术均尽可能在手术前行 B 超检查，确定胎盘的确切位置及分布，应选用手术熟练的主刀和助手用最短的时间娩出胎儿，可有效减少出血，减少并发症。如为选择性手术，则应在充分与家属沟通后，并准备全麻设备，手术前若孕妇条件许可可适当进行血液稀释，输血可在出血基本控制后进行。

(3)手术中注意根据胎盘附着于子宫的位置而选择子宫切口，在胎盘位于下段前壁时，进腹后往往可见下段部位血管充盈或怒张，做子宫切口时应尽可能避开，或先行血管结扎，采用子宫下段偏高纵切口或体部切口，推开胎盘边缘后破膜，娩出胎儿。但应避免纵切口向下延伸而撕裂膀胱，更不主张撕裂胎盘而娩出胎儿。但在紧急情况时已误入胎者者，则尽量将胎盘沿宫壁剥离后娩出胎儿，也可撕裂胎盘娩出胎儿，助手应快速将脐带自胎盘侧向新生儿侧挤压并切断以减少新生儿失血。侧壁前置胎盘可选择下段横切口，在无胎盘侧做一小切口后撕开子宫壁向另一侧延长，同时将胎盘向一侧推移娩出胎儿。后壁前置胎盘可选择子宫下段横切口，但由于胎盘挤压往往使先露部高浮，导致出头困难，故可将切口适当向上，也可为扩大切口留有余地。

(4)胎儿娩出后,立即以缩宫素 20U 子宫肌壁内及子宫下段肌壁内注射以加强子宫收缩,必要时可使用欣母沛宫体注射,并徒手剥离胎盘。胎盘剥离后,子宫下段胎盘附着面往往不易止血,可用热盐水纱垫直接压迫,也可在明胶海绵上放置凝血酶压迫出血处,或用可吸收线"8"字缝合血窦、双侧子宫动脉或髂内动脉结扎、髂内动脉栓塞以及宫腔内纱条填塞等方法止血。如无效或合并胎盘植入,可行子宫全切除术或子宫次全切除术(应完全切除胎盘附着的出血处)。

(5)前置胎盘术中出血量估计尤其重要,前壁前置胎盘或中央性前置胎盘尤其大部分胎盘位于前壁时,手术分娩出血较多,可引起休克,甚至可危及生命,即使保住生命,有时因输血不及时或输血量不足,往往可引起严重并发症。故术中正确及时估计出血量和及时输血是避免产妇不良后果发生的有效办法。前置胎盘术中出血往往较急,吸引器难以完全将溢出之血液及羊水完全吸净,可漫至手术单、手术床以及床周地面等。可采用多种统计出血方法综合分析出血量并及时补充。同时要预防继发性宫缩乏力、DIC、感染等不良后果的发生。

(三)中期妊娠引产问题

临床诊断前置胎盘须于妊娠 28 周后,但有部分要求行中期妊娠引产的患者中,发现胎盘位置低或呈中央性表现,在引产过程中,尤其中央性前置胎盘者仍可能面临大出血的棘手问题。临床传统采用利凡诺羊膜腔内注射引产,其效果肯定。但为减少出血,在引产过程中,要求尽量缩短分娩时间并有较好的子宫收缩,在进入产程后加用缩宫素,并于产后加大用量。也有推荐在利凡诺注射前 48 小时起口服米菲司酮 50mg,每天 2 次×3 天,可显著地诱导子宫内膜细胞凋亡,使整个胎盘均匀自子宫壁剥离,减少出血。也有用天花粉注射引产,因天花粉蛋白是直接作用到胎盘,胎盘的血窦被凝固的纤维蛋白沉着,血流阻塞,分娩时可有效减少出血,但要注意预防过敏反应。使用方法为:天花粉蛋白皮试为阴性后,用天花粉蛋白试探液 0.045mg 做肌注,同时肌注地塞米松 10mg。观察 2 小时,患者无不适,给予天花粉蛋白注射液 1.2mg 肌注,6 小时后给予地塞米松 10mg 肌注,第 2 天给予地塞米松 10mg 肌注×3 天,监测体温、脉搏、血压,密切注意宫缩胎动,阴道流血,至胎儿、胎盘娩出。

第二节 胎盘早剥

妊娠 20 周后或分娩期,正常位置的胎盘于胎儿娩出前,全部或部分从子宫壁剥离,称为胎盘早剥,它是晚期妊娠严重的并发症之一。由于其起病急、发展快,处理不当可威胁母儿生命。国内报道发生率为 0.46%～2.10%,围生儿死亡率为 20%～42.8%,是无胎盘早剥的 15 倍;国外报道围生儿死亡率约为 15%。发生率的高低还与产后是否仔细检查胎盘有关,有些轻型胎盘早剥患者症状不明显,易被忽略。

一、病因及发病机制

发病机制尚不完全清楚,但下列情况时胎盘早剥发病率增高。

(一)孕妇血管病变

胎盘早剥多发生于子痫前期、子痫、慢性高血压及慢性肾脏疾病的孕妇。当这类疾病引起全身血管痉挛及硬化时，子宫底蜕膜也可发生螺旋小动脉痉挛或硬化，引起远端毛细血管缺血坏死而破裂出血，血液流至底蜕膜层与胎盘之间，并形成血肿，导致胎盘从子宫壁剥离。

(二)机械因素

腹部外伤或直接被撞击、性交、外倒转术等都可诱发胎盘早剥。羊水过多时突然破膜，羊水流出过快，或双胎分娩时第一胎儿娩出过快，使宫内压骤减，子宫突然收缩而导致胎盘早剥。临产后胎儿下降，脐带过短使胎盘自子宫壁剥离。

(三)子宫静脉压升高

仰卧位低血压综合征时，子宫压迫下腔静脉使回心血量减少，子宫静脉瘀血使静脉压升高，导致蜕膜静脉床淤血或破裂而发生胎盘剥离。

(四)其他

高龄孕妇、经产妇易发生胎盘早剥；不良生活习惯如吸烟、酗酒及吸毒等也是国外发生率增高的原因；胎盘位于子宫肌瘤部位易发生胎盘早剥。

二、病理及病理生理变化

胎盘早剥的主要病理变化是底蜕膜出血，形成血肿，血肿产生张力使该处胎盘以出血点为中心自子宫壁向四周剥离，如剥离面小，张力增大可压迫止血使血液很快凝固而出血停止，临床可无症状或症状轻微。如继续出血，胎盘剥离面也随之扩大，形成较大的胎盘后血肿，血液可冲开胎盘边缘及胎膜经宫颈管流出，表现为外出血，称为显性剥离。如胎盘边缘或胎膜与子宫壁未剥离，或胎头进入骨盆入口压迫胎盘下缘，使血液积聚于胎盘与子宫壁之间而不能外流，故无阴道流血，称为隐性剥离。由于血液不能外流，胎盘后出血越积越多，可致子宫底升高，当出血达到一定程度，压力增大，血液冲开胎盘边缘和胎膜经宫颈管流出，即为混合性出血。有时胎盘后血液可穿破羊膜而溢入羊膜腔，形成血性羊水。

胎盘早剥尤其是隐性剥离时，胎盘后血肿增大及压力增加，使血液侵入子宫肌层，引起肌纤维分离、断裂及变性，称为子宫胎盘卒中。当血液经肌层侵入浆膜层时，子宫表面可见蓝紫色淤斑，以胎盘附着处为明显；偶尔血液也可渗入阔韧带、输卵管系膜，或经输卵管流入腹腔。卒中后的子宫收缩力减弱，可发生大量出血。

严重早剥的胎盘，剥离处的胎盘绒毛及蜕膜释放大量组织凝血活酶，进入母体血循环后激活凝血系统，而导致弥散性血管内凝血(DIC)，在肺、肾等器官内形成微血栓，引起器官缺氧及功能障碍。DIC继续发展可激活纤维蛋白溶解系统，产生大量纤维蛋白原降解产物(FDP)，引起继发性纤溶亢进。由于凝血因子的大量消耗及高浓度FDP的生成，最终导致严重的凝血功能障碍。

三、临床表现及分类

国内外对胎盘早剥的分类不同。国外(Sher,1985)分为Ⅰ、Ⅱ、Ⅲ度，国内则分为轻、重两型，我国的轻型相当于Sher Ⅰ度，重型则包括Sher Ⅱ、Sher Ⅲ度。

(一)国外胎盘早剥的Sher分度

1. Ⅰ度

多见于分娩期，胎盘剥离面积小，患者常无腹痛或腹痛轻微，贫血体征不明显。腹部检查：

子宫软,子宫大小与妊娠周数相符,胎位清楚,胎心多正常,产后检查胎盘母体面时发现有凝血块及压迹即可确诊胎盘早剥。

2.Ⅱ度

胎盘剥离1/3左右,主要症状为突然发生的持续性腹痛、腰酸或腰背痛,疼痛程度与胎盘后积血多少成正比。无阴道流血或仅有少量阴道流血,贫血程度与外出血量不符。腹部检查:子宫大于妊娠周数,宫底随胎盘后血肿增大而升高。胎盘附着处压痛明显,宫缩有间歇,胎位可扪及,胎儿存活。

3.Ⅲ度

胎盘剥离超过胎盘面积1/2,临床表现较Ⅱ度加重。患者可出现恶心、呕吐、面色苍白、四肢湿冷、脉搏细数、血压下降等休克症状。腹部检查:子宫硬如板状,宫缩间歇期不能放松,胎位触不清,胎心消失。

Ⅲa:患者无凝血功能障碍。

Ⅲb:患者有凝血功能障碍。

(二)国内胎盘早剥的分型

国内胎盘早剥的分型见图1-2。

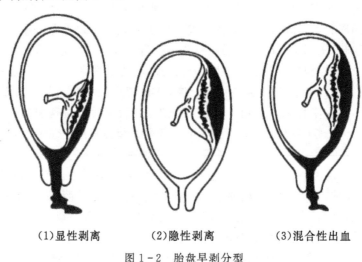

(1)显性剥离　　　　(2)隐性剥离　　　　(3)混合性出血

图1-2　胎盘早剥分型

1.轻型

轻型以外出血为主。胎盘剥离面不超过胎盘面积的1/3,体征不明显,主要症状为较多量的阴道流血,色暗红,无腹痛或伴轻微腹痛,贫血体征不明显。检查:子宫软,无压痛或胎盘剥离处有轻压痛,宫缩有间歇。子宫大小与妊娠月份相符,胎位清楚,胎心率多正常。部分病例仅靠产后检查胎盘,发现胎盘母体面有陈旧凝血块及压迹而得以确诊。

2.重型

常为内出血或混合性出血,胎盘剥离面一般超过胎盘面积的1/3,伴有较大的胎盘后血肿,多见于子痫前期、子痫,主要症状为突发的持续性腹痛、腰酸及腰背痛。疼痛程度与胎盘后积血多少呈正相关,严重时可出现恶心、呕吐、出汗、面色苍白、脉搏细弱、血压下降等休克征象。临床表现的严重程度与阴道流血量不相符。检查:子宫硬如板状,压痛,尤以胎盘剥离处最明显,但子宫后壁胎盘早剥时压痛可不明显。子宫往往大于妊娠月份,宫底随胎盘后血肿的增大而增高,子宫多处于高张状态,如有宫缩则间歇期不能放松,故胎位触不清楚。如剥离面超过胎盘面积的 1/2,由于缺氧,常常胎心消失,胎儿死亡。重型患者病情凶险,可很快出现严重休克、肾功能异常及凝血功能障碍。

四、辅助检查

(一)B 型超声检查

B 超可协助了解胎盘附着部位及胎盘早剥的程度,并可明确胎儿大小及存活情况,超声声像图显示胎盘与子宫壁间有边缘不清楚的液性暗区即为胎盘后血肿,血块机化时,暗区内可见光点反射。如胎盘绒毛膜板凸入羊膜腔,表明血肿较大。有人认为超声诊断胎盘早剥的敏感性仅 15% 左右,即使阴性也不能排除胎盘早剥,但可排除前置胎盘。

(二)实验室检查

了解贫血程度及凝血功能,可行血常规、尿常规及肝、肾功能等检查。重症患者应做以下试验:①DIC 筛选试验:血小板计数、血浆凝血酶原时间、血浆纤维蛋白原定量。②纤溶确诊试验:凝血酶时间、副凝试验和优球蛋白溶解时间。③情况紧急时,可行血小板计数,并用全血凝块试验监测凝血功能,可粗略估计血纤维蛋原含量。

五、诊断与鉴别诊断

结合病史、临床症状及体征可做出临床诊断。轻型患者临床表现不典型时,可结合 B 型超声检查判断。重型患者出现典型临床表现时诊断较容易。关键应了解病情严重程度,了解有无肝、肾功能异常及凝血功能障碍,并与以下晚期妊娠出血性疾病进行鉴别。

(一)前置胎盘

往往为无痛性阴道流血,阴道流血量与贫血程度呈正比,通过 B 型超声检查可以鉴别。

(二)先兆子宫破裂

应与重型胎盘早剥相鉴别。可有子宫瘢痕史,常发生在产程中,由于头盆不称、梗阻性难产等使产程延长或停滞,子宫先兆破裂时,患者宫缩强烈,下腹疼痛拒按,胎心异常。可有少量阴道流血,腹部可见子宫病理缩复环,伴血尿。

六、并发症

(一)弥散性血管内凝血(DIC)

重型胎盘早剥特别是胎死宫内的患者可能发生 DIC,可表现为皮肤、黏膜出血以及咯血、呕血、血尿及产后出血。

(二)出血性休克

无论显性或隐性出血,量多时可致休克;子宫胎盘卒中者产后因宫缩乏力可致严重的产后出血;凝血功能障碍也是导致出血的重要原因。大量出血使全身重要器官缺血缺氧,导致心、肝、肾衰竭,脑垂体及肾上腺皮质坏死。

（三）羊水栓塞

胎盘早剥时，剥离面子宫血管开放，破膜后羊水可沿开放的血管进入母血循环导致羊水栓塞。

（四）急性肾衰竭

重型胎盘早剥常由严重妊娠期高血压疾病等引起。子痫前期或子痫时，肾内小动脉痉挛，肾小球前小动脉极度狭窄，导致肾脏缺血。而胎盘早剥出血、休克及 DIC 等，可在其基础上更加减少肾血流量，导致肾皮质或肾小管缺血坏死，出现急性肾衰竭。

（五）胎儿宫内死亡

如胎盘早剥面积大，出血多，胎儿可因缺血缺氧而死亡。

七、处理

（一）纠正休克

当患者出血较多，胎心音听不到，面色苍白、休克时应立即面罩给氧，建立静脉输血通道，快速输新鲜血和血浆补充血容量及凝血因子，以保持血细胞比容不小于 0.30，尿量＞30mL/h。

（二）及时终止妊娠

快速了解胎儿宫内安危状态、胎儿是否存活，母儿的预后与处理的早晚有直接关系。胎盘早剥后，由于胎儿未娩出，剥离面继续扩大，出血可继续加重，并发肾衰竭及 DIC 的危险性也更大，严重危及母儿的生命，因此，确诊后应立即终止妊娠，娩出胎儿以控制疾病进展。

（三）早期预防及识别凝血功能异常及脏器功能损害

胎盘早剥时剥离处的胎盘绒毛及蜕膜释放大量组织凝血活酶，易导致 DIC，并在肺、肾等器官内形成微血栓，引起器官缺血缺氧及功能障碍。同时在产前出血的同时易发生产后出血，产后应密切观察子宫收缩、宫底高度、阴道流血量及全身情况，并监测主要脏器的功能情况，避免造成急性损害而危及生命或形成永久损害。

八、预防

对妊娠期高血压疾病及慢性肾炎孕妇，应加强孕期管理，并积极治疗，防止外伤、避免性生活，对高危患者不主张行倒转术，人工破膜应在宫缩间歇期进行。

九、临床特殊情况的思考和建议

（一）不典型胎盘早剥的临床诊断

不典型胎盘早剥相当一部分病例无明显诱因可查，临床医师易放松警惕。故应重视询问患者易忽视的问题，如长时间仰卧、体位的突然改变等。胎盘早剥的症状体征与胎盘附着部位、胎盘剥离面大小有关，如子宫后壁胎盘早剥往往表现为腰酸等不适。不典型胎盘早剥因早期病情轻，易误诊为先兆早产，前置胎盘出血及临产，故应重视动态观察，在行胎儿宫内情况监护时（NST）如发现胎心基线平坦，又无明显原因时应高度警惕。对予以保胎期待治疗无好转的"先兆早产"，持续少量阴道流血或胎心监护异常要考虑到不典型胎盘早剥。不典型胎盘早剥也可发展成重型病例,其死胎发生、产后出血、胎儿窘迫等均明显升高。

(二)胎盘早剥时终止妊娠方法的抉择

1.剖宫产

对于重型胎盘早剥,估计不可能短期内经阴道分娩者;即使是轻型患者,出现胎儿窘迫而需抢救胎儿者;病情急剧加重,危及孕妇生命时,不管胎儿存活与否,均应立即剖宫产。此外,有产科剖宫产指征或产程无进展者也应剖宫产终止。术前应常规检查凝血功能,并备足新鲜血、血浆和血小板等,术中娩出胎儿和胎盘后,立即以双手按压子宫前后壁,用缩宫素20U静脉推注、再以20U子宫肌内注射,多数可以止血,必要时可使用卡前列素氨丁三醇注射液宫体注射。

2.阴道分娩

患者全身情况良好,病情较稳定,出血不多,且宫颈口已开大,估计能在短时间内分娩者,可经阴道分娩。先行人工破膜使羊水缓慢流出,减少子宫容积,以腹带紧裹腹部加压,使胎盘不再继续剥离,如子宫收缩乏力,可使用缩宫素加强宫缩以缩短产程,产程中应密切观察心率、血压、宫底高度、阴道流血量及胎儿宫内情况,一旦发现病情加重或出现胎儿窘迫征象,或产程进展缓慢,应剖宫产结束分娩。

(三)凝血功能异常的处理

1.补充血容量和凝血因子

出血可导致血容量不足及凝血因子的丧失,输入足够的新鲜血液可有效补充血容量及凝血因子。10U新鲜冷冻血浆可提高纤维蛋白原含量1g/L。无新鲜血液时可用新鲜冰冻血浆替代,也可输入纤维蛋白原3～6g,基本可以恢复血纤维蛋白原水平。血小板减少时可输入血小板浓缩液。经过以上处理而尽快终止妊娠后,凝血因子往往可恢复正常。

2.肝素的应用

高效的抗凝剂,可阻断凝血过程,防止凝血因子及血小板的消耗,宜在血液高凝期尽早使用,禁止在有显著出血倾向或纤溶亢进阶段使用。

3.抗纤溶治疗

DIC处于血液不凝固而出血不止的纤溶阶段时,可在肝素化和补充凝血因子的基础上应用抗纤溶药物治疗。临床常用药物有抑肽酶、氨甲环酸、氨基己酸、氨甲苯酸等。

(四)肾功能的保护

对胎盘早剥患者,一律放置持续导尿,观察排尿情况,必要时可放置滴液式集尿袋便于观察,如患者出现少尿(尿量<17mL/h)或无尿(尿量<100mL/24h)时应诊断肾衰竭,应及时补充血容量,必要时测中心静脉压,然后可用呋塞米40mg加入25%葡萄糖液20mL中静脉推注。或用20%甘露醇250mL快速静脉滴注,必要时可重复应用,一般多在1～2日内恢复。如尿量仍不见增多,或出现氮质血症、电解质紊乱、代谢性酸中毒等严重肾衰竭时,可行血液透析治疗,多可于一周内好转。对不可逆性肾功能损害考虑行肾移植手术。

(五)子宫卒中及子宫切除问题

胎盘早剥形成的胎盘后血肿,使血液侵入子宫肌层,引起肌纤维分离、断裂及变性,子宫表面可见蓝紫色淤斑,称为子宫胎盘卒中,子宫胎盘卒中后子宫肌收缩力减弱,常常引起宫缩乏力,使出血增加。故在手术中应及时使用宫缩剂,按摩子宫,也可用温盐水纱布包裹卒中的子宫,促进血液循环,恢复平滑肌收缩功能,如仍出血不止,可结扎子宫动脉上行支或髂内血管,经以上处理,仍有不能控制之出血或出现 DIC 时,经抗 DIC 治疗无效后可行子宫切除术。对残端应予包埋缝合,避免残端出血。

第三节 脐带异常

脐带是胎儿与母体进行物质和气体交换的唯一通道。若脐带发生异常(包括脐带过短、缠绕、打结、扭转及脱垂等),可使胎儿血供受限或受阻,导致胎儿窘迫,甚至胎儿死亡。

一、脐带长度异常

脐带的长度个体间略有变化,足月时平均长度为 55~60cm,特殊的脐带长度异常病例,长度最小几乎为无脐带,最长为 300cm,正常长度为 30~100cm。脐带过长经常会出现脐带血管栓塞及脐带真结,同时脐带过长也容易出现脐带脱垂。短于 30cm 为脐带过短,妊娠期间脐带过短并无临床征象。进入产程后,由于胎先露部下降,脐带被拉紧使胎儿血循环受阻出现胎儿窘迫或造成胎盘早剥和子宫内翻,也可引起产程延长。若临产后疑有脐带过短,应抬高床脚改变体位并吸氧,胎心无改善应尽快行剖宫产术。

通过动物实验以及人类自然分娩的研究,似乎支持这样一个论点:脐带的长度及羊水的量和胎儿的运动呈正相关,并受其影响。Miller 等证实:当羊水过少造成胎儿活动受限或因胎儿肢体功能障碍导致活动减少时会使得脐带的长度略微缩短,脐带过长似乎是胎儿运动时牵拉脐带以及脐带缠绕的结果。Soernes 和 Bakke 报道臀位先露者脐带长度较头位者短大约 5cm。

二、脐带缠绕

脐带围绕胎儿颈部、四肢或躯干者称为脐带缠绕,约 90% 为脐带绕颈。Kan 及 Eastman 等研究发现脐带绕颈一周者居多,占分娩总数的 21%,而脐带绕颈三周发生率为 0.2%。其发生原因和脐带过长、胎儿过小、羊水过多及胎动过频等有关。脐带绕颈一周需脐带 20cm 左右。对胎儿的影响与脐带缠绕松紧、缠绕周数及脐带长短有关。脐带缠绕可出现以下临床特点:①胎先露部下降受阻:由于脐带缠绕使脐带相对变短,影响胎先露部入盆,或可使产程延长或停滞。②胎儿宫内窘迫:当缠绕周数过多、过紧时或宫缩时,脐带受到牵拉,可使胎儿血循环受阻,导致胎儿宫内窘迫。③胎心监护:胎心监护出现频繁的变异减速。④彩色超声多普勒检查:可在胎儿颈部找到脐带血流信号。⑤B 型超声检查:脐带缠绕处的皮肤有明显的压迹,脐带缠绕 1 周者为"U"形压迫,内含一小圆形衰减包块,并可见其中小短光条;脐带缠绕 2 周者,皮肤压迹为"W"形,其上含一带壳花生样衰减包块,内见小光条;脐带缠绕 3 周或 3 周以上,皮肤压迹为锯齿状,其上为一条衰减带状回声。当产程中出现上述情况,应高度警惕脐带缠绕,尤其当胎心监护出现异常,经吸氧、改变体位不能缓解时,应及时终止妊娠。临产前 B 型超声诊断脐带缠绕,应在分娩过程中加强监护,一旦出现胎儿宫内窘迫,及时处理。值得庆幸的是,脐带绕颈不是胎儿死亡的主要原因,Hankins 等研究发现脐带绕颈的胎儿与对照胎儿对比出现更多的轻度或严重的胎心变异减速,他们的脐带血 pH 值也偏低,但是并没有发现新生儿病理性酸中毒。

三、脐带打结

脐带打结分为假结和真结两种。脐带假结是指脐静脉较脐动脉长,形成迂曲似结或由于脐血管较脐带长,血管卷曲似结。假结一般不影响胎儿血液循环,对胎儿危害不大。脐带真结是由于脐带缠绕胎体,随后胎儿又穿过脐带套环而成真结,Spellacy 等研究发现,真结的发生率为 1.1%。真结在单羊膜囊双胎中发生率更高。真结一旦影响胎儿血液循环,在妊娠过程中出现胎儿宫内生长受限,真结过紧可造成胎儿血循环受阻,严重者导致胎死宫内,多数在分娩后确诊。围产期伴发脐带真结的产妇其胎儿死亡率为 6%。

四、脐带扭转

胎儿活动可使脐带顺其纵轴扭转呈螺旋状,生理性扭转可达 6~11 周。若脐带过度扭转呈绳索样,使胎儿血循环缓慢,导致胎儿宫内缺氧,严重者可致胎儿血循环中断造成胎死宫内。已有研究发现脐带高度螺旋化与早产发生率的增加有关。妇女滥用可卡因与脐带高度螺旋化有关。

五、脐带附着异常

脐带通常附着于胎盘胎儿面的中心或其邻近部位。脐带附着在胎盘边缘者,称为球拍状胎盘,发现存在于 7% 的足月胎盘中。胎盘分娩过程中牵拉可能断裂,其临床意义不大。

脐带附着在胎膜上,脐带血管如船帆的缆绳通过羊膜及绒毛膜之间进入胎盘者,称为脐带帆状附着。因为脐带血管在距离胎盘边缘一定距离的胎膜上分离,它们与胎盘接触部位仅靠羊膜的折叠包裹,如胎膜上的血管经宫颈内口位于胎先露前方时,称为前置血管。在分娩过程中,脐带边缘附着一般不影响母体和胎儿生命,多在产后胎盘检查时始被发现。前置血管对于胎儿存在明显的潜在危险性,若前置血管发生破裂,胎儿血液外流,出血量达 200~300mL,即可导致胎儿死亡。阴道检查可触及有搏动的血管。产前或产时任何阶段的出血都可能存在前置血管及胎儿血管破裂。若怀疑前置血管破裂,一个快速、敏感的方法是取流出的血液做涂片,找到有核红细胞或幼红细胞并有胎儿血红蛋白,即可确诊。因此,产前做 B 型超声检查时,应注意脐带和胎盘附着的关系。

六、脐带先露和脐带脱垂

胎膜未破时脐带位于胎先露部前方或一侧称为脐带先露,也称隐性脐带脱垂。胎膜破裂后,脐带脱出子宫颈口外,降至阴道甚至外阴,称为脐带脱垂。脐带脱垂是一种严重威胁胎儿生命的并发症,须积极预防。

七、单脐动脉

正常脐带有两条脐动脉,一条脐静脉。如只有一条脐动脉,称为单脐动脉。Bryan 和 Kohler 通过对 20000 个病例研究发现,143 例婴儿为单脐动脉,发生率为 0.72%,单脐动脉婴儿重要器官畸形率为 18%,生长受限发生率为 34%,早产儿发生率为 17%。他们随后又发现在 90 例单脐动脉婴儿中先前未认识的畸形有 10 例。Leung 和 Robson 发现在合并糖尿病、癫痫、子痫前期、产前出血、羊水过少、羊水过多的孕妇,其新生儿中单脐动脉发生率相对较高。

在自发性流产胎儿中更易发现单脐动脉。PavlopcmLos 等发现在这些胎儿中,肾发育不全、肢体短小畸形、空腔脏器闭锁畸形发生率增高,提示有血管因素参与其中。

第四节　羊水量异常

正常妊娠时羊水的产生与吸收处于动态平衡中,正常情况下,羊水量从孕 16 周时的200mL 逐渐增加至 34～35 周时 980mL,以后羊水量又逐渐减少,至孕 40 周时约为 800mL。到妊娠 42 周时减少为 540mL。任何引起羊水产生与吸收失衡的因素均可造成羊水过多或过少的病理状态。

一、羊水过多

妊娠期间,羊水量超过 2000mL 者称羊水过多,发生率为 0.9％～1.7％。

羊水过多可分为急性和慢性两种,孕妇在妊娠中晚期时羊水量超过 2000mL,但羊水量增加缓慢,数周内形成羊水过多,往往症状轻微,称慢性羊水过多;若羊水在数日内迅速增加而使子宫明显膨胀,并且压迫症状严重,称为急性羊水过多。

(一)病因

羊水过多的病因复杂,部分羊水过多发生的原因是可以解释的,但是大部分病因尚不明了。根据 Hill 等报道,约有 2/3 羊水过多为特发性,已知病因多可能与胎儿畸形及妊娠并发症有关。

1.胎儿畸形

胎儿畸形是引起羊水过多的主要原因。羊水过多孕妇中,18％～40％合并胎儿畸形。羊水过多伴有以下高危因素时,胎儿畸形率明显升高:①胎儿发育迟缓。②早产。③发病早,特别是发生在 32 周之前。④无法用其他高危因素解释。

(1)神经管畸形:最常见,约占羊水过多畸形的 50％,其中主要为开放性神经管畸形。当出现无脑儿、显性脊柱裂时,脑脊膜暴露,脉络膜组织增生,渗出增加以及中枢性吞咽障碍加上抗利尿激素缺乏等,使羊水形成过多,回流减少导致羊水过多。

(2)消化系统畸形:主要是消化道闭锁,如食管、十二指肠闭锁,使胎儿吞咽羊水障碍,引起羊水过多。

(3)腹壁缺损:腹壁缺损导致的脐膨出、内脏外翻,使腹腔与羊膜腔之间仅有菲薄的腹膜,导致胎儿体液外渗,从而发生羊水过多。

(4)膈疝:膈肌缺损导致腹腔内容物进入胸腔,使肺和食道发育受阻,胎儿吞咽和吸入羊水减少,导致羊水过多。

(5)遗传性假性低醛固酮症(PHA):这是一种先天性低钠综合征,胎儿对醛固酮的敏感性降低,导致低钠血症、高钾血症、脱水、胎尿增加、胎儿发育迟缓等症状,往往伴有羊水过多。

(6)VATER 先天缺陷:VATER 是一组先天缺陷,包括脊椎缺陷、肛门闭锁、气管食管瘘及桡骨远端发育不良,常常同时伴有羊水过多。

2.胎儿染色体异常

18-三体、21-三体、13-三体胎儿可出现胎儿吞咽羊水障碍,引起羊水过多。

3.双胎异常

约10%的双胎妊娠合并羊水过多,是单胎妊娠的10倍以上。单卵单绒毛膜双羊膜囊时,两个胎盘动静脉吻合,易并发双胎输血综合征,受血儿循环血量增多、胎儿尿量增加,引起羊水过多。另外双胎妊娠中一胎为无心脏畸形者必有羊水过多。

4.妊娠期糖尿病或糖尿病合并妊娠

羊水过多中合并糖尿病者较多,占10%～25%。母体高血糖致胎儿血糖增高,产生渗透性利尿以及胎盘胎膜渗出增加均可导致羊水过多。

5.胎儿水肿

羊水过多与胎儿免疫性水肿(母儿血型不合溶血)及非免疫性水肿(多由宫内感染引起)有关。

6.胎盘因素

胎盘增大,胎盘催乳素(HPL)分泌增加,可能导致羊水量增加。胎盘绒毛血管瘤是胎盘常见的良性肿瘤,往往也伴有羊水过多。

7.特发性羊水过多

约占30%,不合并孕妇、胎儿及胎盘异常,原因不明。

(二)对母儿的影响

1.对孕妇的影响

急性羊水过多引起明显的压迫症状,妊娠期高血压疾病的发病风险明显增加,是正常妊娠的3倍。由于子宫肌纤维伸展过度,可致宫缩乏力、产程延长及产后出血增加;若突然破膜可使宫腔内压力骤然降低,导致胎盘早剥、休克。此外,并发胎膜早破、早产的可能性增加。

2.对胎儿的影响

常并发胎位异常、脐带脱垂、胎儿窘迫及因早产引起的新生儿发育不成熟,加上羊水过多常合并胎儿畸形,故羊水过多者围生儿病死率明显增高,约为正常妊娠的7倍。

(三)临床表现

临床症状与羊水过多有关,主要是增大的子宫压迫邻近的脏器产生的压迫症状,羊水越多,症状越明显。

1.急性羊水过多

多在妊娠20～24周发病,羊水骤然增多,数日内子宫明显增大,产生一系列压迫症状。患者感腹部胀痛、腰酸、行动不便,因横膈抬高引起呼吸困难,甚至发绀,不能平卧。子宫压迫下腔静脉,血液回流受阻,下腹部、外阴、下肢严重水肿。检查可见腹部高度膨隆、皮肤张力大、变薄,腹壁下静脉扩张,可伴外阴部静脉曲张及水肿;子宫大于妊娠月份、张力大,胎位检查不清、胎心音遥远或听不清。

2.慢性羊水过多

常发生在妊娠28～32周。羊水在数周内缓慢增多,出现较轻微的压迫症状或无症状,仅腹部增大较快。检查见子宫张力大、子宫大小超过停经月份,液体震颤感明显,胎位尚可查清或不清、胎心音较遥远或听不清。

(四)诊断

根据临床症状及体征诊断并不困难。但常需采用下列辅助检查,估计羊水量及羊水过多的原因。

1.B型超声检查

B超为羊水过多的主要辅助检查方法。目前临床广泛应用的有两种标准：一种是以脐横线与腹白线为标志，将腹部分为四个象限，各象限最大羊水暗区垂直径之和为羊水指数（AFI）；另一种是以羊水最大深度（MVP或AFV）为诊断标准。国外Phelan JP等以羊水指数＞18cm诊断为羊水过多；Schrimmer DB等以羊水最大深度为诊断标准，目前均已得到国内外的公认。MVP 8～11cm为轻度羊水过多，12～15cm为中度羊水过多，≥16cm为重度羊水过多。B型超声检查还可了解胎儿结构畸形，如无脑儿、显性脊柱裂、胎儿水肿及双胎等。

2.其他

（1）羊水甲胎蛋白测定（AFP）：开放性神经管缺陷时，羊水中AFP明显增高，超过同期正常妊娠平均值加3个标准差以上。

（2）孕妇血糖检查：尤其慢性羊水过多者，应排除糖尿病。

（3）孕妇血型检查：如胎儿水肿者应检查孕妇Rh、ABO血型，排除母儿血型不合溶血引起的胎儿水肿。

（4）胎儿染色体检查：羊水细胞培养或采集胎儿血培养做染色体核型分析，或应用染色体探针对羊水或胎儿血间期细胞真核直接原位杂交，了解染色体数目、结构异常。

（五）处理

主要根据胎儿有无畸形、孕周及孕妇压迫症状的严重程度而定。

1.羊水过多合并胎儿畸形

一旦确诊胎儿畸形、染色体异常，应及时终止妊娠，通常采用人工破膜引产。破膜时需注意：①高位破膜，即以管状的高位破膜器沿宫颈管与胎膜之间上送15cm，刺破胎膜，使羊水缓慢流出，宫腔内压逐渐降低，在流出适量羊水后，取出高位破膜器然后静滴缩宫素引产。若无高位破膜器或为安全亦可经腹穿刺放液，待宫腔内压降低后再行依沙吖啶引产。亦可选用各种前列腺素制剂引产，一般在24～48小时内娩出。尽量让羊水缓慢流出，避免宫腔内压突然降低而引起胎盘早剥。②羊水流出后腹部置沙袋维持腹压，以防休克。③手术操作过程中，需严密监测孕妇血压、心率变化。④注意阴道流血及宫高变化，以及早发现胎盘早剥。

2.羊水过多合并正常胎儿

对孕周不足37周，胎肺不成熟者，应尽可能延长孕周。

（1）一般治疗：低盐饮食、减少孕妇饮水量。卧床休息，取左侧卧位，改善子宫胎盘循环，预防早产。每周复查羊水指数及胎儿生长情况。

（2）羊膜穿刺减压：对压迫症状严重，孕周小、胎肺不成熟者，可考虑经腹羊膜穿刺放液，以缓解症状，延长孕周。放液时注意：①避开胎盘部位穿刺。②放液速度应缓慢，每小时不超过500mL，一次放液不超过1500mL，以孕妇症状缓解为度，放出羊水过多可引起早产。③有条件应在B型超声监测下进行。④密切注意孕妇血压、心率、呼吸变化。⑤严格消毒，防止感染，酌情用镇静药预防早产。⑥放液后3～4周如压迫症状重，可重复放液以减低宫腔内压力。

（3）前列腺素合成酶抑制剂治疗：常用吲哚美辛，其作用机制是抑制利尿作用，期望能抑制胎儿排尿减少羊水量。常用剂量为吲哚美辛2.2～2.4mg/（kg·d），分3次口服。应用过程中应密切随访羊水量（每周2次测AFI）、胎儿超声心动图（用药后24小时一次，此后每周一次），吲哚美辛的最大问题是可使动脉导管狭窄或提前关闭，主要发生在32周以后，所以应限于应用在 32 周以前,同时加强超声多普勒检测。一旦出现动脉导管狭窄立即停药。

(4)病因治疗:若为妊娠期糖尿病或糖尿病合并妊娠,需控制孕妇过高的血糖;母儿血型不合溶血,胎儿尚未成熟,而 B 型超声检查发现胎儿水肿,或脐血显示 $Hb<60g/L$,应考虑胎儿宫内输血。

(5)分娩期处理:自然临产后,应尽早人工破膜,除前述注意事项外,还应注意防止脐带脱垂。若破膜后宫缩仍乏力,可给予低浓度缩宫素静脉滴注,增强宫缩,密切观察产程进展。胎儿娩出后应及时应用宫缩剂,预防产后出血。

(六)临床特殊情况的思考和建议

羊水过多的病因复杂,部分羊水过多发生的原因是可以解释的,但是大部分病因尚不明了,而胎儿畸形又是引起羊水过多的主要原因,所以对于原因不明的羊水过多患者是否要进行胎儿染色体检查是临床医生和孕妇常常面临的选择。轻度羊水过多胎儿重大畸形发生风险约为 1%,中度羊水过多的畸形发生的风险约为 2%,重度羊水过多的畸形发生风险约为 11%。最近的一系列研究表明,如果胎儿超声筛查正常,常规的染色体核型筛查发现非整倍体的畸形的风险小于 1%。所以对于轻度羊水过多而且超声筛查结构正常的病例不主张行染色体核型筛查,只有当已有病情加重时才有必要行染色体核型筛查。

二、羊水过少

妊娠晚期羊水量少于 300mL 者称羊水过少,发生率为 0.5%~5.5%,较常见于足月妊娠。羊水过少出现越早,围产儿的预后越差,因其对围生儿预后有明显的不良影响,近年受到越来越多的重视。

(一)病因

羊水过少的病因目前尚未完全清楚。许多产科高危因素与羊水过少有关,可分为胎儿因素、胎盘因素、孕妇因素和药物因素四大类。另外,尚有许多羊水过少不能用以上的因素解释,称为特发性羊水过少。

1.胎儿缺氧

胎儿缺氧和酸中毒时,心率和心输出量下降,胎儿体内的血液重新分布,心、脑、肾上腺等重要脏器血管扩张,血流量增加;肾脏、四肢、皮肤等外周脏器的血管收缩,血流量减少,进一步导致尿量减少。妊娠晚期胎尿是羊水的主要来源,胎儿长期的慢性缺氧可导致羊水过少,所以羊水过少可以看作胎儿在宫内缺氧的早期表现。

2.孕妇血容量改变

现有研究发现羊水量与母体血浆量之间有很好的相关性,如母体低血容量则可出现羊水量过少,反之亦然。如孕妇脱水、血容量不足、血浆渗透压增高等,可使胎儿血浆渗透压相应增高,胎盘吸收羊水增加,同时胎儿肾小管重吸收水分增加,尿形成减少。

3.胎儿畸形及发育不全

在羊水过少中,合并胎儿先天性发育畸形的很多,但以先天性泌尿系统异常最常见。

(1)先天性泌尿系统异常:先天性肾缺如,又名 Potter 综合征,是以胎儿双侧肾缺如为主要特征的综合征,包括肺发育不良和特殊的 Potter 面容,发生率为 1:(2500~3000),原因至今不明。本病可在产前用 B 超诊断即未见肾形成。尿路梗阻亦可发生羊水过少,如输尿管梗阻、狭窄、尿道闭锁及先天性肾发育不全。肾小管发育不全(RTD)是一种以新生儿肾衰竭为特征的疾病,肾脏的大体外形正常,但其组织学检查可见近端肾小管缩短及发育不全。常发生于有先天性家族史、双胎输血综合征及目前摄入血管紧张素转换酶抑制剂者。这些疾病因胎儿无尿液生成或生成的尿液不能排入羊膜腔致妊娠中期后严重羊水过少。

(2)其他畸形:并腿畸形、梨状腹综合征(PBS)、隐眼-并指(趾)综合征、泄殖腔不发育或发育不良、染色体异常等均可同时伴有羊水过少。

4.胎膜早破

羊水外漏速度大于再产生速度,常出现继发性羊水过少。

5.药物影响

吲哚美辛是一种前列腺素合成酶抑制剂,并有抗利尿作用,可以应用于治疗羊水过多,但使用时间过久,除可以发生动脉导管提前关闭外,还可以发生羊水过少。另外应用血管紧张素转换酶抑制剂也可导致胎儿低张力、无尿、羊水过少、生长受限、肺发育不良及肾小管发育不良等副作用。

(二)对母儿的影响

1.对胎儿的影响

羊水过少是胎儿危险的重要信号,围生儿发病率和死亡率明显增高。与正常妊娠相比,轻度羊水过少围生儿死亡率增高 13 倍,而重度羊水过少围生儿死亡率增高 47 倍。主要死因是胎儿缺氧及畸形。妊娠中期重度羊水过少的胎儿畸形率很高,可达 50.7%。其中先天性肾缺如所致的羊水过少,可引起典型 Potter 综合征(胎肺发育不良、扁平鼻、耳大位置低、肾及输尿管不发育,以及铲形手、弓形腿等),死亡率极高。而妊娠晚期羊水过少,常为胎盘功能不良及慢性胎儿宫内缺氧所致。羊水过少又可引起脐带受压,加重胎儿缺氧。羊水过少中约 1/3 新生儿、1/4 胎儿发生酸中毒。

2.对孕妇的影响

手术产机率增加。

(三)诊断

1.临床表现

胎盘功能不良者常有胎动减少;胎膜早破者有阴道流液。腹部检查:宫高、腹围较小,尤以胎儿宫内生长受限者明显,有子宫紧裹胎儿感。临产后阴道检查时发现前羊水囊不明显,胎膜与胎儿先露部紧贴。人工破膜时发现羊水极少。

2.辅助检查

(1)B 型超声检查:是羊水过少的主要辅助诊断方法。妊娠晚期最大羊水池深度≤2cm,或羊水指数≤5cm,可诊断羊水过少;羊水指数<8cm 为可疑羊水过少。妊娠中期发现羊水过少时,应排除胎儿畸形。B 型超声检查对先天性肾缺如、尿路梗阻、胎儿宫内生长受限有较高的诊断价值。

(2)羊水直接测量:破膜后,直接测量羊水,总羊水量<300mL,可诊断为羊水过少。

(3)其他检查:妊娠晚期发现羊水过少,应结合胎儿生物物理评分、胎儿电子监护仪检查、尿雌三醇、胎盘生乳素检测等,了解胎盘功能及评价胎儿宫内安危,及早发现胎儿宫内缺氧。

(四)治疗

根据导致羊水过少的不同病因结合孕周采取不同的治疗方案。

1. 终止妊娠

对确诊胎儿畸形,或胎儿已成熟、胎盘功能严重不良者,应立即终止妊娠。对胎儿畸形者,常采用依沙吖啶羊膜腔内注射的方法引产;而妊娠足月合并严重胎盘功能不良或胎儿窘迫,估计短时间内不能经阴道分娩者,应行剖宫产术;对胎儿贮备力尚好,宫颈成熟者,可在密切监护下破膜后行缩宫素引产。产程中连续监测胎心变化,观察羊水性状。

2. 补充羊水期待治疗

若胎肺不成熟,无明显胎儿畸形者,可行羊膜腔输液补充羊水,尽量延长孕周。

(1)经腹羊膜腔输液:常在中期妊娠羊水过少时采用。主要有两个目的:①帮助诊断,羊膜腔内输入少量生理盐水,使 B 型超声扫描清晰度大大提高,有利于胎儿畸形的诊断。②预防胎肺发育不良,羊水过少时,羊膜腔压力低下(≤1mmHg),肺泡与羊膜腔的压力梯度增加,导致肺内液大量外流,使肺发育受损。羊膜腔内输液,使其压力轻度增加,有利于胎肺发育。具体方法:常规消毒腹部皮肤,在 B 型超声引导下避开胎盘行羊膜穿刺,以 10mL/min 速度输入 37℃的 0.9%氯化钠液 200mL 左右,若未发现明显胎儿畸形,应用宫缩抑制剂预防流产或早产。

(2)经宫颈羊膜腔输液:常在产程中或胎膜早破时使用。适合于羊水过少伴频繁胎心变异减速或羊水Ⅲ度粪染者。主要目的是缓解脐带受压,提高阴道安全分娩的可能性,以及稀释粪染的羊水,减少胎粪吸入综合征的发生。具体方法:常规消毒外阴、阴道,经宫颈放置宫腔压力导管进羊膜腔,输入加温至 37℃的 0.9%氯化钠液 300mL,输液速度为 10mL/min。如羊水指数达 8cm,并解除胎心变异减速,则停止输液,否则再输 250mL。若输液后 AFI≥8cm,但胎心减速不能改善亦应停止输液,按胎儿窘迫处理。输液过程中 B 型超声监测 AFI、间断测量宫内压,可同时胎心内监护,注意无菌操作。

(五)临床特殊情况的思考和建议

孕妇水化治疗在羊水过少中的价值和意义:孕妇水化治疗可以增加羊水过少妊娠的羊水指数,在正常妊娠可以增加 2.01cm(95%CI 1.43~2.56),足月妊娠可达 4.5cm(95%CI 2.92~6.08)。孕妇水化治疗如果持续(每天至少饮水 2L,持续一周)的话,可以使羊水量增加的短期效应得到延长,这也提示孕妇水化治疗是处理羊水过少的一种方法。Ross 等为证实这一假说,对 10 个足月妊娠妇女进行连续研究,联合应用母体水化和 DDAVP 抗利尿剂以维持母亲的低渗状态,发现羊水量增加。羊水指数在 8 小时内增加(4.1±0.6)~(8.2±1.5)cm,并且持续至 24 小时(8.2±1.3)cm。

第二章　妊娠合并内科疾病

许多内科疾病并不影响受孕,但是妊娠后,这些内科疾病及其治疗对妊娠可能会产生一定影响,而妊娠后母体适应性生理变化也可能影响疾病的病情和预后。适时、正确处理好两者的相互影响,能够最大限度地降低对母儿的损害。

第一节　妊娠合并心脏病

妊娠合并心脏病是孕产妇死亡的重要原因。在我国孕产妇死因顺位中高居第 2 位,占非直接产科死因的首位。妊娠合并心脏病的发病率各国报道为 1%～4%,我国 1992 年报道为 1.06%。

一、妊娠合并心脏病的种类及其对妊娠的影响

在妊娠合并心脏病的患者中,先天性心脏病占 35%～50%,位居第一。随着广谱抗生素的应用,以往发病率较高的风湿性心脏病的发病率逐年下降。妊娠高血压性心脏病、围生期心肌病、心肌炎、各种心律失常、贫血性心脏病等在妊娠合并心脏病中也占有一定比例。而二尖瓣脱垂、慢性高血压心脏病、甲状腺功能亢进性心脏病等较少见。不同类型心脏病的发病率随不同国家及地区的经济发展水平差异较大。在发达国家及我国沿海经济发展较快的地区,风湿热已较少见。而在发展中国家及贫困、落后的边远地区仍未摆脱风湿病的困扰,风湿性心脏病合并妊娠者仍很多见。

(一)先天性心脏病

1. 左向右分流型先天性心脏病

(1)房间隔缺损:是最常见的先天性心脏病。对妊娠的影响取决于缺损的大小。缺损面积 ≤1cm² 者多无症状,仅在体检时被发现,多能耐受妊娠及分娩。若缺损面积较大,在左向右分流基础上合并肺动脉高压,右心房压力增加,可引起右至左分流出现发绀,有发生心衰的可能。房间隔缺损>2cm² 者,最好在孕前手术矫治后再妊娠。

(2)室间隔缺损:对于小型缺损(缺损面积≤1cm²),若既往无心衰史,也无其他并发症者,妊娠期很少发生心衰,一般能顺利度过妊娠与分娩。室间隔缺损较大,常伴有肺动脉高压,妊娠期发展为右向左分流,出现发绀和心衰。后者妊娠期危险性大,于孕早期宜行人工流产终止妊娠。

(3)动脉导管未闭:较多见,在先心病中占 20%～50%,由于儿童期可手术治愈,故妊娠合并动脉导管未闭者并不多见。若较大分流的动脉导管未闭,孕前未行手术矫治者,由于大量动脉血流向肺动脉,肺动脉高压使血流逆转出现发绀诱发心衰。若孕早期已有肺动脉高压或有右向左分流者,宜人工终止妊娠。未闭动脉导管口径较小,肺动脉压正常者,妊娠期一般无症

状,可继续妊娠至足月。

2.右向左分流型先天性心脏病

临床上最常见的有法洛四联症及艾森曼格综合征等。一般多有复杂的心血管畸形,未行手术矫治者很少存活至生育年龄。此类患者对妊娠期血容量增加和血流动力学改变的耐受力极差,妊娠时母体和胎儿死亡率可高达 30%～50%。若发绀严重,自然流产率可高达 80%。这类心脏病妇女不宜妊娠,若已妊娠也应尽早终止。经手术治疗后心功能为Ⅰ～Ⅱ级者,可在严密观察下继续妊娠。

3.无分流型先天性心脏病

(1)肺动脉口狭窄:单纯肺动脉口狭窄的预后较好,多数能存活到生育期。轻度狭窄者能度过妊娠及分娩期。重度狭窄(瓣口面积减少 60%以上)宜于妊娠前行手术矫治。

(2)主动脉缩窄:妊娠者合并主动脉缩窄较少见。此病预后较差,合并妊娠时 20%会发生各种并发症,死亡率为 3.5%～9.0%。围生儿预后也较差,胎儿死亡率为 10%～20%。轻度主动脉缩窄,心脏代偿功能良好,患者可在严密观察下继续妊娠。中、重度狭窄者即使经手术矫治,也应劝告避孕或在孕早期终止妊娠。

(3)马方(Marfan)综合征:表现为主动脉中层囊性退变。一旦妊娠,死亡率为 4%～50%,多因血管破裂。胎儿死亡率超过 10%。患本病的妇女应劝其避孕,已妊娠者若超声心动图见主动脉根部直径＞40mm 时,应劝其终止妊娠。本病于妊娠期间应严格限制活动,控制血压,必要时使用 β 受体阻滞剂以降低心肌收缩力。

(二)风湿性心脏病

以单纯性二尖瓣狭窄最多见,占 2/3～3/4。部分为二尖瓣狭窄合并关闭不全,主动脉瓣病变少见。心功能Ⅰ～Ⅱ级,从未发生过心衰及并发症的轻度二尖瓣狭窄孕妇,无明显血流动力学改变,孕期进行严密监护,可耐受妊娠。二尖瓣狭窄越严重,血流动力学改变越明显,妊娠的危险性越大,肺水肿和低排量性心衰的发生率越高,母体与胎儿的死亡率越高。尤其在分娩和产后死亡率更高。病变严重伴有肺动脉高压的患者,应在妊娠前纠正二尖瓣狭窄,已妊娠者宜在孕早期终止。

(三)妊娠高血压性心脏病

妊娠高血压性心脏病指既往无心脏疾病史,在妊娠期高血压疾病的基础上,突然发生以左心衰竭为主的全心衰竭者。妊娠期高血压疾病并发肺水肿的发生率为 3%,这是由于冠状动脉痉挛,心肌缺血,周围小动脉阻力增加,水、钠潴留及血黏度增加等,加重了心脏负担而诱发急性心力衰竭。妊娠期高血压疾病合并中、重度贫血时更易引起心肌受累。这类心脏病在发生心衰之前,常有干咳,夜间更明显,易被误诊为上呼吸道感染或支气管炎而延误诊疗时机,产后病因消除,病情会逐渐缓解,多不遗留器质性心脏病变。

(四)围生期心肌病(PPCM)

围生期心肌病指既往无心血管系统疾病史,于妊娠期最后 3 个月至产后 6 个月内发生的扩张型心肌病。这种特定的发病时间是与非特异性扩张型心肌病的区别点。确定围生期心肌病必须排除其他任何原因的左室扩张和收缩功能失常。确切病因还不十分清楚,可能与病毒感染、自身免疫因素、多胎妊娠、多产、高血压、营养不良及遗传等因素有关。与非特异性扩张型心肌病的不同点在于发病较年轻,发病与妊娠有关,再次妊娠可复发,50%的病例于产后 6

个月内完全或接近完全恢复。围生期心肌病对母儿均不利,胎儿死亡率可达 10％～30％。临床表现不尽相同,主要表现为呼吸困难、心悸、咳嗽、咯血、端坐呼吸、胸痛、肝大、水肿等心力衰竭的症状。25％～40％的患者出现相应器官栓塞症状。轻者仅有心电图的 T 波改变而无症状。胸部 X 线摄片见心脏普遍增大、心脏搏动减弱,肺淤血。心电图示左室肥大、ST 段及 T 波异常改变,常伴有各种心律失常。超声心动图显示心腔扩大、搏动普遍减弱、左室射血分数减低。一部分患者可因心衰、肺梗死或心律失常而死亡。治疗宜在安静、增加营养和低盐饮食的同时,针对心衰可给强心利尿剂及血管扩张剂,有栓塞征象可以适当应用肝素。曾患围生期心肌病、心力衰竭且遗留心脏扩大者,应避免再次妊娠。

(五)心肌炎

近年病毒性心肌炎呈增多趋势,急慢性心肌炎合并妊娠的比例在增加。妊娠期合并心肌炎的诊断较困难。主要表现为既往无心瓣膜病、冠心病或先心病,在病毒感染后 1～3 周内出现乏力、心悸、呼吸困难和心前区不适。检查可见心脏扩大,持续性心动过速、心律失常和心电图 ST 段及 T 波异常改变等。急性心肌炎病情控制良好者,可在密切监护下继续妊娠。

二、妊娠合并心脏病对孕妇的影响

妊娠期子宫增大、胎盘循环建立、母体代谢率增高,母体对氧及循环血液的需求量增加。妊娠期血容量增加可达 30％,致心率加快,心排出量增加,32～34 周时最为明显。分娩期子宫收缩,产妇屏气用力及胎儿娩出后子宫突然收缩,腹腔内压骤减,大量血液向内脏灌注,进一步加重心脏负担。产褥期组织间潴留的液体也开始回到体循环,血流动力学发生一系列急剧变化。因此,在妊娠 32～34 周、分娩期及产后 3 日内是血液循环变化最大、心脏负担最重的时期,有器质性心脏病的孕产妇常在此时因心脏负担加重,极易诱发心力衰竭,临床上应给予高度重视。

三、妊娠合并心脏病对胎儿的影响

不宜妊娠的心脏病患者一旦妊娠,或妊娠后心功能恶化者,流产、早产、死胎、胎儿生长受限、胎儿窘迫及新生儿窒息的发生率均明显增高。心脏病孕妇心功能良好者,胎儿相对安全,但剖宫产机率增加。某些治疗心脏病的药物对胎儿也存在潜在的毒性反应,如地高辛可以自由通过胎盘到达胎儿体内。一部分先天性心脏病与遗传因素有关,国外报道,双亲中任何一方患有先天性心脏病,其后代先心病及其他畸形的发生机会较对照组增加 5 倍,如室间隔缺损、肥厚性心肌病、马方综合征等均有较高的遗传性。

四、妊娠合并心脏病的诊断

由于妊娠期生理性血流动力学的改变、血容量及氧交换量增加,可以出现一系列酷似心脏病的症状和体征,如心悸、气短、踝部水肿、乏力、心动过速等。心脏检查可以有轻度心界扩大、心脏杂音。妊娠还可使原有心脏病的某些体征发生变化,如二尖瓣或主动脉瓣关闭不全的患者,妊娠期周围血管阻力降低,杂音可以减轻甚至不易听到;妊娠血容量增加可使轻度二尖瓣狭窄或三尖瓣狭窄的杂音增强,以致过高估计病情的严重程度,增加明确诊断的难度。因此妊娠期心脏病和心力衰竭的诊断必须结合妊娠期解剖和生理改变仔细分析,再做出正确判断。以下为有意义的诊断依据:①妊娠前有心悸、气急或心力衰竭史,或体检曾被诊断有器质性心脏病,或曾有风湿热病史。②有劳力性呼吸困难、经常性夜间端坐呼吸、咯血、经常性胸闷胸痛等临床症状。③有发绀、杵状指、持续性颈静脉怒张。心脏听诊有舒张期杂音或粗糙的Ⅲ级以上全收缩期杂音。有心包摩擦音、舒张期奔马律、交替脉。④心电图有严重的心律失常,如心房颤动、心房扑动、三度房室传导阻滞、ST段及T波异常改变等。⑤超声心动图检查显示心腔扩大、心肌肥厚、瓣膜运动异常、心脏结构异常。⑥X线检查心脏显著扩大,尤其个别心腔扩大者。

五、心功能分级

衡量心脏病患者的心功能状态,纽约心脏病协会(NYHA)1994年开始采用两种并行的心功能分级方案。

一种是依据患者对一般体力活动的耐受程度,将心脏病患者心功能分为Ⅰ~Ⅳ级:

Ⅰ级:进行一般体力活动不受限制。

Ⅱ级:进行一般体力活动稍受限制,活动后心悸、轻度气短,休息时无症状。

Ⅲ级:一般体力活动显著受限制,休息时无不适,轻微日常工作即感不适,或既往有心力衰竭史。

Ⅳ级:不能进行任何体力活动,休息时仍有心悸、呼吸困难等心力衰竭表现。

此方案的优点是简便易行,不依赖任何器械检查来衡量患者的主观心功能量,因此多年来一直应用于临床。其不足之处是,主观症状和客观检查不一定一致,有时甚至差距很大。

第二种是根据心电图、负荷试验、X线、超声心动图等客观检查结果评估心脏病的严重程度。此方案将心脏功能分为A~D级:

A级:无心血管病的客观依据。

B级:客观检查表明属于轻度心血管病患者。

C级:属于中度心血管病患者。

D级:属于重度心血管病患者。

其中轻、中、重没有做出明确规定,由医生根据检查进行判断。两种方案可单独应用,也可联合应用,如心功能Ⅱ级C、Ⅰ级B等。

六、妊娠合并心脏病的主要并发症

(一)心力衰竭

原有心功能受损的心脏病患者,妊娠后可因不能耐受妊娠各期的血流动力学变化而发生心力衰竭。风湿性心脏病二尖瓣狭窄的孕产妇,由于心排血量增加,心率加快或生理性贫血,增加了左房的负担而使心房纤颤的发生率增加,心房纤颤伴心率明显加快使左室舒张期充盈时间缩短,引起肺血容量及肺动脉压增加,而发生急性肺水肿和心力衰竭。先天性心脏病心力衰竭多见于较严重的病例,由于心脏畸形种类的不同,心力衰竭的发生机制及表现也不同。

(二)亚急性感染性心内膜炎

妊娠各时期发生菌血症的危险性增加,如泌尿道或生殖道感染,此时已有缺损的心脏则易发生亚急性感染性心内膜炎,是心脏病诱发心力衰竭的原因之一。

(三)缺氧和发绀

发绀型先心病平时已有缺氧和发绀,妊娠期周围循环阻力下降,可使发绀加重。左至右分流的无发绀型先心病,如合并肺动脉高压,分娩时失血等原因引起血压下降,可发生暂时性右至左分流,引起缺氧和发绀。

(四)静脉栓塞和肺栓塞

妊娠时血液呈高凝状态,心脏病患者静脉压增高及静脉血液淤积易引起栓塞。静脉血栓形成和肺栓塞发生率较非孕妇女高 5 倍,是孕产妇死亡的主要原因之一。

七、心力衰竭的早期诊断

心脏病孕产妇的主要死亡原因是心力衰竭,早期发现心力衰竭和及时做出诊断极为重要。若出现下述症状与体征,应考虑为早期心力衰竭:①轻微活动后即出现胸闷、心悸、气短。②休息时心率每分钟超过 110 次,呼吸每分钟超过 20 次。③夜间常因胸闷而坐起呼吸,或到窗口呼吸新鲜空气。④肺底部出现少量持续性湿啰音,咳嗽后不消失。

八、心脏病患者对妊娠耐受能力的判断

能否安全度过妊娠期、分娩期及产褥期,取决于心脏病的种类、病变程度、是否手术矫治、心功能级别及具体医疗条件等因素。

(一)可以妊娠

心脏病变较轻,心功能Ⅰ～Ⅱ级,既往无心力衰竭史,亦无其他并发症者,妊娠后经密切监护,适当治疗多能耐受妊娠和分娩。

(二)不宜妊娠

心脏病变较重,心功能Ⅲ～Ⅳ级,既往有心力衰竭史,有肺动脉高压,左室射血分数≤0.6,心搏量指数每分钟≤3.0L/m²,右向左分流型先心病,严重心律失常,活动风湿热,联合瓣膜病,心脏病并发细菌性心内膜炎,急性心肌炎的患者,孕期极易发生心力衰竭,不宜妊娠。年龄在 35 岁以上,发生心脏病病程较长者,发生心力衰竭的可能性极大,不宜妊娠。若已妊娠,应在妊娠早期行治疗性人工流产。

九、妊娠合并心脏病的围生期监护

心脏病孕产妇的主要死亡原因是心力衰竭和感染。心脏病育龄妇女应行孕前咨询,明确心脏病类型、程度、心功能状态,并确定能否妊娠。允许妊娠者一定要从早孕期开始,定期进行产前检查。未经系统产前检查的心脏病孕产妇心力衰竭发生率和孕产妇死亡率,较经产前检查者约高出 10 倍。在心力衰竭易发的三段时期(妊娠 32～34 周、分娩期及产后 3 日内)须重点监护。

(一)妊娠期

1.终止妊娠

凡不宜妊娠的心脏病孕妇,应在孕 12 周前行人工流产。若妊娠已超过 12 周,终止妊娠需行较复杂手术,其危险性不亚于继续妊娠和分娩,应积极治疗心衰,使之度过妊娠与分娩为宜。对顽固性心衰病例,为减轻心脏负荷,应与内科、麻醉医生配合,严格监护下行剖宫取胎术。

2.定期产前检查

能及早发现心衰的早期征象。在妊娠 20 周前,应每 2 周行产前检查 1 次。20 周后,尤其

是 32 周以后,发生心衰的机会增加,产前检查应每周 1 次。发现早期心衰征象应立即住院治疗。孕期经过顺利者,亦应在孕 36～38 周提前住院待产。

3. 防治心力衰竭

(1)避免过劳及情绪激动,保证充分休息,每日至少睡眠 10 小时。

(2)孕期应适当控制体重,整个孕期体重增加不宜超过 10kg,以免加重心脏负担。高蛋白、高维生素、低盐、低脂肪饮食。孕 16 周后,每日食盐量不超过 4～5g。

(3)治疗各种引起心衰的诱因。预防感染,尤其是上呼吸道感染;纠正贫血;治疗心律失常,孕妇心律失常发病率较高,对频发的室性期前收缩或快速室性心率,须用药物治疗;防治妊娠期高血压疾病和其他并发症。

(4)心力衰竭的治疗:与未孕者基本相同。但孕妇对洋地黄类药物的耐受性较差,需注意毒性反应。为防止产褥期组织内水分与强心药同时回流入体循环引起毒性反应,常选用作用和排泄较快的制剂,如地高辛 0.25mg,每日 2 次口服,2～3 日后可根据临床效果改为每日 1 次。妊娠晚期心衰的患者,原则是待心衰控制后再行产科处理,应放宽剖宫产指征。如为严重心衰,经内科各种措施均未能奏效,若继续发展将导致母儿死亡时,也可边控制心衰边紧急剖宫产,取出胎儿,减轻心脏负担,以挽救孕妇生命。

(二)分娩期

妊娠晚期应提前选择好适宜的分娩方式。

1. 分娩方式的选择

心功能Ⅰ～Ⅱ级,胎儿不大,胎位正常,宫颈条件良好者,可考虑在严密监护下经阴道分娩。胎儿偏大,产道条件不佳及心功能Ⅲ～Ⅳ级者,均应择期剖宫产。剖宫产可减少产妇因长时间宫缩所引起的血流动力学改变,减轻心脏负担。由于手术及麻醉技术的提高,术中监护措施的完善及高效广谱抗生素的应用,剖宫产已比较安全,故应放宽剖宫产指征。以选择连续硬膜外阻滞麻醉为宜,麻醉剂中不应加肾上腺素,麻醉平面不宜过高。为防止仰卧位低血压综合征,可采取左侧卧位 15°,上半身抬高 30°。术中、术后应严格限制输液量。不宜再妊娠者,应建议同时行输卵管结扎术。

2. 分娩期处理

(1)第一产程:安慰及鼓励产妇,消除紧张情绪。适当应用地西泮、哌替啶等镇静剂。密切注意血压、脉搏、呼吸、心率。一旦发现心衰征象,应取半卧位,高浓度面罩吸氧,并给毛花苷丙 0.4mg 加 25％葡萄糖液 20mL 缓慢静脉注射,必要时 4～6 小时重复给药 0.2mg。产程开始后即应给予抗生素预防感染。

(2)第二产程:要避免屏气增加腹压,应行会阴后-侧切开、抬头吸引或产钳助产术,尽可能缩短第二产程。

(3)第三产程:胎儿娩出后,产妇腹部放置沙袋,以防腹压骤降而诱发心衰。要防止产后出血过多而加重心肌缺血,诱发先心病发生发绀及心衰。可静注或肌注缩宫素 10～20U,禁用麦角新碱,以防静脉压增高。产后出血过多者,应适当输血、输液,但需注意输液速度。

(三)产褥期

产后 3 日内,尤其 24 小时内仍是发生心衰的危险时期,产妇须充分休息并密切监护。应用广谱抗生素预防感染,直至产后 1 周左右,无感染征象时停药。心功能Ⅲ级以上者不宜哺乳。

（四）心脏手术的指征

妊娠期血流动力学的改变使心脏储备能力下降，影响心脏手术后的恢复，加之术中用药及体外循环对胎儿的影响，一般不主张在孕期手术，尽可能在幼年、孕前或延至分娩后再行心脏手术。如果妊娠早期出现循环障碍症状，孕妇不愿做人工流产，内科治疗效果又不佳且手术操作不复杂，可考虑手术治疗。手术时期宜在妊娠 12 周以前进行，手术前注意保胎及预防感染。

十、临床特殊情况的思考和建议

（一）心脏病孕妇

心脏病孕妇在产前检查时每次应评估心脏功能，对于心脏病变较重、有肺动脉高压、右向左分流型先心病、严重心律失常、活动风湿热、联合瓣膜病、心脏病并发细菌性心内膜炎、急性心肌炎的患者，孕期极易发生心力衰竭，孕 30 周后根据心功能情况可考虑行羊膜腔穿刺注入地塞米松促进胎儿肺成熟，为可能发生的医源性早产做准备，降低新生儿呼吸窘迫综合征的发生率，增加妊娠成功率。

（二）心脏病手术后要求妊娠的妇女

心脏病手术后要求妊娠的妇女需要接受心脏病专家和对心脏病妊娠有经验的产科专家的评估。主要依据心脏病的种类、心脏手术的种类、疾病的稳定程度、日常生活所反映心功能状态、各种辅助检查对心脏病变现况和心功能的评估等，以确定是否可以妊娠。先天性心脏病（房间隔缺损、室间隔缺损、法洛四联症、动脉导管未闭）经手术矫形后，心功能改善至 I～II 级，多能胜任妊娠和分娩。而风湿性心脏病瓣膜（扩张或置换）手术后，由于病变还在不同程度的进展，孕前心功能 I～II 级者，随着妊娠进展，可能出现心功能减退甚至恶化，应充分重视。艾森曼格综合征、马方综合征伴有大动脉瘤形成者等心功能差或危险较大而无法手术矫治的患者，则终身不宜妊娠。心脏移植后妇女要求生育则必须在移植情况稳定一定时间、心功能较好情况下方可妊娠，有其特定的标准。

（三）围术期的处理

积极防止和及早纠正各种妨碍心功能的因素，如贫血、心律失常、妊娠高血压、各种感染尤其上呼吸道感染、维持电解质平衡。已有心衰时，原则是待心衰控制后再行产科处理。如为严重心衰，经内科各种措施均未能奏效，若继续发展将导致母儿死亡时，也可边控制心衰边紧急剖宫产，取出胎儿，减轻心脏负担，以挽救孕妇生命。剖宫产后给予 24 小时心电监护，监测中心静脉压调整补液量和补液速度，密切观察电解质和血球压积变化，发现异常及时纠正，心衰患者产后 24 小时补液量不超过 1000mL。器质性心脏病患者为预防心内膜炎，抗生素需使用 1～2 周。

（四）心脏人工瓣膜置换的患者

心脏人工瓣膜置换的患者需要终身口服抗凝药以防止瓣膜血栓形成并脱落引起致命的全身性血栓栓塞。妊娠期间这些患者的抗凝药物不能停止。口服抗凝剂增加自发流产、早产、死胎和胎儿畸形的危险，而皮下注射调整剂量的肝素可引起较高的瓣膜血栓发生率。因此一般早孕期间使用肝素，孕中晚期使用口服抗凝剂。使 INR 维持在 1.5～2.0，分娩前 1～2 周停用口服抗凝剂改为皮下肝素,分娩开始即停用肝素,以避免分娩过程中胎儿出血。产后继续使用口服抗凝药。

第二节 妊娠合并内分泌系统疾病

内分泌系统在孕期产生有利于妊娠的适应性变化。原有内分泌系统疾病在妊娠期,或静止,或缓解,或恶化,主要视妊娠对该内分泌腺体的影响而决定。不同的内分泌系统疾病,也因其病理生理变化,分别对母儿产生不同的影响。

本节主要叙述妊娠期较常见或虽不常见但有特殊临床意义的内分泌疾病,涉及的内分泌腺体有甲状腺、垂体、甲状旁腺和肾上腺。

一、妊娠合并甲状腺疾病

育龄妇女甲状腺功能亢进症发病率为 $2\%\sim4\%$,故妊娠合并甲状腺疾病并不少见。甲状腺功能受垂体及下丘脑调控。丘脑分泌促甲状腺激素释放激素(TRH),该激素在妊娠期胎盘也能分泌;垂体前叶则合成并释放三碘酪氨酸(T_3)及甲状腺素(T_4)。T_3 及 T_4 对 TSH 产生负反馈,负反馈主要发生在垂体。

妊娠对甲状腺解剖及生理功能有明显影响。甲状腺受促甲状腺激素(TSH)、TRH 以及 hCG 的作用,腺体增生,腺细胞分泌增多,甲状腺素合成和分泌增加。早孕时肝脏产生的甲状腺素结合蛋内增加,结合态 T_3、T_4 升高,但游离 T_3(FT_3)及游离 T_4(FT_4)并无明显升高。

妊娠期一方面肾脏碘清除率增加,另一方面甲状腺摄取更多的碘,最终妊娠期碘代谢平衡。至于胎儿,孕 10 周时在丘脑及垂体能分别测到 TRH 及 TSH。孕 12 周胎儿血液中测到 TSH 及 T_4,孕 30 周时 TSH 及 T_4 出现高峰。分娩时脐血中 T_4 低于母血,T_3 及 FT_3 更明显低于母血。产后 30 分钟,由于应激反应,新生儿 TSH 急剧上升,并于产后 48 小时恢复出生时水平。T_3、T_4 在产后 24 小时达高峰,说明新生儿此时处于应激性甲亢状态。

(一)甲状腺功能亢进症

甲状腺功能亢进症简称甲亢,90% 的妊娠合并甲亢继发于属自体免疫性疾病的 Graves 病,血中能找到 TSH 受体抗体。在碘充足地区,自体免疫性甲状腺疾病的发病率远高于碘缺乏地区。妊娠后期由于免疫功能改变,Graves 病能缓解,但产后可加剧。除 Graves 病外,其他原因尚有弥漫性毒性结节,亚急性甲状腺炎及桥本甲状腺炎。

1.甲亢对妊娠、胎儿及母体的影响

轻症甲亢不影响排卵,通常不影响受孕。但甲亢合并月经异常,排卵障碍者,则可引起不孕症。甲亢合并妊娠,其流产、早产率是正常的 $2\sim3$ 倍,新生儿平均体重下降。

T_3、TSH 均不能通过胎盘。母体 T_4 部分可通过胎盘进入胎儿体内,但母体甲状腺素对胎儿发育的影响尚不清楚。

TSH 抗体,TRH、TSH 受体抗体均能通过胎盘,导致胎儿产生某些病理生理改变,Graves 病的免疫球蛋白能通过胎盘,胎儿新生儿毒性甲状腺肿发生率可达 10%,但其症状轻,持续 $2\sim3$ 个月。如胎儿血中发现 TSH 免疫球蛋内,可预测新生儿将发生甲亢,如测不到则并不排除其发生的可能性。妊娠晚期母血中高滴度 TSH 受体抗体,有助于胎儿甲亢的诊断。

胎儿毒性甲状腺肿与新生儿颅缝早闭、突眼有关,还可导致新生儿肝脾肿大与心衰。

妊娠合并甲亢对母体的影响最主要的是预防甲状腺危象,一旦发生其死亡率可高达25%。危象常发生在某些应激状态如分娩、手术(剖宫产)、感染等之后,发病常见于分娩或手术后数小时。临床症状可见高热(>40℃),与体温不成比例的心动过速,也可见房颤。其他症状可有呕吐、腹痛、腹泻、脱水,以及中神经系统方面症状如不安抽搐,以至昏迷。

2.诊断

妊娠期甲亢的临床症状与非孕期相同,如甲状腺肿大、心悸、心动过速、多汗、怕热、食欲亢进而体重减轻、疲乏、腹泻、手指震颤、甲状腺肿大、突眼等。

在早孕时甲亢症状可一过性加重,中晚期较稳定。

有典型症状及体征者,诊断并不困难。实验室检查有助于确诊。FT_3及FT_4是诊断的主要指标,甲亢者明显升高。T_3、T_4及甲状腺结合球蛋白也明显升高,TSH则受抑制而降低。

注意:甲亢的某些症状及体征如心动过速,怕热,以及甲状腺部位的收缩期杂音可误为妊娠期的生理现象而被忽视。

3.治疗

(1)孕前:在准备受孕前甲亢患者即应治疗,必要时可应用放射性同位素诊断而不必考虑对胎儿的影响;同时应用丙硫氧嘧啶等抗甲状腺药物时,剂量较大,也不必考虑对胎儿甲状腺功能的影响。必要时也可手术治疗。

(2)围生期:原则上所有有症状且实验室检查异常的妊娠合并甲亢患者均应治疗。但实验室检查轻度异常,而甲状腺功能正常者,是否需要治疗意见不一。Glinoer(1991)认为可暂不治疗,仅需严密随访。但如TSH受体抗体较高,或TSH抗体滴度较高,则仍应治疗,否则可影响胎儿发育。

1)药物治疗:妊娠合并甲亢以药物治疗为主。丙硫氧嘧啶或甲巯咪唑(他巴唑)等药物均有效。前者能抑制碘与酪氨酸结合,从而抑制甲状腺素合成,其药物副反应有皮疹、瘙痒、白细胞减少(0.2%)、颗粒细胞减少(5%)、恶心、呕吐及腹泻。颗粒细胞严重减少应停药。甲巯咪唑与胎儿皮肤发育不全有关,但发病率很低,且属良性转归,故原已用甲巯咪唑抑制的甲亢患者,可不必换用丙硫氧嘧啶。

丙硫氧嘧啶开始的剂量为300mg/d,分次口服,一般治疗一周症状即有改善,完全发挥治疗作用常需4~6周。甲巯咪唑常用剂量30mg/d,分次口服,但剂量因人而异。

服药期间密切随访FT_3及FT_4,以免发生甲状腺功能减退,如FT_3及FT_4开始降低,则可减量服药(3~4周内渐减1/4~1/3)。维持量应采用最低有效量,有报告丙硫氧嘧啶100~200mg/d,即可发生胎儿甲状腺功能减退。监测指标为FT_3及FT_4,应使之维持在正常范围上限,以避免胎儿甲状腺功能减低和甲状腺肿大。如甲亢很轻,又无并发症,则可在分娩前四周停药。

为解除患者心悸、心率加快等症状,可加用β-肾上腺受体阻断剂。但因该类药物可造成胎儿宫内发育迟缓(IUGR)、小胎盘、新生儿低血糖,故仅适用于严重病例。

孕期一般不用碘剂治疗,因为碘能通过胎盘,导致胎儿甲状腺肿大及甲状腺功能减退。但如作为甲状腺手术切除前的药物准备,则仍可短期应用。

孕期绝对禁用放射性碘,因其能破坏胎儿甲状腺。

2)手术治疗:手术治疗的指征为:①药物治疗失败或因药物严重副反应,不能耐受者。

②甲状腺瘤不能排除恶性者。③甲状腺肿大局部有压迫症状者(喉返神经、气管)。

实际上妊娠期需施行甲状腺部分切除者很少。如需手术,最好在妊娠中期进行,术前应给予碘剂 7～10 天。手术并发症与非孕期同,可有喉返神经损伤,甲状旁腺功能减退(1%～2%)。早孕时手术治疗,流产发生率约 8%。

(3)分娩:妊娠合并甲状腺功能亢进已用药物控制者,分娩时无需特殊处理,也罕见危象发生。一旦危象发生,如原有甲亢病史者,诊断当不困难;但如原来甲亢漏诊,临床亦无甲状腺肿大、突眼等体征者,则甲状腺危象的诊断会有困难。如出现可疑甲状腺危象,应立即测定 FT_3、FT_4、TSH 等。

甲状腺危象的处理:妊娠合并甲亢发生甲状腺危象是产科的危重病症,应立即抢救,并请内科医师协助。

1)静脉补液,注意水电解质平衡及热量平衡。

2)高热者物理降温;也可用水杨酸类或对乙酰氨基酚等退热药。

3)丙硫氧嘧啶 600～800mg,立即口服,以后 150～200mg,q8h;或甲巯咪唑 60～100mg(经肛门给药),以后 10～20mg,q8h。

4)碘化钾溶液 2～5 滴口服,或碘化钠 0.5～1.0g,加入 10% 葡萄糖 500mL 中静脉滴注,q8h。碘剂应于丙硫氧嘧啶首次口服后 1～2 小时给予,以阻止甲状腺素的释放。

5)普萘洛尔(心得安)40～80mg,口服。如普萘洛尔禁用,可改为利血平或 Quanethidine。

6)地塞米松 2mg,静脉注射,q6h×4 次,以减少甲状腺素释放。

7)烦躁不安定。给予鲁米那 30～60mg,q6～8h。

8)有指征者应用洋地黄类药物。

9)吸氧。

(4)产后:产后因体重减轻,丙硫氧嘧啶剂量需酌减。但由于自体免疫性甲亢于产后病情加剧,故药物剂量应按病情而定。

硫氧嘧啶类能通过胎盘,但孕期应用并不对胎儿发育造成严重影响。约 10% 胎儿发生甲状腺肿,新生儿中状儿甲状腺功能减退 1%～5%。

孕妇患 Graves 病,有抗甲状腺抗体,孕期应用硫氧嘧啶类药物者,新生儿有可能发生迟发性甲状腺中毒症状。

(二)甲状腺功能减退

甲状腺功能减退(甲低)临床上较甲状腺功能亢进少见,发病率约为 1%。因为甲低不治疗可影响受孕,故合并妊娠更少见。

甲低常见有自身免疫性疾病(如桥本氏甲状腺炎),也见于甲亢患者手术后或放射性同位素药物治疗后,偶见于突发性黏液性水肿,至于继发丘脑或垂体病变者罕见。甲低合并妊娠易发生流产、死胎、低体重儿、胎儿宫内发育停滞。

1.诊断

轻型甲低在妊娠期诊断困难,因为症状不明显,且非特异性。但若症状明显(疲劳、怕冷、水肿、头发干枯、皮肤粗糙等),结合病史、体征和实验室检查,诊断当不困难;甲低患者甲状腺可增大,也可不增大。

实验室检查:T_4 及 FT_4 降低,TSH 升高,为主要诊断依据。此外,抗微粒体抗体及抗甲状腺球蛋抗体可升高。

2.处理

显性及亚临床甲低(血 TSH 增高而 FT_4 正常)均会对妊娠或胎儿发育造成不良影响,所以,甲状腺功能减退患者在受孕前即应应用甲状腺素替代治疗。专家组建议孕前 TSH 应调整到<2.6mU/L。亚临床中低亦应应用甲状腺素替代治疗,因有证据表明,与正常孕妇及甲状腺素替代治疗的孕妇相比,未经治疗的显性或亚临床甲低孕妇的子代的智商低。不经治疗而妊娠者,孕期甲低症状可望缓解。

(1)妊娠:一旦受孕而甲状腺功能仍减低时,仍应继续甲状腺素替代治疗。其剂量与受孕前同,不必更动(Davis,1988)。如需加量,应每 4~6 周增加一次,每次增加的量为 30%~50%。左旋甲状腺素为纯 T_4 制剂,剂量为 0.1~0.2mg/d。如改用 T_3 制剂,则剂量为 0.07~0.12mg/d。孕早期应调整到 TSH<2.6mU/L,孕中晚期维持在 TSH<3mU/L 即可。

(2)分娩:妊娠期应用药物替代疗法后甲状腺功能良好者,分娩时不需特别处理。妊娠时如甲低得不到控制,偶可并发黏液水肿性昏迷。一旦发生,病死率可达 20%。临床症状包括低体温,心动过缓,DTRs 下降,以至昏迷。血生化可有低钠、低血糖、低氧血症及高碳酸血症。诊断一旦确立,立即给予足够剂量左甲状腺素,同时支持疗法。治疗开始 12~24 小时,病情可望缓解。

(3)产后:产后甲状腺功能有一个调整期。如果原来有临床上甲状腺功能异常者(亢进或减低),则 5%~10%于产后加剧。通常可从实验室检查数据中发现,一般尚不致发生临床症状。产后持续甲低,应予替代疗法。产后甲状腺素剂量可减少。

哺乳期应用甲状腺素是安全的。原发性自身免疫性甲低孕妇的子代患新生儿甲低或甲亢的风险并未增加。

(三)甲状腺肿

妊娠期甲状腺处于功能活跃状态,腺细胞可呈柱状,腺上皮可有乳头状皱襞。

妊娠期甲状腺是否增大随碘摄入而不同。碘摄入不足地区,妊娠期甲状腺肿发生率较高。碘不缺乏地区,妊娠期与非妊娠期甲状腺肿发生率无明显差别。

(四)产后甲状腺炎

妊娠期的免疫功能有变化,对自体免疫性疾病产生影响,故自体免疫性甲状腺炎并不少见,其发病率可达 5%。产后甲状腺炎一般在产后 6~12 周发病。可能先经甲状腺功能亢进期,持续 1~2 个月,然后再发展成甲状腺功能减退期,该期可持续 3~6 个月。不论甲状腺功能亢进或减退,症状都较轻微,因此,临床常忽略漏诊。体征为甲状腺轻度肿大。甲亢期相关激素(T_3、T_4、FT_3、FT_4)升高,同位素碘摄取降低,可测到微粒体抗体。甲低期 T_4 降低,TSH升高。1 型妊娠期糖尿病患者本病发病率较正常增加 3 倍。妊娠期甲状腺功能异常者易发生产后抑郁症。产后甲状腺炎常自愈,约 80%可在产后 6~9 个月缓解,另 20%则成持续型甲低,血中抗线粒体抗体持续升高,此类患者应予左甲状腺素(L)替代疗法。反之,如出现甲亢,则应用丙硫氧嘧啶。

(五)甲状腺癌

妊娠不影响甲状腺癌病程。Hill(1996)报告 70 例患甲状腺癌后妊娠的病例,与 109 例患甲状腺癌后未妊娠者比较,两组复发率无明显差别。故甲状腺癌并非终止妊娠的指征。

妊娠期不禁忌甲状腺癌手术。但妊娠期禁用放射性同位素碘治疗。

（六）甲状腺结节

妊娠期甲状腺结节可用超声检查，如结节呈囊性，直径＞4cm，或呈实性＞2cm，或有区域淋巴结增大，可疑恶性者，应做细针穿刺，做细胞学检查。未发现可疑恶性细胞者。整个孕期可口服 T_4 0.1mg/d，以抑制甲状腺，产后继续随访。如孕期活检证实为恶性，应手术治疗。

（七）临床特殊情况的思考和建议

1.孕期甲亢如何调整药物剂量

妊娠合并甲状腺疾病治疗的目标是在尽可能短的时间内控制症状，使甲状腺功能恢复至正常，同时保证母亲和胎儿无并发症发生。

ATD剂量应当尽可能减小，指标是维持血清 FT_4 在正常值的上 1/3 范围。起始剂量PTU 100mg，每 8 小时一次，或者 MMI 10mg，每日 2 次。临床症状和甲状腺功能出现改善，血清 FT_4 下降至正常，ATD 的剂量应当减少。最小剂量的 ATD（PTU 50mg/d 或 MMI 5mg/d）维持甲状腺功能维持血清 FT_4 在正常值的上 1/3 范围持续数周后，可以停药。治疗初期每2 周检查甲状腺功能，以后延长至 4～6 周。多数患者在 3～8 周甲状腺功能恢复正常。如果甲亢复发，可以再次用 ATD 治疗。

使 FT_4 作为监测甲状腺功能的指标，因为孕妇血清 FT_4 水平与脐带血的 FT_4 水平有显著相关，与 FT_3 缺乏相关。如果试图达到使孕妇血清 FT_3 正常，可能会发生 ATD 过度治疗，造成胎儿甲状腺功能减低。血清 FT_4 达到正常后数月，血清 TSH 水平可以仍然处于抑制状态，因此开始治疗的前 2 个月，TSH 水平不能作为监测指标。普通人群的血清 TSH 正常范围多在0.3～5.0mU/L，孕期 TSH 应控制在 2.5mU/L 以下。FT_4 保持在非孕妇女正常范围的上 1/3水平。

β受体阻断剂对于控制甲亢症状肯定有效。开始治疗时可以与 ATD 合并使用数周。普萘洛尔 20～40mg/d，每天 3 次。控制心率在 70～90 次/分钟后尽快停药。该药与自发性流产有关，还可以引起宫内生长迟缓、产程延长、新生儿心动过缓、低血压、低血糖和高胆红素血症等并发症。

碘化物可以引起新生儿的甲状腺肿大和甲状腺功能减退，因此妊娠期禁忌使用碘化物。但甲状腺手术之前和抢救甲状腺危象短期给予碘化物对胎儿是安全的。关键是要监测 FT_4 的水平处于正常值的上 1/3 范围。

2.母体对新生儿甲状腺影响

促甲状腺激素受体抗体（TRAb）中甲状腺刺激免疫球蛋白（TSI）为 IgG，分子小，易通过胎盘，刺激胎儿 T_3、T_4 增加，引起胎儿甲亢。而 TRAb 中促甲状腺刺激激素结合抑制免疫球蛋白（TBII）可通过胎盘抑制胎儿 T_3、T_4 产生，引起胎儿甲减。孕期母体服用的 ATDs 也可通过胎盘，抑制 T_3、T_4 产生，引起胎儿甲减。TSI、TBII、ATDs 三者的平衡决定胎儿甲状腺功能。新生儿体内的 TSI 及 TBII 继续刺激或抑制甲状腺功能，出现新生儿甲亢或甲减。

妊娠合并甲状腺疾病孕妇分娩时留脐带血查甲状腺激素和 TSH，如母亲是 Graves 病，需要留脐血查 TRAb、TSI。产后第 4～5 天应复查新生儿甲状腺功能。新生儿可出现甲减或甲亢，多数新生儿甲亢是暂时的，因为 TRAb 半衰期是 19 天，停用抗甲状腺药物后，新生儿甲亢症状可持续至产后 1～5 个月。有时新生儿甲亢可延迟发病，建议适当延长新生儿住院时间。出院时，应向家属交代可能发生的情况，有异常及时随诊。

3.妊娠呕吐一过性甲状腺功能亢进症(THHG)

本病也称为妊娠甲状腺功能亢进症。临床症状和体征与传统的甲亢不同。发生在早孕期,妊娠妇女中患病率为 1.5%。主要临床表现是长期严重的恶心、呕吐,体重减少 5%以上、脱水和酮症,但是甲状腺无阳性体征。血清 hCG 水平增高,并且增高的水平与病情的程度相关。血清 TSH 水平减低或被抑制、大部分血清 FT_4 增高、少数患者血清 FT_3 增高。目前认为 THHG 的发生与高浓度 hCG 刺激甲状腺细胞 TSH 受体有关。主要治疗是支持和对症方法。病情严重者可以使用 ATD,但是在症状缓解后应及时停药。

二、妊娠合并甲状旁腺疾病

(一)甲状旁腺功能亢进

体内钙的平衡有赖于甲状旁腺素(PTH)、1,25 -二羟基维生素 D 和降钙素,孕期则另有甲状旁腺相关蛋白(PTHrP)调节;磷、镁等无机盐和结合蛋白也影响钙代谢。

PTH 促进骨对钙的吸收,降低肾对磷的再吸收,促进磷排出,并促进钙在肠道内吸收。结果为增高血钙,降低血磷。孕期 PTH 分泌正常或轻度受抑制。乳腺、胎盘和胎儿甲状旁腺分泌的 PTHrP 则增加。孕期总血钙下降,至晚期妊娠的中期达最低点。整个孕期血游离钙仍保持稳定。胎儿脐血游离钙则高于母血($>0.5\text{mEq/L}$)。

育龄妇女原发性甲状旁腺功能亢进(PHP)的发病率为 $0.15\%\sim0.3\%$,而孕期却罕见。其原因可能为本病患者不易受孕,且易流产;另一原因是妊娠期漏诊。漏诊原因为患者在孕期血钙正常,或仅稍升高;且通常并无症状。

1.病因

$85\%\sim90\%$ 患者为单个甲状旁腺腺瘤。

2.并发症

母体并发症有剧吐、肾结石、肾盂肾炎、胰腺炎、消化性溃疡、高血压及骨疾病。

患儿受长期高血钙反馈,引起甲状旁腺发育不良或甚至不发育。娩出后即出现低血钙,$25\%\sim50\%$新生儿出现低钙惊厥。新生儿低血钙发病时间,产后 72 小时内及产后 7 天为两个高峰期。新生儿低血钙症,总钙$<1.75\text{mmol/L}$,游离钙$<0.625\text{mmol/L}$。约 50%新生儿低血钙者,血镁也低于正常。妊娠合并 PHP 如不治疗,流产、死产及新生儿死亡率均高。

3.诊断

确诊有赖于实验室检查。血总钙升高,游离钙升高,血磷降低,PTH 明显升高。但轻症血钙可呈正常高值。甲状腺区 B 超有助于诊断。

4.治疗

(1)药物治疗:多饮水以利尿(注意低钾),药物应用降钙素、磷酸盐及硫酸镁。重症甚至可以腹膜透析或血液透析。

(2)手术治疗:早孕时非必要不宜手术,因为麻醉对胚胎有不良影响。有症状或血清钙$>11.5\text{mg/dL}$,在孕中期可行腺瘤切除术。Kelly(1991)报告 39 例孕早中期手术治疗者,新生儿死亡率 3%,婴儿各种并发症 10%;而 70 例药物治疗者,新生儿死亡率及婴儿并发症分别为 16%及 53%,手术治疗结果明显优于药物。且药物治疗组患者于产后血钙可急剧升高,$>14\text{mg/dL}$ 可产生恶心呕吐、软弱、神志模糊、意识不清甚至昏迷。

(二)甲状旁腺功能减退

甲状旁腺功能减退为具有生物活性的甲状旁腺激素分泌减少所致。

1.病因

其原因有甲状腺手术时误切,也可因自体免疫性疾病引起。柔红霉素、阿糖胞苷等化疗药及胸部放疗,也有可能造成本症。甲状旁腺功能减退产生低血钙和高血磷。

2.诊断

轻症之甲状旁腺功能减退可无症状;严重者可由于游离血钙降低产生相应症状,例如因神经肌肉兴奋性升高而致 Chvostek 征阳性,即轻叩面神经部位可导致口眼鼻周肌肉痉挛。其他可有视神经乳头水肿,脑脊液压力升高,甚至精神症状。

3.并发症

妊娠合并甲状旁腺功能减退,母儿并发症均高。孕妇发生各种低钙高磷的并发症;胎儿发生因继发性甲状旁腺功能亢进而导致头颅脱钙。胎儿、新生儿死亡率高。孕期如治疗确当,使血钙保持正常,则很少发生严重并发症。

4.治疗

补充钙剂,Calcitriol(口服 1,25 -二羟基维生素 D),限制磷摄入。伴低镁血症者应补充镁。低血钙如未纠正,分娩时可抽搐。避免分娩时过度换气(大口深呼吸或呼吸频率过速)。硬膜外麻醉有益。

(三)临床特殊情况的思考和建议

1.妊娠合并甲状旁腺功能亢进手术治疗时机

妊娠合并甲状旁腺功能亢进的治疗方案应根据患者的症状、血钙水平、保守治疗的效果、孕周及患者的意愿等进行个体化选择。在整个孕期,手术切除甲状旁腺是合理且安全的,尤其是对血钙非常高、保守治疗后症状持续存在或出现并发症的患者。多数学者认为,如有可能手术,手术的最佳时机适宜选择在妊娠中期。

2.以循证医学为基础的妊娠合并甲状旁腺疾病的处理指导原则

早孕期如非必要,不宜手术。保守治疗包括足量的水化、正常钙饮食、口服双磷酸盐、静脉注射降钙素等,将血钙浓度控制在 12mg/dL 以内。双磷酸盐为 FDA C 类药物,但临床应用的经验表明孕期使用还是相对安全。降钙素不通过胎盘,为 FDA B 类药物,通过抑制破骨细胞的活性起到迅速降低血钙的作用。保守治疗进入孕中晚期,建议手术治疗。孕期手术指征主要有:持续存在甲状旁腺功能亢进症状;血清钙浓度高于 12mg/dL;高钙危象;影像学检查有骨病变;肾功能低下;不能长期随访观察者。

对于多数孕妇,在早期诊断及治疗的情况下,可得到较好的妊娠结局。对于孕期血钙升高或合并有反复泌尿系感染、肾结石、胰腺炎的孕妇,应考虑有合并原发性甲状旁腺功能亢进的可能,使此类孕妇得到早期诊断及治疗,避免由于常规补钙导致病情加重。高钙可导致胎儿死亡,妊娠合并甲状旁腺功能亢进导致胎儿的其他并发症,包括胎儿生长受限、胎儿窘迫及低出生体重、产后低钙性抽搐及早产等。

三、妊娠合并肾上腺疾病

妊娠合并肾上腺疾病并不常见,如诊断不及时,可增加母儿并发症。胎儿-胎盘单位改变了孕妇内分泌代谢和激素的反馈机制，为肾上腺疾病的诊断带来困难。妊娠对肾上腺皮质类固醇的产生影响较大。虽然孕期肾上腺形态未发生改变，但肾上腺皮质类固醇代谢变化显著。与下丘脑-垂体-肾上腺（HPA）轴相比，糖皮质激素正反馈作用于胎盘糖皮质激素轴。孕期胎盘促肾上腺皮质激素释放激素（CRH）水平上升数百倍，调节母、儿的垂体-肾上腺轴，并可能调节分娩母体和胎盘的促肾上腺皮质激素和皮质醇在孕期均显著升高，在孕 11 周时出现首次激增，孕 16～20 周后显著上升，分娩时达高峰。此外，胎儿胎盘单位产生类固醇的能力可观，从而造成孕期血浆的皮质醇水平高于非孕期的 2～3 倍，达到库欣综合征的血浆皮质醇水平。另外，增加的胎盘雌激素刺激肝脏产生皮质醇结合球蛋白（CBG），导致总皮质醇水平的增高和皮质醇清除的减少，随着皮质醇被孕酮从 CBG 置换下来，游离皮质醇水平增加。孕期血浆 17-羟类固醇水平同样上升。尽管胎盘激素增加、HPA 轴功能增强，但孕期仍维持正常的 ACTH 昼夜生理节律性。

孕期肾素-血管紧张素系统（RAS）也发生显著变化。血浆肾素活性（PRA）早在孕早期即开始增加，至孕晚期升高达正常非孕期的 3～7 倍。血浆醛固酮水平在孕期增加 5～20 倍，至孕 38 周达高峰并维持于此水平。尽管醛固酮增加显著，但其分泌仍受正常生理刺激如体位的调节，其分泌量与血容量及摄入的盐成反比。孕期随着肾小球滤过率（GFR）和孕激素的增加，醛固酮也增加。醛固酮的增加促进远端肾小管对钠的重吸收。此外，孕激素有抗钾利尿作用。其他盐皮质素，如肾上腺酮、脱氧皮质醇和可的松与氢化可的松一样，均增加 2～3 倍。去氧皮质酮（DOC），一种强效盐皮质素，于孕早期增加至正常未孕的 2 倍，孕晚期则增至 60～100ng/100mL，DOC 可能与孕期钠的潴留有关。

（一）肾上腺皮质功能亢进（库欣综合征、皮质醇增多症）

库欣综合征是指各种原因引起的肾上腺皮质功能亢进，孕期库欣综合征最常见的原因是肾上腺腺瘤，其次是垂体原因、肾上腺癌及其他极罕见的病因。孕期肾上腺性库欣综合征发病率较高（55%，而非妊娠者为 25%），且 21% 的肾上腺性肿瘤可能为恶性。

各种原因产生的库欣综合征均影响排卵，故合并妊娠少见。如妊娠，则因妊娠期血浆总皮质醇及游离皮质醇均随孕周增加而升高，使病情加重。

1.库欣综合征对妊娠影响

75% 的孕妇可发生高血压，50% 的孕妇可发生妊娠期糖尿病，心衰及重度子痫前期、伤口愈合不良比较常见，有报道早产率为 60%，围产儿死亡率为 25%。

2.临床表现

库欣综合征的典型症状容易与妊娠相关症状混淆，包括向心性肥胖、水肿、易疲劳、情绪不安、高血压和糖耐量受损。一些症状和体征有助于鉴别出库欣综合征，包括发生色素沉着性紫纹而不是肤色的妊娠纹，容易瘀伤，以及痤疮的病理诊断和肾上腺雄激素显著增高引起的多毛症。此外，也可发生病理性骨折。

3.诊断

孕晚期，低剂量地塞米松（1mg）不能抑制体内激素水平，但高剂量（8mg）可抑制。肾上腺腺瘤患者，即使与大剂量地塞米松也不会抑制血浆皮质醇。游离和总皮质醇的昼夜变化规律的缺失有助于库欣综合征的诊断。连续 2 次测定 24 小时尿游离皮质醇，如超过妊娠同期正常值，则进行地塞米松抑制试验。妊娠合并垂体分泌 ACTH 的腺瘤用大剂量地塞米松（2mg，q6h×8 次）可抑制。

垂体及肾上腺行 MRI 检查,有助于诊断腺瘤部位。超声检查对肾上腺腺瘤诊断也有帮助。

4.治疗

孕期肾上腺性库欣综合征的治疗首选手术,因为恶性肿瘤的发生率较高。肾上腺腺瘤可手术治疗,早孕期末、孕中期的前半期是手术的最佳时机,在此期间不容易引起子宫收缩。晚孕期首选保守治疗及提早终止妊娠。如不治疗,围生儿死亡率高。垂体 ACTH 腺瘤手术可延迟至产后。垂体 ACTH 腺瘤用五羟色胺拮抗剂有治疗成功者(Kasperlik-Zahiska,1980)。也有经蝶窦垂体腺瘤手术治疗成功正常足月分娩者。

(二)肾上腺皮质功能减退

肾上腺皮质功能减退是由于肾上腺皮质激素分泌不足引起的疾病,分慢性和急性两类。一般为慢性,即艾迪生病(Addison 病)。慢性肾上腺功能减退绝大部分(85%)是由于自体免疫疾病引起,可与其他自体免疫疾病同时存在。AIDS 和肾上腺结核也可发生肾上腺皮质功能减退。此外,本症也可继发于垂体功能减退(如席汉综合征)或下丘脑功能减退,外源性皮质类固醇的使用是最常见的原因。

慢性肾上腺皮质功能减退早期主要有疲劳、虚弱、皮肤色素沉着、厌食、恶心及直立性低血压、低血糖;晚期有严重盐皮质激素缺乏时,肾钠丢失,血容量减少出现体重减轻、脱水、低血压及心脏变小致循环虚脱,也常伴有恶心、呕吐、腹泻、头晕等。

妊娠期慢性肾上腺皮质功能减退可由于妊娠期的种种应激状态,如妊娠剧吐、分娩、手术、感染等而发生危象,即急性肾上腺皮质功能减退。先兆子痫、产后出血等也可诱发之。

1.慢性肾上腺皮质功能减退与妊娠的相互影响

肾上腺皮质功能减退如治疗得当,不会增加妊娠并发症。如治疗得当,妊娠对肾上腺皮质功能减退也无影响。孕期可能需调整激素用量。

2.诊断

妊娠期慢性肾上腺皮质功能减退易被忽略。因为色素沉着、疲劳、呕吐等症状也常发生在孕期。但本症的色素沉着有其特征性,即在黏膜、非暴露区等处均可发生。妊娠剧吐持续至妊娠中期者应注意与本症鉴别。

实验室检查有低钠、高钾,低血糖,嗜伊红细胞或淋巴细胞增多。有时可有高血钙。

由于妊娠期血浆皮质醇升高,故依靠皮质醇测定做诊断有困难。如皮质醇较低,同时血浆 ACTH 升高,两者结合可作为诊断依据。肾上腺自身抗体测定对自体免疫性疾病作为病因有诊断价值。肾上腺 MRI 如发现钙化提示肾上腺结核或霉菌病。

3.治疗

妊娠期慢性肾上腺功能减退的治疗主要应用激素替代疗法。如口服泼尼松(糖皮质激素类),上午 5mg,下午 2.5mg。盐皮质激素类也应加用,如醋酸氟可的松每天口服 0.05~0.1mg。

妊娠剧吐、手术、感染、分娩等应激情况下应加大糖皮质类激素剂量,并改为注射。如氢化可的松 300mg/d,分次注射。

急性肾上腺皮质功能衰竭(危象)应及时给予足量肾上腺皮质激素,如氢化可的松 100~200mg,肌肉或静脉注射,以后 100mg,每 6 小时静脉注射一次。病情控制后逐渐减量。此外,应足量补液,并注意电解质平衡。

孕期应用治疗量糖皮质激素未发现胎儿神经或心理异常。

(三)原发性醛固酮增多症

原发性醛固酮增多症的特征为高血压,伴低血钾、低肾素、高醛固酮。本症约 70％ 的病因为肾上腺腺瘤,通常为单侧。其他病因有肾上腺皮质增生、肾上腺腺癌、某些卵巢肿瘤等。也有原因不明之特发性醛固酮增多症。

妊娠期原发性醛固酮增多症罕见。本症应与妊娠高血压综合征等鉴别。孕期本症之高血压及低血钾可加剧,产后则因失去孕酮对醛固酮之拮抗作用而病情可加重。

1.诊断

高血压合并高醛固酮血症,低血钾、低肾素可做出诊断。肾上腺部位 MRI 及超声诊断有对肾上腺腺瘤、腺癌等诊断及定位价值。

2.治疗

孕期诊断为肾上腺腺瘤引发的醛固酮增多症者,有报道认为既可在孕中期切除肿瘤,也可行药物治疗,产后再行手术治疗,两者疗效相同。药物治疗包括补钾及控制血压,可用甲基多巴、Lahetalol 或 Amiloride。孕期禁用血管紧张素转换酶抑制剂及安体舒通,安体舒通有抗雄激素作用,会使男胎女性化。

(四)嗜铬细胞瘤

妊娠期罕见,发生率仅 2/10 万。半数患者可出现典型的阵发性高血压及其引起的最常见的三联症即头痛、心悸、多汗,也可出现焦虑及胸痛。症状可因腹内压增加、胎动、子宫收缩、分娩、腹腔手术,甚至全身麻醉诱发。妊娠期本症应与先兆子痫鉴别。本症孕期确诊率 53％ (Kelly,1995)。

1.嗜铬细胞瘤对妊娠影响

孕期发生嗜铬细胞瘤虽罕见,但却很危险。以前未诊断的孕妇死亡率为 18％,未诊断的患者的胎儿死亡率为 25％,而做出诊断的患者的胎儿死亡率为 15％,有报道最近未诊断的孕妇死亡率降低至 5％,产前做出诊断的患者均未发生死亡。主要死因为心律失常、脑血管意外或肺水肿。

2.妊娠对嗜铬细胞瘤影响

分娩、全身麻醉或鸦片可引发致死性的高血压危象。仰卧位时增大的子宫压迫肿瘤可引发高血压。

3.诊断

测定尿中游离儿茶酚胺、去甲肾上腺素、肾上腺素及此类物质的甲基化代谢物,或甲基化去胺代谢物——香草苦杏仁酸(VMA)。同时测定多种代谢物可提高诊断正确率。

肾上腺部行 MRI 检查有助于确诊及定位。未发现 MRI 磁场对胎儿引起危害。

CT 可检测出 85％～95％ 直径的肾上腺腺瘤。腹部 CT 检查,估计胎儿接受 1.6rad 射量(安全剂量为 2.5rad)。B 超也有助诊断。

4.治疗

确诊后即先给予 α-肾上腺能阻滞剂,然后用 β-肾上腺能阻滞剂,以控制心动过速以及快速型心律不齐。高血压危象可用酚妥拉明或 Nitro-prusside。室性心律不齐可用 Amiodarone 或利多卡因。

孕 23 周前,经药物控制 10～14 天后可手术切除肿瘤。孕 24 周后,建议待胎儿成熟后剖宫产时同时手术,或产后手术。

(五)临床特殊情况的思考和建议

1. 孕期肾上腺皮质功能减退激素应用

氢化可的松是糖皮质激素替代治疗的首选,因为它的结构更接近生理结构,而且是由胎盘酶 11B-HSD$_2$ 降解,因此氢化可的松不通过胎盘,对胎儿无影响。推荐的剂量是 12～15mg/m^2 体表面积,每日两次,2/3 的剂量上午服用,1/3 的剂量下午服用常规替代治疗剂量一直持续到分娩前,分娩发动时,口服剂量加倍。另外,第二产程时注射 50mg 氢化可的松,并根据产程进一步调整剂量。剖宫产开始时,静推或肌注氢化可的松 100mg,然后每隔 6～8 小时注射一次,48 小时后逐渐减量。哺乳期可继续口服氢化可的松,其每升母乳中的分泌量不足 0.5%。

2. 孕期肾上腺皮质功能减退的实验室检查

有典型肾上腺皮质功能减退临床表现的孕妇,在非应激状态下如清晨皮质醇水平低于 3μg/dL,则可确诊肾上腺皮质功能减退。如孕早期和孕中期早期的清晨皮质醇水平超过 19μg/dL,可排除诊断。随着孕周增大,皮质醇水平较非孕期上升 2～3 倍,因此,在孕中期晚期和孕晚期,如清晨皮质醇水平处于未孕期的正常范围则表明该孕妇可能合并有肾上腺皮质功能减退。血浆皮质醇水平低于相应孕周,而血浆 ACTH 水平升高,可考虑为原发性肾上腺功能不全,应行替可克肽(合成促肾上腺皮质激素,250μg 静推)刺激试验。早、中、晚孕期的基础清晨皮质醇水平分别为(9.3±2.2)μg/dL、(14.5±4.3)μg/dL 和(16.6±4.2)μg/dL。ACTH 刺激后的皮质醇水平于早、中、晚孕期则分别为(29.5±16.1)μg/dL、(37.9±9.0)μg/dL 和 (34.7±7.5)μg/dL。

3. 妊娠合并嗜铬细胞瘤用药注意事项

不能先单独给予 β-肾上腺素能阻滞剂治疗嗜铬细胞瘤,因为单独使用肾上腺素能阻滞剂会使血压急剧升高,原因在于儿茶酚胺的 α-肾上腺能作用未被阻滞,这种情况在合并分泌肾上腺素的肿瘤患者中更明显。

四、妊娠合并垂体疾病

(一)催乳素腺瘤

垂体腺细胞可发生多种腺瘤,垂体腺瘤约占颅内肿瘤的 15%。故妊娠合并垂体腺瘤并非十分罕见,尤其是合并催乳素细胞腺瘤。临床上常用溴隐亭等多巴胺激动剂(无效可用 Gn-RH 脉冲注射或 HMG 促排卵,少数需手术治疗)。治疗垂体催乳素腺瘤及所引起的闭经溢乳综合征,治疗成功而排卵即有受孕可能。

妊娠期微小催乳素腺瘤很少在孕期长大引起并发症,故可停用多巴胺激动剂。由于蜕膜也产生 PRL,故孕期测 PRL 推测垂体腺瘤生长情况价值不大。必要时可用 MRI 检查。高分辨率头部 CT 对盆腔造成约 1rad 的放射量(胎儿安全剂量为 2.5rad),即使如此,盆腔部仍应加以防护。产后 40%～65% 高催乳素血症可望自行缓解。

直径大于 10mm 的大催乳素腺瘤,如孕前未治疗。则孕期常因增大而发生视力障碍等并发症。孕前用溴隐亭治疗者,孕期并发症较低。早孕时可暂停用溴隐亭;中晚孕时继续。分娩时避免过度腹压。鼓励哺乳。

（二）空蝶鞍综合征

空蝶鞍综合征系蝶鞍隔关闭不全发生脑脊液进入蝶鞍而引起。空蝶鞍综合征可无症状。也可有垂体功能不全或高催乳素血症。妊娠通常不影响本症的病程。

（三）席汉综合征

由于产后大出血而导致的席汉综合征临床上虽不多见，但并非绝无仅有。席汉综合征一般因垂体前叶血供障碍引起，至于神经垂体因另有垂体下动脉及 Willis 环血供，故一般不累及。

席汉综合征导致甲状腺、肾上腺、性腺功能低下。重症常闭经，生殖器萎缩。

垂体受损不超过体积 $50\%\sim90\%$ 者，性腺轴仍有可能维持正常功能而有排卵。一旦受孕，垂体功能可望恢复（Ohyama，1989）。孕期视甲状腺、肾上腺及性腺的功能状况，必要时用相应的激素替代治疗。

（四）临床特殊情况的思考和建议

1.妊娠对泌乳素瘤的影响

垂体泌乳素腺瘤可能影响妇女的排卵功能，导致不孕，也可能在妊娠期肿瘤体积增大而造成相应的症状。妊娠期因雌激素、胎盘激素的影响，垂体泌乳素分泌细胞增生肥大，垂体体积较非孕期增大 2 倍。而妊娠合并垂体腺瘤者腺瘤体积也会随妊娠进展而逐渐增大，临床上表现出垂体激素如血清 PRL 水平持续增高及一系列神经系统压迫症状，如头痛、晕厥及视野缺损等，其中头痛最常见。一旦出现视野缺损，说明神经受压严重，甚至垂体卒中（多见于垂体巨腺瘤者），将影响孕妇的生命和胎儿的安全。

2.以循证医学为基础的妊娠合并泌乳素瘤的处理指导原则

垂体泌乳素腺瘤按其体积可分为微腺瘤与大腺瘤两种，前者直径小于 10mm，肿瘤仅位于蝶鞍内；后者肿瘤直径大于 10mm，可造成蝶鞍破坏。两者在孕前和孕期处理上有所不同。垂体泌乳素微腺瘤患者往往不需手术或放疗。孕期停药肿瘤体积增大引起神经压迫症状的危险性为 $1\%\sim2\%$，少有垂体卒中的报道。垂体泌乳素微腺瘤孕期停药相对安全。

垂体泌乳素大腺瘤一旦发现必须立即采取有效的治疗。如视神经压迫症状重，可选择手术与药物结合的治疗方法。放疗因易损伤垂体正常组织，致垂体功能低下而少用。如无压迫症状可用 CB154。垂体泌乳素大腺瘤患者应先避孕一段时间，待瘤体缩小后妊娠。若治疗不充分孕期肿瘤增大引起症状的危险大于垂体泌乳素微腺瘤患者。所以，垂体泌乳素大腺瘤的孕前及孕期处理更复杂而且个体化更强。

垂体泌乳素腺瘤患者确诊妊娠后，应每 2 周复诊 1 次，复诊内容包括自觉症状、服药者的用药情况，同时每 4 周检查视力、视野、血清 PRL 水平，需要时随时检查。溴隐亭作为多巴胺受体激动剂，抑制泌乳素的合成和释放，能抑制垂体肿瘤生长，使瘤体缩小甚至消失，是目前治疗垂体腺瘤的首选药物。该类药物对胎儿发育有影响，故对妊娠合并垂体腺瘤患者是否也应继续应用药物治疗这一问题，仍存在争议。但近年来大多数学者主张为防止垂体腺瘤体积增大应在孕期服药。垂体腺瘤患者孕期停药较安全，但应注意密切监测病情变化，一旦出现瘤体增大或头痛、视力障碍等相关症状应高度警惕，可行 MRI 检查并重新用药。另外口服溴隐亭者应化验肝功能。如估计胎儿已成熟可适时终止妊娠。如估计胎儿不成熟，但有垂体卒中危险，可行经蝶窦的垂体腺瘤切除术，手术可能导致早产。

妊娠合并垂体腺瘤不是剖宫产的绝对适应证。但由于临产、分娩均属于应激状态，可能存在激发垂体肿瘤突然增大的危险,同时妊娠合并垂体腺瘤者多数存在原发或继发不孕、高龄初产等情况,从而使剖宫产率相应增加。目前对垂体泌乳素腺瘤患者产后能否哺乳尚有争议。大部分学者认为合并垂体微腺瘤且无神经压迫症状的产妇可以哺乳,而对垂体巨腺瘤或伴有严重症状者则应劝其停止哺乳。

3. 孕期血清 PRL 水平的监测

一般多巴胺受体激动剂停药后最初的 6～10 周内血 PRL 水平上升,之后不再增加;PRL 水平也不一定随肿瘤的增大而升高,所以不建议定期检查 PRL 水平。

第三节 妊娠合并糖尿病

妊娠期间的糖尿病包括两种情况:一种妊娠前已有糖尿病的患者妊娠,称为糖尿病合并妊娠;另一种为妊娠后首次发现或发病的糖尿病,又称妊娠期糖尿病(GDM)。糖尿病孕妇中 80% 以上为 GDM。GDM 的发生率因种族和地区差异较大,近年有发病率增高趋势,我国 1997 年报道为 2.9%。大多数 GDM 患者产后糖代谢异常能恢复正常,但将来患糖尿病的机会增加。孕妇糖尿病的临床经过复杂,对母儿均有较大危害,应引起重视。GDM 的研究已经有 40 余年的历史,期间各国学者对 GDM 的诊断方法和标准、应对哪些人群进行干预、对何种程度的糖代谢异常进行管理等问题争议不断。为此,美国国立卫生研究院(NIH)组织进行了全球多中心、前瞻性关于高血糖与妊娠不良结局的关系的研究(HAPOS),已解决 GDM 诊疗标准中长期以来的争议,并探讨孕妇不同血糖水平对妊娠结局的影响。2010 年国际妊娠合并糖尿病研究组织(IADPSG)推荐的 75g 糖耐量试验(OGTT)成为最新的研究成果,2011 年美国糖尿病协会(ADA)修改了 GDM 的诊治指南。

一、妊娠对糖尿病的影响

妊娠后,母体糖代谢的主要变化是葡萄糖需要量增加、胰岛素抵抗和分泌相对不足。妊娠期糖代谢的复杂变化使无糖尿病者发生 GDM、隐性糖尿病呈显性或原有糖尿病的患者病情加重。

(一)葡萄糖需要量增加

胎儿能量的主要来源是通过胎盘从母体获取葡萄糖;妊娠时母体适应性改变,如雌、孕激素增加母体对葡萄糖的利用、肾血流量及肾小球滤过率增加,而肾小管对糖的再吸收率不能相应增加,都可使孕妇空腹血糖比非孕时偏低。在妊娠早期,由于妊娠反应、进食减少,严重者甚至导致饥饿性酮症酸中毒或低血糖昏迷等。

(二)胰岛素抵抗和分泌相对不足

胎盘合成的胎盘生乳素、雌激素、孕激素、胎盘胰岛素酶以及母体肾上腺皮质激素都具有拮抗胰岛素的功能,使孕妇体内组织对胰岛素的敏感性下降。妊娠期胰腺功能亢进,特别表现为胰腺 β 细胞功能亢进,增加胰岛素分泌,维持体内糖代谢。这种作用随孕期进展而增加。应用胰岛素治疗的孕妇如果未及时调整胰岛素用量,部分患者可能会出现血糖异常。产后随胎盘排出体外,胎盘所分泌的抗胰岛素物质迅速消失,胰岛素用量应立即减少。

二、糖尿病对妊娠的影响

糖尿病对妊娠的影响取决于血糖量、血糖控制情况、糖尿病的严重程度及有无并发症。

(一)对孕妇的影响

(1)孕早期自然流产发生率增加,达15%~30%。多见于血糖未及时控制的患者。高血糖可使胚胎发育异常甚至死亡,所以糖尿病妇女宜在血糖控制正常后再怀孕。

(2)易并发妊娠期高血压疾病,为正常妇女的3~5倍。糖尿病患者可导致血管广泛病变,使小血管内皮细胞增厚及管腔变窄,组织供血不足。尤其糖尿病并发肾病变时,妊娠期高血压病的发生率高达50%以上。糖尿病一旦并发妊娠期高血压,病情极复杂,临床较难控制,对母儿极为不利。

(3)糖尿病患者抵抗力下降,易合并感染,以泌尿系感染最常见。

(4)羊水过多的发生率较非糖尿病孕妇多10倍。其发生与胎儿畸形无关,原因不明,可能与胎儿高血糖,高渗性利尿致胎尿排出增多有关。

(5)因巨大儿发生率明显增高,难产、产道损伤、手术产的机率高。产程长易发生产后出血。

(6)易发生糖尿病酮症酸中毒。由于妊娠期复杂的代谢变化,加之高血糖及胰岛素相对或绝对不足,代谢紊乱进一步发展到脂肪分解加速,血清酮体急剧升高。在孕早期血糖下降,胰岛素未及时减量也可引起饥饿性酮症。酮酸堆积导致代谢性酸中毒。糖尿病酮症酸中毒对母儿危害较大,不仅是糖尿病孕产妇死亡的主要原因,酮症酸中毒发生在孕早期还有致畸作用,发生在妊娠中晚期易导致胎儿窘迫及胎死宫内。

(二)对胎儿的影响

(1)巨大胎儿发生率高达25%~40%。由于孕妇血糖高,通过胎盘转运,而胰岛素不能通过胎盘,使胎儿长期处于高血糖状态,刺激胎儿胰岛B细胞增生,产生大量胰岛素,活化氨基酸转移系统,促进蛋白、脂肪合成和抑制脂解作用,使胎儿巨大。

(2)胎儿宫内生长受限发生率为21%。见于严重糖尿病伴有血管病变时,如肾脏、视网膜血管病变。

(3)早产发生率为10%~25%。早产的原因有羊水过多、妊娠期高血压、胎儿窘迫以及其他严重并发症,常需提前终止妊娠。

(4)胎儿畸形率为6%~8%,高于非糖尿病孕妇。主要原因是孕妇代谢紊乱,尤其是高血糖与胎儿畸形有关,其他因素有酮症、低血糖、缺氧及糖尿病治疗药物等。

(三)对新生儿的影响

1.新生儿呼吸窘迫综合征发生率增加

孕妇高血糖持续经胎盘到达胎儿体内,刺激胎儿胰岛素分泌增加,形成高胰岛素血症。后者具有拮抗糖皮质激素促进肺泡Ⅱ型细胞表面活性物质合成及释放的作用,使胎儿肺表面活性物质产生及分泌减少,胎儿肺成熟延迟。

2.新生儿低血糖

新生儿脱离母体高血糖环境后,高胰岛素血症仍存在,若不及时补充糖,易发生低血糖,严重时危及新生儿生命。

3.低钙血症和低镁血症

正常新生儿血钙为 2～2.5mmol/L,生后 72 小时血钙<1.75mmol/L 为低钙血症。出生后 24～72 小时血钙水平最低。糖尿病母亲的新生儿低钙血症的发生率为 10%～15%。一部分新生儿还同时合并低镁血症(正常新生儿血镁为 0.6～0.8mmol/L,生后 72 小时血镁<0.48mmol/L为低镁血症)。

4.其他

高胆红素血症、红细胞增多症等的发生率均较正常妊娠的新生儿高。

三、诊断

孕前糖尿病已经确诊或有典型的糖尿病"三多一少"症状的孕妇,于孕期较易确诊。但GDM 孕妇常无明显症状,有时空腹血糖可能正常,容易漏诊、延误治疗。

(一)GDM 的诊断

根据 2011 年 ADA 的 GDM 诊断指南,妊娠 24～28 周直接进行 75g OGTT,不需要先进行50g 葡萄糖筛查试验(GCT)。判断标准:空腹血糖 5.1mmol/L,餐后 1 小时为 10.0mmol/L,餐后2 小时为 8.5mmol/L。三项中任何一项升高诊断为 GDM。

(二)糖尿病合并妊娠的诊断

具有 DM 高危因素者,需在确诊妊娠后的第一次孕期保健时进行孕前糖尿病的筛查。高危因素包括:肥胖(尤其高度肥胖);一级亲属患 2 型糖尿病;GDM 史或大于胎龄儿分娩史;PCOS;反复尿糖阳性。

符合下列条件之一者诊断为妊娠合并糖尿病:①GHbAlc≥6.5%(采用 NGSP DCCT 标化的方法)。②FPG≥7.0mmol/L(126mg/dL)。③OCTT 2 小时血糖或随机血糖≥11.1mmol/L(200mg/dL)。④伴有典型的高血糖或高血糖危象症状,同时任意血糖≥11.1mmol/L(200mg/dL)。

如果没有明确的高血糖症状,第 1～3 项需要在另一天进行复测核实。

四、妊娠合并糖尿病的分期

目前,国内外学者比较认同的是修正的 White 分级法,影响母婴安全的主要因素是糖尿病的发病年龄及血管并发症,有助于估计病情的严重程度及预后。

A 级:妊娠期出现或发现的糖尿病。

A1 级:经饮食控制,空腹血糖<5.8mmol/L,餐后 2 小时血糖<6.7mmol/L。

A2 级:经饮食控制,空腹血糖≥5.8mmol/L,餐后 2 小时血糖≥6.7mmol/L。

B 级:显性糖尿病,20 岁以后发病,病程<10 年。

C 级:发病年龄在 10～19 岁,或病程达 10～19 年。

D 级:10 岁以前发病,或病程≥20 年,或合并单纯性视网膜病。

F 级:糖尿病性肾病。

R 级:眼底有增生性视网膜病变或玻璃体出血。

H 级:冠状动脉粥样硬化性心脏病。

T 级:有肾移植史。

五、处理

维持血糖正常范围,减少母儿并发症,降低围生儿死亡率。

(一)妊娠期处理

妊娠期处理包括血糖控制及母儿安危监护。

1.血糖控制

妊娠期血糖控制目标:①GDM:餐前血糖5.3mmol/L;餐后1小时血糖7.8mmol/L;餐后2小时血糖6.7mmol/L。②糖尿病合并妊娠患者:餐前、睡前及夜间血糖3.3~5.6mmol/L;餐后血糖峰值5.4~7.8mmol/L;糖化血红蛋白6.0%。

(1)饮食治疗:①GDM:75%~80%的GDM患者仅需要控制饮食量与种类即能维持血糖在正常范围。根据体重计算每日需要的热量:体重为标准体重80%~120%患者需30kcal/(kg·d),120%~150%标准体重的为24kcal/(kg·d),>150%的为12~15kcal/(kg·d)。热量分配:①碳水化合物占50%~60%,蛋白质15%~20%,脂肪25%~30%。②早餐摄入10%的热量,午餐和晚餐各30%,点心为30%。②糖尿病合并妊娠:体重≤标准体重10%者需36~40kcal/(kg·d),标准体重者30kcal/(kg·d),120%~150%标准体重者24kcal/(kg·d),>150%标准体重者12~18kcal/(kg·d)。热卡分配:①碳水化合物40%~50%,蛋白质20%,脂肪30%~40%。②早餐摄入10%的热量,午餐和晚餐各30%,点心(3次)为30%。

(2)胰岛素治疗:一般饮食调整1~2周后,在孕妇不感到饥饿的情况下,测定孕妇24小时的血糖及相应的尿酮体。如果夜间血糖≥6.7mmol/L,餐前血糖≥5.1mmol/L或者餐后2小时血糖≥6.7mmol/L应及时加用胰岛素治疗;以超过正常的血糖值计算,每4g葡萄糖需1单位胰岛素估计,力求控制血糖达到上述水平。

孕早期由于早孕反应,可产生低血糖,胰岛素有时需减量。随孕周增加,体内抗胰岛素物质产生增加,胰岛素用量应不断增加,可比非孕期增加50%~100%甚至更高。胰岛素用量高峰时间在孕32~33周,一部分患者孕晚期胰岛素用量减少。产程中孕妇血糖波动很大,由于体力消耗大,进食少,易发生低血糖;同时由于疼痛及精神紧张可导致血糖过高,从而引起胎儿耗氧增加、宫内窘迫及出生后低血糖等。因此产程中停用所有皮下注射胰岛素,每1~2小时监测一次血糖,依据血糖水平维持小剂量胰岛素静滴。产褥期随着胎盘排出,体内抗胰岛素物质急骤减少,胰岛素所需量明显下降。胰岛素用量应减少至产前的1/3~1/2,并根据产后空腹血糖调整用量。多在产后1~2周胰岛素用量逐渐恢复至孕前水平。

糖尿病合并酮症酸中毒时,主张小剂量胰岛素持续静滴,血糖≥13.9mmol/L应将胰岛素加入生理盐水,每小时5U静滴;血糖≤13.9mmol/L,开始用5%葡萄糖盐水加入胰岛素,酮体转阴后可改为皮下注射。

2004年美国妇产科医师学会(ACOG)关于GDM和糖尿病合并妊娠的胰岛素治疗指南较为具体,可供参考:①GDM:经饮食治疗后,若间隔2周≥2次空腹血糖≥90mg/dL、餐后1小时血糖≥120mg/dL,可启动胰岛素治疗。常采用速效胰岛素,如低精蛋白(NPH)胰岛素,睡前注射。常用剂量:初次剂量0.15U/kg;仅餐后血糖高者:早餐前1.5U/10g碳水化合物,中餐和晚餐前1U/10g碳水化合物;餐前和餐后血糖都高者:孕6~18周者0.7U/(kg·d)分四次注射,孕19~26周者0.8U/(kg·d)分四次注射,孕27~36周者0.9U/(kg·d)分四次注射,孕≥37周者1.0U/(kg·d)分四次注射。可联合应用不同胰岛素制剂,如NPH胰岛素

（45%，其中30%早餐前、15%睡前）和普通胰岛素（55%，其中22%早餐前、16.5%午餐前、16.5%晚餐前）合用。②糖尿病合并妊娠：1型糖尿病：孕早期0.7U/（kg·d）；孕12~26周0.8U/（kg·d）；孕27~36周0.9U/（kg·d）；≥37周1.0U/（kg·d）。2型糖尿病：孕早中期同1型，孕晚期需要量增加。联合应用不同胰岛素制剂：NPH胰岛素（45%，早餐前）和普通胰岛素（用法同GDM）。

2.孕妇监护

除注意一般情况外，一些辅助检查有利于孕妇安危的判断，如血、尿糖及酮体测定，眼底检查，肾功能、糖化血红蛋白等测定。

3.胎儿监护

孕早、中期采用B型超声或血清甲胎蛋白测定了解胎儿是否畸形。孕32周起可采用NST（2次/周）、脐动脉血流测定及胎动计数等判断胎儿宫内安危。

（二）产时处理

产时处理包括分娩时机选择及分娩方式的决定。

1.分娩时机

原则上在加强母儿监护、控制血糖的同时，尽量在38周后分娩。有下列情况应提前终止妊娠：糖尿病血糖控制不满意，伴血管病变，合并重度子痫前期，严重感染，胎儿宫内生长受限，胎儿窘迫等。胎肺尚未成熟者静脉应用地塞米松促胎肺成熟需慎重，因后者可干扰糖代谢。可行羊膜腔穿刺，了解胎肺成熟情况并同时注入地塞米松10mg促进胎儿肺成熟，必要时每3~5天可重复一次。

2.分娩方式

妊娠合并糖尿病本身不是剖宫产指征。有巨大儿、胎盘功能不良、胎位异常或其他产科指征者，应行剖宫产。糖尿病并发血管病变等，多需提前终止妊娠，并常需剖宫产术前3小时停用胰岛素。连续硬膜外麻醉和局部浸润麻醉对糖代谢影响小。乙醚麻醉可加重高血糖，应慎用。

阴道分娩时，产程中应密切监测宫缩、胎心变化，避免产程延长，应在12小时内结束分娩，产程＞16小时易发生酮症酸中毒。产程中血糖不低于5.6mmol/L（100mg/dL）以防发生低血糖，也可按每4g糖加1U胰岛素比例给予补液。

2004年美国妇产科医师学会（ACOG）建议产程中应用小剂量胰岛素（表2-1）。

表2-1　产时低剂量持续胰岛素滴注

血糖含量（mg/100mL）	胰岛素用量（U/h）	输液量（125mL/h）
＜100	0	5%葡萄糖液或乳酸林格氏液
100~140	1.0	5%葡萄糖液或乳酸林格氏液
141~180	1.5	0.9%氯化钠液
181~220	2.0	0.9%氯化钠液
＞220	2.5	0.9%氯化钠液

用法：25U的普通胰岛素溶于250mL0.9%氯化钠液中静脉滴注

（三）新生儿处理

新生儿出生时应留脐血检查血糖。无论体重大小均按早产儿处理。注意保温、吸氧，提早喂糖水,早开奶。新生儿娩出后30分钟开始定时滴服25%葡萄糖液。注意防止低血糖、低血钙、高胆红素血症及NRDS发生。

六、预后

妊娠期糖尿病患者在分娩后一定时期血糖可能恢复正常。但GDM患者中一半以上将在未来的20年内最终成为2型糖尿病患者,而且有越来越多的证据表明其子代有发生肥胖与糖尿病的可能。

七、临床特殊情况的思考和建议

(一)GDM与胎儿先天性畸形

孕前糖尿病及妊娠期糖尿病伴高空腹血糖者,胎儿畸形的发生率增加3~4倍,而轻度GDM患者则与正常非GDM孕妇相同。Moley在动物实验中发现,鼠胚胎植入后,改变鼠发育组织中的基因表达、引起血糖升高,可导致囊胚或发育中的器官的关键祖细胞提前发生程序性细胞死亡,从而造成胚胎畸形或流产。活性氧(ROS)也可能参与其中。

(二)GDM与妊娠期高血压疾病

Phaloprakarn等在对813名GDM孕妇的研究中通过多因素分析发现,早孕期体重指数$\geq27kg/m^2$、孕20周前诊断为GDM,血糖控制差的孕妇易发生子痫前期。GDM患者发生子痫前期可能与代谢综合征有关。

(三)糖尿病孕妇胎儿易发生何种畸形

血糖控制不良最常见的胎儿畸形包括:尾部退化综合征、神经管未闭合及心血管畸形。尾部退化综合征是指脊柱末端发育障碍,可同时伴有神经性膀胱、肾发育不良、外生殖器畸形、肛肠畸形、无足并肢畸形及足畸形等。高血糖及高酮血症可能与畸形有关,高血糖损害DNA并增加氧化应激,高酮血症增加胚胎畸形,维生素C和E可降低这种损害。

(四)GDM新的诊断标准解读

根据2011年ADA的关于GDM的指南,妊娠期不再采用50g葡萄糖筛查试验,而是直接进行75g OGTT试验,检测指标包括空腹血糖(<5.1mmol/L)、餐后1小时血糖(<10.0mmol/L)和餐后2小时血糖(8.5mmol/L)三项指标。该方法的诊断标准更加简单,由原来的四项血糖检测减少到三项;其次诊断方法根据方便,三项指标中任何一点血糖异常即可诊断为GDM。最后,该标准还规范了产后的血糖随访。规定对患者在产后6~12周进行糖尿病筛查,如果血糖正常,则今后每隔3年筛查一次。

HAPO研究中共有15个中心(亚洲3个)的25505例孕妇在妊娠24~32周进行了75gOGTT,如果FPG<5.8mmol/L,且餐后2小时血糖<11.1mmol/L,则视为血糖正常,纳入研究,共有23316例孕妇入组。结果发现即使这些在以往认为血糖在正常范围的孕妇,随着血糖浓度的升高,巨大儿、剖宫产、新生儿低血糖、新生儿高胰岛素血症等风险也会增加。因此提出了新的诊断标准。根据新的标准比较GDM和血糖正常组的预后:大于胎龄儿(16.6%vs8.3%)、子痫前期(9.1%vs4.5%)、早产(9.4%vs6.4%)、首次剖宫产(24.4%vs16.8%)、产伤或肩难产(1.8%vs1.3%)、新生儿低血糖(2.7%vs1.9%)、高胆红素血症(10.0%vs8.0%)和新生儿专科率(9.0%vs7.8%)。HAPO的研究结果对GDM的诊断标准提出了新的挑战,经

过全球多国 GDM 专家的共同分析讨论,IADPSG 在 2010 年更新了诊断标准,随后在 2011 年 ADA 也接受了 AIDPSG 的建议,修改标准。但根据新的标准,GDM 的发生率在 15% 左右,如何修改诊治策略需要进一步研究。

(五)以循证医学为基础的 GDM 治疗理论

Alwan 等对 8 篇随机对照研究的文章进行综述,以了解 GDM 不同治疗方案对母儿结局的影响,其中涉及了 1418 名妊娠妇女。结论如下:对 GDM 的特殊治疗,包括饮食指导及胰岛素治疗可降低孕产妇及围产儿并发症。

2004 年,美国糖尿病协会(ADA)的一项整群随机对照研究支持了对 GDM 进行饮食指导的有效性。研究发现,饮食指导的 GDM 患者需要胰岛素治疗的比例减少,高糖化血红蛋白的发生率减少。ADA 建议,应该对所有孕妇进行个体化的饮食指导,以使空腹血糖低于 5.8mmol/L,餐后 1 小时低于 8.6mmol/L,2 小时低于 7.2mmol/L。

GDM 患者饮食控制血糖仍达不到靶目标时应予以药物治疗。人胰岛素安全、有效,是公认的治疗 GDM 的药物,Hod 等的一项随机对照研究提出了速效胰岛素类似剂治疗 GDMD 的安全、有效性,至于长效胰岛素类似剂,目前无确凿的循证医学证据证明其安全性,故不建议用于 GDM 患者。Nicholson 等在 2009 年对 RCT 及有关 GDM 母儿结局的观察性研究进行了系统综述,比较了口服降糖药与胰岛素之间的差异。结果显示,胰岛素与口服降糖药(格列本脲、格华止)在孕妇血糖控制、剖宫产率、新生儿出生体重、新生儿先天畸形方面无明显差异,胰岛素组新生儿低血糖发生率比格华止组高($P=0.008$)。结果提示,妊娠糖尿病胰岛素组与口服降糖药的母儿结局无明显差异。其他的随机对照研究也证实了口服降糖药的安全、有效性。

第四节 妊娠合并感染性疾病

妊娠感染性疾病是指妊娠期感染各种病原微生物引起的疾病,病原微生物包括病毒、细菌、真菌、衣原体、支原体、螺旋体、原虫等,因可以导致围生儿的死亡与新生儿的出生缺陷,受到广泛重视。

一、TORCH 综合征

TORCH 综合征也称为 TORCH 感染,指孕妇感染一种或数种病原微生物后引起的胎儿宫内感染,甚至造成新生儿缺陷的综合征,其中,TORCH 分别指弓形虫(toxoplasma)、其他(others)主要指梅毒螺旋体和 HIV 感染等、风疹病毒(rubella virus)、巨细胞病毒(CMV)以及单纯疱疹病毒(HSV)。TORCH 综合征的特点是孕妇患其中任何一种疾病后,多数自身症状轻微,甚至无临床症状,但病原体可以导致胎儿宫内感染,使胎儿、新生儿出现严重症状和体征,或出现流产、死胎、死产以及出生后中枢神经系统障碍等先天性缺陷。

(一)感染途径
1.孕妇为易感人群
弓形虫的病原体为刚地弓形虫,猫科动物为其终宿主,孕妇通过食用含有包囊的生肉或未煮熟的肉类、蛋类、未洗涤的蔬菜、水果而感染。风疹病毒可以通过直接传播或呼吸道飞沫传播感染孕妇。巨细胞病毒、单纯疱疹病毒、梅毒螺旋体主要通过性接触传播。

2.胎儿及新生儿感染

孕妇垂直传播至胎儿的途径主要有三种。

(1)宫内感染:①经胎盘感染:孕妇患生殖道以外部位的感染性疾病,病原微生物可进入孕妇血中,孕妇血中的病毒可直接通过胎盘屏障感染胚胎或胎儿,而细菌、原虫、螺旋体等需要在胎盘部位形成病灶后感染胚胎或胎儿。②上行感染宫腔:临产后宫颈管扩张,羊膜囊与寄生在阴道内的内源性菌群接触,引起羊膜腔内的感染,如有胎膜早破存在时,感染更易发生。③病原体上行沿胎膜外再经胎盘感染胎儿。

(2)产道感染:胎儿在分娩时通过软产道,软产道内存在内源性病原微生物和外源性病原微生物,如巨细胞病毒、单纯疱疹病毒Ⅱ型,均可以引起新生儿感染。

(3)出生后感染:通过母乳、母亲唾液、母血感染新生儿。最常见的病原微生物为巨细胞病毒,此途径并不常见,但不可忽视。

TORCH感染胎儿、新生儿途径见表2-2。

表2-2 TORCH感染胎儿、新生儿途径

感染时期	感染方式		
出生前感染	经产道感染	阴道、宫颈管感染 外阴、肛门感染	
	宫内感染	经胎盘感染	经胎盘入血(病毒) 经胎盘病灶入血(螺旋体)
		上行至羊膜腔感染	已破膜 未破膜
		沿胎膜外再经胎盘感染	
出生后感染	经母乳感染	母乳混有母血感染	
		母乳头感染灶感染	
	经母唾液、母输血感染		

(二)对母儿的影响

1.对孕妇的影响

不同微生物感染所致的影响也不同。

(1)弓形虫病:孕妇感染后约90%发生淋巴结炎,全身或局部淋巴结肿大,特点是无粘连、触痛。若侵犯多个脏器出现全身反应。

(2)风疹:孕妇感染后出现低热、咳嗽、咽痛等上呼吸道症状,随后面颊部及全身相继出现浅红色斑丘疹、耳后及枕部淋巴结肿大,数日后消退,在临床上易被忽略。

(3)巨细胞病毒:多为隐性感染。可长时间呈带病毒状态,经唾液、尿液、乳汁、宫颈分泌物排除病毒。少数患者表现为低热、无力、头痛、肌肉关节痛、白带增多、颈部淋巴结肿大等。

(4)生殖器疱疹:感染后出现外阴部多发性、左右对称的表浅溃疡,周围表皮形成疱疹。初次感染的病情轻,复发的病情轻。

(5)梅毒:早期梅毒主要为皮肤损害,晚期可侵犯骨骼、心血管、神经系统等重要脏器,造成劳动力丧失甚至死亡。

2.对胚胎、胎儿、新生儿的影响

影响的大小取决于病原微生物的种类、数量及胚胎发育的时期。

(1)弓形虫病:妊娠早期感染可引起胎儿死亡、流产或发育缺陷,多不能生存,幸存者智力低下;妊娠中期感染可发生广泛性病变,引起死胎、早产或胎儿脑内钙化、脑积水、小眼球等严重损害;晚期感染可致胎儿肝脾肿大、黄疸、心肌炎,或在生后数十年出现智力发育不全、听力障碍、白内障及视网膜脉络膜炎。

(2)风疹:孕期感染风疹可致胚胎和胎儿严重损害,发生流产、死胎及先天性风疹综合征(CRS),在感染1～2个月时感染发病率最高,出生后新生儿不一定立即出现症状,可在出生数月甚至数年才显现。CRS儿有三大临床特征称为三联征,即心血管畸形、先天性白内障和耳聋。临床上分为新生儿期症状(低体重、肝脾肿大、脑膜炎症状)、永久性障碍(心血管畸形、眼障碍、耳损伤)和迟发性障碍(耳聋、高度近视、糖尿病、神经发育延迟等)。

(3)巨细胞病毒:孕期初次感染可侵犯胎儿神经系统、心血管系统、肝脾等器官,造成流产、早产、死胎及各种先天畸形,危害严重。存活的新生儿有肝脾肿大、黄疸、肝炎、血小板减少性紫癜、溶血性贫血及各种先天性畸形,死亡率高,出生时无症状者常有远期后遗症如智力低下、听力丧失和迟发性中枢神经系统损害等。

(4)生殖器疱疹:妊娠期原发性生殖器疱疹常致自然流产、宫内生长受限、早产及新生儿HSV感染。孕12周内感染可致胎儿畸形,主要为小头、小眼、视网膜脉络膜炎、脑钙化、智力低下。孕晚期感染HSV之孕妇经产道分娩,其新生儿HSV发生率可达50%。复发性生殖器疱疹引起新生儿HSV的危险性明显低于原发性生殖器疱疹,且与早产无关。

(5)梅毒:鉴于早期胎儿体内已查到梅毒螺旋体,表明妊娠期间可感染胎儿。梅毒螺旋体宫内感染,可致流产、早产及死亡。其新生儿称为先天梅毒儿,也称胎传梅毒儿,病情较重,早期表现有皮肤大疱、皮疹、鼻炎及鼻塞、肝脾肿大、淋巴结肿大等;晚期先天性梅毒多出现在2岁以后,表现为楔状齿、鞍鼻、间质性角膜炎、骨膜炎、神经性耳聋等,病死率及病残率均明显增高。新生儿梅毒若系宫内感染者常无硬下疳,有此表现者常为分娩时产道感染所致。

(三)诊断

1.病史及体征

有以下情况者应考虑和警惕孕妇TORCH感染。

(1)曾有TORCH感染史、反复自然流产史、死胎、死产史及无法解释的新生儿缺陷或死亡史。

(2)孕期接触猫,有摄食生肉或未熟肉、蛋及未洗涤的瓜果、蔬菜史,孕期淋巴结肿大者有弓形虫感染可能。

(3)孕妇出现耳后或枕部淋巴结肿大,皮肤出现浅红色斑丘疹,有风疹感染可能。

(4)孕妇患单核细胞增多症,曾行器官移植或有多次输血史,有巨细胞病毒感染可能。

(5)孕妇出现生殖器、肛门及腰以下皮肤疱疹,有单纯疱疹感染可能。

(6)新生儿出生3周出现皮疹、鼻炎、肝脾肿大等,多为梅毒感染。

2.辅助检查

须借助实验室检查确诊。可采集母血、尿、乳汁、疱疹液、宫颈分泌物、胎盘、绒毛、羊膜、羊水及胎儿之血、尿、脑脊液等做形态学检查、病理切片、病原学检查、血清学检查,具体见表 2-3。

表 2-3　TORCH 感染实验室诊断手段

TORCH 感染	实验室诊断手段
T(弓形虫病)	检出弓形虫(直接镜检、动物接种、细菌培养) 血清学检查(染色试验、间接血凝试验、补体结合试验、ELISA 检测特异 IgM) PCR 技术
O(梅毒螺旋体)	检测梅毒螺旋体(暗视野镜检) 血清学检查(VDRL、USR、RPR、TPHA-ABS 试验、补体结合试验)
C(风疹病毒)	分离巨细胞病毒 脱落细胞检查猫头鹰眼细胞 血清学检查(ELISA 检测特异 IgM、免疫荧光法) PCR 技术
H(单纯疱疹病毒)	分离单纯疱疹病毒 血清学检查(ELISA 检测特异 IgG、IgM 荧光法) PCR 技术

(四)治疗

1.治疗性流产

妊娠早期 TORCH 感染者应做实验室检查,确诊后行治疗性流产。妊娠中期确诊为胎儿宫内感染、胎儿严重畸形应终止妊娠,减少 TORCH 患儿的出生。

2.药物治疗

(1)弓形虫病:尚无特效药物,孕期多选用乙酰螺旋霉素,该药在胎盘等组织中浓度高、毒性小、无致畸作用。每次 1g,每日 4 次,连用 2 周,间隔 2 周后可重复使用。亦可选用乙胺嘧啶,但该药在妊娠早期服用有致畸作用,适用于妊娠中、晚期,并应同时补充叶酸。

(2)风疹:尚无特效疗法。

(3)巨细胞病毒感染:目前尚无疗效高、副作用小的药物。常用药物为丙氧鸟苷,对骨髓有明显的抑制作用,5~15mg/(kg·d),分 2~3 次静脉滴注,10~14 日为一疗程。

(4)生殖器疱疹:孕妇一般情况下常用阿昔洛韦 400mg 口服,每日 3 次,5~7 天为一疗程,严重感染时可用 5~10mg/(kg·d)静脉滴注,每 8 小时一次,用药 5~7 日或用至临床症状与体征消失。

(5)梅毒:孕期首选青霉素,可预防传播给胎儿,且对胚胎期梅毒有治疗作用。用法与用量与非孕妇女相同,最好于妊娠初 3 个月及妊娠末 3 个月各进行一个疗程治疗。对青霉素过敏者一般不用红霉素,应尽量做青霉素脱敏治疗。先天梅毒儿亦可用青霉素治疗。

3.分娩方式

无产科指征、产道病原体检测阴性者,尽量争取经阴道分娩。凡产道病原体检测阳性者,经产前积极治疗无明显好转,可根据胎儿畸形严重程度必要时选择剖宫产分娩,减少对新生儿的影响。

4.产后

应警惕母婴传播,乳头感染及巨细胞病毒感染者不宜哺乳,母婴均应定期进行复查。

（五）预防

（1）对孕妇的卫生宣传：提高对 TORCH 危害性的认识，保持良好的卫生习惯，避免去公众场合，避免接触感染者；指导高危人群坚持正确使用避孕套，可有效预防 CMV 及梅毒螺旋体的传播。孕期加强胎儿管理，对可能 TORCH 感染者应进行羊水检查，B 超检查以便早期诊断。

（2）凡产道病原体检测阳性者，均应在产前积极治疗，产时选择合适的分娩方式，以减少新生儿感染的机会。

（3）对育龄妇女进行预防接种，已感染 TORCH 者应避孕，并给予系统药物治疗。

（六）临床特殊情况的思考和建议

1.检测方法

风疹病毒分离方法一般取出疹前 7 天至出疹后 5 天的鼻咽部分泌物后 CRS 儿的脑脊液、尿液、眼泪进行病毒分离检测，但该方法时间较长，且受到多种因素影响，即使为阴性也不能排除 CRS 儿，因此目前临床中对此检测方法的结果持慎重态度。目前血清学检测方法一般采用 ELISA 和免疫荧光方法，使用方便，但应注意的是采血时间，当怀疑是风疹病毒感染时以出疹后 1~2 周最好。检测指标有特异性 IgG、IgM（SIgG、SIgM）抗体，当 SIgG 为阳性时，确诊孕妇近期有感染，SIgM 阳性提示孕妇曾经感染过，对该病原体已有免疫力，SIgG、SIgM 均为阴性时提示孕妇对该病原体无免疫力。如考虑胎儿有风疹感染时，可以进行宫内诊断，包括进行孕早期绒毛活检、孕中期羊水取样或脐带血、胎儿血取样，进行病毒分离、检测特异性抗体，妊娠期 20 周通过 B 超发现有无结构异常、神经系统的异常及 FGR 的存在。

2.预防接种与孕期预防注意事项

风疹是唯一可以通过接种减毒活疫苗方法预防感染的，疫苗适用对象为非孕期人群、孕前检测血清风疹 SIgG 抗体阴性者，接种后 1 个月可以妊娠，妊娠期意外接种该疫苗也非终止妊娠指征。妊娠期应避免接触可疑病患，尤其是在妊娠前 3 个月避免去公共场合。孕妇感染 HSV 后出现 HSV SIgG 抗体，但发病后一月内出现的该抗体还不能通过胎盘，胎儿还不能获得被动免疫保护。

3.知情同意

由于妊娠期感染对胚胎、胎儿的影响较大，但治疗上缺乏行之有效的药物，在治疗之前应充分向患者及其家属交代病情和目前治疗的局限性、治疗的利弊，取得患者的理解和同意。风疹病毒在妊娠早期感染时，在患者同意的前提下选择继续观察或人工流产终止妊娠，在妊娠中、晚期感染时，必须排除胎儿感染或畸形后才可以继续妊娠。HSV 感染胎儿后可出现肝、脾、肾上腺等脏器的全身扩散性损害和中枢神经系统、皮肤、眼的局限性损害，但目前 HSV 相关胎儿病例发生率低，报道亦不多，有学者认为多数孕妇已获得 HSV 的抗体，妊娠早期单纯性再感染 HSV 并不是终止妊娠的绝对指征，当出现疱疹性肝炎、脑炎、脑膜炎时，才建议终止妊娠。

第三章　妊娠合并外科疾病

由于妊娠期的生理变化及子宫增大引起的解剖改变,使外科疾病的诊断和治疗的难度增加,加重对母儿的潜在危险。不仅要掌握外科疾病对孕妇的影响,还应该了解在疾病的处理过程中对胎儿的危险性,因此妊娠合并外科疾病往往很难按常规进行诊断和处理,还需要与外科医生一起,针对手术时机与方法、麻醉方式及用药等问题进行协商,以期降低疾病对母儿造成的危险。

第一节　妊娠合并阑尾炎

阑尾炎尤其急性阑尾炎是妊娠期最常见的外科并发症,可发生于妊娠的各个时期。文献报道,妊娠期急性阑尾炎的发病率为 $0.05\%\sim0.10\%$,但 80% 以上发病于中晚孕期。由于孕妇的特殊生理和解剖改变,使妊娠中晚期阑尾炎的诊断增加了困难,故这个时期阑尾炎并发穿孔率较非孕期高 $1.5\sim3.5$ 倍,炎症的发展易导致流产或早产,误诊率较高,孕妇死亡率亦高达 4.3%。因此妊娠合并急性阑尾炎是一种较严重的并发症,应早期诊断和及时处理以改善母儿预后。

一、妊娠期阑尾炎的特点

(一)妊娠期阑尾位置的变化

妊娠初期阑尾的位置与非孕期相似。妊娠中期子宫增大较快,盲肠和阑尾被增大的子宫推挤而向上、向外、向后移位。妊娠 3 个月末时其基底部位于髂嵴下 2 横指处,5 个月末达髂嵴水平,8 个月末则上升到髂嵴上 2 横指处,妊娠接近足月时可达右肾上极或胆囊处,分娩 $10\sim12$ 天后可恢复到原来的正常位置。随着纳入的向上移位,阑尾呈逆时针旋转被子宫推到外、上、后方而被增大的子宫覆盖。

(二)妊娠期阑尾炎体征常不典型

由于阑尾位置的升高,妊娠子宫覆盖病变,腹壁被抬高,炎症阑尾刺激不到壁层腹膜,腹痛部位和压痛点不在传统的麦氏点而相应地移到右上腹或后腰部,有时甚至达右肋下胆囊区,所以使压痛、肌紧张及反跳痛都不明显,查体时常无肌紧张和反跳痛。文献报道仅有 $50\%\sim60\%$ 的患者有典型的转移性腹痛。

(三)妊娠期阑尾炎炎症易扩散

由于妊娠期盆腔血液和淋巴循环较旺盛,毛细血管通透性也增强,组织蛋白溶解能力增加,易发生阑尾坏死和穿孔;增大的子宫将腹壁与阑尾分开,使壁层腹膜防卫功能减退;增大的子宫将大网膜推移向上,使之不能到达感染部位包围感染灶,炎症不易局限而易在上腹部扩散,常导致弥漫性腹膜炎,患者预后不良。

(四)妊娠期阑尾炎后果较严重

妊娠期阑尾炎易波及子宫浆膜层甚至通过血液侵入子宫、胎盘,常引起子宫收缩,诱发流产或早产;细菌毒素可导致胎儿缺氧、死亡。另外产后子宫的迅速恢复,可使已经局限的阑尾脓肿破溃发生急性弥漫性腹膜炎,病情加重危及产妇生命。

二、临床病理分型

根据急性阑尾炎的临床过程和病理改变将其分为四种病理类型。

(一)急性单纯性阑尾炎

病变只局限于阑尾的黏膜和黏膜下层,阑尾轻度充血肿胀,表面有少许纤维素样渗出物。本型为轻型阑尾炎或病变早期,临床症状和体征都较轻。

(二)急性化脓性阑尾炎病变

急性化脓性阑尾炎病变累及阑尾的全层,阑尾明显肿胀充血,表面覆盖脓性分泌物,阑尾腔可见溃疡及黏膜坏死。此时阑尾周围的腹腔内已有稀薄脓液,形成了局限性腹膜炎。本型常由单纯性阑尾炎发展而来,临床症状和体征都较重。

(三)坏疽性和穿孔性阑尾炎

阑尾管壁全层或部分坏死,呈暗红色或黑色。阑尾管腔内积脓,压力较高。发生穿孔的部位多在阑尾近端的对侧系膜缘或阑尾根部。若穿孔的过程较快,穿孔口未被包裹,则积脓可进入腹腔,导致急性弥漫性腹膜炎。本型属重型阑尾炎。

(四)阑尾周围脓肿

急性阑尾炎坏疽或穿孔时如果过程较慢,穿孔的阑尾可被大网膜和周围的肠管包裹,形成炎性肿块及阑尾周围脓肿。由于阑尾位置的改变,脓肿可发生在盆腔、肝下或膈下。

三、临床表现

(一)症状

早期妊娠阑尾炎症状与非孕期相似,大多数孕妇都有转移性腹痛,起病时腹痛先从剑突下开始,后延及脐周,渐渐转移至右下腹。但妊娠中晚期由于子宫的增大,阑尾位置发生改变,疼痛部位可达右肋下肝区。当阑尾位于子宫背面时,可表现为右侧腰痛。孕妇可有恶心、呕吐、腹泻、发热或全身无力等症状。急性阑尾炎早期大多数孕妇体温正常或低于 38℃,阑尾穿孔、坏死或出现腹膜炎时,体温明显升高。

(二)体征

妊娠各期表现不同。妊娠早期阑尾炎时,右下腹麦氏点处有压痛、反跳痛及肌紧张。当阑尾发生坏疽或穿孔,形成阑尾周围脓肿或弥漫性化脓性腹膜炎时,即出现相应体征。妊娠中晚期因子宫的增大阑尾不断向上、向外移位,压痛点常偏高。但因增大的子宫将腹壁腹膜顶起,炎症阑尾刺激不到壁层腹膜,所以腹部压痛、反跳痛及肌紧张常不明显。下列方法有助于诊断:①Bryan试验:嘱患者采取右侧卧位,使妊娠子宫移向右侧,如出现疼痛可提示妊娠期阑尾炎。②Alder试验:先嘱患者平卧,检查者将手指放在阑尾区最明显的压痛点上,再嘱患者左侧卧位,使子宫倾向左侧,如压痛减轻或消失,说明疼痛来自子宫;如压痛较仰卧位时更明显,提示阑尾病变可能性大。

四、诊断和鉴别诊断

(一)首先应详细询问病史

文献报道妊娠期急性阑尾炎患者中,20%～40%有慢性阑尾炎病史。结合妊娠期阑尾炎的临床症状和体征,参考辅助检查指标,做到早确诊、早治疗,以改善母儿预后。

(二)实验室和其他检查

1.血白细胞计数

正常妊娠期白细胞计数呈生理性增加,至孕晚期可达$(12～15)×10^9/L$,分娩应激时可达$(20～30)×10^9/L$,因此单次白细胞计数对诊断帮助不大。如白细胞计数短期内升高$>18×10^9/L$,或分类有核左移,中性粒细胞超过80%则有临床意义。

2.影像学检查

B超是安全简单的检查方法。急性阑尾炎时,可见阑尾呈低回声管状结构,僵硬,压之不变形,横切面呈同心圆似的靶向图像,直径$≥7mm$,但晚期妊娠时肠管的移位和增大的子宫会影响阑尾炎的超声诊断。Rao等(1998)对100例怀疑阑尾炎的非孕期妇女进行了CT检查,发现诊断正确率98%。但CT在孕妇中的应用有待于观察。

(三)鉴别诊断

1.妇产科疾病

妇产科疾病主要包括异位妊娠破裂、卵巢肿瘤蒂扭转、急性输卵管炎和盆腔炎及胎盘早剥等疾病。

(1)异位妊娠破裂:异位妊娠破裂的患者停经后多有少量阴道流血,腹痛从下腹开始,有急性失血和腹腔内出血的症状和体征。妇科检查宫颈举痛明显,阴道后穹隆饱满、触痛。若发生于右侧附件区,可触及包块。B超检查显示盆腹腔有液性暗区。行后穹隆穿刺抽出不凝血即可确诊。

(2)卵巢肿瘤蒂扭转:多发生于妊娠早中期及产后,常有附件区包块史。临床表现为突发性、持续性下腹痛。若肿瘤坏死,则有局限性腹膜炎表现。妇科检查可触及触痛性囊性或囊实性包块。B超可确诊。

(3)急性输卵管炎和盆腔炎:患者多有脓性白带,查体盆腔双侧对称性压痛,行阴道后穹隆穿刺可抽出脓液,涂片检查可查见G^-球菌。B超有助于鉴别诊断。

(4)胎盘早剥:应与妊娠中晚期急性阑尾炎鉴别。胎盘早剥患者常有妊娠期高血压疾病史和外伤史,腹痛剧烈。查体子宫僵硬,呈强直性收缩,胎心听诊变慢或消失,产妇可有急性失血及休克症状。腹部B超提示胎盘后血肿,可明确诊断。

2.胃十二指肠溃疡穿孔

患者常有消化性溃疡史,查体时除右下腹压痛外,上腹也有压痛和疼痛,板状腹和肠鸣音消失,腹膜刺激症状明显。立位腹部平片膈下有游离气体可帮助鉴别诊断。

3.右侧急性肾盂肾炎和右侧输尿管结石

急性肾盂肾炎起病急,患者寒战、高热,疼痛始于腰肋部,沿着输尿管向膀胱部位放射,伴有尿急、尿频、尿痛等膀胱刺激症状。查体时右侧肾区叩击痛明显,上输尿管点和肋腰点有压痛,但无腹膜刺激症状。尿常规检查可见大量白细胞和脓细胞。输尿管结石患者绞痛剧烈,疼痛部位自腰肋部向大腿内侧和外生殖器放射。尿常规检查可见红细胞,X 线或 B 超显示尿路结石。

4. 胆绞痛

常见于急性胆囊炎和胆石症。患者阵发性绞痛,夜间多发,疼痛开始于右上腹肋缘下,向右肩部、右肩胛下角或右腰部放射。大多数患者有寒战、发热、恶心、呕吐,亦可有阻塞性黄疸。B 超、X 线或胆囊造影可明确诊断。

5. 其他

妊娠期急性阑尾炎尚需与急性胰腺炎、右侧肺炎、胸膜炎、HELLP 综合征、产褥感染等疾病鉴别。

五、治疗

(一)治疗原则

妊娠期急性阑尾炎的治疗原则是早期诊断和及时手术治疗。一旦高度怀疑急性阑尾炎,无论妊娠时期,均应及时手术。因早期手术既简单又安全,还可降低近期或远期并发症的发生。

(二)手术注意事项

1. 麻醉选择

应以连续硬膜外麻醉或腰-硬联合麻醉为宜;若患者病情危重合并休克时,宜选用全身麻醉。

2. 手术切口

早期妊娠时可采取麦氏切口;妊娠中、晚期应选择高于麦氏点的右侧腹直肌旁切口为宜(相当子宫体上 1/3 部位)。同时应将右侧臀部垫高 30°～45°或将手术床向左倾斜 30°,使子宫左移,便于暴露阑尾。

3. 操作要点

基本术式是切除阑尾。手术操作要轻柔,保护好切口,尽量避免刺激子宫。阑尾切除后应尽量吸净腹腔内脓液,不放置引流,以免诱发宫缩导致流产和早产。但阑尾坏死形成脓肿时,局部清除阑尾病灶后应放置腹腔引流。

4. 术后处理

术后继续应用广谱抗生素。因阑尾炎中 75%～90% 为厌氧菌感染,需继续妊娠者,应选择对胎儿影响较小的青霉素类或头孢类抗生素,并联合应用甲硝唑。同时,术后 3～4 日内应给予保胎治疗。

5. 终止妊娠的时机

原则上处理阑尾不必同时行剖宫取胎术,除非有产科指征。当出现下列情况时可考虑先行剖宫产术,再切除阑尾:①阑尾炎穿孔并发弥漫性腹膜炎,盆腹腔感染严重,或子宫胎盘已有感染征象者。②胎儿基本成熟,具备体外生存能力或妊娠已近预产期。③术中阑尾暴露困难。以上情况建议先施行腹膜外剖宫产后,再打开腹腔进行阑尾手术。如患者妊娠已近足月且临产,阑尾炎症状较轻,无剖宫产指征时,可先经阴分娩,再行阑尾切除术。

六、预后

妊娠期急性阑尾炎的预后与妊娠时期和阑尾的病变程度有关。早期妊娠诊断容易,手术及时方便,预后较好。中晚期妊娠诊断较困难,易延误病情,阑尾发生坏死、穿孔,甚至导致弥漫性腹膜炎,故流产率和早产率均增加。总之,妊娠期急性阑尾炎的临床表现不典型,病情多较重,早期诊断、及时治疗可改善预后。

七、临床特殊情况的思考和建议

非孕期阑尾切除术可通过传统的开腹或腹腔镜而完成。然而,术前诊断不确定者,以选择腹腔镜为佳,腹腔镜下探查全面,可减少误诊和漏诊,对阑尾炎能做到早期诊断,在明确诊断的同时行阑尾切除术。由于中晚期妊娠急性阑尾炎症状不典型,而目前尚无特异性检查手段,故此病的诊断准确率与就诊医师的临床经验密切相关。若诊断不明确可延误治疗,导致病情进一步恶化。目前国内外均有学者报道腹腔镜技术可安全用于中、晚妊娠期急性阑尾炎患者。Mazze等指出,通过手术证实早期妊娠阑尾炎诊断准确率为77%,而中晚期妊娠合并急性阑尾炎诊断准确率只有57%。Dufour等通过文献复习认为,腹腔镜技术能够提高孕20周前急性阑尾炎的诊断准确率。Lemieux等通过对妊娠期急性阑尾炎的患者腹腔镜手术分析得出结论,腹腔镜手术后早产、胎死宫内的发生率并无增加,无论妊娠何期,腹腔镜探查不失为降低误诊率的一个好方式,但术后孕妇和胎儿的密切监护非常关键。随着腹腔镜技术的不断提高,两孔腹腔镜技术能最大限度地降低对妊娠的影响,并缩短手术时间。因电刀的热效应及电磁效应对妊娠子宫干扰较大,建议不用电刀而选择超声刀,超声刀可有效减少此类问题的影响,术中使用可吸收套扎线双重结扎阑尾根部,可明显缩短手术时间,使CO_2气腹对母体及胎儿的影响降至最低。但Walsh等(2008)查阅了28篇文献,回顾分析1990—2007年间637例患妊娠期阑尾炎采用腹腔镜手术的患者后认为,腹腔镜手术造成的流产率明显高于传统开腹手术,且与孕周无关;早产发生率反而降低,可能与漏报有关。故腹腔镜技术在中晚期妊娠急性阑尾炎患者中的应用仍需进一步研究。

第二节　妊娠合并胆囊炎和胆石症

妊娠期急性胆囊炎和胆石症是仅次于急性阑尾炎的外科急腹症,发生率为1/1600～1/10000,可发生于妊娠各期,但以妊娠晚期和产褥期多见。70%～80%的急性胆囊炎患者合并胆石症,急性胆囊炎的发病多因胆囊结石堵塞胆道,胆汁排出不畅和细菌感染有关。

一、急性胆囊炎

(一)病因和发病机制
急性胆囊炎是胆囊结石最常见的并发症,其病因主要有以下几种。

1.妊娠的影响

孕妇胆囊动力学有所改变,早期妊娠时胆囊排空率轻度下降;中孕后胆囊空腹容积及残余增大,排空率亦明显下降。妊娠期胆囊的变化与雌孕激素的改变有关,由于雌、孕激素大量增加,胆囊平滑肌松弛,胆囊壁肌层肥厚,胆囊收缩力从而下降、排空延迟;在孕激素作用下,血液及胆汁内胆固醇浓度增高,胆盐和胆固醇的比例改变,胆汁黏稠度增加导致胆囊炎。妊娠子宫增大压迫胆囊也可诱发胆囊炎。

2.胆囊管梗阻

其中80%的患者是由于胆囊结石引起的,尤其小的结石嵌顿在胆囊颈部导致梗阻,使胆汁排出受阻。梗阻后胆囊内压增加,胆囊局部释放炎症因子溶血卵磷脂、磷脂酶A和前列腺素等,加之胰液反流、胰消化酶侵蚀胆囊壁导致急性胆囊炎。

3.细菌入侵

当胆汁排出不畅或梗阻时,则胆囊的内环境有利于细菌的生长和繁殖。大多数细菌经胆道逆行入胆囊,也可通过血液或淋巴入侵。病原菌以革兰阴性杆菌为主,70%为大肠杆菌,其次为葡萄球菌、链球菌及厌氧菌等。

(二)临床病理分型

急性胆囊炎分为四种病理类型。

1.急性单纯性胆囊炎

急性单纯性胆囊炎为急性胆囊炎起始阶段。由于胆囊管出口梗阻,胆囊内压增加,出现黏膜出血、水肿、渗出。

2.急性化脓性胆囊炎

若病因未除,炎症进一步发展,炎性病变可累及胆囊壁全层,浆膜层也覆盖有纤维性和脓性分泌物,则为急性化脓性胆囊炎,还可造成胆囊积脓。

3.急性坏疽性胆囊炎

胆囊内压继续升高,囊壁血运不良,导致胆囊壁缺血坏死,成为急性坏疽性胆囊炎,坏疽穿孔的部位经常在胆囊的颈部和底部,若穿孔发生很快会引起胆汁性腹膜炎。

4.胆囊周围脓肿

若胆囊坏疽穿孔发生缓慢,可被周围器官(十二指肠、大网膜、横结肠)包裹,从而形成胆囊周围脓肿。

(三)临床表现

妊娠期急性胆囊炎多在饱餐后或夜间发作,突发上腹绞痛或钝痛,阵发性加重,以右上腹多见,也可见于上腹部正中或剑突下。疼痛可向右肩部、右肩胛下角或右腰部放射,有少数患者可放射到左肩部,经常伴恶心、呕吐,合并感染化脓时出现寒战和高热,有时体温高达40℃。有少数患者因胆囊结石压迫胆总管引起堵塞,或结石嵌于胆总管引起胆囊炎、胆管炎或梗阻性黄疸。严重感染时患者可出现休克。

早期患者右上腹有压痛,胆囊出现化脓坏疽时右季肋下可触及肿大的胆囊,压痛范围增大,发生腹膜炎时可有腹肌紧张和反跳痛。部分患者Murphy征阳性,即检查者将右手压于患者右上腹肋缘下,嘱其腹式呼吸,若出现突然吸气暂停,则为阳性。但妊娠晚期由于子宫增大掩盖,腹部体征多不明显。

(四)诊断和鉴别诊断

1.病史

突发性右上腹绞痛,并且阵发性加重,右上腹胆囊区压痛、肌紧张和反跳痛,体温升高即可初步诊断。

2.实验室和其他检查

(1)实验室检查:血白细胞总数和中性粒细胞升高,可达 $20×10^9/L$,伴核左移;血清丙氨酸氨基转移酶(ALT)与天门冬氨酸氨基转移酶(AST)轻度升高;胆总管有梗阻时血清总胆红素和直接胆红素升高,尿胆红素阳性;血或胆道穿刺液细菌培养阳性。

(2)B超:是妊娠期诊断急性胆囊炎的首选方法,简单、无创,以空腹 12 小时检查为宜。超声显示胆囊增大、囊壁增厚,大部分患者还可探及囊内结石影像。

(3)其他:逆行胰胆管造影、经皮肝穿刺胆道造影术、CT 等诊断率虽高,由于存在射线的危害,故应慎用。

3.鉴别诊断

妊娠期急性胆囊炎应与 HELLP 综合征、妊娠期急性脂肪肝、急性阑尾炎、心肌梗死、急性胰腺炎、右侧急性肾盂肾炎等疾病鉴别。

(五)处理

1.治疗原则

对妊娠期急性单纯性胆囊炎主张保守治疗,采用控制饮食或禁食、解痉、输液,以及应用抗生素等方法;如保守治疗病情无缓解,或已经明确为化脓性或坏疽穿孔性胆囊炎,则应尽早手术治疗。

2.保守治疗

(1)控制饮食:重症患者应禁食,轻症患者在症状发作期禁脂肪饮食。症状缓解后给予高糖、高蛋白、低脂肪和低胆固醇饮食。静脉输液纠正水电解质紊乱,补充维生素,出现黄疸时须用大剂量维生素 K 注射。

(2)解痉治疗:发作期可用解痉镇痛剂如阿托品 0.5~1mg 肌肉注射或盐酸哌替啶 50~100mg 肌肉注射。可适当选用硝酸甘油、美沙酮、吲哚美辛(消炎痛)等药物。缓解期可选用利胆药去氧胆酸、熊去氧胆酸、利胆素等。

(3)抗感染治疗:应选用广谱抗生素,首选头孢菌素类抗生素,联合应用抗厌氧菌的甲硝唑。

3.手术治疗

(1)手术指征:①保守治疗期间患者病情加重,保守治疗无效。②合并阻塞性黄疸、胆总管结石。③妊娠期间胆绞痛发作次数大于 3 次。④出现严重的并发症,如坏疽性胆囊炎、胆囊穿孔、胆囊积脓、胆囊周围脓肿并弥漫性腹膜炎等。

(2)手术时机:一般认为手术选择在妊娠中期最安全,术后应保胎治疗。妊娠晚期时可先行剖宫产,再行胆囊手术。

(3)手术方式:包括开腹或腹腔镜手术行胆囊切除或胆囊造口术,内镜下逆行胰胆管造影术(ERCP),内镜下 Oddis 括约肌切开术(EST)。近年来国内外关于妊娠期腹腔镜下胆囊切除术(LC)的报道很多,多数文献认为妊娠任何时期均可施行手术,且对母儿均较安全。但 Kuy

(2009)通过大样本的对照分析提出,腹腔镜胆囊切除术比开腹手术母儿并发症多、手术并发症高,住院日期长且花费高。急性单纯性胆囊炎可采用腹腔镜胆囊切除术,但胆囊急性化脓、坏疽时应行开腹胆囊切除术(OC),OC分为顺行性和逆行性切除法,其中逆行性切除法较为安全。胆囊造口术仅适用于患者病情危重不能耐受长时间手术,或术中粘连严重,解剖关系不清时,应待病情好转后再行胆囊切除术。目前还有小切口胆囊切除术,创伤小,直视下操作,安全可靠。术后常规应用抗生素。

二、胆石症

胆石症是指包括胆囊和胆管的胆道系统发生结石的疾病,是最常见的胆道疾病。我国胆结石发病率为0.9%～10.1%,平均5.6%,以女性多见。胆结石以胆囊胆固醇结石为主,下面主要介绍胆囊胆固醇结石。

(一)病因

胆固醇结石均发生在胆囊内,目前认为成因如下:①胆汁中胆固醇浓度过高,卵磷脂和胆汁酸盐含量减少,不能充分转运胆汁中的胆固醇,形成胆固醇过饱和胆汁,称为成石胆汁。②胆汁中的胆固醇成核过程异常。③胆囊功能异常,包括胆囊收缩力减弱,使胆汁淤积于胆囊内;胆囊吸收水和电解质的功能增加,造成胆汁浓缩;成石胆汁刺激胆囊导致黏糖蛋白分泌增加等原因。

(二)临床表现

胆石病的临床表现决定于胆结石的部位,以及是否有胆道梗阻和感染等并发症。

胆石病早期常无临床症状或伴轻微不适,个别体检时才发现,称为无症状胆结石。当胆石嵌顿于胆囊颈部造成急性梗阻,使胆囊内压增加,胆汁排出受阻引起临床症状。典型的症状为胆绞痛,呈右上腹持续性绞痛,阵发性加重,向右肩背部放射,伴恶心、呕吐。如胆囊结石较小,可排入胆总管,以上症状几小时后可自行缓解。当嵌顿的胆囊结石不能缓解,则可发展为急性胆囊炎,出现急性胆囊炎的一系列临床表现。

查体体征不明显,有时右上腹胆囊区有压痛,可触及肿大的胆囊。

(三)诊断

根据病史和体检发现,结合B超检查可发现胆囊内有结石光团和声影,且随着体位的改变而移动可确诊。

(四)治疗

保守治疗和手术治疗方法基本同急性胆囊炎患者。

第三节　妊娠合并肠梗阻

肠梗阻是由于各种原因引起的肠内容物通过障碍,进而出现一系列的病理生理变化的临床综合征,是常见的外科急腹症。但妊娠期肠梗阻是一种罕见疾病,发病率为0.018%～0.160%。妊娠期肠梗阻以肠粘连(60%～70%)最多见,其次为肠扭转和肠套叠,个别情况为恶性肿瘤。近年来由于外科手术,包括剖宫产术的增多,其发病率略有上升。

妇产科疾病诊断与临床治疗

一、病因与分类

(一)妊娠与肠梗阻的关系

妊娠妇女的生理改变,与肠梗阻的发病有一定的关系:①妊娠期增大的子宫排挤肠管,使之错位,还可使已经粘连的肠管受到牵拉而扭曲或闭塞。②妊娠期孕激素水平升高,导致肠管平滑肌张力降低,肠蠕动减弱,容易发生肠麻痹。③若肠系膜过长或过短,妊娠可引起肠管间相互位置发生改变。

(二)妊娠期肠梗阻的好发时期

据报道,肠梗阻的发生与妊娠月份有关,发生于早、中、晚孕期的比例分别为 6%、27%、44%,发生于产褥期的占 21%。具体好发时间为:①妊娠中期,尤其是 16～20 周子宫增大,升入盆腔。②妊娠晚期 32～36 周时,胎头入盆,胎儿下降。③产后子宫很快复旧,使肠祥急剧易位。

(三)妊娠合并肠梗阻的分类

同非妊娠期,分类很多,下面主要介绍两种分类方法。

(1)按肠壁有无血运障碍分为:①单纯性肠梗阻:只有肠内容物通过受阻,无肠管血运障碍,肠管高度膨胀,引起肠管小血管受压。②绞窄性肠梗阻,指肠梗阻同时伴肠壁血运障碍,肠系膜血管栓塞或血栓形成,使相应的肠段急性缺血,严重时导致肠壁坏死、穿孔。

(2)按梗阻发生的原因分为:①机械性肠梗阻:是临床上最常见的类型,约占 90% 以上,其中 60%～70% 由肠粘连引起,其次由肠扭转、肠套叠、腹部肿块、炎症等引起。②动力性肠梗阻:又分为麻痹性和痉挛性两类,前者多见。妊娠期行腹腔手术,腹部外伤或弥漫性腹膜炎者,由严重的神经、体液或代谢紊乱(如低血钾)等引起。急性肠炎、肠道功能紊乱等可发生痉挛性肠梗阻。③血运性肠梗阻:由于肠系膜血管发生栓塞或血栓形成,使肠管血运障碍,发生绞窄,可迅速继发坏死。

(3)按照梗阻部位可分为:高位小肠(空肠)梗阻、低位小肠(回肠)梗阻和结肠梗阻。

(4)按梗阻的程度又分为:完全性和不完全性肠梗阻。上述分类可以互相转化。

二、临床表现

妊娠期肠梗阻的临床表现与非孕期基本相似。

(一)症状

1.腹痛

腹痛是肠梗阻的主要症状。机械性肠梗阻时,由于梗阻部位以上肠管蠕动强烈,出现腹痛,表现为持续性或阵发性绞痛。疼痛多发生于中腹部,有时也偏于梗阻的一侧。若腹痛间歇期缩短,或成为持续性剧烈腹痛,伴呕吐含血的呕吐物,应警惕可能是绞窄性肠梗阻。

2.呕吐和腹胀

呕吐和腹胀是机械性肠梗阻的主要症状。早期呕吐多为肠管膨胀引起,后呕吐和腹胀随梗阻的部位不同而变化。高位梗阻呕吐发生早,呕吐频繁,呕吐物主要是胃及十二指肠内容物,患者腹胀不明显,但有时可见胃型。低位肠梗阻时,呕吐出现较晚且间隔时间长,呕吐物为发酵、腐败并呈粪样的肠内容物,腹胀明显,遍及全腹,腹壁较薄的人,可见肠型。

3.排便、排气停止

完全性肠梗阻时,表现为排便排气停止,但梗阻早期或不完全性肠梗阻可有少量的排气和排便。绞窄性肠梗阻如肠套叠、肠系膜血管栓塞或血栓形成,患者可排出血性黏液性粪便。

(二)体征

单纯性肠梗阻早期全身可无明显症状,晚期因呕吐导致脱水、电解质紊乱可出现相应症状。绞窄性肠梗阻时,可出现全身中毒症状或休克。

机械性肠梗阻腹部视诊常见肠型和肠蠕动波,触诊可有轻压痛,但无腹膜刺激征,听诊肠鸣音亢进,有气过水声或者金属音。绞窄性肠梗阻触诊可有固定压痛和腹膜刺激征,压痛的包块常为绞窄的肠袢,叩诊可有移动性浊音,听诊部分肠鸣音消失。

三、诊断和鉴别诊断

(1)仔细了解病史,询问有无腹部外伤、手术史,有无肿瘤病史,手术后有无肠管粘连等并发症。

(2)详细分析上述临床症状和体征,密切观察病情变化。

(3)实验室和其他检查:①实验室检查:单纯性肠梗阻早期可无明显变化,随着病情加重,可出现白细胞计数、血红蛋白和红细胞比容增高,尿比重也增高,通过血气分析和血生化、肝肾功能检查,可了解患者有无酸碱失衡、电解质紊乱和肾功损害等情况。如白细胞总数和中性粒细胞显著增高,提示绞窄性肠梗阻可能。②X线和B超检查:孕期是否选择X线应权衡利弊,对高度怀疑妊娠期肠梗阻的患者,应坚持X线检查。腹部X线透视和平片显示肠段扩张、积液和数量不等的气液平面。文献报道,腹部立、卧位平片诊断阳性率可达80%以上,对首次X线检查不明确者,建议6小时后复查。B超检查有盆腹腔积液或查体出现移动性浊音时应警惕有绞窄性肠梗阻可能。

(4)鉴别诊断:妊娠期肠梗阻首先应与妇产科急症如妊娠剧吐、隐性胎盘早剥、子痫前期伴呕吐、早产、子宫破裂、子宫肌瘤变性等鉴别。此外,尚需与妊娠合并急性阑尾炎、急性胆囊炎和胆石症、急性胃炎、急性胰腺炎等内外科疾病鉴别。

四、治疗

妊娠期肠梗阻的处理原则与非孕期相同,主要是纠正肠梗阻导致的生理紊乱,解除梗阻。治疗方案的选择要依据肠梗阻的原因、部位、性质及全身情况和病情轻重而定,并根据不同的妊娠时期,进行恰当的产科处理。

(一)保守治疗

保守治疗多用于单纯性肠梗阻,包括:①首要措施是禁食和胃肠减压,以减少胃肠道积留的气体和液体,减轻肠管膨胀,利于肠壁血液循环恢复,使某些肠梗阻得以缓解,肠扭转得以复位,现在多采用鼻胃管减压。②静脉输液及时纠正水电解质紊乱和酸碱失衡,提供营养支持,必要时输血液和血液制品。③应用广谱抗生素预防感染,首选青霉素或头孢菌素类药物。④妊娠合并肠梗阻出现宫缩时,应给予保胎治疗。

(二)手术治疗

大多数患者需要手术治疗。妊娠合并单纯粘连性肠梗阻或不完全性和麻痹性肠梗阻时,严密观察保守治疗 12~24 小时,症状未缓解,应尽快手术;高度怀疑完全性肠梗阻、绞窄性肠梗阻、肠套叠或肿瘤时,应尽早手术探查。手术一般选用连续硬膜外麻醉,避免孕妇出现仰卧位低血压,多选择正中切口,手术操作应轻柔,尽量减少对子宫的刺激。根据病因不同,手术方式分为肠粘连松解术、肠套叠或肠扭转复位术、部分肠切除术和肠造口术等。

(三)产科处理

治疗妊娠合并肠梗阻时,必须密切监测子宫收缩和胎儿状况,给予保胎治疗,具体措施如下:①经保守治疗缓解者,可继续妊娠。②发生于早期妊娠而需要手术者,先行人工流产,有部分患者在流产后梗阻可自行解除。③发生于妊娠中期者,可行手术治疗,术中尽量避免刺激子宫,术后保胎治疗,可继续妊娠。④妊娠 28~34 周时,若行外科手术能影响妊娠子宫,且术野暴露困难,建议在促胎肺成熟的基础上,同时行剖宫产术。⑤妊娠 34 周后,胎儿存活机率较高,可先行剖宫产术,充分暴露视野,再行外科手术。

(四)中西医结合治疗

国内已有中药复方大承气汤经胃管注入或保留灌肠,配合补液、抗感染、保胎治疗妊娠晚期不完全性肠梗阻的成功报道。但治疗过程中亦须密切观察患者生命体征及临床表现,如 12~24 小时后症状不缓解,或出现产科指征,即刻手术治疗。

五、预后

国外文献报道,妊娠合并肠梗阻孕产妇病死率为 10%~20%,围生儿病死率为 30%~50%,若发生肠穿孔,孕妇死亡率可上升为 71%。所以妊娠期肠梗阻若发现和治疗不及时,对母儿危害均极大,早期诊断和及时、恰当处理可降低病死率。

六、临床特殊情况的思考和建议

急性结肠假性梗阻(ACPO)是由于支配结肠的交感神经阻断后,副交感神经促使结肠局限性、痉挛性收缩导致的肠梗阻。ACPO 是结肠功能紊乱引起的非器质性肠梗阻,其主要特点是具有肠梗阻的症状和体征,但无肠腔内外的梗阻,表现为结肠急性广泛扩张,严重者出现肠管坏死、穿孔,又称 Ogilvie 综合征,其中 10% 发生于产后,尤其剖宫产术后,故剖宫产术后出现腹胀伴腹痛的患者应警惕本病。典型的 ACPO 通常发生于产后 1~3 天,表现为腹胀、下腹部痉挛性疼痛,常有恶心、呕吐,可有便秘或肛门停止排气。查体腹部虽胀但较软,轻压痛,无反跳痛,听诊肠鸣音正常、减弱或消失。X 线检查可见右结肠过度胀气,可达脾区,但其远端无机械性梗阻存在。可给予胃肠减压、肛管排气,纠正水电解质紊乱和酸碱平衡失调等保守治疗,如果 X 线提示结肠扩张达 9~12cm,或保守治疗 72 小时无好转,应手术治疗,避免患者因肠穿孔而休克、甚至死亡。

第四节 妊娠合并急性胰腺炎

妊娠合并急性胰腺炎是常见的外科急腹症之一,国内外报道其发生率约为 1/1000~1/12000,与非孕期相同,妊娠的各个时期均可发生,以晚期妊娠和产褥期多见。妊娠合并急性胰腺炎分为轻型和重型,轻型容易治疗,但重型患者病情凶险,孕产妇病死率和围生儿病死率高达 20%～50%,严重威胁母儿健康。

一、病因和发病机制

急性胰腺炎是胰腺的消化酶被异常激活后,对胰腺及其周围器官产生消化作用导致的炎症性疾病。机体正常状态下,胰腺通过一系列的保护机制使其腺细胞中的大部分消化酶以未活化的酶原形式存在。若任何原因造成酶原的提前激活即可诱发急性胰腺炎。其高危因素主要包括以下方面。

(一)胆道结石导致胆汁反流

妊娠期雌孕激素的变化对胆囊的功能有很大的影响。孕激素的增加使得胆囊的收缩力和活动性降低,造成胆囊空腹时的容量和排空后的残余容量增加;此外,受雌激素的影响,妊娠期胆固醇浓度增高,胆汁的分泌受抑制,胆石症的发生率增加。国内外研究表明妊娠合并急性胰腺炎的病因中胆道疾病最为多见,约占 50%,其中胆石症占 67%～100%。78% 的正常人群中,胰管与胆总管进入十二指肠降段之前,先形成共同通道。当胆道结石阻塞共同通道远端时,造成胆汁反流入胰管,由于细菌的作用使得胆汁中的结合胆汁酸转化为游离胆汁酸,对胰腺有很强的损伤作用,并可激活胰酶中的磷脂酶原 A,产生激活状态的磷脂酶 A_2,反作用于胆汁中的卵磷脂,使其转化为有细菌毒性的溶血卵磷脂,导致胰腺组织的坏死。有些患者急性胰腺炎的发生与十二指肠液返流入胰管有关。

(二)高脂血症

高脂血症诱发急性胰腺炎的机制尚不十分明确。最有可能的是在胰脂酶的作用下甘油三酯变成游离脂肪酸,直接损伤胰腺所致。在妊娠早、中期,大量的孕激素、皮质醇及胰岛素促进脂肪生成和储存,抑制其降解利用;而至妊娠晚期,受胎盘生乳素升高的影响,脂肪分解增加,释放过量的游离脂肪酸,导致胰腺的腺泡直接损伤,并加速胰蛋白酶的激活,引起胰腺细胞急性脂肪浸润,并可引起胰腺毛细血管内皮损伤,甚至形成微血栓,严重破坏胰腺微循环,导致胰腺缺血、坏死。

(三)机械压迫

妊娠期高血脂、高蛋白饮食可使胆汁和胰液分泌增加,同时孕激素增加能导致胆道平滑肌松弛,Oddis 括约肌痉挛,使胰液反流。随着孕周增大的子宫可机械性压迫胆管和胰管,使胆汁和胰液排出受阻,还可与肠液反流进入胰腺,除了直接作用于胰腺外,还可激活胰蛋白酶。胰腺在上述各种病因作用下,产生自溶,胰管内压力亦增高,胰腺组织发生充血、水肿和渗出。

(四)其他因素

妊娠期甲状旁腺功能增强,甲状旁腺激素分泌增加,对胰腺有直接的毒性作用,还可引起高钙血症刺激胰酶分泌,活化胰蛋白酶,增加胰管结石的形成机会。妊娠高血压疾病子痫前期时,胰腺血管长期痉挛、感染也可诱发胰腺炎的发生。酒精对胰腺有直接的损伤作用,但我国孕妇大多数并不酗酒。

二、临床病理分型

急性胰腺炎可分为急性水肿性胰腺炎(轻型)急性坏死性胰腺炎(重型),但两者不能截然分开。

(一)轻型

主要表现为胰腺水肿、肿胀,光镜下可见腺泡及间质水肿,炎性细胞浸润,可有散在出血坏死灶,此型预后良好,占88%～97%。

(二)重型

外观上胰腺腺体增大、高度水肿,呈暗紫色。灰黑色坏死灶散在或片状分布,坏疽时为黑色。镜下可见胰腺组织结构被破坏,大量炎性细胞浸润,大片坏死灶。患者腹腔内有血性渗液,液体内有大量淀粉酶。网膜和肠系膜上可见小片皂化斑。急性胰腺炎继发感染可形成脓肿,导致全身脓毒血症。

三、妊娠合并急性胰腺炎对母儿的影响

(一)妊娠合并急性胰腺炎对母亲的影响

急性水肿型胰腺炎病情平稳,死亡率低;急性坏死性胰腺炎患者病情凶险,可出现全身各系统的损害,出现多器官功能衰竭,尤其以心血管、肺、肾脏、肝脏更为明显,患者出现水电解质代谢紊乱、休克、DIC、腹膜炎、败血症,甚至发病数小时之内死亡。

(二)妊娠合并急性胰腺炎对胎儿的影响

孕早期发病可导致流产、胎儿畸形;孕中晚期可发生流产、胎儿窘迫、死胎、胎儿生长受限及早产等。

四、临床表现

恶心、呕吐伴上腹疼痛为妊娠合并急性胰腺炎的三大典型症状,可有发热、黄疸、消化道出血、肠梗阻和休克等表现。

(一)急性腹痛

为急性胰腺炎的主要症状,表现为突发性上腹部剧烈疼痛,持续性,阵发性加重,多为饱餐或进食油腻食物后发作,但有的患者无明显诱因。疼痛多位于上腹部偏左,向左肩部和左腰部放射,严重时双侧腰背部均有放射痛。弯腰时减轻,进食后加重。

(二)恶心、呕吐

发病早,呕吐频繁,呕吐后不能缓解腹痛。

(三)腹胀

为大多数患者的共同症状,腹胀一般都极严重。

(四)发热

在妊娠合并急性胰腺炎的早期,只有中度发热,体温不超过38℃;胰腺有坏死时,则出现高热;有胆道梗阻时,表现为高热、寒战。

(五)其他症状

部分患者可有黄疸,但一般较轻。重症急性胰腺炎时患者可能出现休克和多器官功能衰竭等症状。

体格检查时患者中上腹压痛,肌紧张,反跳痛不明显。并发弥漫性腹膜炎时患者腹部胀气、膨隆,听诊肠鸣音减弱或消失。重症患者可有板状腹,患者腰部水肿,皮肤呈青紫色改变,脐周部皮肤也呈青紫色改变,这种改变是由于胰液外溢至皮下组织间隙,溶解皮下脂肪及毛细血管破裂出血引起。但妊娠晚期时由于子宫增大,腹部膨隆,胰腺位置较深,体征可不明显。

五、诊断和鉴别诊断

(一)详细询问病史

了解有无诱因,根据恶心、呕吐、上腹部疼痛典型症状,结合查体可初步诊断。

(二)实验室和其他检查

1.实验室检查

(1)血、尿淀粉酶测定:尽管特异性差,但仍不失为诊断急性胰腺炎的主要手段之一。血清淀粉酶一般在发病后 2 小时开始升高,24 小时达高峰,持续 4～5 天,尿淀粉酶在发病 24 小时后开始升高,下降缓慢,可持续 1～2 周。其他疾病如胃十二指肠穿孔、小肠穿孔、肠梗阻、胆石症、病毒性肝炎、急性肠系膜血栓形成等疾病也可导致淀粉酶升高,但一般不超过正常值 2 倍。因而,当血、尿淀粉酶升高明显,通常认为超过正常值上限的 3 倍才有诊断价值,测定值越高越有意义。必要时可行腹腔穿刺检测腹水中的淀粉酶,简单、快速且准确率更高。

(2)血清脂肪酶的测定:胰管阻塞可致血清脂肪酶升高,发生后 4～8 小时开始升高,24 小时达峰值,持续 10～15 天,升高的程度可达参考值的 2～40 倍。脂肪酶联合淀粉酶的检测,可大大提高急性胰腺炎的诊断准确率。

(3)血钙测定:发病后 2～3 天血钙开始降低,若血钙明显降低,低于 2mmol/L(8mg/dL)提示病情严重。血钙降低与脂肪组织坏死、组织内钙皂沉积有关。

(4)血糖测定:早期血糖轻度升高,系肾上腺皮质应激反应所致。后期则因胰岛细胞破坏,导致胰岛素分泌不足引起。若长期禁食,血糖仍超过 11mmol/L(200mg/dL),提示胰腺坏死严重,预后不良。

(5)动脉血气分析:是目前急性胰腺炎治疗过程中一个很重要的观察指标,但需动态观察,当 PaO_2 降至 60mmHg 以下时,预示可能发生急性呼吸窘迫综合征(ARDS)。

(6)其他检查:血清三酰甘油、白细胞计数、血细胞比容、血清胆红素、血脂、乳酸脱氢酶等均可升高。最近有学者提出巨噬细胞移动抑制因子(MIF)有诊断价值。

2.影像学检查

(1)B 超检查:可显示胰腺弥漫性肿大,实质结构不均匀。可了解胆囊及胆道的情况,对胆石症诊断明确,也有利于胰腺脓肿及假性囊肿的诊断。由于 B 超检查受肠胀气的影响,对胰腺坏死感染的诊断价值差。

(2)CT 和 MRI 检查:CT 增强检查有利于判断急性胰腺炎的严重程度、是否累及周围器官。轻型胰腺炎表现为胰腺弥漫性增大,密度不均,边界模糊,包膜被掀起和胰周渗出。重型胰腺炎在肿大的胰腺内出现肥皂泡状的密度减低区,伴不同程度的胰腺坏死。MRI 有助于鉴别胰腺坏死液化、胰腺假性囊肿和胰腺脓肿等。尽管 CT 增强扫描使胎儿暴露在 X 线下,但病情危重时仍需进行。

(三)鉴别诊断

妊娠早期的急性胰腺炎有 1/3 常被误认为妊娠剧吐。此外尚需与其他产科并发症如流产、早产临产、胎盘早剥及重度子痫前期并发 HELLP 综合征鉴别。本病还需与急性胆囊炎、消化性溃疡穿孔、肠梗阻、肠系膜血管栓塞等外科急腹症鉴别。

六、治疗

妊娠合并急性胰腺炎的治疗原则与非孕期基本相似。制订治疗方案时要考虑轻型和重型胰腺炎的不同;对妊娠合并重症胰腺炎还要区分急性胆源性胰腺炎和急性非胆源性胰腺炎。根据分型和病情的不同制订个体化治疗方案,处理及时、正确可使母儿获得良好结局。

(一)妊娠合并轻型急性胰腺炎的治疗

以保守治疗为主,减少胰腺分泌,防止感染,防止向重症发展。

1.禁食和胃肠减压

可减少胰腺分泌,亦可减轻肠胀气和肠麻痹。

2.抑制胰腺分泌和抗胰酶药物的应用

生长抑素可显著减少胰液分泌,但对胎儿的潜在影响目前尚不明确。抗胰酶药物最常用抑肽酶,第 1、2 天每天给予 8 万～12 万 kIU 缓慢静脉注射(每分钟不超过 2mL),以后每天 2 万～4 万 kIU 静脉滴注,病情好转后减量,维持 10 天。同时给予 H_2 受体阻滞剂以抑制胃酸的分泌,进而抑制胰酶的分泌,最常用西咪替丁口服或静脉滴注。

3.抗休克和纠正水电解质失衡

应根据每日液体出入量及热量需求计算输液量,一般每日补液 3000～4000mL,其中 1/4～1/3 采用胶体液。积极补充液体和电解质可恢复有效循环血量,从而改善胰腺循环和维持胎盘灌注。

4.镇痛和解痉

首选盐酸哌替啶,给予 50～100mg,2～6 小时肌肉注射 1 次,必要时还可静脉滴注。盐酸哌替啶导致 Oddis 括约肌痉挛的副反应比吗啡要轻,但吗啡止痛效果好。如果选用吗啡,则需联合应用阿托品或山莨菪碱(654-2)解痉。

5.抗生素的应用

有感染征象是使用抗生素的重要依据,急性胰腺炎感染最常见的病原菌是革兰阴性杆菌、厌氧菌和真菌。应采用广谱、高效、易通过血胰屏障的抗生素,同时还要考虑对胎儿的影响。一般选用第三代头孢菌素,加用甲硝唑,或用亚胺培南 0.5g,每 8 小时 1 次。

6.营养支持

非手术治疗同时,应尽早给予静脉营养支持,满足母胎需要。对高脂血症者应给予特殊的支持治疗。

7.中药治疗

目前国内已经将中药治疗广泛用于非妊娠期急性胰腺炎的治疗,并取得了很好的疗效。有人采用中药灌肠治疗了 48 例妊娠合并急性胰腺炎患者,其中包括 18 例重症,均取得了良好的疗效,但例数较少,需进一步研究。

(二)妊娠合并重症胰腺炎的治疗

1.妊娠合并重症急性胆源性胰腺炎

治疗以妊娠合并轻型急性胰腺炎为基础,根据临床表现以胆道疾病为主还是胰腺疾病为主而不同：①胆道无梗阻并以胆道疾病为主时主要采用保守治疗，同急性轻型胰腺炎的治疗。②胆道有梗阻并以胆道疾病为主时，应尽早手术解除胆道梗阻，如有条件可经内镜治疗。③临床症状以胰腺炎为主时，患者往往属于妊娠合并重症急性胰腺炎并发感染，需要手术治疗，在处理胰腺病变后，应探查胆总管，做胆道引流。

2. 妊娠合并重症急性非胆源性急性胰腺炎的治疗

在非手术治疗的基础上，根据病情不同而采取相应治疗措施：①急性反应期：先行保守治疗，密切监护血循环及各器官的功能变化，纠正血流动力学的异常，积极防止休克、肺水肿、ARDS、急性肾脏功能障碍及脑病等严重并发症。如 72 小时内出现多器官功能衰竭，应重症监护的同时，进行手术引流。②全身感染期：首先选择广谱、高效、能通过血胰屏障的抗生素，动态 CT 加强扫描监测，对感染灶行手术处理，同时加强全身营养支持。

七、预后

妊娠合并急性胰腺炎的预后与病情轻重有关，20 世纪 70 年代初文献报道产妇死亡率高达 37.0%，围产儿死亡率达 37.7%。近年来，随着诊断及技术水平的提高，母儿死亡率明显下降，但死亡率仍高于一般产科人群，早期诊断和及时治疗是改善妊娠期急性胰腺炎孕妇及围产儿结局的基础。

八、临床特殊情况的思考和建议

（一）妊娠合并急性胰腺炎的手术治疗问题

妊娠合并急性胰腺炎的手术问题一直存在争议，妊娠合并急性胰腺炎的手术治疗作用有限，但当患者对保守治疗疗效不佳时则需选择手术治疗。研究资料显示，57%～70%妊娠合并胆源性疾病的患者会复发，因此对此类患者进行手术很必要。随着微创胆道外科的迅速发展，妊娠期胆道手术可采用腹腔镜、胆道镜和十二指肠镜联合治疗。当出现胰腺的坏死合并感染，胆道梗阻，或腹腔内大量渗液，使腹内压力明显升高，出现严重并发症时应行手术治疗。手术时机尽量选择在妊娠中期或产褥期，因此时自发性流产的可能性小，且子宫未进入上腹腔，对手术视野影响也较小。胰腺手术主要是清除坏死胰腺组织和引流，对胆道疾病患者则行胆囊切除术和胆总管探查术。术中注意减少对子宫的刺激，避免仰卧位低血压，术后应用保胎治疗，治疗胰腺炎的同时加强胎儿监测。

（二）妊娠合并急性胰腺炎的产科处理

终止妊娠可缓解急性胰腺炎的病情，故无论妊娠时期，若保守治疗病情加重，应及时终止妊娠。目前大部分学者建议尽量延长孕周至 32～34 周。但有学者提出不能将终止妊娠作为治疗急性胰腺炎的手段，应根据非产科因素如妊娠是否诱因，胎儿存活与否决定是否终止妊娠。掌握终止妊娠的时机对中晚期妊娠合并急性胰腺炎治疗非常关键。以下是终止妊娠的指征：①孕妇有明显的流产或早产征象。②胎儿窘迫或死胎。③已到临产期。④重症胰腺炎出现弥漫性腹膜炎，高热伴腹部体征加重，呼吸困难甚至多器官功能衰竭。终止妊娠的决策应以保全孕妇的生命为首位。应选择对母体影响最小、最快的方法，一般选择剖宫产，若孕妇已经临产、胎儿很小或产程进展顺利，可经阴道分娩。

第五节　妊娠合并泌尿道结石

尿石症指多种病理因素相互作用而导致的泌尿系统任何部位的结石病,包括肾结石、输尿管结石、膀胱结石和尿道结石。尿石症是泌尿外科的常见病,人群患病率为男性比女性多见,男女之比为 2.3∶1。妊娠期泌尿道结石的发生率为 0.03%～0.30%。目前认为妊娠并不增加泌尿道结石的发病率,泌尿道结石对妊娠也无明显不良影响,但合并感染者其泌尿道感染发生率增加,且处理上较非孕期困难。

一、病因

病因很复杂,大致分为个体因素和环境因素。

(一)个体因素

1.代谢异常

泌尿道结石多是由人体代谢产物构成,尿液中的成石成分包括钙、草酸、尿酸及胱氨酸等,任何原因引起这些成石物质在尿液中过饱和(或)结晶抑制因子缺乏时,都有可能导致结石形成。

2.局部因素

尿路感染、尿路梗阻或尿路异物等局部因素均能导致继发性结石形成。

(二)环境因素

气候可以诱发结石形成,在热带、亚热带及一些地区的夏季,结石的发生率较高;饮食不当,如饮水过少,蛋白质、钙、钠、镁等摄入过高,而维生素 A、维生素 B_6 缺乏时能促进结石形成;药物也可以引起结石形成,如长期应用糖皮质激素,维生素 C 或维生素 D 摄入过多,口服磺胺药等均可增加结石发病率。

二、病理

泌尿道结石是在肾脏或膀胱内形成,而输尿管和尿道的结石多数是由于结石排出过程中停留所致。泌尿道结石能导致泌尿系统的直接损伤、梗阻、继发感染。结石可直接刺激尿路黏膜导致充血、水肿、糜烂或脱落,或在局部引起组织溃疡、肉芽肿性或瘢痕性狭窄,偶尔可引起恶变。长期结石创伤可导致肾盂壁变厚、间质组织纤维增生、白细胞浸润等。结石阻塞尿路后可导致肾积水和肾功损害。由于输尿管管腔较细,一旦结石阻塞,则病情严重,容易导致肾脏进行性损害或不可逆性损害。肾盂和膀胱部位由于容积较大,故发生后仅导致部分梗阻,对肾脏的损害程度较轻。当尿路结石合并梗阻时,由于尿液引流不畅,能继发尿路感染,而感染又可加重结石的形成,使尿路梗阻更严重,形成恶性循环。

三、临床表现

妊娠合并泌尿道结石的临床表现与非孕期基本相似,因结石的部位、大小、形状、有无梗阻或感染的并发症而不同。

（一）症状

（1）上尿路结石的典型症状是疼痛和血尿：①疼痛发生于肋脊角、上腹部或腰部，可向下腹部、大腿内侧、腹股沟或外生殖器等部位放射，一般为间歇性钝痛，也可呈隐痛、胀痛或绞痛。②血尿多发生在疼痛之后，大多为镜下血尿，少数为肉眼血尿，血尿的出现是肾绞痛与其他急腹症鉴别的关键。③少数患者可自行排出细小结石。④少数结石可并发尿路感染，出现发热。⑤当结石在肾与输尿管交汇处或向下移动时，患者可出现肾绞痛，表现为疼痛难忍、辗转不安、大汗淋漓、恶心呕吐等症状，疼痛沿着侧腹部向下放射。⑥少数情况下结石导致两侧尿路梗阻，从而引起尿闭。

（2）下尿路结石表现为膀胱区的疼痛、尿流突然中断、血尿，并发感染时出现膀胱刺激症状。

（二）体征

患侧肾区可有轻度的叩击痛，或有肌肉痉挛和肌紧张，大的结石并发重度积水时可扪及肿大的肾脏，肾绞痛发作时，深按背区可使绞痛加重，导致扣诊难以进行。

四、诊断和鉴别诊断

（一）根据病史及典型临床表现

如腰痛或肾绞痛，血尿和结石排出诊断多不困难。此外，尚需明确结石发生的部位、数目、大小及双侧肾脏功能的情况，有无继发感染等，故应结合临床表现、实验室检查及影像学检查等做出判断。

（二）实验室检查

1.尿液检查

尿中常查见红细胞，是诊断结石的有力证据；脓细胞或中段尿培养查见细菌提示尿路感染；结晶尿出现于肾绞痛发作期。

2.血液检查

血常规检查白细胞计数及分类以明确有无尿路感染。血生化检查对代谢评估非常重要，如血钙、血磷降低，而 PTH 升高提示甲状旁腺功能亢进；血氯升高、血钾和二氧化碳结合力降低则提示肾小管性酸中毒。尿素氮和肌酐可以评价肾脏功能。

（三）影像学检查

1.X 线检查

经腹部平片和静脉肾盂造影对泌尿道结石的诊断有重要意义，但妊娠期，尤其是早期妊娠因对胎儿的不良影响应慎用。

2.膀胱镜检查

如患者出现膀胱区疼痛、尿流突然中断与血尿等典型症状时，应考虑膀胱结石，必要时行膀胱镜检查。

3.超声检查

B超检查是泌尿道结石的筛选和随诊检查重要手段。B超检出结石的敏感性很高，可分辨出直径 $2\sim3cm$ 小结石。结石的影像学特征是高回声区（强光团）伴声影。当出现结石伴积水时,B超还可了解肾积水的程度及肾皮质的厚度。但B超有时出现假阳性结果,必要时还需X线检查。

(四)鉴别诊断

肾绞痛除了与妇产科疾病如卵巢囊肿蒂扭转、卵巢巧克力囊肿破裂、胎盘早剥或早产等鉴别外,还需与急性阑尾炎、急性胰腺炎、急性胆囊炎和胆石症等外科急腹症鉴别。

五、治疗

妊娠期泌尿道结石患者的治疗应根据患者的具体情况而定。

(一)无症状和无并发症的患者

密切观察,鼓励患者大量饮水,保持每日尿量在2000~3000mL以上(每日需饮水2500~4000mL),促进小结石排出,减少尿路感染的机率。对较大结石,可待产后再行手术。

(二)有症状和合并泌尿道感染的患者

1.对症治疗

鼓励患者多饮水的同时,配合解痉、利尿和抗感染治疗:①止痛:肾绞痛一经确诊,可给予盐酸哌替啶50mg肌肉或静脉注射,可6小时重复一次,或与异丙嗪合用。还可用吗啡10mg和阿托品0.5mg联合肌注。消炎痛栓也有很好的止痛作用。肾绞痛发作时,还可应用针刺三阴交穴、肾俞穴及手背的腰腿穴起到很好的止痛效果。②抗感染:有尿路感染症状者,可使用广谱抗生素,或根据细菌药敏实验选择抗生素。

2.手术治疗

如果结石不去除,感染不易控制,必要时应手术治疗。妊娠早期可手术治疗,术后应用黄体酮保胎;妊娠中期手术,流产的机会较小,仍需保胎治疗;妊娠晚期时,如胎儿能存活,可先行剖宫产,再行手术治疗。超声波体外碎石虽然是一种安全、有效、无创伤性肾结石治疗方法,但在妊娠期的应用有争议。肾绞痛或急性梗阻上述治疗方法失败时,应外科手术取石。

3.中医中药治疗

中医认为妊娠合并泌尿道结石系湿热蕴结兼夹血虚瘀滞,治以清热利湿,养血化瘀行滞,通淋消石安胎,方用溶排消石汤加减。

第六节　妊娠合并创伤性疾病

创伤在妊娠期的发生率为6%~7%,是非产科性孕产妇死亡的首要因素,约占46%。全世界每年大约有一百万孕产妇死于创伤性疾病。交通事故是外伤的最主要原因,其次为坠落伤和身体虐待伤。孕期所受创伤大多为轻伤,仍有0.4%的妊娠妇女因创伤需入院治疗。创伤的处理要考虑到母亲和胎儿,但母亲的安危是至关重要的。快速的评估、处理、转运是改善围产结局的关键,这就需要多个学科的合作。

一、流行病学

引起妊娠期创伤性疾病的原因与非妊娠期并无差别,孕妇死亡率与妊娠本身无关,而与创伤本身的严重性有关。由于子宫和胎儿的不断增大,创伤对孕妇和胎儿的威胁也随着妊娠的进展而增大。10%～15%的创伤发生在妊娠早期,50%～54%发生在妊娠晚期。妊娠使损伤的类型发生了变化,随着妊娠的进展腹部损伤更多见,而头部损伤少见。在创伤原因中大约70%为交通事故伤,坠落伤和身体虐待伤占妊娠期创伤总数的10%～31%,而且人际暴力造成的损伤有上升的趋势。妊娠期创伤的高危因素为年轻、药物的滥用、家庭暴力。

二、妊娠期解剖和生理的变化

(一)解剖变化

妊娠期最显著的变化就是子宫的增大,妊娠12周子宫超出盆腔边缘成为腹腔内器官,20周平脐,36周到达肋骨边缘。在妊娠晚期,随着胎头入盆,宫高也随之下降。中晚期妊娠时子宫壁变薄,使其更容易受到创伤,由于胎盘弹性差,即使母体轻微的创伤也容易导致胎盘的剥离。妊娠晚期随着胎头下降,更容易受到损伤,尤其在骨盆骨折时。横膈上升4cm,由于胸廓的挤压,纵隔和心脏可能会显示增大的影像学图像。随着子宫的增大,腹腔器官上移,到孕晚期胃肠道大部分位于肋弓下。妊娠晚期腹膜伸展,敏感性降低,因而血液或其他液体对腹膜的刺激可能缺少典型的压痛和反跳痛。增大的子宫将膀胱推出盆腔,因而更易受到损伤而破裂。

(二)生理变化

妊娠中期后,孕妇心率增快(10～15bpm),血压下降(5～15mmHg),这些变化并不明显,但在孕妇创伤的时候这些变化不能仅仅认为是由妊娠引起。妊娠期血容量可增加50%,而红细胞增加20%～30%,因而会出现妊娠期贫血。由于血容量的增加,轻度的失血更不容易察觉。妊娠期子宫血流量由非妊娠时的60mL/min增加到妊娠晚期的600mL/min,母体失血时子宫血流量代偿性减少,当母体血容量减少30%～35%,平均动脉压的改变虽然甚微,但子宫血流量却已减少10%～20%,因而可能导致胎儿窘迫。

妊娠期内分泌状态和解剖学的改变引起肺部生理上的明显变化,每分通气量增加,功能残气量减少,$PaCO_2$下降到30～35mmHg,导致慢性代偿性呼吸性碱中毒和缓冲能力下降。妊娠创伤后行吸入麻醉时肺残气量减低,可影响其麻醉效果,使用呼吸机时可加重其呼吸性碱中毒。

三、妊娠期创伤的分类

按创伤的原因可分为交通事故、暴力和虐待伤、坠落伤、自杀、中毒、烧伤、溺水等;妊娠期创伤类型按创伤部位分为颅脑伤、胸部伤、腹部伤、肢体伤等;按皮肤的完整性分为闭合性创伤、开放性创伤;由于妊娠期腹部的特点又可以分为腹部直接创伤(腹部闭合性创伤、腹部开放性创伤)和腹部间接创伤(跌伤、扭伤、挫伤等)。

四、围产结局

在所有的创伤中,8%威胁到孕妇生命安全,其中40%～50%可引起胎儿的丢失。而轻微的创伤中只有1%～5%可引起胎儿的丢失,但由于轻微创伤多见,是引起胎儿丢失最常见的原因。Kady等对10000多名受创伤的妊娠妇女回顾性研究发现25例胎儿死亡,只有3例孕妇死亡。在导致胎儿死亡的原因中交通事故占82%,枪伤占6%,坠落伤占3%。由孕妇的死亡导致胎儿死亡的约占 11%。创伤严重度评分(ISS)对母胎的预后有很好的评估作用,评分超过 9 分能预测胎儿的死亡,敏感性和特异性可达 85.7% 和 70.9%。另外骨盆骨折胎儿的死亡率可达 25%～57%。胎盘早剥、胎儿的直接损伤、DIC、休克等也是引起胎儿死亡的直接原因。

五、妊娠期创伤的评估及处理

外伤孕妇的评估和处理需要做到及时和有组织性。无论创伤发生在妊娠何期,基本抢救原则是对母体复苏、建立有效通气,对于低血容量患者,在止血的同时输入晶体液和血制品。在紧急复苏后,继续检查出血部位、骨折、闭合性损伤,以及子宫和胎儿损伤情况。

(一)初步的评估及处理

初步处理的主要目标是对患者做全面的评估并保持病情的稳定。初步评估主要着重于发现是否有威胁生命的外伤及是否需要生命复苏。初步评估包括生命复苏的 ABC(气道、呼吸、循环)、初步的体格检查、充分暴露并确定受伤部位及简要的神经系统评估。

保持患者呼吸道通畅,维持正常的氧供至关重要。孕妇功能残气量的减少及需氧量的增加使其极易缺氧,而胎儿对缺氧的耐受性很差。及时给予氧气吸入,监测血氧饱和度。一旦发现患者不能维持正常通气及氧供,要及早进行气管内插管及机械通气。

孕期血流动力学发生改变,因而要对母体的生命状态做正确的评价。孕期血容量可增加 50%,当血容量丢失 30%～50% 时,孕妇的脉搏和血压才会有所改变。因而一旦孕妇血流动力学发生改变时,则预示着发生较严重的急性失血。由于中心静脉压不受妊娠的影响,因而可以作为监测血流动力学的一个可靠指标。对于伤势较严重的患者需要及早给予液体支持,至少要开通 2 个静脉通道,首选(14～16gauge)周围静脉导管。大多数医师首选晶体液作为复苏的第一步,补充的晶体液与丢失的血流量比例为 3:1。紧急情况下,在血型和交叉配血结果获得之前可输注 O 型血或者成分血。

妊娠 24 周后增大的子宫压迫下腔静脉可以引起仰卧位低血压,而下腔静脉压升高可使骨盆、胎盘原有病情恶化,同时易导致下肢出血。孕妇应采取左侧卧位,最大限度地减轻子宫对下腔静脉的压迫。如果有脊柱损伤,可以使右侧升高 15℃。如果患者不能倾斜,就需要人工把子宫移向左侧。

初步评价时体格检查必须全面有效。对于中重度患者必须除去所有衣服,以便更好地观察及评价伤情。对神经系统做基本检查,并进行 Glasgow 昏迷评分,评分<8 分需要气管插管和机械通气及控制颅内压。

(二)再次评估及处理

再次评估应采用触诊和叩诊对患者进行彻底的检查。首先问清损伤的原因、致伤的武器、药物和酒精及安全带使用情况。特别要注意出血的部位,受伤的肢体及穿透伤的出入口。50% 的患者由于头部受伤而死亡,因而要进行神经系统的全面检查并与初次评价比较。张力性及开放性气胸、血胸、连枷胸提示胸部外伤,需要快速诊断及治疗。应对所有患者进行腹部检查,即使无阳性体征也不能排除腹腔内损伤。

病情稳定后进行全面的产科评估,包括获取孕产史、产科检查、胎儿监测。测量宫高及听诊胎心,检查子宫张力及是否有宫缩和压痛。阴道窥器检查是否有胎膜早破及泌尿生殖道流血。及早行超声检查明确孕周、胎心情况、胎儿存活的可能性,有无胎盘早剥,并明确是否有腹腔积液及出血。行胎心监护,以便对胎心变化做出及时的分析。

要通过各种实验室检查和诊断方法对外伤孕妇进行评估和处理。可根据临床情况选择不同的检查方法。

六、辅助检查

(一)实验室检查

包括血常规、尿常规、凝血功能、肝、肾功能、血生化和血糖、血型和交叉配血、酶学检查、血气分析、尿和血的毒理分析、Kleihauer-Betke 染色涂片等。

血常规和血细胞比容可以判断失血或感染情况。尽管孕期常存在生理性贫血,但正常孕妇血红蛋白应大于 10g/dL。即使血红蛋白水平正常也不排除大量失血的可能,因为机体有几个小时的平衡期。妊娠期孕妇纤维蛋白原含量增加,如果纤维蛋白原水平位于正常值的低限(200～250mg/mL),提示消耗性凝血功能障碍。血清生化值也可以提供一些有价值的信息,碳酸氢钠水平降低往往与胎儿死亡有关。测定肌酐基础水平对判断肾脏并发症很有用处。谷草转氨酶和谷丙转氨酶超过 130IU/L 时,腹腔内损伤的风险会提高 6 倍。Kleihauer-Betke 染色涂片可发现母体循环中胎儿血细胞的存在,还能显示母胎输血的程度。酒精和毒品的使用在外伤患者中很常见,因此应进行尿与血的毒物筛查。

(二)穿刺和导管检查

诊断性穿刺是一种简单、安全的辅助方法,可在急症室内进行。一般胸腔穿刺可明确血胸或气胸;腹腔穿刺和灌洗,可以证实内脏破裂、出血;心包穿刺可证实心包积液和积血。放置导尿管或灌洗可以诊断尿道和膀胱的损伤;监测中心静脉压可以辅助判断血容量和心功能。

(三)影像学检查

对于妊娠期妇女,必要的影像学的检查并不能因为胎儿的存在而省略,但应做好腹部防护措施,并避免重复照射。在妊娠 2～7 周和 8～15 周是胎儿器官和神经系统形成时期,对射线比较敏感,受到照射易导致胎儿畸形。但 20 周后射线对胎儿的影响是可以忽略的,尤其在控制辐射剂量后。如果累积辐射量<10rads(100mGy),照射剂量<1rads(10mGy),对胎儿影响很小。如果累积辐射量<5rads(100mGy),对胎儿没有影响。研究发现辐射剂量>15rads(150mGy),有 6% 胎儿精神发育迟缓,3% 童年时期患癌症,15% 胎儿有小头畸形。

CT 是诊断颅脑损伤和实质脏器损伤的一种很好的方法,颅脑 CT 对胎儿是安全的,尤其做好腹部防护的时候。B 超可以评价胎儿孕周、胎盘低置及早剥,评价胎儿宫内状况。

创伤部位腹部强化 B 超(FAST)是一种新型无创的检查方式,尤其适用于血流动力学稳定的患者。可重复操作,主要能识别心包积液、胸腔积液、腹膜后肾周积液和腹水。此法敏感性为 73%～88%,准确率为 96%～99%。

七、妊娠期常见创伤及治疗

(一)钝性损伤

1.概述

交通事故是钝性损伤最常见的原因,占 60%～75%,也是导致外伤孕妇胎儿死亡的首要原因,其次为坠落伤和人际暴力。妊娠期妇女更易受到腹部的损伤。孕期、撞击的程度及方式是预测母儿预后的重要因素。钝性外伤常见的产科并发症为流产和早产、胎盘早剥、子宫破裂、母胎输血、胎儿直接外伤及死胎,另外还有罕见的羊水栓塞。

2.处理

对该类患者的处理基本原则同非妊娠外伤患者相同,要对患者进行系统的评估和复苏,关注的重点主要是母亲。孕妇的死亡是导致胎儿死亡的最主要原因,一旦孕妇发生休克,胎儿的死亡率高达80%。在致命外伤得到控制后要及时对胎儿进行监测。

钝性损伤中最常见的为腹部外伤。在妊娠早期子宫受盆腔保护不易受到直接创伤,妊娠的丢失主要是由于低血压和低血容量导致的胎盘灌注不足。随着妊娠进展,子宫超出盆腔,受伤风险增加。孕期盆腔血流丰富更易发生致命的腹膜后出血。准确快速地诊断患者是否有腹腔内脏器的损伤,以及是否需要开腹探查是对外科医师的一大挑战。骨盆骨折常合并泌尿生殖道损伤及腹膜后出血,易导致胎儿的直接损伤。骨盆骨折孕妇的死亡率可达9%,胎儿的死亡率高达35%。妊娠期耻骨联合和骶尾关节扩张,因而对孕妇盆腔X片要有正确的理解。骨盆骨折并不是经阴分娩的禁忌证,除非不稳定骨折。

3.常见并发症

(1)胎盘早剥:在轻伤孕妇中发生率为1%～5%,重伤发生率为6%～37%,是导致胎儿死亡的常见原因之一。胎盘早剥可以在受伤后立即发生,也可发生在受伤一段时间后。典型的症状包括阴道流血、腹痛、子宫易激惹、宫底压痛、宫缩强度及频率增加。即使没有以上症状也不能排除胎盘早剥。外伤后胎盘早剥的处理同非外伤者。除了常规的实验室检查,最重要的是胎心率宫缩描记图。对超过20周的外伤孕妇常规监测2～6小时,如果有持续的宫缩、子宫敏感、阴道流血、严重创伤、胎膜早破、胎心异常要延长监护时间。

(2)早产:25%的创伤合并早产。严密监护胎心率变化和宫缩频率,给予宫缩抑制剂。选用宫缩抑制剂时应考虑孕妇潜在的并发症和药物的副反应而慎重选择。常用的肾上腺能受体激动剂如利托君和沙丁胺醇能引起孕妇心率增快,对疑有内出血者不应应用。常用的有钙通道阻滞剂如硝苯地平,可以导致母体低血压,应用要慎重。硫酸镁是常用的宫缩抑制剂,但经肾脏排泄,肾功能受损患者发生肾毒性的风险增加并容易发生中毒。非甾体类抗炎药物如吲哚美辛也可以抑制早产,但可导致胎儿动脉导管早闭及羊水过少。

(3)子宫破裂:钝性创伤也可以导致子宫破裂,发生率<1%,但对母儿威胁极大。孕妇死亡率为10%,胎儿死亡率可达100%。子宫的血管密布,血流丰富,一旦损伤容易发生大出血。子宫破裂诊断困难,可以被腹部其他损伤所掩盖,有时直到剖腹探查才能明确诊断。一旦怀疑子宫破裂,应立即开腹探查控制出血和凝血功能障碍。快速的液体复苏可以减少出血带来的并发症。如果行子宫修补术,应在胎儿娩出后与孕妇血流动力学稳定时。如果破裂严重,不能修补或孕妇处于失血性休克时,应行子宫切除术。

(4)胎儿损伤:由于子宫和羊水的保护,直接的胎儿损伤比较少见,发生率<1%。包括胎儿颅骨骨折、长骨骨折、颅内出血及软组织损伤。妊娠晚期随着胎头下降,胎儿颅骨骨折及脑部损伤多见,尤其在合并骨盆骨折时。胎儿损伤的处理应个体化,但经验有限。若胎儿存活、无窘迫征象,且孕周较小时可考虑期待疗法,应行超声及胎儿监测,直到胎儿成熟。如发生于孕晚期,或胎儿出现缺氧征象时有引产指征,则需要儿科医师会诊,同时在分娩中提供帮助。

(5)母胎输血:创伤后相当一部分患者发生母胎输血综合征(FMH),发生率为8.7%～

30%。前壁胎盘及有子宫压痛的患者发生 FHM 的风险增加。尽管大多数 FMH 胎儿预后良好,但亦有贫血、室上心动过速、死胎等并发症发生。Kleihauer-Betke 试验能发现 Rh 阴性孕妇大量的母胎输血。Rh 抗原在妊娠 6 周左右就出现,胎儿 0.01mL 血量就能刺激母体产生抗体。但 Kleihauer-Betke 试验尚不能敏感地探测到母体循环中如此少的胎儿血,因而对外伤后未致敏的 Rh 阴性血妇女都应该给予 Rh 免疫球蛋白。

4. 预防

乘客的安全带挽救了成千上万人的生命。膝-肩安全带的使用可减少 45% 的胎儿受伤和 50% 的中重度外伤。安全带能使患者避免与车内面相撞及弹出车外,并使减速的力量扩散到较大的面积。安全气囊能大大减低创伤的死亡率,在妊娠期应继续使用。

(二)穿透伤

穿透伤发生率为 3%～10%,主要有枪伤和刀伤,前者对孕妇和胎儿伤害更大。妊娠期由于增大的子宫保护,内脏的损伤发生率为 16%～38%,低于非妊娠期的 40%～70%。枪伤导致胎儿损伤的机率高达 70%,其中 40%～70% 的胎儿死亡,死亡原因为直接损伤或早产。妊娠期由于肠管的上移,上腹部的刺伤更容易损伤肠管,常需要外科治疗。治疗原则同非妊娠期:及时的手术探查、异物清除、诊断性腹腔冲洗、内镜检查、CT 检查、病情观察。处理需要外科和产科医生合作,要根据具体情况进行处理。穿刺伤患者需要给予破伤风的预防,尤其对刀伤和枪伤患者。

(三)人际暴力创伤

妊娠期家庭暴力的发生率为 10%～30%,导致约 5% 的胎儿死亡。而且随着妊娠的进展,发生率增加,危险因素包括怀孕年龄、酒精和药物的滥用。这些患者开始产科检查的时间较晚,在妊娠期未予以重视,易导致妊娠期并发症的发生或并发症的加重。而且其阴道流血、胎儿生长受限、胎盘早剥、妊娠期贫血、胎膜早破、死产以及新生儿疾病的发生率明显增高。妊娠期受到家庭暴力的结局从心理障碍直至母胎死亡。心理障碍多表现为抑郁和焦虑。因此,应将妊娠期家庭暴力作为重要的公共健康问题,在孕早期对受暴虐者进行筛查,及时发现并进行干预,预防可能发生的不良后果。

(四)坠落伤

坠落伤占 3%～31%,妊娠后期腹部隆起,为维持平衡,脊柱更加向前突出,这种变化导致孕妇更易摔倒。摔倒时常常以臀部,腹部正中或侧面着地。最常见的损伤就是骨折,其他损伤包括擦伤、刺伤、关节扭伤或拉伤。早期妊娠患者若无先兆流产迹象,可保胎治疗或观察,定期 B 超监测胚胎发育情况。中期妊娠时,检查有无晚期先兆流产症状和体征,有子宫收缩可应用宫缩抑制剂,阴道流血先排除胎盘早剥,若绒毛膜下血肿无进行性增大,胎儿情况良好可止血保胎治疗。晚期妊娠时若无早产临产和腹部压痛,超声检查和持续 4 小时的无应激试验均正常,可考虑出院,门诊复查。

(五)烧伤

孕妇发生烧伤的概率不高,但很难处理。母儿的预后与烧伤面积密切相关,烧伤体表面积超过 15%～25% 时,胎儿死亡率达 56%;而烧伤体表面积达 25%～50% 时,胎儿死亡率达 63%;当烧伤体表面积超过 50% 时,胎儿很难存活。根据烧伤面积积极纠正孕母的代谢紊乱,胎儿监护,母体病情稳定后可保胎观察。若病情严重,胎死宫内,母体生命体征及病情平稳后,适时选择合适方式引产。

　　总之，妊娠期受到创伤，不论受伤的性质、程度如何，均应提高警惕。多学科团队的合作可以大大改善母胎预后。产科医生在最初的评估、病情的稳定及后续的处理中是必不可少的。为了母亲的利益，产科医生随时准备对胎儿进行干预，尤其在胎儿的存活已经成为问题时。对外伤孕妇不能因为妊娠而干预或阻止对病情的全面评估包括影像学的应用。对孕妇进行教育，使用安全带。及时发现家庭暴力，并给予干预是产前检查的重要内容。

第四章　妊娠合并妇科肿瘤

妊娠合并肿瘤并非少见,许多良性肿瘤,如子宫肌瘤、卵巢囊性成熟性畸胎瘤等常与妊娠同在。而妊娠期罹患恶性肿瘤则比较少见,其发生率仅为 0.07%～0.10%,主要是宫颈癌、乳腺癌、恶性黑色素瘤及白血病等。

第一节　概　述

妊娠合并肿瘤是临床棘手问题,涉及如何处理妊娠期的肿瘤以及如何处理妊娠、胎儿及分娩。对合并的肿瘤还应区分是良性肿瘤与恶性肿瘤,是否源自生殖道等。

一、妊娠与肿瘤的相互影响

妊娠与肿瘤的相互影响包括:①妊娠对肿瘤的影响。②肿瘤对妊娠、胎儿及分娩的影响。③肿瘤治疗(手术、化疗及放疗)对妊娠的影响。

孕期的巨大生理性改变可能会对肿瘤产生一些影响:①来源于受内分泌影响的组织或器官的肿瘤,会于孕期发生变化,如子宫肌瘤变性。②孕期解剖和生理变化导致肿瘤发生或使已有肿瘤发生变化,甚至难以被发现,如孕期的子宫颈病变。③由于丰富的血流和淋巴引流会导致恶性肿瘤的早期播散,但此说法尚无确切的证据。虽然目前还没有充分的证据表明妊娠会对恶性肿瘤产生影响,亦即妊娠不改变恶性肿瘤的进程。但恶性肿瘤,特别是其治疗措施却对妊娠有重要影响,应引起足够的重视。④肿瘤对妊娠分娩的直接影响,主要是生殖道本身的肿瘤,如子宫肌瘤引起的不育、流产或早产,巨大肌瘤可能造成的难产,以及卵巢肿瘤破裂、蒂扭转所致的妊娠丢失等。宫颈癌可导致难产或大出血。⑤由于胎盘屏障对胎儿的保护,癌瘤转移到胎儿很少见。恶性黑色素瘤转移到胎儿、胎盘相对多见(占 30%),其次是白血病和淋巴瘤,再次为乳腺癌、肺癌和肉瘤。

二、妊娠期恶性肿瘤的治疗原则

(一)手术治疗

为了明确诊断、确定分期或治疗的目的,对患有癌症的孕妇,应行手术治疗。一般来说,孕妇及胎儿都能耐受腹腔内并不干扰生殖道的手术。但若需切除卵巢,则必须考虑卵巢切除的最合适时机。切除卵巢应在妊娠 8 周以后,因为此时胎盘产生的孕酮量已足够维持妊娠,切除卵巢不会引起流产。若因癌症必须在孕 8 周前切除卵巢,应立刻注射孕酮以防流产。以往认为手术需推迟到孕中期以后进行,以减少流产的发生,但目前认为无此必要。如果期待疗法对孕妇不利,则应即行治疗性手术而不考虑孕龄。

(二)放射治疗

与诊断性 X 线检查不同,放射治疗可使胎儿暴露于离子辐射。离子辐射与放疗的剂量、照射的组织及范围大小有关。诊断性照射的潜在不良反应包括细胞死亡、致癌性、子代的遗传作用等。临床实践已证实,放射治疗可诱发儿童与成人白血病和实体肿瘤,儿童期发生恶性肿瘤的相对危险增加 1.5 倍。放疗的不良影响除剂量依赖外,与孕龄直接相关,在种植前期或种植期(受精后 9～10 天)甚至是致死性的;组织器官分化早期(受精 10 天至妊娠 8 周)可致胎儿畸形和生长受限;组织器官分化晚期、胚胎早期(12～16 周)可致神经发育与生长发育障碍及小头畸形;胚胎晚期、胎儿期(妊娠 20～25 周至分娩)可致恶性肿瘤、遗传缺陷等。高剂量照射的典型危害是导致胎儿畸形(小头及意识减退)。放射防护及测量国际委员会于 1987 年总结指出,胎儿接受放射剂量<0.5Gy,并无致畸危险,从而提出放射性临界值应为 0.15～0.20Gy。孕妇接受放射治疗,将增加流产、胎儿畸形及其他后遗症的风险。孕期应禁忌在腹部行治疗剂量照射,除非要做人工流产的患者;若需要给孕妇做头颈部照射,应先保护腹部后再照射。一般来说,孕期照射膈以上部位是比较安全的。但乳腺癌患者,放射治疗时散射的射线可能会影响胎儿。Lippman 等(1988)计算了乳腺癌患者行放射治疗时胎儿接受的放射剂量,如果子宫底已达剑突下,胎儿接受的照射剂量可达 1Gy。对于非腹部放疗或腹部已屏蔽,胎儿所受放射剂量一般是母体放射剂量的 0.2%～2.0%,此类放疗不是妊娠期绝对禁忌。但通常应避免腹部平片、同位素扫描、CT 等检查。

(三)化学药物治疗

化学治疗可用于治疗生育年龄妇女多种癌症患者,如血液及淋巴系统肿瘤及乳腺癌,不仅作为手术或放射治疗的辅助治疗,也可作为根治性治疗手段。但对孕妇施行化疗时必须先考虑胎儿致畸、生长受限以及子代患癌症风险。化疗药物对胎儿的不良影响与应用化学治疗时的孕龄有关。

妊娠期化疗可致胎儿畸形、生长受限和流产等。几乎所有化疗药物都能通过胎盘,其对胎儿的毒副作用取决于接触化疗的时间,大多发生于早孕期,尤其是在孕 5～10 周时应用,因为此时是器官形成期——高度易感期。化疗导致畸形发生率为 12.7%～17.0%,低体重儿发生率达 40%。而正常妊娠的畸胎率则为抗代谢药(甲氨蝶呤、氟尿嘧啶、阿糖胞苷)和烷化剂(环磷酰胺、苯丁酸氮芥、氮芥)是最主要的致畸药物;长春碱类和抗生素类药物则影响较小;顺铂会导致胎儿生长受限和听力损害;依托泊苷可诱发全血细胞减少;目前尚缺乏泰素等对胚胎/胎儿影响的资料。联合化疗比单药化疗致畸率升高。临近分娩前 4 周不宜应用化疗。

在孕 3 个月以后应用化疗不会导致畸形。Glantz 等(1994)研究了烷化剂的毒性作用,认为这些药物必要时应在孕 3 个月以后使用。例如在孕 3 个月后,卵巢癌可用美法仑、绒毛膜癌可用甲氨蝶呤,子宫颈癌可用博来霉素,子宫内膜癌可用他莫昔芬,卵巢癌、子宫颈癌、肉瘤可用铂类药物等化疗。因为人乳腺分泌化疗药物的量尚不清楚,因此,产后继续化疗者不能哺乳。

化疗对卵巢功能及生育能力会产生影响,化疗可致卵泡成熟减退及卵巢纤维化,但卵巢对药物的敏感性与患者的年龄及药物剂量有关,青春期前的卵巢对化学治疗药物有抵抗作用。若患者尚未丧失生育能力,化疗后再次妊娠,发生流产或胎儿畸形机率并不增加。Gershenson (1988)报道,生殖细胞肿瘤患者经化疗治愈后,60% 月经正常,32% 表现为卵巢功能完全或部分丧失,后者见于化疗时年龄较大的患者。

综上所述,妊娠期合并肿瘤的处理原则与非妊娠期基本相同。肿瘤对妊娠、分娩和哺乳会产生影响,特别是治疗恶性肿瘤时手术、化疗及放疗对妊娠结局、胚胎和胎儿、新生儿的有害作用。母亲健康-胎儿健康是基本原则。在处理中除考虑孕龄、肿瘤分期外,患者的意愿亦是重要因素,应在遵循肿瘤治疗规范的原则下,施行更人性化、个体化的方案。

三、临床特殊情况的思考和建议

妊娠合并肿瘤的处理原则:①尽量维护母体的健康:特别是合并恶性肿瘤,应以遵循恶性肿瘤治疗原则和措施为基本考虑。对 40 岁以后的妊娠妇女要注意并发恶性肿瘤的可能性,虽然其发病率并非因妊娠而增加。②对合并的恶性肿瘤亦应尽早治疗:除非非常晚期,都应按癌瘤诊治规范施行。③尽量保护胎儿或新生儿免受肿瘤治疗的不利影响:肿瘤治疗的主要手段,如手术、化疗和放疗都可能在妊娠期应用,如要维持妊娠则必须考虑到这些治疗措施对胚胎、胎儿的不利影响,如致畸、流产与早产等。有些肿瘤的治疗还涉及哺乳对婴儿的影响。④尽量保留母体的生理与生育功能推崇规范化、微创化、人性化和个体化治疗,遵循肿瘤治疗规范的前提下注意保护卵巢、子宫,以维系其生理和生育功能,更符合患者的意愿和要求的人性化处理,以提高其生活质量。

第二节　妊娠合并宫颈肿瘤

近年来,由于女性推迟生育、对产前检查的重视以及规范的防癌筛查应用,发现宫颈涂片细胞学异常的孕妇亦逐渐增加,为 0.193％～5.0％,发病率与非孕期妇女相似。

一、妊娠合并宫颈上皮内瘤变

妊娠合并 CIN 的发生率高达 0.1016％～0.1130％,因此对宫颈病变合并妊娠的问题也越来越受到重视。

(一)临床表现

妊娠合并宫颈上皮内瘤变的患者常无症状或症状轻微,常在孕早期妇科检查或常规宫颈涂片时被发现。

(二)诊断

妊娠期 CIN 的筛查与非孕期基本相同,应采用"三阶梯"技术进行筛查。正常的宫颈不会因为行涂片检查诱发大出血,更不会因此诱发流产。少量出血经局部压迫、止血治疗后即好转。

所有细胞学检查结果异常的妊娠妇女均应行阴道镜检查。妊娠期子宫颈鳞柱状交界外移,利于阴道镜检查及活检。阴道镜下直接活检虽然可在妊娠的任何阶段进行,但多建议在孕中期进行以最大限度地降低妊娠意外的发生。由于妊娠期宫颈活检时易引起出血,活检取材不可过深、过广,如有出血,压迫时间应适当延长,如果出血量过多,可用硝酸银或蒙赛尔溶液涂抹止血。一般不需要局部缝合或电凝止血。阴道镜下活组织检查诊断准确率可达 95％,妊娠期由子宫颈外翻使转化区易于观察,阴道镜检查通常都能达到满意结果,不需反复行活检。宫颈四点或多点活检可用于除外浸润癌。

在妊娠期间不主张应用宫颈管内搔刮术的诊断方法,以免增加胎膜早破和出血的危险性。

妊娠期是否可行宫颈锥切术目前仍存在争议。一般认为孕期应尽量避免宫颈锥切术,妊娠期宫颈锥切易造成早产、流产、出血、胎膜早破和绒毛膜羊膜炎等,其中出血风险随孕周增加而上升。而且有研究显示,妊娠期锥切术的病变残留率高达50%,妊娠期往往只进行诊断性锥切而非治疗性锥切。其绝对适应证是排除宫颈微小浸润癌。妊娠期诊断性宫颈锥切的理想时间是孕24周之前,特别是孕14~20周。孕24周后,宫颈锥切术应延迟至胎儿成熟、分娩后进行。

(三)治疗

对妊娠期HPV阳性的轻度鳞状上皮内病变(即CIN I 和CIN II)患者多建议排除浸润性疾病后,可以保守地应用阴道镜随诊。每8~12周复查细胞学检查及阴道镜检查,不需反复行活检。妊娠期宫颈上皮内瘤样病变不是剖宫产指征。

对于重度鳞状上皮内病变(即CIN III 和原位癌)患者,根据孕周和患者对胎儿保留愿望的强烈程度个体化处理。如有生育要求,可遵照轻度鳞状上皮内病变处理原则,定期(每8~12周)复查阴道镜。在此期间若疑有病变进展应再次取活检。在确保没有浸润癌的前提下密切观察直至分娩后再予治疗。在治疗前须于产后8~12周再行阴道镜检查和活检,对病变重新评估。如不保留胎儿,则终止妊娠,再按非孕期重度鳞状上皮内病变处理。

(四)预后及随访

有研究认为,宫颈原位癌的患者,阴道分娩后病变稳定率仍为88%,阴道分娩有利于病变缓解。然而也有研究结果认为分娩方式并未对病变消退产生影响。一般认为产后2个月妊娠期的宫颈变化恢复正常,故应于产后2个月后行细胞学、阴道镜及活组织检查,根据病理结果进行处理。治疗后每3个月随访1次,两次后6个月随访1次,再以后每年随访1次。即使产后恢复正常的妇女,仍是远期CIN复发的高危人群,均应严密随访,至少5年。

二、妊娠合并宫颈浸润癌

妊娠合并子宫颈癌是指在妊娠期间和产后6~12个月内发现的子宫颈癌。有关报道认为孕期、产时和产后1年内发现的宫颈癌与非孕期有所不同,建议将其定义为妊娠相关性宫颈癌。

子宫颈癌是女性生殖系统最常见的恶性肿瘤,但妊娠合并子宫颈癌并不常见,妊娠妇女宫颈癌的发病率大约是1.2/10000次妊娠。约3%宫颈癌患者可同时妊娠。近年来宫颈癌的发病有年轻化的趋势,小于35岁的患者比例逐渐增大,以及生育年龄提前等因素,妊娠合并宫颈癌越来越受到人们的重视。

(一)病理生理

最常见的组织学类型为鳞癌,尤其是低分化鳞癌在妊娠期最为常见。其次为腺癌、腺鳞癌及黏液腺癌等。妊娠期体内激素水平发生了明显变化,促使阴道及宫颈上皮发生生理性变化,如鳞状上皮化生、间质细胞蜕膜反应、子宫内膜腺体增生、腺体上皮增生或腺瘤样增生等,容易与CIN或癌相混淆而导致误诊,因此,妊娠期宫颈刮片或活检疑为癌变时,必须慎重做出判断。

（二）临床表现

妊娠合并宫颈癌的症状及体征与非孕期相同，早期多无症状，或症状轻微，仅表现为阴道分泌物增加、阴道不规则流血与接触性出血。早期病变表现为宫颈光滑或轻度糜烂。晚期则随肿瘤进展出现相应的症状和体征。

（三）诊断

妊娠期发现阴道流血或者异常分泌物增加，排除产科因素后，若疑为宫颈病变，应该遵循子宫颈病变三阶梯步骤进行筛查，即细胞学检查（必要时同时行高危型 HPV 检测）、阴道镜检查、活体组织病理学检查最终确诊。

（四）临床分期

妊娠合并宫颈浸润癌的临床分期与非妊娠期相同。由于妊娠造成宫颈和宫颈旁组织水肿，使宫颈和宫旁的查体不准确。B 超和 MRI 可以辅助确定肿瘤的大小、宫颈旁有无转移和增大的淋巴结，对胎儿危险小。

（五）临床处理

妊娠合并宫颈癌的治疗既要兼顾患者渴望保留胎儿的程度，又要根据宫颈癌的临床分期、病理类型以及诊断时的孕龄（涉及妊娠早期、中期、晚期与产后）而采取规范化治疗。

1.在妊娠任何阶段如果经宫颈锥切诊断为宫颈癌

（1）IA_1期、并且切缘阴性，则可以在严密监护下暂时不采取治疗，等待妊娠足月，在产后6周行筋膜外子宫切除术。

（2）IA_2期不伴有淋巴管浸润者，也可以随访至足月行剖宫产术，同时行改良广泛性子宫切除术。

2.小于20孕周患者的处理

（1）$IB\sim IIA$ 期：在任何孕期均最好选择手术治疗，也可选择盆腔外照射，照射剂量4500cGy，此时患者通常会发生流产，然后再进行腔内放疗；如未发生流产，则行改良广泛子宫切除术以切除残余的中心肿瘤，可以不切除盆腔淋巴结。

（2）$IIB\sim IIIB$ 期：先给予盆腔外照射，照射剂量 5000cGy，待患者发生流产后，再进行腔内放疗。若放疗后未发生流产，可行改良广泛子宫切除术（可以不切除盆腔淋巴结），也可选择手术清宫，然后进行腔内放疗。

3.大于20孕周患者的处理

可待胎儿有存活能力后再行肿瘤的治疗，这也被称之为宫颈癌的延迟治疗，一般认为不会影响预后。如胎儿肺成熟，即可行剖宫产终止妊娠。

（1）$IB\sim IIA$ 期：若胎儿未成熟，可行新辅助化疗，随诊至胎儿可存活，行剖宫产。可以选择剖宫产同时行根治性手术或术后放疗，但两种方法中，哪一种更能提高患者的生存率，目前尚无定论。鉴于妊娠期宫颈癌患者大多数为年轻妇女，选择手术治疗，可以保留卵巢或行卵巢移位，避免或减少放疗的副反应，有助于提高患者的生活质量。

（2）$IIB\sim IIIB$ 期：行先期化疗，随诊至胎儿可存活期，行剖宫产，在腹部切口愈合后即开始全盆腔放疗，剂量为 5000～6000cGy，待外照射结束后，行腔内放疗。对于 $IIB\sim IIIB$ 期患者，治疗原则应与非孕期宫颈癌患者相同,选择同步放化疗,可以提高患者的生存率。

(3)终止妊娠的方式:经阴道分娩可增加难产、大出血和会阴伤口部位肿瘤种植转移与复发。研究表明,经阴道分娩者肿瘤的复发率却明显高于剖宫产者(59.0%vs14.3%),生存率明显低于剖宫产者,故妊娠期宫颈癌应选择剖宫产术终止妊娠。

(六)预后

有文献报道妊娠合并宫颈癌的疗效与非孕期宫颈癌相似,但多数文献报道,妊娠合并宫颈癌患者的预后较非孕期宫颈癌差,妊娠期宫颈癌患者的5年生存率为70%~78%,而非孕期患者为87%~92%。这可能与妊娠期母体受高雌激素水平和盆腔丰富血流的作用,可促进肿瘤细胞的迅速生长,加速肿瘤细胞的扩散与转移密切相关。另外,妊娠相关性宫颈癌常常为肿瘤组织低分化、淋巴结转移率高、盆腔复发率高,预后较差。

(七)临床特殊情况的思考和建议

1.妊娠合并子宫颈癌早期诊断问题的思考

妊娠合并宫颈癌早期多无症状或症状不明显,仅表现为阴道排液增加或少量阴道流血,早期诊断往往被忽略,妊娠早期易被误诊为先兆流产,中晚期则常被误诊为前置胎盘、胎盘早剥离、早产等。因此,对妊娠期有异常阴道分泌物或(和)阴道出血的患者,一定要行阴道窥器检查,鉴别出血来自子宫腔还是宫颈。对有可疑宫颈病变者要遵循子宫颈病变三阶梯步骤进行筛查,即细胞学检查、阴道镜检查、活体组织病理学检查最终确诊。另外,妊娠期宫颈黏膜腺体数目增多,黏膜增厚,鳞状上皮基底细胞增生,宫颈间质血管增生扩张、水肿,可见蜕膜反应,有时可有核分裂象,且由于高水平雌激素的影响,宫颈鳞柱交接部外移,移行带区的细胞出现不典型性,部分甚至可类似原位癌,可不必处理,产后可恢复正常。因此要特别注意鉴别,既不要过度诊断,又要防止漏诊。

2.宫颈锥切时机的选择

妊娠期行宫颈锥形切除术同样对早期诊断宫颈癌有很大的帮助,但在手术时机的选择上却需慎重。多数学者认为宫颈锥切的最佳时机是孕14~20周或在胎儿成熟以后,但在预计分娩前4周内不要锥切。为了尽可能降低母儿并发症,更多医师采用较保守的锥切,因而病变的残留率较高,所以产后仍应密切随访。所以锥切手术时间应选择在妊娠中期,且只可作为诊断手段,不能作为治疗手段。妊娠晚期则可等待胎儿成熟,可产后再行宫颈锥切术以明确诊断。

3.化疗药物的选择

对于孕期诊断早期宫颈癌且希望继续妊娠的女性,延迟肿瘤治疗直至胎儿成熟已成功实现。已有孕期宫颈癌患者接受化疗治疗。化疗药物致畸与否主要取决于孕龄、药物剂量和药物特性。妊娠早期,特别是孕2~8周为胎儿的器官发生形成期,此期进行化疗,容易发生胎儿畸形,妊娠中晚期胎儿器官基本已经发育成熟,化疗相对安全,但可能会增加早产、FGR和低出生体重儿的风险。孕早期化疗应用烷化剂容易导致胎儿畸形,而孕中晚期则很少导致胎儿畸形。故应避免在孕早期进行先期化疗,治疗时机应选在13孕周以后,且注意不要选择烷化剂。短期随诊证实母亲孕期接受新辅助化疗,后代无异常,但远期影响尚不清楚。

第三节　妊娠合并子宫肿瘤

妊娠合并子宫肿瘤包括妊娠合并子宫肌瘤和妊娠合并子宫内膜癌,以前者为多见。

一、妊娠合并子宫肌瘤

子宫肌瘤是最常见的妇科肿瘤,好发于 30～50 岁,亦即发生于卵巢功能旺盛的时期,因此子宫肌瘤合并妊娠并不少见,据有关文献报道,肌瘤合并妊娠者占肌瘤患者的 0.5%～1.0%,占妊娠的 0.3%～1.2%。但许多患者因为肌瘤小,于妊娠和分娩时易被忽略,所以实际的发生率要比上述数字高,近年来由于孕期检查的普及和 B 超的广泛应用,妊娠合并子宫肌瘤的检出率已明显增高。

(一)妊娠和子宫肌瘤的相互影响

1.子宫肌瘤对妊娠的影响

肌瘤是否影响妊娠主要取决于其生长部位、类型、大小和数目。肌瘤小、浆膜下肌瘤或近浆膜面的肌瘤对受孕的影响甚微,但是宫颈肌瘤可能会妨碍精子进入宫腔,宫角部肌瘤可因压迫输卵管间质部而阻碍精子和卵子的结合从而发生不孕。而黏膜下或肌壁间肌瘤单个较大或数目较多时,常导致肌瘤表面的子宫内膜供血不足、感染或萎缩,同时使宫腔变形,不利于受精卵的着床;即使着床后,随着孕期妊娠物增大致宫腔内压力加大,会诱发子宫收缩,导致流产或早产。妊娠晚期,由于肌瘤的机械性障碍常导致胎位不正,臀位、横位及斜位的发生率较高;胎盘的附着和正常发育也受肌瘤的影响而导致胎儿生长受限,前置胎盘和胎盘早期剥离发生率也较高。分娩期,位于子宫峡部或宫颈后唇的肌瘤或有蒂的浆膜下肌瘤突入子宫直肠陷窝可阻塞产道、影响胎先露下降而发生难产,剖宫产的机率增高。同时由于肌瘤的存在致分娩过程中子宫收缩乏力而使产程延长。分娩后宫缩乏力及胎盘粘连引起产后出血和子宫复旧不良。

妊娠合并子宫肌瘤最严重的并发症是子宫扭转,临床上罕见。通常是在妊娠晚期,在孕妇突然改变体位或者胎动等诱因下,生长于子宫一侧的肌瘤可使子宫突然发生扭转,其症状与卵巢肿瘤蒂扭转相似,应注意鉴别。一旦发生必须及时剖腹探查,确诊为子宫扭转后,应根据扭转程度、子宫血运情况及胎儿是否存活考虑子宫复位、剖宫取胎或子宫切除。

2.妊娠对子宫肌瘤的影响

随着妊娠期子宫增大,肌瘤的位置会发生相应的变化,如产道内和邻近产道的肌瘤在妊娠后可随子宫增大而上移,可缓解对产道的阻塞。妊娠期由于高水平雌、孕激素的影响,子宫肌瘤细胞肥大水肿,妊娠中期肌瘤增大明显,质地变软,易造成妊娠前未确诊的肌瘤漏诊,而分娩后增大的子宫肌瘤大多会缩小。妊娠期由于肌瘤增长迅速,而出现供血相对不足,可引起肌瘤玻璃样变、黏液变性、脂肪变性及红色变性,其中以表现为出血坏死的红色变性最常见且具有重要临床意义。浆膜下带蒂肌瘤妊娠后可发生肌瘤的蒂扭转,常发生于妊娠 3 个月以后,增大的子宫逐渐由盆腔升入腹腔,活动空间变大,肌瘤的活动性也变大,易发生蒂扭转,此时应与急性阑尾炎、卵巢囊肿蒂扭转合并妊娠等相鉴别。

(二)诊断

由于 B 超的广泛应用,特别是许多妇女妊娠前已确诊有子宫肌瘤,所以妊娠合并子宫肌瘤的诊断一般并不困难,国内外报道其准确率均高达70%～80%。但如果妊娠前未发现子宫肌瘤,如前所述,即使肌瘤在妊娠过程中明显增大变软,也易被漏诊。诊断要点包括:①妊娠前已有子宫肌瘤。②妊娠后发现子宫的实际大小超过停经时间,妇科检查发现子宫表面不规则,有结节状突起或者孕妇稍用力即可诱发轻微宫缩者,应怀疑其是否合并肌瘤。③B超检查发现子宫切面中妊娠的声像特征及子宫肌瘤声像特征并存。

(三)治疗

1.妊娠前子宫肌瘤的治疗

有生育要求的子宫肌瘤患者,在准备妊娠前,应正确处理子宫肌瘤。

(1)期待疗法:子宫肌瘤较小,没有明显的症状和体征,可暂不处理,在妊娠过程中严密观察。

(2)手术治疗:其适应证为:①子宫肌瘤>5cm,患者的临床症状明显。②特殊部位的肌瘤如宫颈和宫角肌瘤或者是多发性肌瘤导致多次流产史或长期不孕者。术后有望提高生育能力,并可预防妊娠后肌瘤发生的各种并发症,术后避孕1～2年可允许受孕。文献报道肌瘤切除术后妊娠率为30%～60%。

(3)其他治疗:随着现代医疗技术的提高,子宫肌瘤的新手术治疗方式有子宫动脉栓塞术(UAE)、磁共振介导的超声聚集治疗(MRgFU)、腹腔镜下子宫动脉双极电凝术(LBCUV)等。与传统的手术方法相比,这些手术有自己的优势,如UAE手术后50%～60%患者的肌瘤体积缩小,85%～95%症状减轻,同时患者创伤小,住院期缩短等。但有关文献又报道UAE术后早产率升高,同时有可能引起卵巢早衰、慢性阴道排液、盆腔感染等,因此应慎用于有怀孕意向的患者。

2.妊娠期子宫肌瘤的治疗

(1)非手术治疗:孕期未出现异常情况,不需特别处理,但仍然要密切观察,定期产前检查,注意防止流产、早产,注意休息、避免性生活。一旦出现先兆流产或早产,应立即卧床休息,可适当给予镇静剂或子宫收缩抑制剂等。目前,一般不主张妊娠期行子宫肌瘤剔除术,因为:①妊娠期肌瘤变软,界限不清。②血管丰富,术中止血困难,术后感染机会增多。③容易导致流产。④产后肌瘤可自行缩小。

(2)手术治疗:但出现下列情况,可考虑手术治疗:①肌瘤是既往多次流产的原因。②肌瘤迅速增长或嵌顿于盆腔,影响妊娠继续或不除外恶变。③肌瘤或子宫扭转或肌瘤红色变性经保守治疗无效。④肌瘤压迫临近器官出现严重症状。

3.分娩期子宫肌瘤的治疗

妊娠晚期应综合考虑肌瘤生长部位、胎儿及孕妇情况,选择合适的分娩方式,但无论选择阴道分娩还是剖宫产,均应做好产前准备,如备血、预防和治疗产后出血,做好处理各种产科并发症的准备,必要时行子宫切除。

剖宫产的适应证:①肌瘤位于子宫下段或宫颈可阻塞产道,影响胎先露下降或并发前置胎盘及胎位异常者。②胎盘种植于肌瘤的表面,易引起胎盘粘连或植入,有可能引起产后大出血。③曾经实施过肌瘤剔除术或者长期不孕妇女急切盼望胎儿。

除上述情况外均可阴道试产,但应严密观察宫缩及产程情况,特别是要重视胎儿娩出后胎盘剥离情况和子宫收缩不良可能引起的产后大出血。

4.产褥期的治疗

注意预防产后出血、感染,由于产褥期雌激素水平下降,肌瘤可自行缩小,一般无需特殊治疗,如若肌瘤不退缩或者发生变性,确需手术者,可在哺乳期后如产后 6 个月后进行,通常不宜在产褥期进行。

5.子宫肌瘤红色变性的治疗

肌瘤红色变性常发生在妊娠中晚期或产褥期,临床表现为持续性下腹剧痛、高热,伴有恶心呕吐,肌瘤部位有明显的压痛、反跳痛。如不影响妊娠应采取保守治疗,如卧床休息,充分静脉补液及一般支持治疗,适当给予镇静剂、止痛剂,下腹部放置冰袋止痛,有宫缩者可给予子宫收缩抑制剂,应用抗生素预防感染等。一般情况下 7～14 天内症状即可缓解,否则可考虑手术探查及治疗。

（四）特殊情况处理与思考

目前剖宫产的同时是否行肌瘤剥除术有两种不同观点:①非手术治疗:一种认为由于妊娠时肌瘤界限不清,妊娠子宫较大,血液丰富,术中止血困难,术后感染机会增大等原因,不主张于剖宫产同时行肌瘤剥除术。②手术治疗但随着剖宫产技术的提高及抗生素的广泛应用,有些学者认为剖宫产同时剥除肌瘤的手术难度并未明显增加,但如若不处理肌瘤,不仅因为产后子宫复旧不良可能引起产后出血及产褥期感染,而且可能因为二次手术而增加产妇的心理负担。研究发现,剖宫产同时行肌瘤剥除术并不增加手术难度、术中和产后出血量、新生儿窒息率和产褥期感染率,而且有效地减少二次手术的机会。因此认为剖宫产同时行肌瘤剥除术对于某些患者来说是必要而且可行的。近来有报道,对于剖宫产术中无法行肌瘤剥除术者,可在髂内动脉分支水平结扎双侧子宫动脉,既能减少产后出血又可以起到治疗作用,使肌瘤缩小,减少再次手术的机率。

二、妊娠合并子宫内膜癌

子宫内膜癌是仅次于子宫颈癌的女性常见生殖道恶性肿瘤,且近年来其发生率有增高趋势,但由于子宫内膜癌好发于围绝经期与绝经后妇女,75% 病例发生在 50 岁以后,20% 在 40 到 50 岁间,5% 发生于 40 岁之下,极少数病例发生于 20 岁左右的青年妇女,并且年轻妇女的子宫内膜癌多合并无排卵型功血、不孕、多囊卵巢综合征,因此子宫内膜癌合并妊娠极为少见。

（一）病理类型

妊娠合并子宫内膜癌的主要病理类型是腺癌及其癌前病变,即子宫内膜不典型增生。

（二）临床表现

主要的临床表现为孕期不规则阴道出血或产后大出血,但亦有无明显症状而是在剖宫产时才发现为妊娠合并子宫内膜癌者。

（三）诊断

因为妊娠合并子宫内膜癌的主要临床表现为阴道不规则出血,诊刮仍然是其主要的诊断方法,可根据分段诊刮病理报告明确诊断。若足月产后或者早产后出现不能解释的不规则阴道出血,应警惕到合并子宫内膜癌的可能性。

（四）治疗

妊娠合并子宫内膜癌一经确诊,其治疗应根据肿瘤分期、肌层浸润深度、组织分化程度、病理类型及有无生育要求综合考虑。对早期妊娠合并子宫内膜癌者,可直接手术治疗终止妊娠,中期妊娠合并子宫内膜癌可先行体内及体外放疗再行手术治疗,而对于晚期妊娠胎儿有存活的可能时,可先行剖宫取胎,然后再行子宫切除术,必要时手术后放疗、化疗及激素治疗辅助治疗。对于产后出血的病例,首先需要排除胎盘部分残留,植入性胎盘及绒毛膜癌等,也应考虑合并子宫内膜癌的可能性,进一步检查,如 B 超及 CT、MRI 等有助于明确诊断,对可疑病例进行诊断性刮宫病理检查以明确诊断。对于有强烈生育要求的患者,可根据其病情并在严密观察下行保守治疗。

第四节　妊娠合并卵巢肿瘤

妊娠合并卵巢肿瘤在临床上并不少见,以往通常在产科查体、剖宫产时偶然发现或因肿瘤扭转、破裂出现急腹症时才得以诊断。近年来随着超声技术在产前检查中的普遍应用,使更多的患者在妊娠期得以诊断,文献报道其发生率为 1/600。卵巢恶性肿瘤合并妊娠相对较少,占全部妊娠妇女的 2%～5%(非孕期占 15%～20%),居妊娠期女性生殖道恶性肿瘤第二位。

一、病理类型

妊娠期附件包块绝大多数为无症状的功能性囊肿,如黄体囊肿、滤泡囊肿等,多在中孕早期自然消退。如果妊娠 14 周以后囊肿仍持续存在就应考虑行手术探查。妊娠合并良性肿瘤中以成熟性畸胎瘤(皮样囊肿)最多见,约占 50%,其次为浆液性、黏液性囊腺瘤。妊娠期卵巢交界性肿瘤较少见。与非妊娠期交界性肿瘤相比,孕期交界性肿瘤具有一些较特异的组织学表现,包括上皮细胞增生活跃、大量嗜酸性细胞及腔内黏液。与妊娠期机体内分泌改变有关。妊娠期恶性肿瘤大多为上皮性癌,约占 2/3,其余为恶性生殖细胞肿瘤,无性细胞瘤和未成熟畸胎瘤约占所有恶性生殖细胞肿瘤的 76.5%。性索间质肿瘤较少见。

二、症状与体征

因肿瘤大小与孕龄及肿瘤性质不同而有所不同。肿瘤较小者可无任何症状,或仅有下坠感。肿瘤中等大小以上者,早、中孕期、产褥期行常规超声、妇科检查时可被发现;若发生肿瘤扭转(比非孕期增加 5～8 倍,而且多在妊娠早期发生)、破裂可引起急腹症;肿瘤较大时,可产生压迫症状如心悸、呼吸困难、胸闷、下肢水肿等;若肿瘤嵌顿在盆腔阻碍正常分娩。

三、治疗方式的选择

妊娠早期发现肿瘤,可根据盆腔检查的结果,决定手术时机。如果盆腔检查发现卵巢肿瘤直径<10cm,以囊性为主,单侧性,包膜完整,活动性好,可参考 B 型超声波检查所提示囊肿大小、性质,是否有囊内乳头,孕妇血清 CA125 是否在正常范围,再确定是否可以在随诊观察到妊娠中期处理。B 超提示肿瘤直径≤5cm,如囊肿在妊娠早期自然消退,为卵巢生理性囊肿。妊娠中期(超过 16 周)以后仍存在的附件区囊肿,囊内无乳头生长,如无并发症,可待分娩后处理。肿瘤持续增大者应在中孕期手术探查。B 超提示肿瘤直径>5cm、单纯囊性、囊内无乳头生长,可待至中孕期手术探查;对囊内有乳头生长者或实性高度怀疑恶性时,不考虑妊娠月份,及时行剖腹探查,并送冷冻切片快速病理学检查。对肿瘤蒂逆转、破裂、感染者立即手术探查。

(一)妊娠期卵巢良性肿瘤

应行肿瘤剥除术。如为妊娠早期,B超提示肿瘤良性,如无症状,可待至妊娠16周左右手术比较安全。据Hess等报道,与妊娠中期择期手术相比,中、晚孕期急症手术流产、早产等不良妊娠结局发生率增加。有作者比较妊娠23周之前或之后手术患者妊娠结局,后者胎儿丢失率明显增高。Lenglet等的回顾性研究显示,对妊娠中期持续存在的附件包块,手术操作经验丰富的医生进行腹腔镜手术是安全的。腹腔镜手术一般选择在妊娠早期或中期进行。肿瘤并发症引起急腹症并非腹腔镜手术禁忌。Parker等认为,妊娠期经腹腔镜行卵巢囊肿剥除术尽管囊肿破裂风险较大,仍不失为剖腹探查术的另一安全选择。他们强调仔细手术操作后应大量液体冲洗腹腔以免化学性腹膜炎。有资料表明,妊娠晚期手术患者早产率增加,因此除怀疑恶性肿瘤者外,妊娠晚期可等待胎儿成熟分娩后择期手术,或剖宫产同时切除肿瘤。但对已经切除肿瘤或肿瘤较小,预计发生扭转、破裂或分娩时产道梗阻可能性较小者,应给予经阴道分娩机会。早期妊娠手术术中破坏妊娠黄体或行附件切除术时,术后需补充足量孕激素以避免黄体功能不足而诱发流产。

(二)妊娠合并卵巢交界性肿瘤

妊娠期卵巢交界性肿瘤较少见。与非妊娠期的交界性肿瘤相比,孕期交界性肿瘤具有一些较特异的组织学表现,包括活跃的上皮增生、大量嗜酸性细胞及腔内黏液。这些特异性改变是与妊娠期内分泌改变有关。妊娠终止,肿瘤即出现退行性变,预后也较好。因此,应注意勿将妊娠期交界性肿瘤误认为低度恶性的乳头状癌。如果患者切盼再生育,也可在严密随诊观察下保守治疗,行肿瘤切除或患侧附件切除。

(三)妊娠合并卵巢恶性肿瘤

同非孕期卵巢恶性肿瘤一样,手术和化疗是妊娠合并卵巢癌的主要治疗手段。Ⅰa期颗粒细胞瘤、Ⅰa期无性细胞瘤、Ⅰa期Ⅰ级未成熟畸胎瘤、Ⅰa期高分化上皮癌,可行保守性手术,行患侧附件切除,保留对侧卵巢(需排除双侧卵巢肿瘤)和妊娠子宫,同时行分期手术,包括腹腔冲洗液细胞学检查、腹腔腹膜活检、大网膜切除,以及盆腔、腹主动脉旁淋巴结取样。术后不需化疗,继续妊娠至足月分娩。

卵巢上皮癌病变已达Ⅱ期或Ⅱ期以上时,不应考虑继续妊娠或保留生育功能问题。早期患者行全面分期手术,晚期行肿瘤细胞减灭术,术后均需辅助化疗。如母亲希望维持妊娠,妊娠中、晚期患者经手术加化疗后可维持胎儿至成熟;妊娠早期患者应建议终止妊娠,因为此时手术与化疗导致流产、胎儿畸形等不良妊娠结局几率显著增高。

孕晚期合并单侧恶性生殖细胞瘤,病变已超出卵巢范围,但未波及对侧卵巢,可做患侧附件切除及肿瘤细胞减灭术。术后常规给予PVB(顺铂或卡铂、长春新碱和博来霉素)或PEB(顺铂、VP-16、博来霉素)化疗,继续妊娠至足月分娩,分娩后再考虑彻底手术。

对于卵巢恶性肿瘤保守手术的处理宜持慎重态度,考虑患者或家属的主观愿望,向患者讲明利害关系和风险,由患者自己或家属共同知情决定。

四、预后

影响预后主要因素包括手术分期、肿瘤组织学分级和组织学类型。Gray(2006)报道大多数妊娠合并卵巢癌和交界性肿瘤为早期,65.5%的妊娠合并卵巢癌和81.7%的交界性瘤为局限性(FIGO分期ⅠA、ⅠB期);51.9%的卵巢癌患者组织学分级为1级或2级;妊娠期患者均为年轻女性,生殖细胞肿瘤所占比例较高,约39.1%(非孕期15%～20%),其中以无性细胞瘤最多见,因此妊娠合并卵巢癌患者总体预后较好。

五、临床特殊情况的思考和建议

超声检查是妊娠期卵巢肿瘤的重要诊断手段,且可初步判断肿瘤的性质,指导进一步治疗;超声诊断不明确者可采用MRI检查,孕期可安全应用,其诊断价值甚至优于超声,但费用较昂贵;肿瘤标记物如CA125、AFP等诊断价值不大,因为妊娠期同雌、孕激素、β-HCG等一样,其血清值均不同程度生理性升高,但治疗前后检测肿瘤标记物有助于指导治疗、判断预后。CEA在妊娠期不升高,具有一定诊断价值。

第五节　妊娠合并其他肿瘤

外阴癌、阴道肿瘤、输卵管肿瘤发生率均较低,孕期发病率与非孕期相似。

一、妊娠合并外阴癌

外阴癌多见于绝经后的妇女,故合并妊娠者较少见,多见于25～35岁的妇女。

(一)病理类型
绝大多数的妊娠合并外阴癌为鳞状上皮细胞癌,占80%左右,其次为恶性黑色素瘤、肉瘤和腺鳞癌等。妊娠合并外阴上皮内瘤变较少见,主要为年轻妇女,多伴有HPV感染。

(二)临床表现
(1)外阴瘙痒,经久不愈。
(2)外阴肿块形成,并逐渐增大。
(3)白带或阴道分泌物增多。
(4)阴道或外阴不规则出血。

(三)诊断
由于外阴癌多发生在外阴体表,容易发现且经局部病灶组织活检病理学检查而确诊,但妊娠期由于湿疣及表皮内病损的发生率有所增多,这些病变易与外阴癌混淆。因此,在妊娠期,对外阴部位可疑病例灶进行活组织检查时,活检的组织要有足够的大小和深度,以方便病理医生做出正确诊断;另外,在妊娠期外阴血液循环丰富,局部内分泌及免疫功能发生改变、淋巴细胞生理性增生活跃,故在病理组织学检查时报告淋巴细胞反应的程度及淋巴脉管间隙受累的程度意义不大。也有学者认为阴道镜指导下活检,有利于提高成功率,必要时可使用醋酸染色。

(四)治疗
1.基本原则
首先要考虑在合并妊娠的情况下,外阴局部血液循环丰富,内分泌及免疫功能的改变易引起术中出血、术后感染;其次对于渴望保留胎儿的患者,放射治疗和化疗均将对胎儿产生不利影响;另外,由于外阴皮肤、肛门及尿道正常组织往往难以耐受根治性放射剂量,因此,妊娠合并外阴癌的治疗,应根据妊娠的时期,以及肿瘤的大小、部位、期别、淋巴结有无转移而区别对待。手术治疗是妊娠合并外阴癌的主要治疗方式,根据肿瘤的部位、大小和肿瘤浸润的深度决定切除范围。原位癌及浸润深度小于 1mm 的病例可于活检时行局部切除即可。如果浸润癌病变直径大于 2cm 或浸润深度超过 1mm,则应考虑更为广泛的手术切除范围。

2.**手术时机**

外阴病变切除与淋巴结清扫手术是一期进行还是分期进行,应结合妊娠期的具体情况来决定。若肿瘤是在孕 36 周之前被确诊的,原则上应在分娩前行手术切除。

(1)早孕期:对于 I 期、肿瘤浸润深度<1mm、高分化、非中线型等低危患者,多采用单纯部分外阴切除,切缘距肿瘤病灶应超过 2cm。同时因手术范围不大,可考虑在妊娠期手术,继续妊娠至分娩;但对于期别晚、肿瘤浸润深度>1mm、分化程度差、中线型等高危患者,多采用改良式外阴广泛切除加腹股沟淋巴结清扫术,或广泛外阴切除加腹股沟深浅淋巴结或加盆腔淋巴结清扫术,因手术范围广,或因术后需辅以放、化疗,以终止妊娠为宜。

(2)妊娠中期:低危患者以及侧位型癌,可先行外阴广泛局部切除术,待胎儿成熟后终止妊娠,在产后 2~3 周补行淋巴结清扫术;高危及中线型患者,可根据高危因素的多少,以及距离预产期的时间,权衡利弊,确定手术时间以及是否需要终止妊娠。

(3)妊娠 36 周及以后被确诊的外阴癌:可在产后 2~3 周再行手术切除,对疾病的进展无明显影响。

3.**妊娠期手术后的分娩方式**

对于在妊娠期行外阴癌手术治疗并继续妊娠者,有些产科医生对患者外阴癌手术后进行经阴道分娩有担忧,但已有成功分娩的报道,因外阴的伤口是很容易愈合的。如果病灶较大,手术疤痕明显,阴道分娩有可能造成病灶及外阴严重撕裂出血者,应行剖宫产,若考虑术后需行放疗,可同时考虑行卵巢移位术,以保留其功能。

4.**手术前后的辅助治疗**

对于局部病灶>4cm、肿瘤浸润深、固定、合并感染并累及邻近器官的患者,除终止妊娠并进行手术切除外,还应考虑在术前给予辅助化疗或放疗。以期在术前使肿块缩小,缩小手术范围,提高手术的切净率,有利于改善术后生活质量和减少复发。术前辅助化疗多选用 5-Fu 加DDP 方案,一般化疗 1~2 个疗程,化疗结束后 1~2 周左右行手术治疗。术前放疗设野主要根据病灶的大小而定,治疗剂量为 30Gy 左右,2~3 周内完成,放疗结束后 2~3 周手术。对于术后肿瘤浸润深度>5mm、腹股沟淋巴结或盆腔淋巴结阳性、病理检查证实有脉管间隙受累者,应考虑术后补充放疗或同步放化疗,放疗设野主要针对病变部位和淋巴结引流区,并在术后 2 周左右、手术切口愈合后进行照射。病变部位和淋巴结引流区的治疗剂量一般为 40~50Gy/3~4 周。另外近年的临床研究结果也显示,同步放化疗能明显提高其疗效。化疗多选用氟尿嘧啶加 DDP 或氟尿嘧啶加 MMC 方案,在放疗的第 1 周和最后 1 周,给予 40~50Gy 的电子线照射,3~4 周完成。

5.**对今后妊娠的影响**

对于单纯手术并达到临床治愈的外阴癌患者,再次妊娠不是禁忌,已有多例进行根治性外阴切除后成功妊娠且对母儿无不良影响的报道。

二、妊娠合并阴道恶性肿瘤

阴道癌仅占女性生殖道恶性肿瘤的 1%～2%,50 岁以下的阴道癌仅占全部阴道癌的20%,妊娠期合并阴道癌则非常罕见。据 Fujita 等 2005 年统计,英文文献中仅有 16 例有关阴道癌合并妊娠的报道。

(一)诊断

由于阴道癌特别是晚期患者往往有阴道流血,极易与先兆流产相混淆,所以在确定妊娠合并阴道癌时要仔细鉴别,病理活检是确诊的依据,对于早期可疑病灶,阴道镜指导下活检可提高阳性率。

(二)治疗

1.治疗原则

由于妊娠合并阴道癌少见,因此,治疗上目前尚无成熟经验,治疗原则可参考非妊娠期阴道癌的治疗。考虑到阴道癌以放射治疗为主且需采用腔内放射治疗,对胎儿发育和生存影响较大,因此,多数情况下需先终止妊娠,然后再接受放疗或同步放化疗。

2.治疗方法

原发性阴道癌的治疗方法有单纯放射治疗、手术或手术加放疗、放化疗综合治疗等,治疗方法的选择主要取决于病变部位、病灶大小、期别等因素。对于合并妊娠患者除了上述因素外,还应考虑妊娠的时期以及对孩子的渴望程度。对于妊娠合并阴道上皮内瘤样病变或阴道原位癌的病例,妊娠早期可以用激光治疗或微波固化治疗、LEEP 以及 5-Fu 软膏局部应用。对中、晚期妊娠者,也可随诊观察至妊娠期结束后再行治疗。对于早期(Ⅰ～Ⅱa 期)阴道癌患者若病灶位于阴道下 1/3 段,且渴望生育者,可考虑扩大的局部病灶切除或加腹股沟淋巴结切除术,术后继续妊娠至分娩。若病灶位于阴道中、上段,无论手术(多采用根治性全子宫和阴道切除及盆腔淋巴结切除)还是放疗(单纯腔内或体外加腔内照射)均会影响胎儿的生存,故应首先终止妊娠。若仅行单纯放射治疗,则可先行体外放疗,待胎儿自然流产后再行腔内放疗;若胎儿较大,且期别较晚,估计手术难以切净病灶的患者,可行剖宫取胎,然后给予常规体外及腔内放疗。对于晚期妊娠的患者(36 周以上,胎儿可成活),则无论期别早晚或病灶部位不同,均可先行剖宫产,术后即可按非妊娠期阴道癌治疗。

三、妊娠合并输卵管肿瘤

输卵管肿瘤是一种较罕见的女性生殖系统肿瘤。输卵管良性肿瘤较恶性肿瘤更少见。输卵管肿瘤患者常伴有不孕史,故其合并妊娠仅见个案报道。由于常无特异性临床症状,很少在术前做出诊断。

原发性输卵管癌合并妊娠罕见。国外文献曾报道 3 例原发性输卵管癌合并足月妊娠:Schinfeld(1980)报道一患者 40 岁,当足月妊娠时入院检查胎先露呈臀位而行剖宫产,术时发现左侧输卵管伞端有 4.5cm×3cm×2.3cm 暗色、实质包块,做部分输卵管切除术,病理检查诊断为输卵管腺癌。术后 6 天再行全子宫、双附件及部分大网膜切除术,后继化疗及放射治疗。另 2 例为产后行输卵管结扎术时发现输卵管癌。国内蔡体强(1980)报道 5 例原发性输卵管癌,其中有 1 例因停经 45 天行人工流产加双侧输卵管结扎术,术时发现右侧输卵管肿胀积液、粘连,切除右侧输卵管,病理检查诊断为原发性输卵管腺癌,再次手术,术后 5 年随访健在。胡世昌(1982)报道原发性输卵管癌 11 例,有不孕史者 9 例,占 81.8%,其中 1 例为原发性输卵管癌伴对侧输卵管妊娠破裂。

　　近年来,HPV 感染受到广泛的关注,外阴癌患者可能存在感染,经阴道分娩新生儿感染的危险性高于剖宫产。但也有学者认为,对所有 HPV 阳性的母亲均采用以剖宫产的分娩方式结束妊娠尚缺乏证据,主要理由如下:①新生儿检测出阳性并非都是真正的感染者,有一部分是沾染了母亲的病毒阳性的细胞。②仍有一部分新生儿感染是宫内感染。③如果新生儿感染,最常见的临床表现是皮肤疣和喉乳头状瘤,不会造成致命影响,并且新生儿感染大多数在数月至 1 年内自动消退。因此,虽然经阴道分娩的新生儿暴露于的机会增多,但尚不能下结论对所有感染者均采用剖宫产的分娩方式。

第五章　异常分娩

产力、产道、胎儿和精神心理因素是决定分娩的四大因素,其中任何一个或几个因素异常而使分娩进程受阻时,称为异常分娩,俗称"难产"。难产处理不当可给母儿带来严重危害,围生儿可因缺氧窒息或产伤而死亡,即使存活下来也可能遗留严重后遗症如脑性瘫痪、癫痫或智力发育障碍,给家庭、社会造成沉重的负担;产妇可因难产而发生子宫破裂、产后出血或产褥感染等严重并发症,还可能遗留会阴、阴道严重撕裂伤及泌尿生殖道瘘等疾患,使妇女丧失劳动能力,身心备受折磨,另外,个别产妇甚至因难产救治不及时而死亡。因此,做好难产防治工作,降低孕产妇和围生儿死亡率以及残障儿发生率是产科医师面临的重要问题。

第一节　产力异常

产力系指将胎儿及其附属物经过产道排出体外的力量,包括子宫收缩力、腹压和肛提肌收缩力。子宫收缩力是临产后的主要产力,贯穿于分娩全过程,在产道和胎儿等因素无异常的情况下,使子宫颈口逐渐扩张,胎先露逐渐下降。腹压和肛提肌收缩力则是临产后的辅助产力,仅在宫颈口开全后起作用,特别是在第二产程末期的作用更大,第三产程中还可促使胎盘娩出。由此可见,产力是决定分娩的重要因素之一。

产力异常主要是子宫收缩力异常。子宫收缩力异常包括子宫收缩失去节律性、对称性、极性倒置或子宫收缩强度、频率有改变。另外,运用腹压不当也属产力异常。产力异常是导致难产的重要因素之一。

一、子宫收缩力异常的分类

临床上按子宫收缩的强度、宫内压力的高低及其协调性,分类如下。

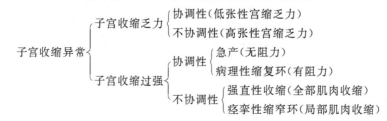

二、子宫收缩乏力

(一)病因

1.精神因素

因产妇惧怕分娩疼痛或对胎儿预后顾虑重重,尤其 35 岁以上的高龄初产妇,由于心理负担过重、精神紧张或情绪不佳等,干扰了中枢神经系统的正常功能而影响子宫收缩。

2.体质和内分泌因素

身体过于肥胖。临产后,产妇体内雌激素、催产素、前列腺素、乙酰胆碱分泌不足,孕激素含量下降速度缓慢,子宫对乙酰胆碱敏感性降低等,引起内分泌失调性子宫收缩乏力。

3.电解质异常

待产时间长、疲乏、进食不佳导致血电解质紊乱如钾、钠、钙、镁等异常,均可影响子宫肌纤维收缩能力。

4.产道和胎儿因素

骨盆大小及形态异常,胎儿过大或胎位异常,形成头盆不称,阻碍胎先露下降。临产后,因不能克服产道阻力或胎先露部不能紧贴子宫下段和子宫颈部而反射性刺激子宫收缩,致使原属正常的子宫收缩逐渐减弱,出现继发性子宫收缩乏力。

5.子宫因素

子宫发育不良或畸形,如双角子宫、纵隔子宫、子宫肌纤维发育不良等。双胎、羊水过多或巨大儿使子宫过度膨胀,子宫肌纤维过度伸展失去正常收缩能力。多次妊娠及分娩、刮宫或曾患急慢性子宫感染者,子宫肌纤维变性,结缔组织增生而影响子宫收缩。子宫肌瘤除了可使胎先露部下降受阻外,较大的肌瘤还可影响子宫收缩力。

6.药物因素

妊娠晚期或临产后使用过量镇静剂或镇痛剂,如哌替啶、硫酸镁、地西泮和巴比妥等,使子宫收缩受抑制而乏力;或使用子宫收缩剂的剂量不恰当,引起子宫收缩不协调。

7.其他因素

产程中疲劳,体力消耗大,进食少,甚至呕吐者,常可发生酸中毒;或于第一产程后期过早使用腹压向下屏气,均可致子宫收缩减弱。另外,产妇尿潴留也是影响子宫收缩不能忽略的重要因素之一。

(二)临床表现

(1)协调性子宫收缩乏力时,子宫收缩功能低下,收缩强度弱,宫腔内压<2kPa,宫缩持续时间短、间隔时间长,在宫缩时以手指按压子宫底部肌壁仍可出现凹陷,故又称低张性子宫收缩乏力。根据发生时期又可分为原发性和继发性子宫收缩乏力两种。

1)原发性子宫收缩乏力是从产程一开始就出现子宫收缩乏力,但需与假临产鉴别,给予强镇静剂如哌替啶100mg肌注后可使宫缩逐渐消退者为假临产,宫缩不能被抑制者为原发性宫缩乏力。常见于骨盆入口平面头盆不称或胎位不正,胎先露无法衔接,不能紧贴子宫下段及宫颈反射性引起强有力的宫缩,或子宫发育不良,子宫过度膨胀如双胎、羊水过多等。临床常表现为潜伏期延长或活跃早期宫颈扩张延缓或停滞。

2)继发性子宫收缩乏力是在产程开始时,子宫收缩力正常,产程进展正常,只是当产程进展到一定阶段(多在活跃期或第二产程时),宫颈扩张到一定程度后,子宫收缩力逐渐转弱、宫缩稀,产程进展缓慢,甚至停滞。常见于漏斗型骨盆狭窄、头盆不称、宫颈坚韧、膀胱充盈、胎头位置异常(如持续性枕横位或枕后位)等。待产过程中,产妇常过早使用腹压、过度疲劳,可有肠胀气、脱水、酸中毒等表现,易发生胎儿窘迫。

(2)不协调性子宫收缩乏力是指正常子宫收缩的极性消失,临床表现在宫缩间隙时,子宫壁也不完全放松,间隙时间短或不规则,持续时间也不长,而产妇自觉宫缩强,疼痛剧烈,腹部检查时产妇拒按子宫。由于子宫收缩的极性异常,影响子宫平滑肌有效地收缩和缩复,致使子宫颈口不能如期扩张,产程进展缓慢,故又称为高张性子宫收缩乏力。

(3)产程图异常表现:子宫收缩乏力时,表现在产程图上的异常主要有下述7种类型:①潜伏期延长:从临产开始至宫口扩张<3cm为潜伏期,一般初产妇约需8小时,最大时限16小时。若≥16小时,宫口扩张尚未达3cm,称为潜伏期延长。②活跃期延长:活跃期≥8小时,宫颈口仍未开全。③活跃期宫颈扩张延缓:指活跃期每小时宫颈口扩张不足1cm。④活跃期宫颈扩张停滞:活跃期宫颈扩张停止达2小时。⑤第二产程延长:第二产程初产妇超过2小时,经产妇超过1小时,胎儿尚未娩出。⑥胎头下降延缓:胎头下降加速阶段(相当宫颈扩张最大加速期)起至第二产程,胎头下降速度<1cm/h。⑦胎头下降停滞:胎头下降加速阶段(相当宫颈扩张最大加速期)起至第二产程,胎头停在原处不下降达1小时以上。

以上7种产程图异常,可以单独或合并存在。若总产程超过24小时,称为滞产。

(三)对母儿的危害

1.子宫收缩乏力对母体的影响

由于子宫收缩乏力,产程延长,产妇往往休息不好,进食少,体力消耗大,因而疲惫、烦躁,出现口干唇裂、皮肤弹性差等脱水现象,并可发生酸中毒、肠胀气、尿潴留等。产程延长若伴胎膜破裂时间较长,且有多次肛查、阴道检查,加之产妇一般情况较差,体质虚弱,则容易发生细菌上行性感染。因胎位不正或骨盆狭窄造成胎先露持续不下降,分娩梗阻,若未及时处理,产程过长,有时可致子宫破裂;若盆底组织受压过久,尤其在耻骨联合与胎先露之间的膀胱受压引起膀胱组织缺血、坏死,可能发生泌尿生殖道瘘。子宫收缩乏力尚可引起产后出血和产褥感染。

子宫收缩乏力致产程延长时往往需要使用缩宫素加强子宫收缩,促进产程进展。但是缩宫素使用不当可能发生子宫强直性收缩;虽然在子宫收缩乏力时严禁肌内注射缩宫素,但仍有个别的医务人员违规使用,以致引起子宫破裂。

2.子宫收缩乏力对胎儿的影响

产程延长伴有胎膜破裂过久、羊水流尽,致使胎儿紧贴子宫壁受压,可影响胎儿胎盘循环,或有阴道上行性感染时均可能引起胎儿窘迫。胎儿宫内感染者出生后可发生新生儿败血症、新生儿肺炎等严重并发症。胎儿宫内缺氧还可造成颅内出血,可能影响日后婴儿的智力发育。

子宫收缩乏力产程延长者除需剖宫产以外,阴道手术助产率也相应增加。胎儿宫内已有缺氧缺血者,阴道手术助产有时可引起新生儿产伤,尤应警惕新生儿颅内出血。

(四)处理

根据产程不同阶段予以相应处理。

1.第一产程

(1)潜伏期延长:首先应寻找子宫收缩乏力的原因,仔细评价骨盆及胎儿大小,了解有无头盆不称及胎位异常。若无头盆不称或明显的胎位异常,可肌注哌替啶100mg,一般产妇休息2~4小时后,常可恢复正常子宫收缩。此时若胎膜未破,可用温热肥皂水灌肠刺激肠蠕动,加强子宫收缩和清洁肠道。不可因潜伏期稍有延长即随意行剖宫产。若宫缩逐渐转稀、弱,可能是假临产,可以继续严密观察。若有明确的头盆不称,则应行剖宫产终止妊娠,不宜试产。

(2)活跃期宫颈扩张延缓或停滞:应行阴道检查,若有严重胎位异常如高直位、前不均倾位、额位、面位,宜立即剖宫产。若无头盆不称或严重的胎位异常时,可人工破膜。人工破膜后胎头直接压迫宫颈,刺激宫颈旁神经丛,反射性地促使内源性缩宫素及前列腺素释放而加强宫缩。破膜时间应选在两次宫缩之间,以免羊水流出过速致脐带脱垂,同时注意观察羊水量及性状。

若人工破膜 2 小时后宫缩仍不理想,可用缩宫素静脉滴注加强宫缩,常规用缩宫素 2.5U 加于 5% 葡萄糖液 500mL 内混匀,从 8 滴/分开始,以后视宫缩情况逐渐增加滴速,直至保持宫缩呈中等强度(宫腔内压 6.67~8.0kPa),持续 40~50s,间隔 2~3min。滴速最多不宜超过 30 滴/分。静滴缩宫素过程中必须有专人守护或胎心电子监护仪连续监护。

有下列情况者禁用缩宫素:①明显头盆不称。②子宫过度膨胀而胎膜未破者,如双胎、羊水过多、巨大儿。③孕妇严重心肺功能不全。④曾做过子宫手术,如剖宫产或子宫肌瘤剜除术后,子宫上有较大瘢痕者。⑤胎儿窘迫。

一般经人工破膜或(和)缩宫素静滴后,只要没有胎位不正或胎儿较大以致发生继发性子宫收缩乏力,骨盆大小正常者,加强产力后可使产程进展正常,胎儿多数可经阴道分娩。

活跃期宫颈扩张停滞时,若胎方位为枕横位或枕后位,在严密观察下加强产力后,部分可转至枕前位而经阴道分娩。若胎方位持续于枕横位或枕后位,不能转至枕前位,产程仍无进展者,宜行剖宫产终止妊娠。

(3)不协调性宫缩乏力:临床不多见,处理原则为给予有效镇静剂,如哌替啶 100mg 肌注,抑制不正常宫缩。产妇休息后,一般产力多可恢复协调,使产程进展直至分娩。若宫缩仍不能恢复正常,产程无进展,宜行剖宫产术。

2. 第二产程

仅出现子宫收缩乏力,造成第二产程延长,无中骨盆或出口狭窄或胎位异常者,应视胎先露高低区别对待。

若胎先露高位已达+3 或以下时,可用产钳助产。

若胎先露高位在+2 以下未达+3,第二产程未达 2 小时者,可静滴缩宫素加强子宫收缩,并指导产妇正确使用腹压,争取阴道分娩。

若胎先露高位在+2 或以上,颅骨重叠明显,颅顶部"产瘤"形成,估计短期内难以经阴道分娩者,应以剖宫产终止妊娠。

第二产程若已达到 1 小时,仍未见胎头拨露,应行阴道检查,了解有无头盆不称、胎先露高低及有无"产瘤"。若有头盆不称,胎头位置尚高,有"产瘤"形成,应改行剖宫产。

3. 第三产程

凡有子宫收缩乏力者容易发生产后出血,故第三产程处理应着重于防止产后出血。胎儿前肩娩出于阴道口时,即可静脉推注缩宫素 10U 或麦角新碱 0.2mg,以加强子宫收缩,促使胎盘自然娩出。并可用缩宫素 20~30U 加入 5% 葡萄糖液 500mL 内静脉滴注,加强子宫收缩,防止产后出血。

三、子宫收缩过强

子宫收缩过强远比子宫收缩乏力少见,但也不应忽视。

(一)协调性子宫收缩过强

系指子宫收缩规则但强度过大、频率过高,间隙 1~2min 有 1 次宫缩,羊膜腔内压常大于

6.67kPa。

(1)当子宫收缩过强,产道阻力又不大时,可使胎儿娩出过速,发生急产,一般见于经产妇。初产妇可因软产道在短期内不能充分扩张而造成严重软产道撕裂,产后又可因子宫肌纤维缩复不良而发生产后出血。若因接产准备不及,消毒不严,可引起产褥感染。子宫收缩过强、过密影响子宫胎盘血流灌注,可引起胎儿窘迫甚至死亡。胎儿娩出过快还可致新生儿颅内出血。另外,由于未充分准备的接产,亦可造成生在产床上的不消毒分娩,或于卧榻上娩出婴儿甚至坠落床下等胎儿意外情况发生。

(2)若因严重头盆不称、胎先露或胎位异常出现梗阻性难产并致子宫收缩过强时,则子宫下段过度拉长变薄,子宫上下段交界部明显上移形成病理性缩复环。此为子宫先兆破裂征象,应及时处理,立即采取紧急抑制宫缩的措施,可给予麻醉并尽快行剖宫产术,否则将发生子宫破裂,危及母儿生命。

(二)不协调性子宫收缩过强

1.子宫强直性收缩

子宫强直性收缩指子宫颈内口以上的子宫肌肉处于强烈痉挛性收缩状态,多系分娩发生梗阻、缩宫素应用不当或胎盘早剥血液浸润肌层所引起。临床表现为子宫收缩极为强烈,宫缩间隙时间短或无间隙,产妇自诉腹部持续性剧痛。当子宫体部肌肉强烈收缩,下段明显地被动拉长形成病理性缩复环时,子宫下段压痛明显,应警惕发生子宫破裂,胎儿因持续缺氧往往死于子宫内。处理宜在发现子宫强直性收缩时立即给予强镇静剂哌替啶100mg肌注,或宫缩抑制剂如羟苄羟麻黄碱、沙丁胺醇等,待不协调性过强的宫缩得到控制后做相应处理。

2.子宫痉挛性狭窄环

当子宫局部肌肉强直性收缩时可形成环状狭窄,围绕着胎体某一狭窄部位如胎颈、胎腰。狭窄环可出现在子宫颈或子宫体的任何部位,腹部检查时不易扪清此环,阴道检查可在子宫腔内面扪及较硬而无弹性的环状狭窄。其发生原因尚不清楚,偶见于产妇精神紧张、过度疲劳、早期破膜、不适当地应用宫缩剂或粗暴的宫腔内操作。由于子宫痉挛性狭窄环的存在阻碍胎体下降,可使产程停滞,胎先露不下降,以及胎儿宫内窘迫。这种狭窄环多发生在子宫上下段交界处,亦可发生在子宫的任何部位,虽然对胎儿极为不利,但是因狭窄环的位置不随子宫收缩而上升,故一般不会引起子宫下段过度伸展而造成子宫破裂。处理时除了用强镇静剂外,还可选用0.1%肾上腺素0.15～0.3mL肌注,硫酸镁4g缓慢静注或异克舒令以每分钟0.25～0.5mg速度静注,使缩窄环放松,若缩窄环仍不放松并出现胎儿窘迫征象,则应及时剖宫产终止妊娠。

第二节　产道异常

产道是分娩过程中胎儿必经的通道,由骨产道(骨盆)和软产道(子宫下段、子宫颈、阴道)组成。常见的软产道异常如阴道纵隔、阴道横膈、双子宫、双角子宫和阴道旁囊肿等在早孕检查时多能发现,孕末期临产前对其分娩方式已经有所准备。骨产道异常可表现为骨盆形态的变异、不对称或骨盆腔不同程度的狭窄。严重的骨盆狭窄或畸形时,胎儿不能经阴道分娩,孕期检查多已经被发现和重视,而临界性骨盆狭窄在产前检查中则不易被发现,若产力正常,胎儿小,可以经阴道分娩,若胎儿正常或较大或伴胎位异常,即使产力正常,也可导致难产,这实际是导致难产更常见的原因,若处理不当,对母儿危害均较大,故更应引起重视。

一、骨产道异常

骨盆的大小和形态异常是致成难产的首要因素,是导致头盆不称和胎位异常最常见的原因。因此,临产前应首先了解有无骨盆异常,以便决定分娩方式。

(一)类型

骨盆异常分为三种:①发育性骨盆异常。②骨盆疾病或损伤。③因脊柱、髋关节及下肢疾患所致的骨盆异常。

1.发育性骨盆异常

骨盆在发育过程中,受种族、遗传、营养等因素的影响,其形态、大小因人而异,Shapiro 根据骨盆形态不同分为四种类型即女型、男型、扁平型和猿型。实际上完全符合这四种形态的骨盆并不多见,而大多数为它们的混合型。骨盆四种基本形态的特点如下(图 5-1)。

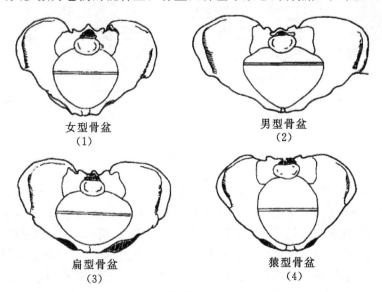

女型骨盆
(1)

男型骨盆
(2)

扁型骨盆
(3)

猿型骨盆
(4)

图 5-1 四种基本类型骨盆入口面

(1)女型骨盆:最常见,即所谓正常型骨盆。骨盆入口面横径较前后径略长,呈横椭圆形。有利于分娩,胎头多以枕前位或枕横位入盆。但是,若骨盆腔匀称地狭窄,则为均小骨盆,不利于分娩。

(2)男型骨盆:骨盆入口面呈鸡心形或楔形,两侧壁内聚,耻骨弓小,坐骨棘突出,骶坐切迹窄,坐骨棘间径小于 9cm,骶骨下 1/3 向前倾,使出口面前后径缩短,故骨盆前后壁也内聚,形成所谓漏斗型骨盆。这种类型骨盆最不利于胎头衔接,胎头多以枕横位或枕后位入盆,因中骨盆前后径及横径均短小,不利于胎头旋转和下降,故常持续于枕横位或枕后位,多需行剖宫产。

(3)扁平型骨盆:扁平型骨盆入口面前后径短,横径相对较长,呈横的扁圆形。骨盆浅,侧壁直立,耻联后角及耻弓角均宽大,坐骨棘稍突,坐骨棘间径较大,骶坐切迹较窄,骶骨宽而短。胎头常以枕横位入盆,一旦通过入口面,分娩即有可能顺利进行。

（4）猿型骨盆：猿型骨盆各平面前后径长、横径短，呈纵椭圆形。骨盆深，侧壁直立，稍内聚，坐骨棘稍突，坐骨棘间径较短，髁坐切迹宽大，骶骨狭长。胎头常以枕后位入盆，并持续于枕后位，若产力好，胎头下降至盆底可能转为直后位娩出。

2.骨盆疾病或损伤

（1）佝偻病骨盆：因儿童期维生素 D 供应不足或长期不晒太阳所致，现已极罕见。骨盆主要特征（图 5-2）：骶骨宽而短，因集中承受自身躯干重量的压力而前倾，骶岬向骨盆腔突出使骨盆入口面呈横的肾形，前后径明显变短。若骶棘韧带松弛，则骶骨末端后翘，仅入口面前后径缩短；若骶棘韧带坚实，则骶骨呈深弧形或钩形，使入口面及出口面前后径均缩短；骨盆侧壁直立甚至外展，出口横径增大。

佝偻病骨盆变形严重，对分娩极为不利，故不宜试产。

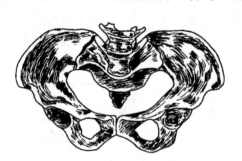 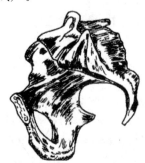

佝偻病骨盆入口：入口前后径缩短，两侧髂峰向外伸展
（1）

佝偻病骨盆侧面观：入口前后径缩短，骶骨向后倾斜，使骨盆出口增大
（2）

图 5-2　佝偻病骨盆

（2）骨软化症骨盆：维生素 D 缺乏发生于骨骺已闭合的成年人时称为骨软化症。骨盆主要特征（图 5-3）：因受躯干重量的压力和两侧股骨向上内方的支撑力，以及邻近肌群、韧带的牵拉作用，骨盆发生高度变形，但不成比例；骨盆入口前后径、横径均缩短而呈"三叶草状"，中骨盆显著缩小，出口前后径也严重缩小。胎儿完全不能经阴道分娩，即使胎儿已死，由于胎头无法入盆，也不能经阴道行穿颅术，只能行剖宫取胎术。骨软化症骨盆现已极为罕见。

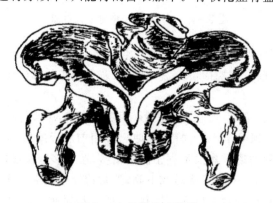

图 5-3　骨软化症骨盆

（3）骨盆骨折：多发生于车祸或跌伤后。严重骨盆骨折愈合后可后遗骨盆畸形及明显骨痂

形成,妨碍分娩。骨盆骨折愈合后骨盆摄片很重要,可为今后妊娠能否经阴道分娩提供依据。妊娠后,应仔细作内诊检查明确骨盆有无异常。决定试产应慎重。

(4)骨盆肿瘤:少见。一般多为恶性,可见于骨盆后壁近骶髂关节处,肿瘤向盆腔突出,产程中可阻碍胎头下降,造成难产。

3. 脊柱、髋关节或下肢疾患所致的骨盆异常

(1)脊柱病变性畸形骨盆:脊柱病变多数由骨结核引起,可导致两种畸形骨盆。

1)脊柱后凸(驼背)性骨盆:后凸部位不同对骨盆影响也不同,病变位置越低,对骨盆影响越大。若后凸发生在胸椎,则对骨盆无影响;若后凸发生在胸、腰部以下,可引起中骨盆及出口前后径及横径均缩短,形成典型漏斗形骨盆,分娩时可致梗阻性难产。由于驼背影响心肺功能,孕晚期及分娩时应加强监护,以防发生心衰。

2)脊柱侧凸性骨盆:若脊柱侧凸仅累及脊柱胸段以上,则骨盆不受影响;若脊柱侧凸发生在腰椎,则骶骨向对侧偏移,使骨盆偏斜、不对称而影响分娩。

(2)髋关节及下肢病变性骨盆:髋关节炎(多为结核性)、小儿麻痹症下肢瘫痪萎缩、膝或踝关节病变等,如在幼年发病可引起跛行,步行时因患肢缩短或疼痛而不能着地,由健肢承担全部体重,结果形成偏斜骨盆(图5-4)。妊娠后,偏斜骨盆对分娩不利。

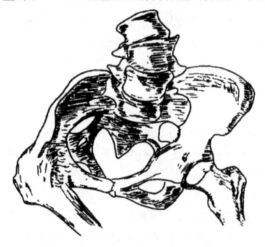

图5-4 髋关节病性偏斜骨盆

(二)诊断

临产前,应仔细检查骨盆有无异常,有无头盆不称,及早做出诊断,以便决定恰当的分娩方式。

1. 病史

初产妇应详细询问既往病史,尤其可引起骨盆异常的疾患如佝偻病、骨结核及骨折等。经产妇还应详细了解过去妊娠及分娩经过等情况。若有骨盆异常及难产史,应慎重考虑分娩方式。

2. 体格检查

(1)一般检查:注意观察孕妇身高、体型、步态。

(2)骨盆外测量:临床骨盆外测量尽管不能准确了解骨盆内腔实际大小,但仍可初步了解骨盆形态和大小,对发现明显的骨盆狭窄有参考价值。骨盆外测量诊断骨盆狭窄标准见表5-1。

(3)肛查或阴道检查:可了解骨盆中下段情况,发现内骨盆异常。

表 5-1 骨盆外测量诊断骨盆狭窄标准

狭窄标准	入口平面		出口平面	
	骶耻外径(cm)	对角径(cm)	坐骨结节间径(cm)	坐骨结节间径+后矢状径(cm)
临界性狭窄	18.0	11.5	7.5	15.0
相对性狭窄	16.5~17.5	10.5~11.0	6.0~7.0	12.0~14.0
绝对性狭窄	≤16.0	≤9.5	≤5.5	≤11.0

3.辅助检查

(1)阴道 B 超骨盆测量。

(2)MRI 骨盆测量。

二、软产道异常

软产道包括子宫下段、宫颈、阴道及外阴。软产道异常可致难产,但远比骨产道异常难产少见,因而易被忽略。故妊娠早期必须常规行妇科检查,以了解生殖道及盆腔有无异常。

(一)外阴异常

1.外阴水肿

重度妊高征、严重贫血、心脏病或慢性肾炎的孕妇,在全身水肿的同时,可有重度外阴水肿,以致分娩时妨碍胎先露下降,引起组织损伤、感染或愈合不良。临产前,在外阴局部用50%硫酸镁湿热敷,一日多次;临产后,在严格消毒下多点针刺皮肤放液,水肿可明显减轻。产后注意外阴清洁和消毒,加强护理。

2.外阴瘢痕

烧伤、外伤或炎症的后遗瘢痕挛缩,可使外阴及阴道口狭窄而影响胎先露部下降,若瘢痕范围不大,分娩时可做适度大的会阴侧切;若瘢痕范围较大,应行选择性剖宫产。

(二)阴道异常

1.阴道纵隔

阴道纵隔包括完全和不完全纵隔。完全纵隔由外阴延伸至宫颈,不完全纵隔更多见,分上部及下部。阴道纵隔常伴有双子宫及双宫颈畸形。不完全纵隔常可妨碍胎头下降,有时纵隔可被下降之胎头撑破,但纵隔较厚时需将其剪断,待胎儿娩出后再切除剩下的纵隔,肠线锁边或间断缝合残端。完全纵隔一般不致成难产,胎头下降过程中能逐渐将半个阴道充分扩张后通过。

2.阴道横隔

多位于阴道上、中段,临产后肛查可能将不完全横隔中央之孔误认为宫颈外口,尤其在临产一段时间后,产力强,胎头位置较低,而"宫颈"不扩张时,应想到此种先天异常的可能,阴道检查有助于确诊。宜选择性剖宫产终止妊娠,尽量避免经阴道切开横隔,不但出血多,而且缝合难度大。

3.阴道肿块

较小的阴道壁囊肿一般不妨碍分娩。囊肿较大时可阻碍胎先露部下降,需在消毒后穿刺囊肿吸出内容物,产后再做处理。

阴道肿瘤如纤维瘤、上皮癌、肉瘤均会阻碍胎先露下降,一般需行选择性剖宫产。

(三)宫颈异常

1.宫颈瘢痕

宫颈深部电灼、电熨、锥形切除或粗暴的宫颈扩张术后,以及宫颈裂伤修补术后、感染等所致的宫颈瘢痕,一般在妊娠后可以软化,多不影响分娩。若临产后宫颈扩张延缓或阻滞,宜尽早行剖宫产。

2.宫颈水肿

常见于扁平骨盆狭窄,胎头位置不正,产妇过早屏气或宫缩不协调,致产程延长,胎头与骨盆前壁之间的宫颈受压迫时间较长,局部血液循环受阻,引起宫颈水肿,扩张延缓。嘱产妇勿在宫颈开全前屏气,子宫颈两侧各注射1%普鲁卡因10mL,短期观察2～3小时,若宫颈扩张仍停滞则提示有头盆不称,宜剖宫产终止妊娠,若宫颈已近开全,胎先露高位已达＋2以下,仅为宫颈前唇水肿,可在消毒后用手将水肿的前唇在宫缩时向胎头上方轻轻推移,使宫颈前唇退缩至胎头后,常可待其经阴道分娩。上推宫颈前唇时绝不可用暴力,否则易致宫颈裂伤出血。

3.宫颈癌

妊娠合并子宫颈癌临床虽少见,却是产科严重的并发症。妊娠早期应常规行妇科检查,必要时做宫颈刮片以便早期发现和处理。若在妊娠早、中期出现反复阴道流血,白带有臭味,应疑及宫颈癌,一旦确诊,无论病变轻重,均应及时终止妊娠,并视癌的分期行手术或放疗。晚孕时发现合并宫颈癌,因癌变组织硬而脆,影响宫颈扩张,经阴道分娩可能发生大出血、感染及癌细胞扩散,故必须行选择性剖宫产。

(四)子宫异常

1.先天性子宫畸形

子宫畸形合并妊娠者并不少见,且常伴有泌尿道畸形。

(1)双角子宫、子宫纵隔畸形:双角子宫、纵隔子宫妊娠者较为常见,临床有时很难区分这两种畸形。双角子宫底部呈马鞍形,两角部较突起,而纵隔子宫外观正常,两者均可因宫腔形态异常而致胎位异常,但一般不影响产力。附着于子宫纵隔处的胎盘常不易自然剥离或剥离不全,需行人工剥离。凡怀疑双角子宫或子宫纵隔者,胎盘娩出后即应做宫腔探查以明确诊断。

(2)双子宫畸形:双子宫一侧妊娠时,另一侧未孕子宫稍增大,但一般不致引起产道梗阻。由于子宫形态狭长,故臀位多见。分娩时可因子宫发育不良而致宫缩乏力、产程延长,因此,多需行剖宫产。

(3)单角子宫:因一侧Mullerian管发育不良,另一侧发育正常而形成的单角子宫,妊娠后多为臀位,常易发生流产或早产。因子宫发育不良,临产后可有宫缩乏力、产程延长,容易发生子宫破裂,故多需行剖宫产。

2.妊娠子宫过度前屈

若孕妇腹直肌分离、腹壁过度松弛、驼背或骨盆倾斜度过大均可使子宫过度前屈,形成悬垂腹。常发生胎头不入盆,容易胎膜早破,临产后宫颈扩张缓慢,胎头紧贴宫颈后壁影响产程进展。妊娠期可用腹带包裹腹部,临产后将腿部抬高或取半卧位,以利于胎头入盆。

3.子宫肌瘤

妊娠期间子宫肌瘤会生长增大,对分娩的影响与其大小和生长部位有关。子宫肌壁间肌瘤可使子宫收缩乏力、产程延长;宫颈肌瘤可阻碍分娩,致梗阻性难产,宜行选择性剖宫产。若肌瘤小,位于骨盆入口以上,胎头已入盆,一般不致发生分娩梗阻,可经阴道分娩。子宫肌瘤剔除术后妊娠的分娩方式,由距妊娠、分娩间隔时间,肌瘤深度、部位,术后恢复综合考虑。临床多数行选择性剖宫产,也可先行试产,有子宫先兆破裂者行剖宫产。既往行子宫肌瘤剔除术者再次妊娠分娩时发生瘢痕破裂虽极少,但仍应密切观察产程。凡有经腹剜除子宫肌瘤时进入子宫腔史者一般均主张行选择性剖宫产,术中应警惕子宫收缩乏力而致大出血。

由于妊娠期子宫壁血流丰富,胎儿娩出后,子宫收缩变形,子宫肌瘤可缩小等因素,过去一般多不主张在剖宫产同时行子宫肌瘤剔除术。但是,北京协和医院分析 40 例较大子宫肌瘤在剖宫产同时行子宫肌瘤剔除术,平均出血量比同期单行剖宫产者仅增加 $100\sim200\mathrm{mL}$,手术难度无明显增加。剖宫产同时行子宫肌瘤剔除术适于有充足血源,手术技术娴熟者。术中胎儿胎盘娩出后,先缝合剖宫产切口,然后再行肌瘤剔除术。肌瘤剔除术前先在瘤体周围或基底部注射缩宫素,并在子宫下段和子宫颈之间用橡皮压脉带套紧以暂时阻断子宫动脉上行支血流,可明显减少肌瘤剔除术中出血。

(五)卵巢肿瘤

妊娠合并卵巢肿瘤多为良性,恶性者仅占 2%。卵巢良性肿瘤中以囊性畸胎瘤和黏液性囊腺瘤多见,各占 1/4。最常见的并发症是蒂扭转,多发生在妊娠 3 个月左右或产褥期。卵巢肿瘤自然破裂者少见,但是当妨碍胎头下降引起分娩梗阻时,可致囊肿破裂,甚至子宫破裂,应及时行剖宫产,同时行卵巢肿瘤摘除。孕期确诊卵巢肿瘤后应择期在妊娠 4 个月行肿瘤摘除术。

第三节　胎儿异常

一、胎位异常

(一)胎头位置异常

1.持续性枕后位

(1)概念:传统的观念认为胎头以枕后位衔接于骨盆入口,经过充分试产,至中骨盆及盆底时仍不能自然旋转至枕前位,而持续于枕后位状态,致使分娩发生困难者,称持续性枕后位。

此外,有人就 258 例持续性枕后位进行临床分析,发现其中剖宫产 183 例,有 127 例于手术时胎头虽尚未衔接,而胎头顶端却可能突现于阴道口,拨露部分可能是胎头严重变形而形成的产瘤,造成胎头位置较低的假象,故提出胎头无论在骨盆的哪一个平面,均有持续于枕后位而致难产的可能性。因此,将正式临产后,经过充分试产,不论胎头在骨盆的哪一个平面上,只要终止妊娠时其枕部仍持续位于母体骨盆后方,即称为持续性枕后位。应当指出,持续性枕后位经徒手旋转为枕前或枕直前位后自然娩出者,仍应诊断为持续性枕后位。

（2）原因：①骨盆形态及大小异常是持续性枕后位发生的重要原因，可见于男型骨盆、猿形骨盆及均小狭窄骨盆。②头盆不称妨碍胎头内旋转。③胎头俯屈不良妨碍胎头内旋转及下降。④宫缩乏力不能使胎头向前旋转而停滞于枕后位。⑤胎盘附着位置胎盘附着于子宫前壁时，胎儿以枕后位衔接机会多，但临产后胎头下降过程中，胎方位受骨盆形态及大小的影响更明显。

（3）临床表现：①由于胎头枕骨位于骨盆后方，直接压迫直肠，甚至在宫颈开张 3～5cm 时，过早出现排便感及肛门坠胀，产妇不自主向下屏气。②临产后不久感觉腰骶部胀痛，随产程进展，宫缩加强而明显。③由于产妇过早屏气，腹压增加，常出现宫颈水肿，尤以宫颈前唇水肿多见。④产程异常：a.活跃期宫颈扩张延缓或阻滞。b.宫颈开全后胎头下降延缓或阻滞，致第二产程延长。⑤腹部检查在母体前腹壁的大部分（2/3）可扪及胎肢，胎背偏向母体侧方或后方，胎心音在母体腹侧偏外侧或胎儿肢体侧最响亮。有时可在胎儿肢体侧耻骨联合上方摸到胎儿颌面部。⑥肛查常有直肠后部较空虚感。

（4）诊断：根据临床表现可做初步判断。确诊需行阴道检查。一般在宫颈扩张 3～4cm 时做阴道检查即能确定胎方位，准确率达 80%～90%。

2.胎头高直位

当胎头矢状缝位于骨盆入口面前后径上时，称胎头高直位（图 5-5）。它是一种特殊的胎头位置异常。胎头高直位又分为两种：一种是胎头的枕骨在母体骨盆耻骨联合后方，称高直前位，又称枕耻位，是一种特殊的枕前位；另一种是胎头枕骨位于母体骨盆骶岬前，称为高直后位，又称为枕骶位，是一种特殊的枕后位。这两种胎头高直位分娩难度均较大，尤其是高直后位，几乎均需剖宫产结束分娩，故属于严重的异常胎位，应予特别重视。高直前位 50%～70%

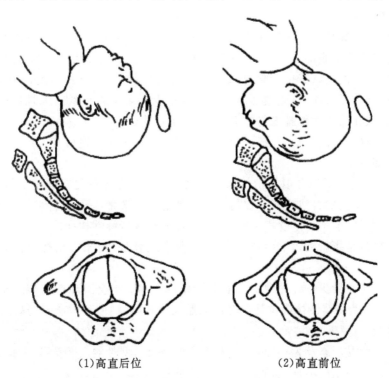

（1）高直后位　　　　　（2）高直前位

图 5-5 胎头离直位

可经阴道分娩。

(1)原因:原因不明,可能与以下因素有关。

1)头盆不称。

2)骨盆形态及大小异常,如扁平骨盆狭窄。

3)胎头太大、太小或呈长形。

4)胎膜早破,系胎头高直位的原因还是结果,尚有争议。

5)悬垂腹。

(2)临床表现:胎头高直前位和高直后位的临床表现略有不同。

1)高直前位:临产后,由于胎头极度俯屈,枕骨下部支撑于耻骨联合处,额、顶骨置于骶岬前,故入盆困难,常常表现为活跃早期(3~6cm)宫口扩张延缓或停滞;若胎头过度俯屈得到纠正,则可能使顶、额、颏越过骶岬,胎头下降衔接,此后,产程不再有困难,进展正常。

腹部检查,母体腹前壁全部被胎背占据,触不到任何肢体,胎心音在近腹中线稍偏左处最响,若子宫明显右旋时,则胎心音在腹中线处听诊最清楚。

阴道检查,胎头的矢状缝位于骨盆入口面的前后径上,其偏斜的角度左右不超过15°,若以时钟指针的时针表示,则以11点半钟至12点半钟范围内为限。胎头小囟在耻联后,大囟在骶岬前,先露部高悬于0位以上。由于胎头极度俯屈,紧嵌于骨盆入口处,妨碍胎头及宫颈的血液循环,常常可出现胎头水肿,在胎头枕部正中形成直径3~5cm的"产瘤"。

2)高直后位:主要表现为胎头不入盆,下降受阻,影响宫颈扩张,大约半数产妇宫颈扩张停滞于3~5cm或者即使宫口近开全或开全,但胎先露仍停留在0位或0位以上不下降。若延误处理,可致产程延长。

腹部检查,母体腹部全部为胎儿小肢体占据,下腹部左右两侧均可听见胎心音,较枕前位时更响亮。若在母体下腹部正中,耻骨联合上方触及胎儿颏部,则可拟诊高直后位。

阴道检查,胎头的矢状缝位于骨盆入口平面的前后径上,其偏斜角度左右不超过15°,大囟在耻联后,小囟在骶岬前,胎先露部高悬于0位以上。由于胎头紧嵌于骨盆入口平面,有不同程度的仰伸,故在胎头两顶骨之前常有水肿,形成产瘤。

(3)诊断:根据产程图表现和腹部检查可以疑诊,确诊需靠阴道检查。

3.持续性枕横位

大约50%的产妇,其胎儿以枕横位入盆,因此,枕横位应是头先露的正常衔接方位。胎头以枕横位入盆后,多数能自然旋转至枕前位而自然分娩。若胎头不能自然旋转至枕前位或胎头以枕后位入盆后向前旋转至枕横位时停顿,均可能形成持续性枕横位。

持续性枕横位是指胎头以枕横位衔接,至中骨盆或盆底,尚未转至枕前位者,又称为胎头低横位。

持续性枕横位在胎头位置异常中发生率最高,据1987年全国难产协作组报告,占头位难产的24.95%。虽然持续性枕横位是最轻微的胎头位置异常,但手术产率仍高达90%以上,故应引起高度重视。

(1)原因:①骨盆形态及大小异常:可见于扁平型及男型骨盆。②头盆不称:枕横位胎头向前旋转受阻。③胎头俯屈不良:妨碍胎头旋转及下降。④宫缩乏力:影响胎头旋转及下降。

(2)临床表现:持续性枕横位常常发生于扁平型骨盆狭窄。大多表现为第二产程延长,胎头下降停滞。

腹部检查,胎儿肢体及胎背在腹前壁两侧各占一半,胎心音在下腹部外侧处最响亮。

阴道检查,胎头矢状缝在骨盆横径上,通常大小囟门均能扪及。

(3)诊断:宫口近开全或开全后,胎头位于中骨盆及盆底时,出现产程异常,胎头下降停滞,阴道检查示胎头矢状缝在骨盆横径上,大小囟门均能扪及,即可诊断持续性枕横位。

4.枕横位中的前不均倾位

胎头以枕横位入盆时,可以有三种倾势,一种为均倾势,即胎头双顶同时进入骨盆入口,胎头矢状缝在骨盆入口平面中轴线的横径上;若胎头侧屈,后顶骨先入盆,并滑入骶岬下,则为后不均倾势;若前顶骨先入盆,则为前不均倾位(图5-6)。

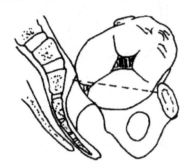

前不均倾位胎头侧屈,胎头前 顶骨嵌在耻骨联合后,后顶大 部分尚在骶岬之上

(1)

前不均倾位胎头侧屈,胎头之 矢状缝在骨盆的横径上,后移

(2)

图5-6 前不均倾位

前两种胎头入盆倾势均是正常的。胎头为前不均倾位时,前顶骨先入盆,落于耻骨联合后方,致使后顶骨搁于骶岬上无法入盆,随着产程进展,胎头侧屈加重,胎头无法入盆,最终需以剖宫产结束分娩。

(1)原因:①扁平骨盆:骨盆入口前后径小,胎头双顶不能入盆,而适应骨盆形态、胎头侧屈、前顶骨先进入盆腔。②骨盆倾斜度过大:胎头可利用的骨盆入口面变小,胎头不易入盆,后顶骨搁于骶岬上方,前顶骨进入骨盆入口。③悬垂腹:孕妇腹壁松弛,子宫前倾,使胎头前顶骨先入盆。

(2)临床表现:①胎膜早破发生率高。②活跃期早期出现尿潴留。③活跃期早期宫颈扩张停滞。④腹部检查:因胎头侧屈明显,不易入盆,随产程进展,胎头与胎肩折叠于骨盆入口,致胎肩高耸,从耻骨联合上方可扪及一侧胎肩,而不能扪及胎头,表现为胎头已入盆的假象。⑤阴道检查:因宫颈嵌顿于耻骨联合与胎头间,故常在活跃期早期即出现宫颈前唇水肿,胎头后顶骨大部分搁在骶岬上不能入盆,肛查或阴道检查时骨盆后半部明显空虚。因胎头矢状缝横向偏后,若不仔细检查,仅发现为枕横位而忽略了前不均倾。

(3)诊断:根据临床表现、腹部检查及阴道检查联合诊断前不均倾位,尤其阴道检查最为重要,但应注意避免漏诊和误诊。确诊前不均倾位,应在胎儿娩出后检查胎头水肿部位,若为枕左横前不均倾位者,胎头水肿(产瘤)部位在右顶骨上,若为枕右横前不均倾位,则胎头水肿部位在左顶骨上。

5.颜面位

分娩过程中,当胎头极度仰伸,以面部为先露时称为颜面位(图5-7)。

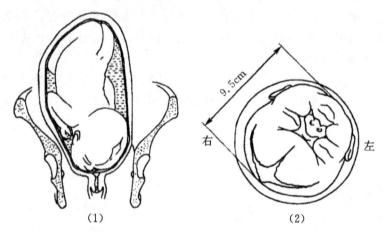

（1）　　　　　　　　　（2）

图5-7　颜面位

颜面位时,胎儿枕骨与背部贴近,颏部远离胸部,呈挺胸弯腰姿势,往往是在产程中由于额先露继续仰伸而形成。

颜面位的发生率为0.2%～0.27%,经产妇多于初产妇。颜面位以颏为指示点,一般包括四种胎位,即右颏前位、左颏前位、右颏后位、左颏后位。其中,颏前位相对更多见,大约占2/3。

（1）原因：①头盆不称：胎头衔接受阻,致胎头仰伸,极度仰伸时形成面先露。②悬垂腹。③脐带绕颈。④低置胎盘。⑤无脑儿：因无颅顶骨,自然形成面先露。⑥胎儿先天性甲状腺肿：胎头无法俯屈。

（2）分娩机转：若产力、产道均正常,胎儿不大,颏前位可能经阴道自然娩出,胎头以仰伸姿势衔接入盆,当胎儿面部到达盆底时,胎头极度仰伸,颏部作为最低点转向前方,自耻骨弓下娩出,其后以颏骨为支点,在产力(尤其肛提肌收缩力)推动下,胎头相应俯屈,口、鼻、眼、额及大脑相继娩出(图5-8、图5-9)。

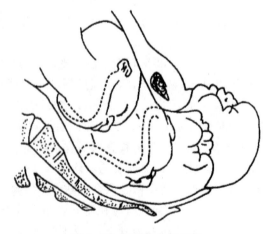

图5-8　颜面位分娩机转

颏后位需经内旋转 135°呈颏前位方能自然娩出,若内旋转受阻持续为颏后位,则因胎颈需极度仰伸方能越过骶骨,但很少有能克服者,而足月胎儿绝对不能从阴道娩出(图 5-9),故颏后位一般均需剖宫产终止妊娠。

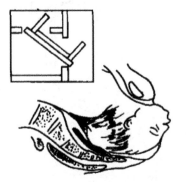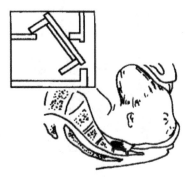

(1)颏前位(犹如桌脚向上)　　　　(2)颏后位(犹如桌脚向下)
　可以自然分娩的机转　　　　　　　不能自然分娩

图 5-9　颏前位及颏后位分娩示意图

(3)临床表现及诊断:①颜面位几乎都是在临产后发现的,常表现为潜伏期延长和(或)活跃期延长。若为颏后位,则表现为活跃期阻滞。②腹部检查:腹壁薄而松弛的孕妇,胎儿为颏前位时,在腹前壁下可触及胎儿肢体,但易和枕后位相混淆。颏后位时,因胎头极度仰伸,胎儿枕部与胎背接触,有时于耻骨联合上方可触及枕骨隆突与胎背之间有明显的凹沟。③肛查:可触及高低不平、软硬不均的面部,应与臀先露相鉴别。④阴道检查:是确诊面先露最可靠的方法。一般在宫口开大 3~5cm 时进行。如阴道内扪及胎儿的口、鼻、眼各部,即可确诊为面位。由于胎儿面部受产道的压迫,常常有水肿、瘀血,组织变得较脆,检查时动作要十分轻柔,以免损伤面部皮肤。同时应注意与臀先露鉴别,若阴道检查时触及胎儿肛门,则手指上附有胎粪,与面先露时手指触及胎儿口腔不难鉴别。检查时必须查清胎儿颏的方位,以便决定分娩方式。颏前位虽可经阴道试产,但产程进展缓慢者也宜剖宫产结束分娩。而颏后位不能自阴道自然娩出,需剖宫产终止妊娠。

6. 额位

胎头以最大径枕额径通过产道,持续以额为先露,称为额位,又称额先露(图 5-10),是一种暂时性或过渡性异常胎位,介于枕先露与面先露之间,若胎头俯屈则变为枕先露,若胎头进一步仰伸则为面先露(颜面位)。持续于额位者极罕见。

(1)原因:与颜面位发生原因大致相同,凡影响胎头俯屈的因素,均可能导致额位。

1)骨盆狭窄。

2)孕妇腹壁松弛。

(2)临床表现:①产程异常:潜伏期延长,活跃期延缓或停滞,宫缩良好而胎头高浮不能入盆,若不能及时发现可致胎儿窘迫或颅内出血死亡,产妇可发生子宫先兆破裂或子宫破裂。另外,可有胎膜早破及脐带脱垂的危险。②腹部检查:额前位时,于耻骨联合上方可触及胎儿枕骨隆突及其与胎背间的横凹,但不如面先露时明显。仅凭腹部检查,很难确诊额先露。③阴道检查:若扪及额骨及额缝,可确诊额位。额缝一端为前囟的前半部,另一端为眼眶及鼻根部。

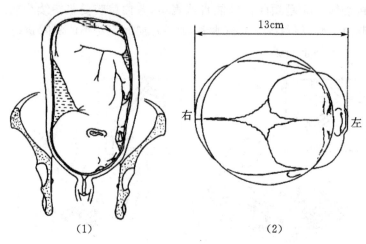

（1）　　　　　　　　　　（2）

图 5-10　额先露

在临产早期诊断额位较困难。腹部检查胎头未入盆，与胎背在同一侧。阴道检查可以确诊。腹部 B 超检查有助诊断。过去虽采取经腹部阴道联合纠正胎位，分娩时考虑产钳助产，但一方面纠正手法有相当难度且成功的极少；另一方面阴道分娩对母儿均可造成一定损伤，目前认为，一旦确诊以剖宫产结束分娩更为安全。

（二）复合先露

胎儿先露部伴有小肢体共同入盆，则称复合先露。临床少见。一般为胎儿一手或一前臂沿胎头脱出（图 5-11）。

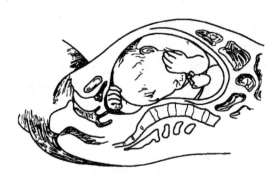

图 5-11　复合先露

当胎儿先露部不能完全填充骨盆入口，致先露部周围留有空隙时，即可能发生复合先露。如见于骨盆狭窄、羊水过多、早产、双胎、临产后胎头高浮、胎膜早破及经产妇腹壁松弛者。

临床多表现第二产程延长。若为胎头与手复合先露，并已入盆固定时，待宫口开全后可将胎手上推，然后产钳助产，一般能顺利娩出。胎头和下肢的复合先露罕见，直伸的腿可阻碍胎头下降，造成梗阻性难产，若不及时恰当处理，可威胁母儿生命，致子宫破裂、胎儿窘迫甚至死亡等，脐带脱垂的发生率为 20％，是胎儿死亡的重要原因，故一旦发现，应及早行剖宫产终止妊娠。

诊断需根据阴道检查，可触及先露部旁有小肢体，常见者为胎头和手复合先露。若肛查发现胎头旁有肢体时，需行阴道检查确诊，并与臀位、横位相鉴别。

二、胎儿发育异常

(一)巨大儿

巨大儿是指新生儿出生体重≥4000g 者,若≥4500g 称为特大儿或超巨大儿。

1.临床分型

根据巨大儿的体型特点分为两型:①均称型:胎儿各部分均匀、成比例增大。常见于过期妊娠、多产妇或父母体格高大者。②非均称型:肩部增大为主,常见于妊娠期糖尿病或糖尿病合并妊娠。

2.对母儿的危害

巨大儿可能面临许多产科并发症,如头盆不称、胎位异常、胎儿窘迫、肩难产、新生儿产伤(锁骨骨折、肘关节脱臼、臂丛神经损伤等)及颅内出血等。巨大儿肩难产发生率达 18.5%～27%。手术助产和剖宫产率也增加。由于肩难产可致产妇会阴Ⅲ度撕伤,产后出血发生率可达 13%。

3.诊断

最重要的是在孕期准确估计胎儿体重。但目前尚无满意的产前预测巨大儿的方法。

(1)临床表现:妊娠期孕妇体重增长超过 20kg 者,应疑巨大儿可能。

(2)腹部检查:腹部明显膨隆,宫高明显大于相应孕周。但应注意与双胎和羊水过多相鉴别。

根据宫高、腹围估计胎儿体重,预测巨大儿的公式较多,但符合率均不太高,国内学者有以下公式可供参考:①估计体重＝-2700＋123×宫高＋20×腹围,预测巨大儿的符合率为 63.1%。②估计体重＝2900＋0.3×宫高×腹围,预测巨大儿符合率为 77.4%。③宫高＋腹围≥140cm,预测巨大儿符合率 57.3%。

(3)B 超检查:超声估计胎儿大小方法简便、安全、易掌握,是较理想的方法之一。最常用的参数有:双顶径(BPD)、头围(HC)、腹围(AC)及股骨长(FL)。胎儿双顶径≥100mm,或胎儿腹围≥380mm 者,可能为巨大儿。应用单项参数估计胎儿体重有时误差较大,而多项参数联合应用则相对较为准确。

胎儿肱骨软组织厚度(HSTT)包括胎儿肱骨头处的皮肤、皮下脂肪和肌肉等成分,与胎儿体重密切相关。有人发现,若 HSTT≥11mm,预测巨大儿的灵敏度为 91.30%,特异度为 95.61%。B 超测量胎儿肱骨软组织厚度预测巨大儿,方法简便、实用、准确性较高。

由于有时超声测量切面不够标准、胎儿位置的影响、超声探头所能探达的范围等因素,超声诊断巨大胎儿有一定的假阴性或假阳性率。所以,还应结合临床资料来综合判断巨大胎儿。尽管超声诊断方法有不足之处,但是由于超声检查对胎儿无害、简便、快捷,可重复性强,无疑是目前较为理想的诊断方法。

4.处理

产前检查若发现胎儿大或孕妇曾经分娩过巨大儿者,应除外孕妇是否患糖尿病。

巨大儿虽不是剖宫产指征,但是在妊娠晚期,临产前,应仔细检查,尽量正确估计胎儿体重及头盆关系,若有头盆不称征象或胎儿体重≥4500g,宜行选择性剖宫产;若无头盆不称,可等待自然分娩。因胎头大而硬,不易变形,产程活跃期可能出现相对性头盆不称,故应严密观察产程,不宜试产过久,一旦有相对性头盆不称征象,立即行剖宫产,以免发生胎儿不良结局。若胎儿先露部高位已达+2以下,第二产程延长者,可用产钳助产。接产者应特别警惕可能出现肩难产,足够大的会阴侧切和做好新生儿复苏准备是必要的。

肩难产的处理,主要有以下几种方法:①压前肩法:向下牵拉胎头时,由助手于耻骨联合上方施加中等压力,压迫胎儿前肩。②屈大腿助产法:将产妇双腿屈髋屈膝,尽量让大腿贴近腹部,减小骨盆倾斜度,可以使嵌顿的胎儿前肩松解。此法效果较好。③旋肩法:如开瓶塞样旋转胎儿后肩180°,若胎背在右侧则顺时针方向旋转,若胎背在左侧则逆时针方向旋转,或旋转胎儿双肩,使胎儿双肩处于骨盆斜径上,即可使嵌顿的胎儿前肩松解。④Gasbin法:产妇双手掌和双膝支撑身体俯跪于产床上,臀部面向接产者,若胎背在母体左侧,则接产者右手进入阴道,顺着母体骶骨方向进入骨盆,牵出胎儿左手后娩出胎儿后臂,可顺利娩出胎儿;若胎背在母体右侧,则接产者左手进入阴道操作。⑤锁骨切断术:用剪刀或其他器材切断锁骨后娩出胎儿。这仅用于死胎。

处理肩难产时,切不可在宫底加压或强行牵拉胎头,否则会使胎肩嵌顿更紧。采用各种手法娩出胎儿时,注意勿旋转胎颈及胎头,以免损伤臂丛神经。

(二)脑积水

胎儿脑积水是由于在胎儿发育过程中大脑中央导水管狭窄或形成中隔,或第四脑室出口粘连、狭窄引起脑脊液循环受阻,脑室腔内潴留过多脑脊液,可达500~3000mL,使颅腔扩大,胎头颅缝和囟门明显增宽,头颅体积增大,头围可超过50cm,分娩时可致梗阻性难产,若不及时处理可能发生子宫破裂。脑积水胎儿中有1/3合并脊柱裂,还可伴有足内翻、腹水。

1.临床表现

(1)1/3胎儿脑积水的孕妇合并羊水过多,常伴有胎位不正,胎儿先露部不入盆。

(2)腹部检查:若为头先露,耻骨联合上方可扪及异常宽大的胎头,软而有弹性,与正常胎儿头颅圆而硬的特点不同。

(3)肛查不易诊断,因胎头高浮,肛查触不到胎儿先露部。

(4)阴道检查:若为头先露,可触及胎头颅缝宽,囟门大,胎儿颅骨骨质软而有弹性,似乒乓球样感觉,多数得以诊断。若为臀先露,则不易诊断,可能直至牵拉后出头困难或牵引时见脊柱裂才发现胎儿脑积水。

(5)B超:胎儿双顶径>11cm,侧脑室增大左右不对称,甚至脑室结构不清,呈不规则液性暗区,根据以上特点,可确诊脑积水。但应注意不要忽略轻度脑积水。

2.诊断

根据脑积水临床表现,尤其是阴道检查和B超不难诊断。

3.处理

由于脑积水时胎儿脑部发育异常,一般不能存活,即使存活者也是低能儿,故一旦确诊脑积水,应尽早引产。除了轻度脑积水可自然娩出外,大多可能发生梗阻性难产,若为头先露,在宫口开大2~3cm后,可用腰穿针刺入囟门或颅缝放出脑积水,宫颈开全后头颅体积缩小可自然娩出,否则以穿颅器或吸管将脑组织及积水放出后,再以碎颅器牵出胎头。若为臀先露,后出头时也同法放出脑积水,缩小头颅容积后以碎颅器牵引出胎头。

(三)联体双胎畸形

联体双胎畸形系因单卵双胎于妊娠早期未能完全分离或分裂不完全所致。女婴较男婴多

2～3倍。临床罕见。

　　联体双胎均以相同部分相连,如胸与胸、背与背、头与头、臀与臀相连,常共有一个心脏或肝脏而难以存活(图5-12)。

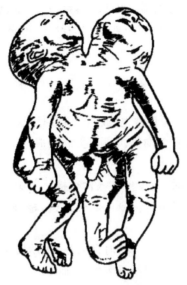

图5-12　联体双胎畸形

　　腹部检查难与双胎鉴别时,B超可协助诊断。但也有晚至分娩梗阻时才被发现者。处理原则,借B超早期发现,引产,近足月妊娠时为尽量保护母体免受损伤,如不能娩出可行碎胎术。

第四节　头盆不称

　　胎儿大小与母体骨盆不相称时可致分娩困难,且对母儿均不利。尽管在大多数情况下胎儿与母体骨盆相适应,不会发生难产,但是,在产前检查和产程观察过程中尽可能及时发现头盆不称,始终是产科医生必须注意的问题。

一、头盆不称的概念

　　头盆不称指胎头与骨盆不相适应,即广义的头盆不称。包括以下四种情况:①胎儿大小正常,骨盆明显狭窄。②胎儿较大,骨盆轻度狭窄。③巨大胎儿,骨盆大小正常。④胎头位置异常,致分娩机制发生异常;骨盆及胎儿大小可在临产前估计,但胎头位置异常往往要在临产后宫口开张到一定大小时才能发现。

　　头盆不称分为绝对性和相对性头盆不称两种。绝对性头盆不称指骨盆明显狭窄或变形,胎头与骨盆大小不相称,胎儿绝对不能经阴道分娩者,又称为狭义的头盆不称。相对性头盆不称,指骨盆无明显狭窄或异常,因胎儿较大或胎头位置异常,骨盆径线相对狭小,胎头与骨盆不相适应,以致分娩困难者。临床较常见。一般在试产过程中产程进展发生异常后才被发现。

二、诊断

(一)病史

有以下病史,如佝偻病、骨质软化病、小儿麻痹症、严重的胸廓或脊柱变形、骨盆骨折以及曾有剖宫产、阴道手术助产、反复发生臀位或横位的经产妇、死产、新生儿产伤等者,应仔细检查有无骨盆异常及头盆不称。

(二)体格检查

1.一般检查

身材矮小,低于 150cm 者,通常骨盆也较小,发生头盆不称的机会增加。仔细检查有无影响骨盆形态的下肢或脊柱疾病,有无佝偻病或骨折的后遗症等。

2.腹部检查

一般初产妇在孕 36～38 周时,胎头多已入盆衔接。若腹部检查胎头与耻骨联合间出现跨耻征,应注意是否胎头与骨盆入口不称。令产妇仰卧位,检查者手指轻轻向下向后按压胎头,比较胎头与耻骨联合之间的关系。

(1)胎头前表面低于耻骨联合后方为跨耻征阴性,提示无头盆不称。

(2)胎头前表面与耻骨联合前表面平行为跨耻征可疑阳性,提示可疑头盆不称。临产后,若子宫收缩加强后胎头入盆,可认为胎头与骨盆入口无不称。

(3)胎头前表面高于耻骨联合前表面为跨耻征阳性,提示头盆不称。

3.骨盆外测量

由于受骨盆的骨质厚薄以及内展、外翻等生理因素的影响,骨盆外测量值并不能真实反映骨产道大小,故有学者主张淘汰不用。但骨盆外测量方法简单易行,可以初步了解骨盆大小,仍可供临床处理时参考。

(1)骶耻外径<18cm,提示入口平面前后径狭窄,往往为扁平骨盆。

(2)坐骨结节间径<7.5cm,应考虑出口横径有狭窄。出口横径有狭窄者往往伴中骨盆狭窄。

坐骨结节间径+后矢状径<15cm 提示出口狭窄。

耻骨弓角度呈锐角且耻骨弓低者,应注意出口狭窄。

(3)米氏菱形窝不对称,各边不等长者,可能为偏斜骨盆。

(4)骨盆外测量各径线均较正常值小 2cm 或更多者,提示为均小骨盆。

若胎儿正常大小,骨盆外测量发现以上情况之一,应警惕头盆不称。

4.肛查

肛查能较清楚地了解骨盆中下段情况,如发现下述异常应警惕头盆不称。

(1)骨盆:①骶骨上段明显前倾,骶骨表面突出,骶骨末端明显前翘或呈钩状,骶尾关节不活动。②坐骨切迹只容≤2 指宽。③坐骨棘明显突出,两棘间径估计<10cm,或两侧坐骨棘不对称,不等高,坐骨切迹底部明显不等宽。④骨盆侧壁明显内聚。⑤骨盆内腔软组织如骶棘韧带厚而缺乏弹性。

(2)胎儿:①宫口扩张≥4cm 时,胎先露部仍在坐骨棘水平以上,按压宫底或宫缩时胎头不下降。②胎头变形重,颅骨重叠明显,产瘤较大。

（3）宫颈：产程中，宫颈前唇或全部明显增厚、水肿，或伴阴道前壁水肿。多由于骨盆入口狭窄。

肛查发现上述可疑头盆不称情况时，应进一步行阴道检查确诊。

5.阴道检查

产程中，准确的阴道检查可以确诊头盆不称。阴道检查除包括上述肛查的内容外，还可测量骨盆入口对角径，清楚地了解宫颈口扩张大小、有无水肿及胎先露高低、有无颅骨重叠、胎头变形程度、产瘤大小、胎方位等，以便准确评价头盆关系。

若阴道检查发现下述情况，提示存在头盆不称：①明显的胎位异常，如持续性枕后位、持续性枕横位、前不均倾位、高直后位、额位、面位及复合先露等。②宫口近开全或已开全，胎头双顶径仍在坐骨棘水平或以上者，宫缩时不能达坐骨棘水平，尤其是在耻骨联合上方尚可扪及部分胎头。③胎头变形重，颅骨重叠明显，产瘤较大，胎头与盆壁之间无插手转动胎头的空隙，胎头紧紧嵌于盆腔内。④宫颈明显水肿、增厚，呈紫黑色。

（三）辅助检查

1.X 线骨盆测量

根据骨盆 X 线正位及侧位片，可以测量骨盆入口面、中骨盆及出口面的径线，胎头位置、变形程度及入盆程度，对于头盆不称的诊断有一定价值。但是，由于 X 线照射对胎儿有一定影响，可能诱发肿瘤和白血病，因此，即使高度怀疑头盆不称，目前也极少有人愿意做骨盆 X 线摄片以协助诊断。另外，在分娩过程中，X 线摄片产妇需采取一定姿势，既费时又麻烦，产妇往往不愿合作，故现已极少采用。在英国，仅在可疑头盆不称且必须确诊和给予处理的情况下才做骨盆 X 线摄片，孕妇直立仅做侧位片一张，可以了解骨盆入口前后径、骶骨弧度、骶坐切迹宽度、骨盆倾斜度及胎头入盆程度等。

1963 年，骆炳煌等于临产前或产程中，根据 X 线摄片（正、侧位片）测量骨盆及胎头径线，判断头盆不称。采用 Mengert 法分别计算骨盆入口或中骨盆 X 线测量的前后径与横径之乘积百分比，按两径线之积在入口＝145，中骨盆＝125，各作 100％计算，并以 85％作为正常与狭窄的分界线（表 5-2）。

表 5-2　狭窄骨盆划分标准及分娩预后推测

骨盆	入口前后径及横径乘积百分比（%）	中骨盆前后径及横径乘积百分比（%）	中骨盆横径加后半前后径（cm）	出口横径（cm）	头盆比例	预后	分娩方式估计
正常	85 以上	85 以上	13.5 以上	—	相称	好	绝大多数自然分娩
边界狭窄	76～85	76～85	12.6～13.5	—	边缘情况	颇好	可能阴道分娩
中度狭窄	71～75	71～75	12～12.5	—	颇不相称	注意	多半剖宫产
重度狭窄	70 以下	70 以下	11 以下	8 以下	极不相称	不好	绝大多数必须剖宫产

2.B超

(1)胎儿测量:临床常用腹部B超测量胎儿生物参数,如双顶径、头围、腹围、股骨长等,并根据这些参数推算出许多估计胎儿体重的公式。有人认为结合B超估计胎儿体重可以协助诊断头盆不称,但由于B超估计胎儿体重的现有公式准确性都不高,故限制了其临床应用。

1986年,Morgan等提出根据胎-盆指数(FPI)来确定胎儿与骨盆不称。方法:①首先,腹部B超测量胎儿头围(HC)及腹围(AC),骨盆X线正侧位片测量入口面周长(IC)及中骨盆平面周长(MC)。②然后,分别计算胎儿头围、腹围与骨盆入口面周长、中骨盆周长的差值,即头盆差值(HC-IC和HC-MC)及腹盆差值(AC-IC和AC-MC)。③胎-盆指数(FPI)=胎儿头盆及腹盆四个差值中绝对值最大的两个差值之和。④结果判断:FPI>0为阳性,提示存在"胎儿-骨盆不称";FPI<0为阴性,提示不存在"胎儿-骨盆不称"。

Morgan等认为头盆不称是胎头大小与母体骨盆的比较,没有考虑胎儿其他部位尤其腹部或肩部的大小。由于胎儿腹部在妊娠晚期较胎头更大,故仅仅根据"头盆不称"评价胎儿与骨盆的关系不够全面,还应当注意胎儿腹部大小与骨盆不相适应即"腹-盆不称"的问题。将两者统称为"胎-盆不称"似更能合理评价胎儿与骨盆不相适应的关系。Morgan等认为,FPI阳性提示胎儿较母体骨盆大,FPI阴性提示胎儿较母体骨盆小,将胎儿头围、腹围与母体骨盆入口平面和中骨盆平面周长分别比较,可以准确发现不同程度的绝对性和相对性胎盆不称,包括头盆不称、腹盆不称或二者兼有。尽管胎头、胎腹和母体骨体的个体值大小在分娩过程中会有所改变,但是,Morgan等认为"胎盆指数"对头盆及腹盆周长的比较仍能很好地预测胎盆不称和分娩结局。1995年,Thurnau等总结关于"胎盆指数"的6项研究(共406例)结果表明,诊断胎盆不称的灵敏度80%,特异度98%,阳性预测值97%,阴性预测值86%。其中,37例FPI假阴性行剖宫产者,有34例为持续性枕后位,若除外枕后位因素,则FPI对胎盆不称总的预测值为98%。同时,作者提出需要计算FPI的临床指征为:①疑及巨大儿或母体骨盆狭小。②孕妇有肩难产高危因素。③诱发临产之前。④产程图异常。⑤前次剖宫产后阴道试产。⑥初产妇可疑胎盆不称者。

(2)骨盆测量:骨盆测量是诊断头盆不称和决定分娩方式的重要依据,由于X线骨盆测量对胎儿不利,目前产科已很少应用。临床骨盆外测量虽方法简便,但准确性较差。1991年开始,北京协和医院边旭明等探讨阴道超声骨盆测量方法,以协助诊断头盆不称。方法如下:①于孕28~35周做阴道超声测量骨盆大小。孕妇排空膀胱后取膀胱截石位,将阴道超声探头置入阴道3~5cm。荧屏同时显示耻骨和骶骨时,为骨盆测量的纵切面,测量骨盆中腔前后径,前据点为耻骨联合下缘内侧,后据点为第4、5骶椎之间。然后将阴道探头旋转90°,手柄下沉使骨盆两侧界限清晰对称地显示,为骨盆测量的横切面,测量骨盆中腔横径,两端据点为坐骨棘最突处。根据骨盆中腔前后径和横径,利用椭圆周长和面积公式,可分别计算骨盆中腔周长和中腔面积。②于孕晚期临产前1周,用腹部B超测量胎头双顶径和枕额径,并计算头围。③头盆不称的判断方法:a.径线头盆指数(CID):为骨盆中腔前后径和横径的平均值与胎儿双顶径之差。若CID≤15.8mm,本可疑头盆不称,若CID>15.8mm,无头盆不称。灵敏度53.4%,特异度93.2%,准确度77.9%,阳性预测值83.0%。b.周长头盆指数(CIC):为骨盆中腔周长与胎头周长之差。若CIC≤17mm,示可疑头盆不称,若CIC>17mm,无头盆不称。灵敏度34.2%,特异度87.2%,准确度66.8%,阳性预测值43.1%。c.面积头盆指数(CIA):为骨盆中腔面积与胎头面积(双顶径平面)之差。若CIA≤8.3cm²,示可疑头盆不称;若CIA>8.3cm²,无头盆不称。灵敏度37.0%,特异度88.9%,准确度68.9%,阳性预测值46.6%。其中,径线头盆指数(CID)准确度最高。

阴道超声骨盆测量方法的优点:①孕妇及胎儿均可免受 X 线损伤。②阴道超声探头体积小,操作方便。③定位准确,可重复测量。④体型肥胖者也可获满意测量效果。⑤结果准确,与 X 线骨盆测量值比较,95%以上的差别在 5mm 以下。

值得注意的是:①直肠大便充盈时,可使骶岬显示不清。②盆腔内有较大实性包块如子宫肌瘤时,坐骨棘无法辨认。③孕末期,胎头衔接后,先露较低时,阴道超声测量结果不满意。④先兆流产、低置或前置胎盘、先兆早产等阴道流血情况下均不宜做阴道超声测量。阴道超声骨盆测量方法简便、准确,对母儿无害,建议作为孕妇骨盆测量的常规方法。

3.计算机断层扫描(CT)

自 20 世纪 80 年代开始有不少报道利用 CT 正、侧位片进行骨盆测量,方法简便、结果准确,虽然胎儿放射线暴露量明显低于 X 线摄片检查,但是医患双方均仍然有一定顾虑,故目前尚未用于产科临床。

4.磁共振成像(MRI)

MRI 对胎儿无电离辐射损伤,与 CT 及 X 线检查完全不同,而且能清晰显示软组织影像,可以准确测量骨盆径线,不受子宫或胎儿活动的影响,误差<1%,优于普通 X 线平片,胎先露衔接情况在矢状位和横轴位成像上显示良好,有利于很好地评价胎儿与骨盆的相互关系,有无头盆不称,以便决定分娩方式。MRI 的缺点是价格昂贵,缺乏实时显像功能。

(四)产程图诊断头盆不称

有头盆不称者必然反映出产程进展延缓或停滞,胎头下降受阻等临床表现,这些表现一旦出现即可在绘制产程图时及时发现,因此,产程图是最早能发现头盆不称的简便实用手段。产程图异常提示临床医生需进一步检查分娩三大因素间有无异常,应采取积极的处理措施,以及考虑是否继续试产或决定剖宫产。

三、处理

产前检查怀疑头盆不称者,决定应行选择性剖宫产或阴道试产时,其指征如下。

(一)选择性剖宫产

(1)严重骨盆狭窄,胎儿不可能经阴道分娩者。

(2)轻度头盆不称合并前次剖宫产或前次因困难的阴道分娩致围生儿病率或死亡者。

(二)阴道试产

凡孕妇可疑头盆不称者除了有以上选择性剖宫产指征外,可允许经阴道试产。可疑头盆不称者经阴道试产的处理,应当是在有经验的产科医生具有完备的设施,熟练的技巧,以及能够适时做出试产的时间长短和安全性判断的条件下进行。试产前仔细评价胎儿与骨盆的关系,临产后利用产程图严密观察宫颈扩张及胎头下降情况。应注意以下几点:①轻度头盆不称时,为克服产道阻力,唯有借助于良好的宫缩是有效和必要的。初产妇遇有产程异常、宫缩乏力时,可在严密观察下静脉滴注缩宫素。但在产程进展中应进行持续的胎心及宫缩监护。宫颈扩张时,可人工破膜刺激宫缩。②在良好宫缩下活跃期试产≥4 小时仍无进展者,提示有不能克服的头盆不称,应立即剖宫产终止妊娠。临产中出现胎儿窘迫时,也应立即剖宫产,不宜继续试产。

第六章 产科手术

产科手术学是产科学中的重要部分,产科中一些复杂、疑难问题最终仍需产科手术协助解决。近二十多年来,虽然产科手术学中重要的剖宫产术和产钳术及胎头吸引术的指征和操作方法改变不大,但剖宫产率在很多国家特别是我国都明显增加,使产钳术及胎头吸引术的使用率大为下降。这些现象对孕产妇本身和产科医生,甚至社会都带来很多负面影响。

第一节 会阴切开缝合术

会阴切开缝合术是最常用的产科手术,偶尔也为扩大阴道手术视野、方便阴道手术的进行而行该手术。

一、会阴切开指征

(1)初产妇会阴体较长或阴部坚韧,有撕裂可能。
(2)初产妇须做产钳、胎头吸引术或做臀位助产术。
(3)胎儿较大,有继发宫缩乏力。
(4)因妊娠期高血压疾病、妊娠合并心脏病需主动缩短第二产程。
(5)对未生育的妇女做妇科阴道手术,需扩大视野者。

二、会阴切开术的分类及选择

会阴切开可分为会阴侧切开和正中切开。会阴正中切开的优点是切开位于会阴正中,其切口小、出血少,对合缝合容易,术后疼痛轻,缺点是接生者经验不足,胎儿大或产程过长等需要用产钳助产时,稍有不慎可造成肛门括约肌裂伤,发生Ⅲ度裂伤,故适用于胎儿较小,会阴部较长即会阴后联合至肛门有足够长度的产妇,由接生技术熟练者接生。会阴侧切的优点是如有撕裂不易损伤肛门括约肌,如胎儿较大,或因产程较长等需要用产钳助产时亦以侧切为宜,必要时甚至可做两侧会阴侧切术。缺点是出血较多,缝合时对合难度大于正中切口,术后疼痛明显。

三、会阴切开及缝合方法

(一)麻醉

一般采用阴部神经阻滞及局部浸润。先用长注射针头与左侧坐骨结节与会阴后联合间中点进针,皮内注射做一皮丘,然后进针至坐骨棘(以手指置阴道内扪及坐骨棘为引导),先抽无回血,然后在坐骨棘及其上、下注射0.5%的普鲁卡因5mL,再退至皮下向大阴唇下侧至会阴后联合做扇形匍行浸润约10mL,必要时做双侧会阴切开时可向对侧做同样的阴部神经阻滞及局部浸润。

(二)会阴正中切开

当胎头着冠时,在会阴正中向下切开,根据产妇会阴联合长短而定,一般不超过 2.5～3cm,切开后立即小心保护,并需产妇的密切合作,注意使胎头以最小平面娩出,在处理好新生儿及胎盘后检查切口有无撕裂,先缝合阴道黏膜至阴道口,将两侧皮下组织对端缝合,最后缝合皮肤,现常用可吸收线皮内缝合,亦可丝线间断缝合。

(三)会阴侧切开

会阴侧切开应用较多,常用左侧切开。胎头着冠后,侧切开在会阴后联合正中偏左 0.5cm 处,与垂直线呈 45°向左侧切开,根据需要,切开 3～4cm;必要时可做双侧切开。胎儿及胎盘娩出处理完毕后,检查会阴切口,寻找阴道黏膜顶端并检查有无撕裂及出血,缝合从阴道黏膜顶端开始,注意两侧对端缝合距离,连续缝合至阴道外口,然后缝合皮下组织及肌肉(会阴浅横肌及深横肌等),再缝合皮肤,常用可吸收缝线做皮下连续缝合,亦可间断缝合。

(四)注意事项

(1)各层组织缝合时不宜过紧过密,以防止组织肿胀、坏死。

(2)缝合皮下组织时不应留下死腔,以免积血发生血肿或感染。

(3)缝合完毕后,经肛查缝线是否穿过直肠黏膜,如确有缝线穿过黏膜,则应拆除重缝。

第二节 产钳术

产钳是阴道手术分娩的最重要的工具,于 16 世纪末或 17 世纪初开始应用,它帮助产科医生解决了很多阴道难产,但是由于多年积累的经验,产钳指征和使用率也有所改变。根据美国妇产科医师协会 2007 年统计,在分娩方式的发生率中,2005 年的剖宫产率已达 30.3%,而产钳的使用率则有所下降,尽管如此,产钳至今仍是十分重要的阴道助产手术。

产钳种类很多,至今已达 700 种以上,常以发明者的名字命名。目前最常用的产钳是 Simpson 产钳,其他尚有 Kielland 产钳、Tucker-Mclane 产钳、Piper 产钳,它们都各有特点。多年的应用,目前都认为 Simpson 产钳最为安全、易学、实用。其他的各种产钳虽各有其应用范围,但均因对母、婴并发症较多都已经少用,下文介绍 Simpson 产钳(简称产钳)。

一、产钳结构

产钳分为左、右两叶,分清左、右叶很重要。因为操作时,常规是术者以左手执左叶产钳置入患者阴道。每叶产钳由产钳叶、茎、锁扣及柄四部分组成。

产钳叶是一个扁椭圆形的中空薄片不锈钢的结构,为了适应母体骨盆的曲面和保护胎头不受挤压,每叶产钳都有相应的两个曲面,第一曲面适应于胎头的两侧颞部的曲面称为胎儿头曲面,这个曲面是一个向外突出的曲面,第二曲面是适应从出口至中骨盆的曲面,是自上向下的凹面,称为骨盆曲面。每个产钳叶长 16cm,为了不使胎头过分挤压,两叶间最大宽度为 9cm,两叶前段间距为 3cm,中空部不仅减轻产钳重量,而且也起保护胎头的作用。产钳叶连着一个茎,长约 3cm,两叶产钳交为锁扣部,锁扣部为一个特殊机构,以右叶的相应部分恰恰嵌入左叶的凹陷部,形成一个具有一定活动度的锁扣,这种锁扣方式称为英式锁扣。锁扣的交合,初步意味着所在两叶产钳的位置是正确的。锁扣下连接着钳柄,钳柄的用处是在正确的置入产钳并交合后,用手握住并向外牵引。产钳放置位置正确将保证牵引力能均匀地分布在胎头两侧颞部。

二、产钳的分类

根据手术时胎头所在位置可以分为四类,即出口、低位、中位、高位产钳四种。也有学者将出口和低位产钳统称为低位产钳。

根据胎头高位及旋转程度的产钳分类(美国妇产科学会母亲-胎儿医学会议,1988 年)见表 6-1。

表 6-1 根据胎儿高位及旋转程度的产钳分类

产钳分类	分类定义
出口产钳	1.不用分离小阴唇即已见胎儿头皮 2.整个胎颅顶已完全到达盆底 3.矢状缝为正前后位或左右前或后位 4.胎头已达会阴部 5.旋转不超过 45°
低位产钳	胎头的先露部位已在+2 或+2 以下,但未达盆底旋转≤45° (左或右枕前位旋至直前位,左或右枕后位旋至直后位)或旋转>45°
中位产钳	胎头虽已固定,即双顶径已入盆,但胎头仍在+2 以上
高位产钳	胎头尚未入盆

以上的分类十分重要,目前高位产钳因危险度太大,已不应用。20 世纪 60 年代后的文献多认为中位产钳对胎儿的损伤大,对新生儿智力有影响,对母亲亦可造成较大伤害。故目前的应用主要限于低位及出口产钳。

三、指征

(一)以下原因造成的第二产程延长,可考虑产钳助产

(1)子宫收缩乏力。

(2)持续性枕横位或枕后位,提示可能有轻度头盆不称。

(3)会阴较厚、坚韧。

(二)因胎儿情况而需主动缩短第二产程

(1)胎儿宫内窘迫,如胎心率快于 160 次/分钟,或低于 120 次/分钟,或在产程中羊水变为混浊,浓绿色,明显的胎粪污染。

(2)宫口开全而发生脐带脱垂。

(3)胎盘早期剥离,宫口已开全,胎头已明显下降者。

(4)其他胎儿紧急情况,而宫口已开全者。

（三）因产妇情况需缩短第二产程者

（1）中度及重度子痫前期。

（2）妊娠合并各种慢性疾病，不宜用力屏气者，如合并心脏病、活动性肺结核等。

（3）产妇有急性疾病，伴高热、无力者。

（4）胎头吸引器失败者，可以考虑改用产钳。

（5）臀位助产，胎头娩出困难，可以考虑试用 Piper 产钳。

四、施行产钳术的必备条件

（1）无明显头盆不称。施行低位产钳时应做细致的阴道检查，对胎儿应做如下检查，包括胎先露的高低、胎方位、胎头变形程度、颅缝有无重叠、胎头水肿范围及程度。同时尽可能了解骨盆情况，骶岬是否明显突出、骶骨弯度、骨盆是否明显内聚、坐骨棘是否突出、坐骨切迹宽度，同时一并考虑头盆有无明显不称的关系。根据表 6-1 美国妇产科学会母亲-胎儿会议中所表达的，胎头旋转度和头先露高低是决定产钳难易的主要因素，如先露在＋2 以上，胎头为枕横位，应扪摸矢状缝位置，了解有无前不均倾，如为前不均倾，应考虑剖宫产；如先露部已达＋2 以下，但颅缝严重重叠，头与盆壁紧贴，说明头盆关系紧张，有明显不称，亦应以剖宫产终止妊娠。对胎头水肿亦应重视，偶尔外阴已微见胎头拨露，其实是胎头极度水肿，实际高位仍在＋2 左右，且头盆关系紧张，如此时未全面思考，而做会阴切开，使用产钳术，结果往往是手术失败，甚至给母亲或胎儿带来严重后果。

胎方位是一个很重要的因素，胎头为枕后位或枕横位，有骨盆狭窄，要旋转至枕前位有困难，甚至向后位旋转 45°亦有困难，则应放弃产钳术。

（2）宫口开全，胎膜已破。

（3）估计胎儿大小应在 4000～4250g 以下，如估计胎儿在 4000g 以上，但在 4250g 以下，无糖尿病，胎头已完全达盆底，可以考虑产钳助产，但母亲有糖尿病，第二产程延长，胎头下降不满意应考虑有发生肩难产的可能，因此，以剖宫产终止妊娠为宜。

（4）胎儿存活。胎儿存活及时行产钳术，如胎心突然明显减慢或消失，而宫口开全，先露已低，可急行产钳术、急行新生儿复苏术，新生儿仍有存活可能性。如胎儿死亡已有一段时间，B 超亦已证实，可根据胎儿大小及产程长短、有无感染以决定分娩方式。

五、麻醉

在初产妇，用阴部神经阻滞及会阴浸润麻醉法，已如前述。如初产妇用硬膜外麻醉，则无需再用其他麻醉。

六、手术步骤

（1）产妇取膀胱截石位。

（2）消毒外阴，铺无菌巾。

（3）导尿，如胎头压迫尿道或膀胱颈，则上推胎头，解除压迫，插入导尿管。

（4）阴道检查。

1）明确宫口是否开全。

2）了解胎头有无明显水肿，确定其真正的高度，颅缝有无明显的重叠，摸清矢状缝、大小囟门的位置以确定胎位,大囟门在骨盆前方者为枕后位,反之为枕前位。有时颅缝重叠而无办法摸清大小囟门的位置,最可靠的办法是伸手越过胎头顶,扪摸胎儿耳郭,可以借胎儿耳郭的方向辨别胎儿的头方位,但少数情况下,耳郭反转向前,为避免错误,可以同时扪摸耳心、外耳道及耳郭的关系,则其方位可以确定无误。若已明确为左枕前位或左枕后位,可试行旋转,转为枕前位或枕后位。

阴道检查后,根据结果以决定是否做产钳。如会阴口较小,阴道检查可以在会阴切开后进行。

(5)切开会阴。

(6)放置产钳和产钳的交合。以枕前位为例,手术可以用右手手掌或右手示、中指伸入胎头和阴道壁之间,左手以执笔式或握住左叶产钳柄,垂直向下将左产钳叶沿手掌或手指滑入胎儿头左侧,并逐渐深达穹隆部,柄亦随之下降而成为水平状态。术者可请助手将其保持在会阴正中部位,此时产钳叶的凹面恰对着胎儿左侧顶颞及面部。然后术者以左手掌面向上,以示指和中指伸入胎头及阴道壁间,以同样方法置入右叶产钳,置入后,左右叶交合。如交合顺利,提示阴道检查结果正确,置入方法及位置正确;如产钳交合困难,两侧锁扣部上、下有距离或成角,需要做阴道检查,了解胎儿位置的检查是否有误。如两次检查无误,而产钳交合困难,说明胎头可能有严重的变形,应改变其分娩方式。

(7)牵引及胎儿娩出。交合完成后,开始牵引。执产钳柄牵引的方式常见有两种:一种是以一手的中指伸至两个产钳茎的交合后的中间部,手的其余部分握住锁扣部;另一方式是以拇指向内侧紧握柄部,利用术者的肱二头肌收缩的力量牵引,但同时又有臂部其他相对等的肌肉收缩等力量作为对抗,阻止用力过猛。

牵引的方向根据先露的高度确定。如为低位产钳而胎头偏高者,可以先向下、向外牵引至胎头逐渐拨露,当胎头枕部逐渐下降至耻骨联合下缘时,即应将产钳柄向上逐渐抬高,使胎头以最小径线枕下前囟径娩出。如胎头已位于盆底,为一出口产钳,产前交合后稍向下牵引即可将产钳并向上移动,使胎头以最小径线娩出。牵引一般在宫缩时进行为好,因宫缩与产钳形成合力,有利于胎头下降,宫缩过后,可以停止牵引,将锁扣放开,以减轻因牵引而使颅压暂时升高,宫缩再次开始时又行牵引。

当产钳助产胎头即将娩出时,即松脱锁扣,先捏住左叶产钳柄向产妇腹部滑行方式取出左叶产钳,然后以同样方式取出右叶产钳,胎头娩出后,胎体随即娩出。新生儿的处理与自然分娩新生儿的处理相同。

如锁上产钳的位置正常,牵引力≥18kg(40磅)而胎头不下降者提示有头盆不称,应取出产钳,改用其他手术。

(8)胎头旋转问题。对左枕前及右枕前胎位,胎头的旋转问题并不困难,对枕后位胎头转成枕前位是比较困难的,特别是在持续性左枕后位和右枕后位的情况下,如胎头已达盆底,胎头不很大,可以旋转为直后位,以较大的会阴切开,在牵引时尽量先向外向下的方向牵引,在枕部已部分露出于会阴部后再向上牵引,以避免过早地向上牵引致小脑天幕撕裂的发生。如勉强转135°,则有时实际上仅转了45°或90°,而上产钳时成为斜位,甚至前后位,一叶在额部,一叶在枕部,产钳不能交合,或交合后牵引又滑脱,以致损伤母体和胎儿。持续性枕横位的问题也在旋转,情况同上。关于旋转方法以徒手旋转为好,还是以 Keilland 产钳旋转好,一般而言,以徒手旋转较为安全,器械旋转除非技术熟练,否则容易造成损伤,这需要术者谨慎考虑。

对于旋转困难者,应放弃产钳手术,改行其他手术。

(9)产钳结束后,常规检查宫颈、阴道壁、会阴切口,然后进行修补及缝合。

第三节 胎头吸引术

胎头吸引器于 19 世纪 40 年代由 Simpson 介绍而进入临床,至今已有很多种形式的胎头吸引器。在欧洲用的是扁平圆盘式的吸引器,在美国常用的是杯状的吸引器,而在我国则用的是圆筒或牛角式的吸引器。

胎头吸引器的指征与产钳是相同的,但其使用的技术比较简单,其安置也比较方便。在我国,曾经有较大量的使用倾向,目前使用范围亦逐渐受限。胎儿吸引器对母体的伤害小,但对胎儿如使用不当,其损伤将超过产钳。对胎头吸引器的使用要注意所应用的负压大小。根据 Lucas1994 年的报告,负压与胎头单位面积所受的力换算关系可见表 6-2。

表 6-2 吸引器负压与单位面积受压的换算表

毫米汞柱	厘米水柱	磅/每平方英寸	千克/每平方厘米
100	3.9	1.9	0.13
200	7.9	3.9	0.27
300	11.8	5.8	0.41
400	15.7	7.7	0.54
500	19.7	9.7	0.68
600	23.6	11.6	0.82

一、指征及反指征

(1)指征与产钳基本相同。

1)子宫收缩乏力,第二产程延长。

2)需缩短第二产程,如合并心脏病,中、重度子痫前期。

3)轻度头盆不称,有胎儿旋转不良者。

(2)但对下列情况不用胎头吸引器,上产钳为宜。

1)胎儿宫内窘迫。

2)宫口开全,有脐带脱垂者。

3)疑为巨大儿。

4)胎头水肿明显者。

(3)对有严重头盆不称者及面位、额位、胎儿有骨软化或出血性疾病、胎儿小于 34 孕周者禁用吸引器。

二、进行胎头吸引器的条件

(1)阴道检查,同产钳术。过去曾对胎位较高者用胎头吸引器下降后再改用产钳,现因持久的吸引器的吸引负压再加产钳的挤压,有增加颅内病变的趋势而改用产钳术。

(2)宫口近开全或已开全。

(3)手术器械最好接上吸气泵或负压泵。

三、手术步骤

以我国的直筒式或牛角式吸引器为例。

(1)患者取膀胱截石位。

(2)消毒外阴,铺无菌巾。

(3)导尿排空膀胱。

(4)阴道检查(同产钳),主要了解胎头高位及胎头方位。

(5)检查吸引器的功能及完整性。将橡皮管接在吸引器上,外接负压表及吸气泵,如无此装置,则代以 50mL 的大空针筒,准备弯钳一把。

(6)放置吸引器。在吸引器头端涂以消毒石蜡油,在分开两侧小阴唇后,暴露阴道外口,以手指轻轻压向阴道外口下缘,轻轻扩大之,然后将吸引器压向阴道外口下缘慢慢将吸引器滑入阴道。

(7)与胎头附着。将吸引器推进并与胎头紧贴,以示指仔细检查所有吸引器与胎头附着部位,特别警惕宫颈或阴道壁勿被牵入,同时调整直筒的外端的两个小柄,或牛角端的弯度,与矢状缝一致,以便作为旋转度数的标志。

(8)抽吸吸引器内的空气,使之成为负压,一般以每分钟使负压增加 $0.2kg/cm^2$ 为度,最大负压以 $(0.7\pm0.1)kg/cm^2$ 为度,如无负压表,则抽吸空气 150mL,此时轻轻牵引吸引器,如与胎头紧贴则表示安放成功。如负压 $>0.8kg/cm^2$ 则无益于吸引器助产反而增加胎儿头皮及颅内损伤的危险。

(9)吸引器应在产妇有宫缩并用力下屏时向外牵引,根据胎头方位在向外牵引过程中,逐渐旋转胎头至枕前位,当枕部达到耻骨联合下缘时,将吸引器向上牵引,使胎头以最小径线娩出。

(10)牵引时间以 10min 为宜,最长不超过 30min。

(11)如牵引时吸引器脱落,应检查原因,重新放置,吸引器再用,但最多不超过 3 次,失败后改用产钳。

四、胎头吸引器与产钳的比较

产钳和胎头吸引器近百年来都是产科助产不可缺少的得力武器,关于两者孰为优劣的问题历来有争论。总的说来欧洲是比较习惯于胎头吸引器的地区,但在美国加州某地区,1988—1999 年 93266 例单胎足月头位分娩中 1545 例(1.7%)因第二产程下降停滞而行手术助产,其中以剖宫产方式终止者 20.6%,胎头吸引器为 74%,产钳 5.4%。总的趋向,在某些习惯用产钳的地方已经逐渐地接受胎头吸引器的使用。Roberts 等(2002)报告澳大利亚新南威尔士州自 1990—1997 年分娩的 616303 例单胎活产在产程中以手术终止妊娠的比例始终在 20%左右,其中剖宫产略有上升,自 6.4%升至 7.8%,而胎头吸引器与产钳的使用比例则从 1990 年的 1:6 上升至 1997 年的 1:1。

在美国自 1995—1998 年共有 11639388 例次单胎活产,1989—1993 年新泽西州共有

375351 次单胎活产,其中以胎头吸引器助产及产钳助产安全性比较,胎头吸引器助产对新生儿的损伤及疾病的发生略高于产钳助产。1989—1993 年新泽西州 375351 次单胎分娩中,胎头吸引器助产的产后出血及肩难产发生率高于产钳助产,而新生儿的机械通气及发生Ⅲ°及Ⅳ°会阴撕裂则低于产钳。

选择胎头吸引器还是产钳助产有着个人的习惯或偏爱,法国 Dupuis 等(2003)经网络联系37 个产院的 156 位产科医生,得到回复的为 78%。在 2002 年的所有分娩中阴道分娩活产中,阴道手术分娩的占 11.2%,产钳分娩的 6.3%,胎头吸引器为 4.9%。从来不用产钳的为 1人,从来不用胎头吸引器的为 38 人(31%),两种器械都经常应用者仅 29 人(24%)。Chang 等(2002)分析过自 1977—1999 年在加利福尼亚旧金山医学中心工作过 171 名主治医师和 160名住院医生对使用产钳及胎头吸引器进行调查,结果是男主治医师较女主治医师使用产钳的比例更高(11.1% vs6.6%,$P<0.001$),而女主治医师使用胎头吸引器高于男主治医师(9.8% vs5.1%,$P<0.001$),在主治医师过去住院医师训练阶段的习惯用法对胎头吸引器使用率影响很大,而对产钳使用率影响不大。较诸产钳,胎头吸引器更容易掌握,特别是没有明显头盆不称,胎头已低,第二产程延长,而产妇已经疲乏者,用胎头吸引器助产一般均能成功。有些学者如 Bailey(2005)呼吁应该教会中级水平的医务工作者如助产士、全科医生或护士掌握胎头吸引器助产技术,这可以增加在特别是边远地区的产科抢救能力,也可以使易于就近在家分娩而避免远赴医院,并且不会造成医院的过分拥挤。产钳助产也是十分重要的产科技术,胎头吸引器的着力范围在头顶部,负压过高,可以造成头皮血肿,严重的可以发生颅内出血,而产钳则比较均匀着力于胎儿两侧颞部,所以可使用较胎头吸引器负压更大的力量。因此,不少产科工作者有这样的经验,在胎头吸引器失效后改用产钳而助产成功。Sadan 等(2003)报告胎头吸引器助产失败后选择分娩方式的比较,他们选择了连续地 215 例胎头吸引器助产为组Ⅰ,连续地 106 例产钳助产为组Ⅱ,28 例胎头吸引器助产失败改用产钳助产成功 28 例为组Ⅲ,22 例胎头吸引器改用剖宫产者为组Ⅳ,经比较,组Ⅳ的产后贫血、羊水的粪便污染都较严重,母亲及胎儿的住院期延长,脐血 pH 较低;组Ⅲ及组Ⅳ的 Apgar 评分、RDS、胎头血肿及黄疸的发生率均相似。所以胎头吸引器失败后,无论是产钳或剖宫产术对新生儿的危险都要增加。所以主治医师在这种特定情况下要认真地判断选用哪一种最为恰当的分娩方式。

从近五年的文献中可以看出胎头吸引器在阴道助产中对新生儿产伤的发生率较产钳助产低,但新生儿的胎头水肿或血肿的发生率较助产钳助产为高,而肩难产发生率以略高于产钳助产,产钳助产的头、面部擦伤,面神经瘫痪的发生率较胎头吸引器助产为高,至于两者产后出血的发生率的说法不一。至于颅内出血、喂养困难、视网膜出血两者的发生率相等。

但这两种助产方法的新生儿机械通气率及Ⅳ°撕裂均高于自然分娩,特别是胎头吸引器失败后产钳助产者会阴Ⅲ°及Ⅳ°撕裂发生率将增加 5 倍。

第四节 臀位牵引术

臀位是一种并不少见的异常胎位,占 4%~8%。臀位分娩时,身体中径线最大,变形能力最差的头却要在身体各部分分娩出后最后娩出,阴道没有充分的适应性扩张,因此具有较大的危险性;加以臀位分娩术,臀位中的膝先露不能将宫颈全部占满,而容易发生脐带脱垂,胎儿即可发生严重窒息死亡。所以产科医生很重视这种异常胎位,在产前检查时尽量用手法纠正为头位,如在分娩时仍为臀位则予以特殊处理。

臀位分娩可分为三种:①臀位自然分娩:整个分娩过程完全依靠自然产力,未借助外力。②臀位助产:臀位的臀部及下肢系自然娩出,而胎儿的躯体、上肢及胎儿的头部以牵引及特殊手法协助完成分娩。③臀部牵引术:胎儿的全部分娩过程均借牵引及特殊手法完成。

臀位助产术和臀位牵引术虽然是两个手术名称,但实际上臀位牵引术包括了臀位助产术,当臀位牵引术进行到胎儿的臀部、两下肢娩出后所余的手术步骤就和臀位助产术一样,故本节的叙述以臀位牵引术为主。

一、指征与反指征

(一)指征

(1)凡臀位分娩临产后宫口开全,胎臀已达盆底,在助产过程中,胎心变化持续>160次/分钟或<100次/分钟或有脐带脱垂,应做臀位牵引术。

(2)第二产程超过两小时而无进展。

(3)母亲有并发症如中至重度子痫前期、妊娠合并心脏病等。

(4)横位或双胎第一胎儿娩出后因各种原因第二胎儿急需娩出而行内倒转术后。

(二)反指征

(1)骨盆狭窄。

(2)虽无骨盆狭窄,胎儿估计超过3500g以上。

(3)臀位胎头仰伸。

(4)宫颈口未开全。

二、麻醉

可用阴部神经阻滞加会阴局部做0.5%普鲁卡因的匐行浸润。如在产程中用硬膜外阻滞镇痛则无需另做麻醉。

三、手术步骤

(1)患者取膀胱截石位。

(2)导尿,排空膀胱。

(3)阴道检查。

1.宫口是否开全

一般宫口开全则宫颈边缘已消失。宫口是否开全极为重要,胎体一般易于娩出,而胎头是全身径线的最大部,有时因宫颈口未开全而阻隔子宫颈上面而无法牵引出,脐带受压,胎儿迅速死亡;如强行牵引,可以发生宫颈撕裂,故宫口未开全则应耐心等待,绝不可轻率从事。但有时可扪及一极薄而软的0.5~1cm长的宫颈边缘,这类宫颈再行等待亦难完全消失,所以可以作为宫口开全处理。

2.有无狭窄

发生臀位的原因之一是骨盆狭窄。关于骨盆狭窄的检查,在第二节产钳的阴道检查已有叙述,需强调者为骶岬是否突出。如骶岬突出明显提示骨盆入口前后径狭窄,则有可能阻碍胎头入盆,以剖宫产终止妊娠为宜。

(四)会阴切开

阴道检查宫口开全,无明显头盆不称,决定做臀位牵引术。如为初产妇,待胎臀完全下降并使会阴部隆起时可行会阴切开术后即行手术。如为臀位牵引,则宫口开全后决定行牵引术时可即行会阴切开术。

(五)下肢及躯干的娩出

如胎儿的单足或双足已于外阴部可见或在阴道内,术者一手将单足或双足拉下,并轻轻向下牵引使躯体娩出。但如为单纯臀位,两腿及足上举,胎位下降后术者可以将示指伸入阴道紧钩住胎儿体部髂腹股沟处,并向下牵引,有时所需的力较大,胎体一旦向下滑动,另一侧髂腹股沟亦已向下显露,则可以由另一示指伸入对侧髂腹股沟处向下牵引使胎臀娩出,此时术者可用手术巾包住胎儿臀部向上翻(即母体腹部),使胎儿腹部、胸部显露并娩出于外阴,胎儿双下肢亦同时自然娩出。有时胎儿两上肢交叉于胸前,当单纯臀位的双足自由落下时胎儿的双下肢亦自然娩出。在单纯臀位中,亦有在胎位较高时以手探入宫腔点压胎儿下肢腘窝时下肢屈曲,握住足跟向下牵引,但此法容易引起骨折,故少用。但如为完全臀位或足先露则需术者协助将足娩出。

(六)肩及上肢的娩出

当胎儿的胸、腹部娩出后,术者应持续向外作牵引,并同时向逆时针方向旋转,此时因胎头及胎儿上肢两个同心圆的活动,使上肢向下滚动,术者以示指沿胎儿肩部探入阴道,以保护胎儿左上肢的肱骨,然后轻轻向下压,使左上肢显露并自阴道娩出,此时将胎体又向顺时针方向旋转,以同法娩出胎儿右侧上肢。

(七)胎头的娩出

当胎儿的躯体和上肢全部娩出后,应使胎头的背部向上,身体平置于术者的左手臂上,左手示指经阴道伸入胎儿口中,压住胎儿舌头以钩住胎儿的下颌部,右手则以示指、中指分别置于胎儿颈背部两侧,手掌压于颈项及胎背上,两手合力向下牵引,助手此时亦在产妇腹部耻骨联合上方加压以协助胎头俯屈,当枕骨结节抵达耻骨弓下缘时,以此为支点,将胎头向上向外牵引,胎儿的下颌、口、鼻、眼及额部迅即娩出。

四、注意点

(1)臀位牵引时:脐部露出后8分钟内头部应娩出,因时间超过8分钟可导致胎儿严重窒息,此为臀位接生中第一要点。

(2)下肢娩出困难时,用手指钩住腹股沟时用力拉,切忌用暴力以免股骨骨折。

(3)上肢高举时,切忌不旋转即用示指钩住向下拉,此时易发生肱骨骨折。

(4)后出头牵拉时有一定技巧,臀位牵引失败往往发生于后出头牵引,Piper产钳可有助于胎头的娩出,方法是胎体及上肢躯体娩出,试以手牵引胎头失败,即改用Piper产钳,该产钳的特点是柄长,但一样有胎头弯面及骨盆弯度,术者立即用一包巾包住胎儿胸、腹及上肢,同时将胎儿下肢,交给助手迅即上举,以露出会阴部及胎儿颈部,以Piper产钳助产,上法与头位产钳同,先置入左叶产钳,后置入右叶产钳,握住产钳,徐徐牵引出胎头,此时下颌、口、鼻、额部相继露出会阴部,Piper产钳助产甚为有效,因此在臀位阴道分娩时应为必要工具。

(5)新生儿娩出后,常常Apgar评分较低,处于窒息状态,此时应备有氧气、吸管、婴儿直接喉管、插管等器械,以及各种针剂,同时有新生儿科医生在旁,以急行抢救。

第五节　剖宫产术

剖宫产的定义是切开腹壁及子宫壁取出胎儿的分娩方法,它并不包括经腹取出腹腔妊娠胎儿的手术。在20世纪50～60年代各个国家的剖宫产率都在5%左右,但是自20世纪70年代以来,剖宫产率不断上升,目前在美国及一些国家剖宫产已达30%,个别国家的医院已达30%～50%,仅北欧的一些国家虽略有升高但仍保持在较低的水平。剖宫产率的上升,国外的学者们认为主要和以下因素有关:第一胎分娩比例增高,特别是只希望分娩一次的产妇增多和第一胎高龄孕妇的增多。胎儿电子监护仪发展以来,胎儿窘迫的发生率明显增加,剖宫产率也随之增高;臀位的剖宫产率增加;阴道中位产钳的不应用使产钳助产的减少导致剖宫产增加。另外还有高体重孕妇及巨大儿的增加,对双胎、早产、Ⅳ F妊娠等各种次要因素的增加。为避免医疗纠纷而使医务人员不恰当地放松剖宫产指征也是重要因素。所以剖宫产率增加是一个十分复杂的问题,其中有医疗因素,亦有社会因素。但是剖宫产率增加到一定程度,并不能使围生儿死亡率下降。

我国剖宫产率近二十余年来增加迅速。在20世纪80年代初期,我国大城市、省会或省级市尚保持在较低水平,此后,因社会经济状况好转、医学知识的交流、产科处理方法的进步、剖宫产指征的改变,反映在20世纪90年代剖宫产率虽有所增长,不过仍保持在20%～25%。但进入21世纪后剖宫产率增长异常迅猛。在大城市中,除南京以外,北京、上海、广州、重庆等剖宫产率至少在40%,多数达50%以上,个别医院甚至达到70%。而众所周知,剖宫产率达到一定水平后,并不能降低围生儿病率及死亡率。

根据近期文献的分析,剖宫产率的急剧增加除了产科指征如巨大儿等以外,主要原因是社会因素。社会因素主要有以下几方面,先讨论孕妇及其家属:①孕妇及其家属对妊娠及分娩过程不了解,知识缺乏,误认为剖宫产是孕产妇胎儿分娩方式上的最佳选择。②孕妇对分娩过程中心理上的恐惧及对分娩疼痛的顾虑。③部分家庭出于迷信,要为分娩日期选定黄道吉日。

关于医生:①因剖宫产的技术已经普及,安全性大为提高,剖宫产手术一般在30min左右即可完成,不必再守产程,以免劳累之苦,所以患者一经要求,轻易允诺做剖宫产。②剖宫产的收费远高于阴道分娩,从经济利益出发,用多做剖宫产为医院、本科及个人创收。③鉴于医疗纠纷日益增多,为避免产程中的意外,放松了剖宫产的指征。

剖宫产率升高的一个后果是阴道助产率的下降,不少做了好几年产科工作的医生,不会上低位或出口产钳,也不会用胎头吸引器,更不会做臀位助产术,在紧急情况下,无法救出胎儿。

要降低剖宫产率,不是定一个指标就可以解决,孕产妇本身就有选择的权利,因此必须通过多方面的工作才有可能降低剖宫产率。

(1)首先是通过媒体的正确宣传和医院做好产前教育,让孕妇懂得一位妇女正常的妊娠、分娩过程。

(2)加强医生和孕产妇的沟通,解除她们对分娩的顾虑。

（3）提高服务质量，做好产程中的陪伴和对产妇和胎儿的监护，并做好无痛分娩工作。

（4）提高医生的业务水平，正确地掌握剖宫产指征，对产程中的异常情况能做出正确判断并及时处理，熟练掌握剖宫产技术和阴道助产技术。

一、剖宫产指征

（一）头盆不称

孕妇骨盆正常，但因胎儿偏大或胎头位置异常如枕后位，胎头高直位导致产程延长或无进展，胎头不下降，患者疲惫，甚至出现肠胀气，尿潴留，而不得不行剖宫产。

（二）巨大儿

近年来，胎儿平均体重增加，巨大儿发生率增高，产程延长或停止是常见现象，加以巨大儿肩难产发生率增高，特别是体重预测在 4500g 以上者是剖宫产指征。

（三）臀位

臀位分娩如得到正确处理，除了膝先露因有脐带脱垂的可能及胎儿较大而产程延长或停止而做剖宫产以外，完全有可能阴道分娩，但因有后出头困难发生胎儿窒息及肱骨、股骨骨折的可能性，剖宫产率越来越高。加上有些医疗单位因惧怕外倒转发生脐带缠绕可致胎盘早剥而放弃外倒转，使臀位剖宫产率明显增高。

（四）胎儿窘迫

目前监测胎儿宫内状况的手段较多，胎儿电子监护仪，胎儿脐血流 S/D 测定，B 超胎儿羊水量测定已广泛用于产科，所以发生胎儿窘迫的发生率升高，虽然以上检查有一定的假阳性率，但在事先难以准确估计而仍选用剖宫产。

（五）妊娠并发症

近年来由于内科学和新生儿学的发展使一部分有内科并发症的妇女得到较好的处理而使妊娠得到继续，即使需要比较早的终止妊娠，产妇及早产儿都能安全度过产褥期及新生儿期。如妊娠合并心脏病、妊娠高血压综合征等。这类剖宫产比例正在增加。

（六）前次剖宫产

在欧美国家前次剖宫产是剖宫产的重要指征，即所谓的"一次剖宫产，次次剖宫产"。第一次剖宫产如非绝对指征，例如是臀位，第二次妊娠是头位，胎儿及胎位均属正常固然仍可阴道试产，但事实上常以剖宫产终止妊娠。

（七）其他

尚有双胎及其并发症、高龄妊娠、IVF 等。

二、剖宫产的方式及手术步骤

（一）子宫体部切开剖宫产

这是一种最古老的剖宫产术，19 世纪 70 年代所施行的剖宫产均用体部切开剖宫产称为古典式剖宫产，目前很少使用，因切开部位为子宫体部，出血多，故仅在胎盘附着于子宫下段前壁及子宫内口的前置胎盘患者使用。具体方法为在下腹部正中做直切口切开腹壁各层进腹腔后,在子宫前壁正中做一长约10cm的垂直切口,切开子宫肌层,破胎膜,进入羊膜腔后用手抓住胎儿的脚以臀位分娩方式使胎儿从切口处娩出,助手立即清除新生儿口腔及呼吸道羊水、黏液,断脐,主刀在胎儿娩出后立即在子宫体部注射催产素10U及麦角新碱0.2mg,子宫收缩,胎盘有剥离征兆后,即剥离胎盘,清理宫腔,检查胎盘,证实宫腔内无胎盘残留,开始间断以0号可吸收缝线缝合子宫内1/3层,再缝合子宫中1/3层和外1/3层外层,一般用连续法缝合,或连续锁边方式缝合,缝合以达到止血目的为主,不宜过密。术毕常规检查两侧卵巢有无病变,关腹。

(二)子宫下段剖宫产

子宫下段剖宫产是由Kronig创造的,利用足月妊娠时子宫下段明显延长,膀胱腹膜反折有较大的移行范围,在此做直切口,并以产钳取出胎儿,然后缝合切口,并埋于腹膜后,这一术式由Beck引入美国并由Delee在1922年加以推广,1926年由Kerr用子宫下段横切口代替直切口作了重要改良,该横切口方法一直沿用至今,而且成为剖宫产最基本术式。

1.腹部切口选择

脐下正中纵切口是一种最快进入子宫下段的方式,切口必须够大,并根据胎儿大小而定。在手术中应注意分离腹直肌,使切口下缘尽量靠近骨盆入口,利于术者取胎头。横切口即改良式Pfannenstiel切口,为耻骨正中上2cm为最低的两侧向上的对称弧形切口,达腹直肌两侧,切口长约12cm,切开皮肤及皮下脂肪,横形切开腹直肌前鞘,分离腹直肌前鞘及腹直肌,高度达脐下,暴露腹直肌,纵形分离腹直肌,暴露腹膜;横切口的优点是美观,缺点是不能如纵切口在必要时延长切口,而前次为横切口手术,再次进腹的时间较长。

2.子宫切口

进腹后,如下段已形成,切开覆盖在子宫下段的膀胱腹膜反折,并向下分离之,推下膀胱,暴露子宫下段,根据胎头高低选择切口位置,一般选择做横切口,开始切入时,切口应小,下刀动作轻,可以经重复数次后进入羊膜腔,如胎头偏低,术者性急,下段很薄,下刀过重,可能伤及胎儿面或头。进入羊膜腔后,先尽量吸净羊水,然后横行切开子宫下段后,可用两手的示指伸入切口,向两侧横行撕拉子宫下段,约10cm,亦可用绷带剪刀以横弧形剪开子宫下段约10cm。应注意的是一般子宫均有右旋转,故应根据右转程度掌握切口于正中部位,否则有可能切开或因撕裂而损伤子宫左侧血管而发生大出血。

对下段形成不良,而做臀位剖宫产时,亦有选择做纵切口者,若长度不够,可向上延伸至子宫体部。

3.挖取胎头

挖取胎头是剖宫产中一个十分重要的步骤,如胎头为枕前位,入盆不深,则胎头易于挖取,如为枕后位,镶嵌不深,挖取时仍不很困难。但若胎头已深入骨盆,可以以手指伸入胎儿口中,钩住胎儿下颌骨,向上外牵拉,使头部移动,另一手沿胎头部伸入骨盆深部,将头托出。亦可用小型出口产钳伸入切口,沿胎头置入,先左叶,后右叶,将产钳依靠耻骨联合上缘作为支点,将产钳柄倒向下肢一侧,使胎头松动,并脱出骨盆,此时可以将手伸入骨盆托出胎头。做倒"T"字或丁字形切口是下策,因在下次妊娠时若倒"T"字切口交汇点愈合不良有可能是子宫切口破裂的起始点。胎儿娩出后处理同阴道娩出,最后缝合子宫。

4.子宫下段切口的缝合

缝合前先仔细辨别切口上下缘。谨防子宫下段后壁突起而误认为子宫下段前壁的下缘,故最好用卵圆钳夹住,一方面止血,一方面便于辨认及缝合,对个别明显的出血点以单独结扎为妥,缝合时以0号或1号可吸收缝线,缝合上下段肌层时最好不穿过黏膜,以防止子宫内膜异位症。缝合切口一端角部时应超过角部顶端0.5cm以防角部的血管内陷而被漏缝以致出血。然后锁扣连续缝合下段肌层至另一侧角部,缝合不能过紧过密。对下段是缝合一层还是缝合两层有不同意见。传统的方法是两层,但亦有赞成缝合一层者。对下段过薄者仍以缝合两层为宜,以防止出血。亦可在个别区域加缝"8"字缝合以达到增强目的。

Haulth等(1992年)曾对761例剖宫产随机分成用I号络制线一层缝合及两层缝合组,结果是单层缝合手术者时间明显缩短,而产褥期两组的其他的变化相同。在止血及缝合结束后,将切开的腹膜反折覆盖于切口,并以0号缝线与切开下部的肌层缝合,不过目前亦有不予缝合的报告。认为手术时间缩短有利于术后肠麻痹的恢复,不增加粘连的形成(Hull及Varnerl1991,Tulandi等1998),对此,不少学者仍有不同意见,认为不缝合可以增加粘连的发生,故至今并无定论。子宫下段的缝合处理完毕后,应常规检查输卵管及卵巢,如有异常可及时处理。如有医疗指征结扎双侧输卵管可在此时进行。腹腔内手术一切完毕后,应清点纱布,吸清腹腔内液体,取出血块(包括直肠陷凹),准备关腹。

5.关闭腹腔各层

腹膜以可吸收缝线连续缝合。腹直肌复位,对各出血点认真止血。缝合腹直肌前鞘,间断缝合皮下脂肪,对腹壁下脂肪薄于15~20mm者可不必缝合而直接缝合皮肤。

(三)子宫下段倒"T"字形剖宫产

在子宫下段剖宫产遇取头有困难时,可在子宫下段切口上部正中向上切口5cm,以手伸入宫腔抓住胎脚使胎儿臀部、体部娩出,继而头部娩出,然后缝合子宫切口。在缝合至上部两侧切口与子宫下段切口下部时,应对合整齐,再以褥式缝合第二层,以期愈合良好,防止第二次妊娠时切口部从此处裂开。余同子宫下段剖宫产。

(四)腹膜外剖宫产

在抗生素发明以前,产科细菌性感染是产妇的主要死亡原因之一,因此在疑有感染的情况下,不经腹腔而经腹膜外做剖宫产取出胎儿可以避免腹膜炎减少死亡。1907年Frank首次介绍了腹膜外剖宫产,以后Latzko(1909)及Waters(1940)介绍了各种腹膜外剖宫产的方法,至今已有很多单位采取腹膜外剖宫产作为其基本术式之一。腹膜外剖宫产的优点主要是在胎膜早破,产程中可疑有感染而须做剖宫产者,经腹膜外剖宫术后腹腔内感染可能性小,反应小,患者恢复快,但对不够熟练者,其手术时间长,损伤脏器(膀胱)可能增加。

腹膜外剖宫产术前首先要安置导尿管,放空小便后,注入亚甲蓝溶液200mL使膀胱充盈并将导尿管夹紧,利于分离时提示有无膀胱损伤。术时先切开腹壁至分离腹直肌后,充分暴露膀胱前筋膜,切开膀胱筋膜,在近膀胱底部又将筋膜横行切开,直达筋膜与膀胱间隙,钝性分离膀胱肌层与周围筋膜,使部分膀胱游离,可以在膀胱左侧角寻找黄色脂肪,此处组织较疏松易于分离,用手指钝性分离后即可进入膀胱腹膜反折,然后由此逐渐将膀胱顶部与腹膜分离而充分暴露子宫下段,以上方法称为顶入法。亦可先由膀胱侧壁开始分离,逐步暴露子宫下段,而将子宫膀胱腹膜反折推开再充分暴露子宫下段,此为侧入法。在已充分暴露下段后,将膀胱内液体放空,然后按子宫下段剖宫产进行手术。在子宫切口缝合后,将膀胱复位,逐层关闭腹壁。

对胎儿已有宫内窘迫,胎儿过大者为此手术禁忌证。

三、剖宫产并发症

(一)剖宫产术中并发症

1. 子宫出血

剖宫产往往因产程过长、子宫收缩乏力,亦可能因前置胎盘或胎盘早期剥离而施行,故可因子宫收缩不良、胎盘种植部位血窦不能有效收闭而出血,出血可迅速而大量,以致产妇迅速进入休克,故术者应熟悉剖宫产各种子宫出血的处理步骤。对子宫收缩不良出血可用热盐水纱布包绕子宫底部并不断按摩以促进其收缩,同时肌层再注射催产素 10~20U,麦角新碱 0.2mg,静脉中滴注催产素,必要时可用 PGF_{2a} 1mg 体部肌层注射,效果良好。如上述方法效果不佳,可以结扎子宫动脉上行支,亦可用 B-Lynch 法缝扎子宫,甚至结扎髂内动脉,以达到止血的目的。对前置胎盘胎盘剥离面的出血,如为活动性的则可以用"8"字形缝扎法处理,当出血减少后仅为渗血时可以用纱条进行宫腔填塞以达到止血的目的。

2. 切口撕裂

当胎儿巨大、胎头嵌入骨盆过深取头困难等情况下,可以发生切口撕裂,撕裂可表现为切口横向撕裂,因子宫右旋,故撕裂常在左侧,并易累及子宫静脉丛以致发生大量出血。如有出血,先用纱布压迫,放松后看清出血点,"8"字形缝扎。切忌大块钳夹,以免伤及输尿管,撕裂部位可以对端缝合。撕裂亦可发生在子宫下段切口的下唇,常为垂直的裂伤,可以直达 4~5cm,不一定伴有大量的出血,应予对端缝合。同时检查相应的膀胱部位是否被累及,如有累及,及时处理。

3. 血肿

血肿是剖宫产的并发症,它并不少见,小的血肿常被忽视,如遇到发展迅速的大血肿,抢救不及可以使产妇死亡。大的血肿常由于下端横切口撕裂至子宫下段的侧壁,伤及肌层内的动、静脉的大分支,少见的情况下甚至使宽韧带内的静脉丛撕裂而迅速形成巨大血肿(常在左侧),血肿可以向后腹膜扩展,在后腹膜腔隙内隐藏大量积血,最多时可达 4000mL 以上。有时由于对下段切口的止血不严密,以致不断渗血而形成血肿,隐藏在膀胱腹膜返折下。对于血肿的诊断,如果发生在术中,当然容易辨认,应该立即打开宽韧带,发现出血点,小心缝扎,切忌盲目大块钳夹后结扎,这种做法往往损伤输尿管。在结扎止血后,可以在手术部位寻找输尿管,肯定未被结扎后重新缝合腹膜,如果因创面大而因出血难以辨认,在术中请泌尿科大夫做膀胱镜行输尿管插管加以区别。

在手术完毕后不久,患者血压逐渐下降,脉搏加速,而阴道出血很少,应该想到内出血,立刻做 B 超以区别为腹腔游离血或为子宫旁血肿,若有血肿,了解其大小,并测血红蛋白及血细胞比容水平,短期定时观察以确定是否继续出血。若为巨大血肿,可立即输血进腹止血,为求得立即止血效果,可立即结扎两侧髂内动脉,便出血停止,改善患者情况,并继续寻找可能出血的区域,加以处理。如果不能明确出血点,可在一般情况改善后,在出血局部填塞大纱条压迫止血,纱条一端从腹部腹膜外做格氏切口露出,以便在术后 48~72h 缓缓抽出,术后腹部加压包扎宫底放置沙袋,术后以广谱抗生素防止感染。术后可以监察血压、脉搏,做妇科检查,同时做 B 超观察,有无血肿及其发展趋势。若血肿中等大小,在 4h 严密的观察下并不扩展,血红蛋白量与血细胞比容无明显的进一步下降,说明血肿内出血已停止,可以输血维持治疗,并等待其自然吸收,不必急于手术。特别是血肿已停止长大而出现肠胀气时进行手术,肠曲可完全自切口涌出而难以处理。有时术后患者体温屡在 38～38.5℃不退,而又无感染症状,应该考虑到局部血肿,应做妇科检查及 B 超检查,因血肿内血液吸收时可能发生体温升高。总之,目前剖宫产率升高,而手术简化,医生企图缩短手术时间手术粗暴而不仔细观察,使术时及术后血肿的发生率升高,这是应该注意的问题。

4.膀胱损伤

易发生于进腹时,或在腹膜外剖宫产时损伤之,发生后立即修补,并留置导尿,一般愈合良好。

5.输尿管损伤

在子宫横切口撕裂出血时盲目钳夹,缝合时可以缝扎或缝及输尿管,如遇到此类情况,应在缝合后做膀胱镜输尿管插管以明确是否损伤输尿管,以便及时处理。如当时被忽略,患者感腰酸,可做 B 超观察,如有肾盂扩张,应及时检查处理。对剖宫产术后不久(数周内)阴道溢液较多者亦应警惕输尿管损伤。

6.肠管损伤

过去虽有报道。但肠管损伤比较罕见,但在过去有剖宫产子宫体部切开术后又伴有明显感染病史的患者,本次妊娠应注意在原有手术范围内有无肠粘连,以免再次剖宫产术时伤及肠管。如有损伤,应立即缝合。

(二)剖宫产术后近期并发症

1.晚期产后出血

产后出血一般发生在产后 24h 内,产后 24h 的出血称为晚期产后出血。自剖宫产技术提高及加强对产时产后感染控制,缝线质量的改进以来,晚期产后出血已减少,但因剖宫产率的提高,故临床工作中仍有所见。晚期产后出血主要原因是切口愈合不良合并感染,发生切口愈合不良的部位往往在子宫下段切口的左侧角,因妊娠时子宫常发生右旋,因此切口容易偏左而发生左侧角部撕裂,在止血时缝合过多、过紧,如原已有轻度感染,在该处局部组织坏死脱落感染的情况,一旦侵及血窦,可以发生大出血。以往常用铬制肠线,不宜吸收而增加感染机会容易发生出血。其他原因是偶见胎盘残留,往往是副胎盘的遗留,术时检查胎盘不易觉察。

处理晚期产后出血时,切不可任意刮宫,需先用 B 超检查宫腔及子宫下段切口部,如宫腔空虚无物而切口部缺损,周围血流丰富,应怀疑切口部出血。如出血不多,可以抗感染、止血药物及雌激素,以控制感染、促进子宫肌层生长;如出血多,可以用子宫动脉栓塞止血,并用抗感染治疗,以期保留子宫;如出血反复而不止,甚至造成患者严重贫血、失血性休克则应及时做子宫切除术。

若 B 超发现宫腔内有组织物残留,类似息肉状,可在 B 超监视下做刮宫术或钳夹术,取出组织送病理检查。

2.剖宫产术后感染

由于抗生素在术中及术后的普遍使用,剖宫产术后感染已少见。

(三)剖宫产远期并发症

1.子宫下段切口瘢痕部妊娠

因剖宫产率升高,加以人工流产术增多,患者中曾有人工流产术史及剖宫产术史者,再次妊娠时受精卵的种植部位有可能发生于下段切口部或其附近而发生子宫下段切口瘢痕妊娠。

该症容易发生妊娠早期出血,B超时子宫内空虚,而妊娠物位于子宫下段瘢痕部位或子宫峡部,妇科检查时子宫呈葫芦状,宫颈部位膨大,血 β-hCG 明显升高,如早期诊断可用 MTX 或天花粉杀胚,亦可用米非司酮合用;同时以血 β-hCG 监测绒毛坏死情况,静待组织物排出,出血多时有条件者可以用子宫动脉栓塞法,先注射 MTX 后再用栓塞剂。无此条件或效果不佳者作子宫切除

2.子宫切口愈合不良

凡子宫切口愈合不良者再次妊娠有切口破裂之虞,故凡前次剖宫产者本次妊娠后应加以警惕,可用 B 超探测子宫切口部肌层情况,如有切口愈合不良者,根据发现时的妊娠术数、切口部的情况再做出处理决定。前次剖宫产切口方式下次妊娠子宫破裂率见表 6-3。

表 6-3 前次剖宫产切口方式下次妊娠子宫破裂率

子宫切口方式	预计破裂发生率(%)
古典式	4~9
倒"T"字形	4~9
下段垂直切口	1~7
下段横切口	0.2~1.5

3.子宫内膜异位症

曾做剖宫产术者,子宫内膜异位症发生率增高,以古典式剖宫产者多见。若为腹壁子宫内膜异位症,宜以手术切除之;若为盆腔子宫内膜异位症,则根据具体情况处理。

第七章　分娩期并发症

分娩是一种正常的生理过程,若产力、产道、胎儿三者不相匹配,且又无产前检查或检查不全面、母胎监护欠缺或处理不当,分娩期可能发生一些并发症,如子宫破裂、脐带脱垂、产后出血等。

第一节　子宫破裂

子宫破裂是指在妊娠晚期或分娩过程中子宫体部或子宫下段发生的破裂。本病易发生于经产妇。系产科严重并发症,子宫破裂如未能及时诊断、处理,常导致胎儿及产妇死亡。过去子宫破裂发生率较高,近年来由于我国产前检查及新法接生从城市到农村的逐步推广,计划生育的大力推行,加之孕期保健及产科质量的不断提高,其发生率已有显著下降,为分娩总数的1/16000~1/1000。Eden 等(1986)曾复习 Duke 大学 53 年的子宫破裂的材料,1931—1950 年其发生率为 0.078%,1973—1981 年降至 0.044%,降低近一半。而 Parkland 医院 1990—1994 年的 74000 次分娩中仅发生子宫破裂 4 例(0.0054%)。这和对前次剖宫产者不用缩宫素引产或在产程中用缩宫素以加速产程有关。

一、病因

目前发达国家子宫破裂最常见的原因为剖宫产术后瘢痕破裂,我国最常见的原因是梗阻性难产和宫缩剂应用不当。

(一)瘢痕子宫

较常见的原因。既往有子宫肌瘤剔除、剖宫产(特别是古典式剖宫产)等手术史的孕产妇,在妊娠晚期或临产后,由于子宫腔内压力增大或子宫收缩,可使原有切口瘢痕破裂,甚至于自发性破裂。近年由于国内剖宫产率增高,瘢痕子宫破裂(图 7-1)发生率有上升趋势,特别是剖宫产术后 2 年之内妊娠或剖宫产术后子宫切口感染导致术后瘢痕愈合不良者,或前次剖宫产术式为古典式剖宫产,再次妊娠及分娩时子宫破裂的危险性更大。

(二)梗阻性难产

胎儿与骨盆不相称若产妇骨盆较小或狭窄

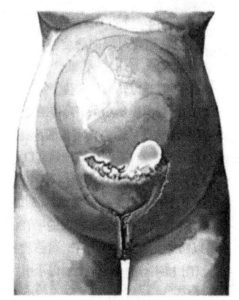

图 7-1　瘢痕子宫破裂

而胎儿较大,有头盆不称,妨碍胎头下降,造成梗阻性难产,而子宫收缩较强,可使子宫下段过度牵引、延伸而变得菲薄,终于破裂。特别是接生员不认识胎头被搁浅的原因,滥用缩宫素,常是妇女保健意识薄弱地区子宫破裂的主要原因。

胎位异常经产妇不做产前检查,由于腹壁松弛以致发生横位,临产后胎肩搁置于骨盆入口不能入盆,为克服阻力,子宫体部肌层强烈收缩并不断缩短增厚,子宫下段肌层被过度牵拉变薄,从而发生子宫破裂。此亦为妇女保健组织薄弱地区容易发生子宫破裂的重要原因。此外,额先露、胎儿有脑积水、联体畸形亦为导致子宫破裂的原因。

(三)宫缩剂使用不当

由于缩宫素使用指征、用药途径及剂量掌握不当,或子宫对缩宫素异常敏感,或滥用前列腺素、蓖麻油等引产,均可导致子宫收缩过强,造成子宫破裂。高龄、多产妇、子宫发育不良、子宫畸形、多次宫腔操作或有严重宫腔感染史者更易发生子宫破裂。

(四)创伤

1.妊娠时下腹部严重外伤

晚期妊娠时行动不灵活,如有汽车或快速行驶的自行车撞击腹部,均有可能造成子宫裂伤,甚至子宫破裂。其他如刀伤、枪伤均可造成子宫的穿通伤,但此类情况在我国极为罕见。值得一提的是我国不少地区的接生员在产妇分娩时强行加压于腹部企图使胎儿尽早娩出,有时可发生子宫破裂。

2.分娩时手术损伤

在宫颈口未开全做困难的产钳术或臀位牵引术以娩出胎头,其暴力均可使宫颈撕裂直至子宫下段,如横位,无麻醉而强行内倒转术或做断头、穿颅、毁胎术,因手术不慎,可因器械或胎儿的骨片损伤而使子宫或膀胱损伤,剖宫产术时强挖胎头,或植入性胎盘勉强做胎盘人工剥离术均可穿通子宫壁而发生子宫破裂。

(五)子宫肌壁原有病理改变

如子宫畸形、子宫发育不良,妊娠后因子宫肌层菲薄,偶有可能发生自发性破裂。有多次刮宫史、严重宫腔感染史、人工剥离胎盘史、子宫穿孔史因子宫肌层受损而在妊娠晚期发生子宫破裂,但甚为少见。

二、分类

子宫破裂按发生时间分为妊娠期破裂和分娩期破裂,按原因分为自发性破裂和损伤性破裂,按发生部位分为子宫体部破裂和子宫下段破裂,按破裂程度分为完全性破裂和不完全性破裂。

三、临床表现

子宫破裂可发生在妊娠晚期和分娩期,多见于分娩过程中通常子宫破裂是一个渐进的过程,多数可分为先兆子宫破裂和子宫破裂两个阶段。

(一)先兆子宫破裂

常见于产程长、有梗阻性难产因素的产妇,病理性缩复环形成、下腹部压痛、胎心率改变及血尿是先兆子宫破裂的 4 个征象。

1.腹痛

患者多有持续性下腹疼痛,拒按,烦躁不安,心率和呼吸加快。

2.病理性缩复环

临产后,当胎先露下降受阻时,强有力的阵缩使子宫下段被过度牵拉变薄,而子宫体部增厚变短,两者之间形成明显的环状凹陷,称病理性缩复环(图7-2)。子宫收缩频繁,呈强直性或痉挛性,子宫下段膨隆,压痛明显,胎先露部被固定于骨盆入口处。病理性缩复环随产程进展,逐渐上升达脐水平甚至脐上(图7-3),这一点有别于生理性缩复环及子宫痉挛狭窄环。若不及时处理,子宫将在病理性缩复环处或其下方破裂。

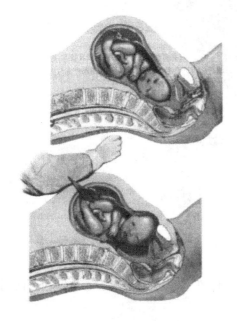

图7-2 病理性缩复环

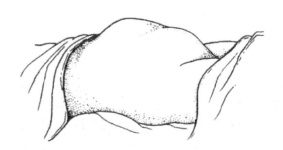

图7-3 先兆子宫破裂腹部外观

3.排尿困难及血尿

由于先露部压迫,膀胱壁充血,可出现排尿困难和血尿。

4.胎心率改变

由子宫缩过强、过频,胎儿血供受阻,胎心率可增快、减慢或听不清,电子胎心监护图形可见重度变异减速、晚期减速或延长减速,提示胎儿窘迫。

(二)子宫破裂

根据破裂程度,子宫破裂可分为不完全性及完全性两种。

1.不完全性子宫破裂

子宫肌层部分或全部断裂,但浆膜层完整,宫腔与腹腔未相通,胎儿及其附属物仍在宫腔内,称为不完全性子宫破裂(图7-4)。多见于子宫下段剖宫产切口瘢痕裂开。不完全破裂时腹痛等症状和体征不明显,仅在不全破裂处有明显压痛。若破裂累及子宫两侧血管可发生急性大出血或形成阔韧带内血肿,在宫体一侧扪及逐渐增大且有压痛的包块,伴胎心率改变,可出现频发胎心率减速。

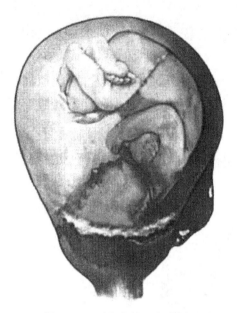

图 7-4　不完全性子宫破裂

2. 完全性子宫破裂

　　子宫肌壁全层破裂,宫腔与腹腔相通,称完全性子宫破裂(图 7-5)。子宫破裂常发生于瞬间,产妇突感腹部撕裂样剧烈疼痛,子宫收缩骤然停止,腹痛可暂时缓解。随后由于血液、羊水进入腹腔,腹痛又呈持续性加重。同时产妇可出现面色苍白、呼吸急迫、脉搏细快、血压下降等休克征象。腹部检查:全腹有压痛和反跳痛,在腹壁下可清楚扪及胎体,在胎儿侧方可扪及缩小的宫体,胎动和胎心消失。阴道检查:可见鲜血流出,扩张的宫颈口较前缩小,胎先露较前

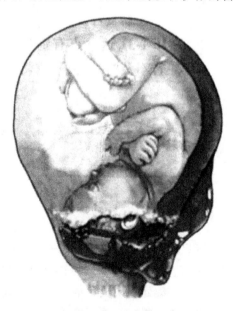

图 7-5　完全性子宫破裂

有所上升。若破裂口位置较低,可自阴道扪及子宫下段裂口。

子宫瘢痕破裂多发生于分娩期,妊娠晚期少见。常缺乏先兆子宫破裂的征象,开始时腹部轻微疼痛,子宫瘢痕部位有压痛,此时瘢痕已有部分裂开,但胎膜未破。若不立即行剖宫产,瘢痕裂口会逐渐扩大,出现典型子宫破裂的症状和体征。

四、诊断和鉴别诊断

(一)诊断

根据病史、症状、体征,子宫破裂诊断比较容易。关键是及早发现和处理子宫破裂的高危因素,及时识别先兆子宫破裂。对于不完全性子宫破裂、子宫后壁破裂或子宫切口瘢痕破裂,由于症状、体征不明显,诊断有一定困难。根据前次剖宫产手术史、子宫下段压痛、胎心改变、阴道流血,检查发现已下降的胎先露部又上升,宫口较前缩小,有时可触及子宫下段破裂口可诊断。B型超声和腹腔穿刺可协助诊断。

(二)鉴别诊断

1.重型胎盘早剥

重型胎盘早剥可引起剧烈腹痛、胎心率改变及内出血休克征象,易与子宫破裂相混淆。但重型胎盘早剥多伴有重度子痫前期、子痫病史或外伤史,腹部检查子宫呈板样硬,宫底升高,胎位不清,无病理性缩复环,B型超声检查可见胎盘后血肿,胎儿在宫腔内。

2.羊膜腔感染

有产程延长和多次阴道检查史,可出现腹痛和子宫压痛等症状及体征,容易与子宫破裂相混淆。羊膜腔感染可出现体温升高,血白细胞和中性粒细胞升高。腹部触诊及B型超声检查提示胎儿仍在宫腔内。

五、预后

在发达国家,子宫破裂已罕见,孕产妇因此而死亡者更罕见。但在发展中国家情况全然不同,死亡率可高达40%~60%。胎儿的存活取决于子宫破裂的及时发现及果断处理,故在某些十分贫穷的发展中国家,胎儿死亡率可高达100%。

六、处理

(一)先兆子宫破裂

立即采取措施抑制子宫收缩,可采用吸入麻醉或静脉全身麻醉,肌内注射哌替啶100mg等,并尽快行剖宫产术,防止子宫破裂。

(二)子宫破裂

一旦确诊,无论胎儿是否存活,均应在积极抢救休克的同时,尽快手术治疗。根据产妇的全身情况、子宫破裂的部位与程度、感染程度及产妇有无生育要求决定手术方式。若破裂边缘整齐,无明显感染征象,需保留生育功能者,可行裂口修补术;对破口较大且边缘不整齐或感染明显者,应行次全子宫切除术;若破裂口累及宫颈,应做子宫全切除术。术后给予抗生素预防感染。

子宫破裂应尽可能就地抢救,必须转院者,应在输血、输液、抗休克条件下并包扎腹部后转送。

七、预防

子宫破裂严重危及孕产妇及胎儿生命,应积极预防。认真进行产前检查,正确处理产程,提高产科质量,绝大多数子宫破裂是可以避免的。

(1)建立完善的孕产妇系统保健手册,加强围生期保健。

(2)正确处理产程,严密观察产程进展,警惕并尽早发现先兆子宫破裂征象并及时处理。

(3)严格掌握宫缩剂的应用指征,合理使用缩宫素,遵循低浓度、慢速度、专人守护的原则,以免子宫收缩过强。凡有头盆不称,胎位异常或曾行子宫手术者均禁用。前列腺素、蓖麻油等引产更应严密观察。

(4)有子宫破裂高危因素者,应在预产期前 1～2 周入院待产。

(5)正确掌握产科手术助产的指征及技术,按操作常规进行阴道助产术,避免粗暴操作,阴道助产术后应仔细检查宫颈及宫腔,发现损伤及时修补。

(6)正确掌握剖宫产指,对前次剖宫产指征为骨盆狭窄、术式为子宫体部切口、子宫下段切口有撕伤或术后感染愈合不良者,均需行剖宫产终止妊娠。

第二节　脐带异常

脐带是胎儿与母体进行物质和气体交换的唯一通道。脐带异常可使胎儿血供受限或受阻,导致胎儿窘迫、甚至胎儿死亡。

一、脐带长度异常

脐带正常长度为 30～70cm,平均 55cm。

(一)脐带过短

脐带的安全长度须超过从胎盘附着处达母体外阴的距离。若胎盘附着子宫底,脐带长度至少 32cm 方能正常分娩,故认为脐带短于 30cm 称为脐带过短,发生率 1%。脐带过短分娩前常无临床征象,临产后可因胎先露部下降受阻,脐带被牵拉过紧致使胎儿血循环受阻,缺氧而出现胎心率异常;可导致胎盘早剥,脐带断裂,甚至子宫内翻;引起产程延长,以第二产程延长多见。若临产后怀疑脐带过短,应改变体位并吸氧,胎心无改善应尽快行剖宫产术。

(二)脐带过长

脐带过长指脐带长度超过 70cm。脐带过长容易引起脐带打结、缠绕、脱垂及受压。

二、脐带缠绕

脐带围绕胎儿颈部、四肢或躯干者,称为脐带缠绕,是常见的脐带并发症,发生率为13%～20%。约 90% 为脐带绕颈,以绕颈 1 周者居多,绕颈 3 周以上罕见(图 7-6)。其发生原因和脐带过长、胎儿过小、羊水过多及胎动过频等有关。

对胎儿的影响与脐带缠绕松紧、缠绕周数及脐带长短有关。脐带绕颈 1 周需脐带 20cm 左右,因此脐带长度正常者绕颈 1 周对胎儿的影响并不大。

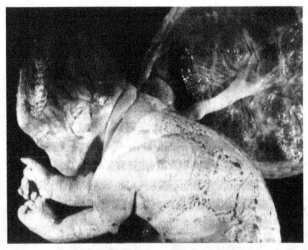

图 7-6 脐带绕颈

脐带缠绕的临床特点有:①胎先露部下降受阻:由于脐带缠绕使脐带相对变短,影响胎先露下降,导致产程延长或产程停滞。②胎儿窘迫:当缠绕周数过多、过紧时或胎先露下降时,脐带受到牵拉,可使胎儿血循环受阻,导致胎儿窘迫,甚至胎死宫内(图 7-7)。③电子胎心监护:出现频繁的变异减速。④彩色多普勒超声检查:可在胎儿颈部发现脐带血流信号。⑤B 型超声检查:脐带缠绕处的皮肤有明显的压迹,脐带缠绕 1 周者皮肤为 II 形压迹;脐带缠绕 2 周者,皮肤为 W 形压迹;脐缠绕 3 周或 3 周以上,皮肤压迹为锯齿状。

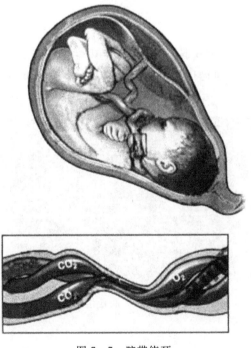

图 7-7 脐带绕颈

当产程中出现上述情况,应高度警惕脐带缠绕,尤其当胎心监护出现异常,经吸氧、改变体位不能缓解时,应及时终止妊娠。临产前 B 型超声诊断脐带缠绕,应在分娩过程中加强监护,一旦出现胎儿窘迫,及时处理。

三、脐带打结

脐带打结分为假结和真结两种。脐带假结是指脐静脉较脐动脉长,形成迂曲似结或由于脐血管较脐带长,血管卷曲似结(图 7-8)。假结一般不影响胎儿血液循环,对胎儿影响不大。脐带真结是由于脐带缠绕胎体,随后胎儿又穿过脐带套环而成真结(图 7-9)。脐带真结较少见,发生率为 0.4%～1.1%。真结一旦影响胎儿血液循环,妊娠期可导致胎儿生长受限,真结过紧可造成胎儿血循环受阻,严重者导致胎死宫内,多数在分娩后确诊。

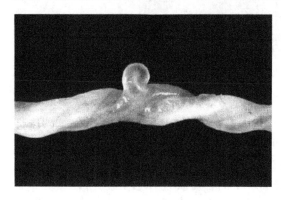 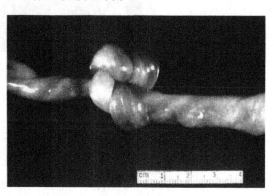

图 7-8 脐带假结　　　　　　　　　　　图 7-9 脐带真结

四、脐带扭转

胎儿活动可使脐带顺其纵轴扭转呈螺旋状,生理性扭转可达 6～11 周(图 7-10)。若脐带过度扭转呈绳索样,使胎儿血循环受阻,造成胎儿缺氧,严重者可致胎儿血循环中断,导致胎死宫内。

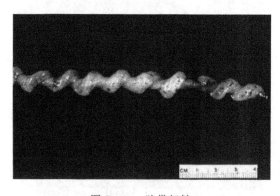

图 7-10 脐带扭转

五、脐带附着异常

(一)脐带边缘性附着

脐带边缘性附着指脐带附着在胎盘边缘者,因其形状似球拍,故又称为球拍状胎盘。在分娩过程中,脐带边缘性附着一般不影响胎儿血液循环。多在产后胎盘检查时才被发现。

(二)脐带帆状附着

脐带帆状附着(图7-11)指脐带附着于胎膜上,脐带血管通过羊膜与绒毛膜之间进入胎盘。附着在胎膜上的脐带血管位置高于胎儿先露部,一般对胎儿无影响。如附着在胎膜的脐带血管跨过宫颈内口,位于先露部前方时,称为前置血管。前置血管受胎先露压迫,可导致胎儿窘迫或死亡。分娩过程中,如前置血管破裂,胎儿血液外流,出血量达200~300mL时,可发生胎儿死亡。前置血管破裂表现为胎膜破裂时有血液随羊水流出,伴胎心率异常或消失,胎儿死亡。取血检查见有核红细胞或幼红细胞及胎儿血红蛋白可确诊。

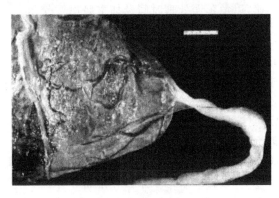

图7-11 脐带帆状附着

六、脐带先露和脐带脱垂

胎膜未破时脐带位于胎先露部前方或一侧称为脐带先露,也称隐性脐带脱垂(图7-12)。胎膜破裂后,脐带脱出子宫颈口外,降至阴道甚至外阴,称为脐带脱垂(图7-13)。脐带脱垂发生率约为1/300次分娩,是导致胎儿窘迫、新生儿窒息、死胎及死产的重要原因之一。

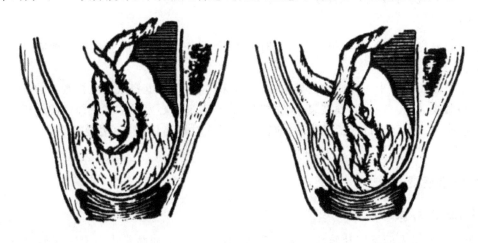

图7-12 脐带先露   图7-13 脐带脱垂

(一)病因

脐带脱垂容易发生在胎先露部不能衔接时,常见原因有:①胎位异常,因胎先露与骨盆入口之间有间隙使脐带滑落,多见于臀先露、肩先露和枕后位等。②胎头高浮或头盆不称,使胎头与骨盆入口间存在较大间隙。③胎儿较小或多胎妊娠第二胎儿娩出前。④羊水过多、羊膜腔内压力过高,破膜时脐带随羊水冲出。⑤脐带过长。

(二)诊断

有脐带脱垂危险因素存在时,应警惕脐带脱垂的可能。若胎膜未破,于胎动、宫缩后胎心率突然减速,改变体位、上推胎先露部及抬高臀部后迅速恢复者,应考虑有脐带先露的可能。彩色多普勒超声检查在胎先露部一侧或其下方找到脐血流声像图即可确诊。胎膜已破者一旦胎心率出现异常,应行阴道检查,如在胎先露旁或胎先露下方以及阴道内触及脐带者,即可确诊。检查时应动作轻柔迅速,以免延误处理时间及加重脐血管受压。

(三)处理

1.脐带脱垂

一旦发现脐带脱垂,胎心尚好,胎儿存活者,应争取尽快娩出胎儿并做好新生儿窒息的抢救准备。

(1)宫口开全,胎头已入盆,应根据不同胎位行产钳术、胎头吸引术或臀牵引术等阴道手术助产。阴道助产有困难则行剖宫产术。

(2)若宫颈未开全,应立即就地行剖宫产术。在准备期间,产妇应取头低臀高位,必要时用手将胎先露推至骨盆入口以上,以减轻脐带受压。在准备手术时,必须抬高产妇臀部,以防脐带进一步脱出。检查者的手保持在阴道内,将胎儿先露上推,避免脐带受压。

(3)若宫口未开全又无立即剖宫产条件者,可采用脐带还纳术,但施术困难,成功率不高,已少用。

2.脐带先露

经产妇、胎膜未破、宫缩良好者,取头低臀高位,由于重力作用使胎先露退出盆腔,可减轻脐带受压,脐带也可能退回。密切观察胎心率,等待胎头衔接,宫口逐渐扩张,胎心仍保持良好者,可经阴道分娩。否则应行剖宫产终止妊娠。

(四)预防

(1)做好妊娠期保健,有胎位异常者及时纠正,如纠正有困难,或骨盆狭窄者应提前住院,及早确定分娩方式。

(2)临产后胎先露未入盆或胎位异常者,应卧床休息,少做肛查或阴道检查,检查的动作要轻柔,以防胎膜破裂。一旦胎膜破裂,应立即听胎心,出现胎心率异常者立即做阴道检查。

(3)胎头未入盆而需行人工破膜者,应在宫缩间歇时行高位破膜,缓慢放出羊水以防脐带被羊水冲出。

七、脐带病变

(一)单脐动脉

人类正常脐带有两条脐动脉和一条脐静脉(图 7-14)。如脐带中只有一条脐动脉,称为单脐动脉(SUA)(图 7-15)。单脐动脉的发生有两种学说:一种学说认为是先天性未发育,从胚胎发育开始就只有一支动脉;另一种学说是胚胎开始发育时存在两支脐动脉,但在以后的发育过程中,一支脐动脉继发性萎缩而逐渐消失。

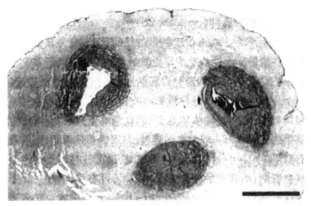

图 7-14 正常脐带横断面

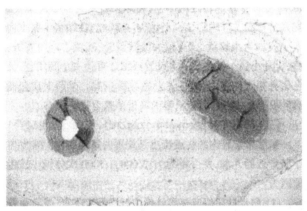

图 7-15 单脐动脉

单脐动脉的发生率文献报道差异很大,在单胎妊娠中发生率约为 1%,在双胎中约为 5%。1986 年刘伯宁等报道连续检查 1018 例脐带,距新生儿脐轮 3cm 处取材,作肉眼和显微镜观察,发现 SUA 6 例,发生率为 0.59%,其中 3 例为 FGR。后又于 2001 年报道对 410 例死亡围生儿尸检与胎盘病理检查,发现 SUA 16 例,发生率为 3.9%;说明 FGR 的发生与 SUA 有关。由于脐动脉在将进入胎盘前,可有吻合支(Hyrtl 吻合支)或融合成一支主干后再分成两支,故取材部位过低,即在距胎儿面 3cm 以内,可能做出 SUA 的误诊。SUA 在白人中的发生率较黑人者高。妊娠合并糖尿病、高胎产次、羊水过多或过少及双胎妊娠中 SUA 的发生率均增高。

单脐动脉对胎儿有一定影响,常与胎儿畸形共存,其发生率约在 30%。SUA 新生儿的平均体重较轻,且 SUA 在低体重儿中的发生率也较正常体重儿高。导致低体重儿发生率增高的原因,可能是胎盘部分面积萎缩,回流血量减少,使胎儿发育不良。由于 SUA 死亡率高,常伴发胎儿畸形及 FGR,故在产前检查时,常规应用 B 超检测脐动脉,及时做出诊断,提高围生期诊疗质量。有的 SUA 婴儿可能是完全正常者,而有的 SUA 婴儿可能有畸形,故对 SUA 外观正常的新生儿除做 B 超等无损伤性检查,观察有无肾脏等畸形外,无需行其他创伤性检查。

(二)脐带囊肿

发生率为 3%,可位于脐带的任何部分,分为真性囊肿和假性囊肿。假性囊肿为华通胶液化,无上皮包膜,常见于脐带的胎儿端。真性囊肿为胚胎期卵黄囊或尿囊的遗迹,有上皮性包膜,常在妊娠早期吸收。残留物衍化的囊肿一般均很小,没有特殊临床意义,偶有达鸡蛋大小,则可压迫脐带血管。来源于卵黄囊的囊肿,与尿囊管残留相比,前者有肌层、上皮可分泌黏液,且可成对,周围往往有小的卵黄囊血管网;而残留的尿囊管大小不一,可有或无管腔,无上皮或有扁平、立方上皮,偶为移行上皮,无平滑肌。肠系膜管连接胎儿回肠和卵黄囊,当原肠旋转并退回到腹腔时,肠系膜管萎缩,一般在妊娠第7周到第16周内完全萎缩,Jones等(1993)观察在第10周萎缩。若未完全萎缩退化,则残留在胎儿体内形成回肠的 Meckel 憩室;残留于脐带内者一般均为小管状,罕见较大的残留管,残留管内可有肝、胰、胃及小肠。扩张的肠系膜管残留还可伴有小肠闭锁,故在钳夹粗大脐带时,应注意此种异常情况。羊膜上皮包涵囊肿很罕见、囊肿多很小、囊内被覆羊膜上皮。

(三)脐带血肿

脐带血肿指脐带血管内的血液流出到周围的华通胶内。常发生于脐带近胎儿端,发生率为 1/13000~1/5000 次分娩。发生原因为:①脐动脉肌层或脐静脉弹力纤维发育不良,导致血管破裂。②脐带扭转、过短、脱垂,在分娩时被牵拉。③脐血管黏液或脂肪变,或华通胶缺乏,脐血管保护缺乏。脐带血肿易引起胎儿窘迫,围生儿死亡率高达 50%。

(四)脐带肿瘤

极罕见,多为脐带血管上皮性肿瘤。包括畸胎瘤、血管瘤、黏液瘤等,可发生于脐带任何部位,多发生于脐带的胎盘端。增大的肿瘤压迫脐带血管,影响胎儿血供,可导致胎儿死亡。

(五)脐血管血栓

较少见,可发生于孕早期而导致 SUA,多发生于近足月妊娠时。脐血管血栓在分娩中的发生率为 1/1300,在围生儿尸检中为 1/1000,在高危妊娠中的发生率为 1/250。血栓形成多因脐带受压,脐带帆状附着、在胎膜上行走的血管缺乏华通胶的保护、更易受压;脐带严重感染导致附壁血栓形成;脐带静脉曲张或脐带扭曲、打结;经脐带内输血和血肿引起。脐血管血栓可破裂;栓子可进入胎儿或胎盘导致梗死,甚至血栓广泛使循环受到影响导致胎儿死亡,Wolf 等报道产前引起胎儿心肌梗死;栓子还可引起胎儿截肢或由于 DIC 而广泛出血。围生儿死亡率很高,也可能是造成脑瘫的原因。值得注意的是,脐血管血栓形成可能是由于其他原因引起胎儿死亡后的继发性变化,而不是胎儿直接致死的原因。孕妇发生 DIC 或缺乏 C 蛋白、S 蛋白者,其胎盘血管中亦会有血栓形成;常伴发脐带炎和(或)绒毛膜羊膜炎。

(六)脐带水肿

Scott 等报道水肿的脐带中水分含量可达 93.5%,而起皱的脐带中水分含量 89.2%。随着妊娠的进展羊水量逐渐减少,脐带中的水分亦相应地减少。10% 的新生儿脐带有水肿,早产儿中较多,这种单纯的脐带水肿对胎儿无甚影响。不过,脐带水肿往往是胎儿水肿的并发症,此种情况常见于母胎 Rh 或 ABO 血型不合、HhBart 胎儿水肿综合征、母亲有糖尿病、早产和浸软胎儿。在肉眼观察水肿的脐带增粗、反光增强,显微镜观察水肿液呈弥漫性或局限性分布,华通胶内有大小不等的空泡,并可伴有炎症细胞浸润及血栓形成;而浸软胎儿脐带常伴有轻度水肿和着色。

(七)无盘绕脐血管

由于脐静脉较脐动脉长,脐血管又比脐带长,故在脐带华通胶质中,不仅脐静脉围绕脐动脉,且脐血管还呈弯曲、迂回状。若脐血管直,与整个脐带平行则为无盘绕脐血管。Strong 等(1993)观察 894 例胎儿,其中 38 例(4.3%)为无盘绕脐血管。无盘绕脐血管组胎儿窘迫、产时胎心反复减缓、早产、死胎、因胎儿窘迫而行剖宫产、羊水胎粪污染、核型异常等均显著高于脐血管有盘绕组。文献报道无盘绕脐血管的胎儿宫内死亡率达 10%,故产儿病率及死亡率增高的原因可能是这种脐血管的结构对外来压力的抗压强度减弱有关。产前可经超声检查辅助诊断。

八、无脐带

极罕见。此种发育异常导致胎盘直接与胎儿腹壁相连,合并内脏外翻(无脐带综合征),是一种致死性畸形。在胚胎发育过程中,当胚盘经周围合拢转变为圆柱胚时,胚胎体部闭合,体蒂(即脐带的前身)形成,胚内体腔(腹腔)与胚外体腔(绒毛膜腔)分开,与此同时,羊膜生长迅速将胎儿包于其中,绒毛膜腔闭合,并包围了脐带。由于胚盘合拢失败、体蒂发育异常,常伴有多种先天性缺陷。

第三节　下生殖道损伤

胎儿经阴道分娩时可发生阴道、宫颈、会阴及其深部的裂伤和血肿,多发生在协助胎儿娩出所采用的各种阴道助产手术过程,如产钳术、胎头吸引术、臀位牵引术及助产术及内倒转术、会阴切开术等。实施者未能正确的掌握各种手术的指征及操作方法是根本原因。

一、分类及临床表现

(一)会阴撕裂

除浅表的Ⅰ度撕裂外,往往发生累及盆底组织的深Ⅱ度撕裂,有时还发生肛门括约肌断裂的会阴Ⅲ度撕裂,最严重的是肛门括约肌撕裂后,撕裂继续向上延伸使直肠亦发生裂伤,此种裂伤也有人称为会阴Ⅳ度裂伤。会阴部裂伤常与阴道撕裂共存。会阴裂伤的发生与接生时保护会阴的技术有关,除此也和阴道助产时会阴切开过小,或错误地选择会阴正中切开有关。当然也和助产技术例如产钳牵引时未按产道轴的方向而行暴力牵引、产钳牵引速度过快等有关。

(二)阴道撕裂

阴道撕裂包括表浅的黏膜裂伤至深而累及大面积的阴道壁或盆底组织裂伤。常见的会阴侧切部位的顶点向上纵形裂伤,甚至可以延伸至阴道顶端,其深度亦各有不同,个别深度裂伤可达耻骨下支,有时可有数个裂口直到穹隆。阴道裂伤亦可以向外阴延伸,甚至累及小阴唇或尿道旁组织。形成阴道裂伤的主要原因与前者相仿,胎儿过大,急产,但产钳使用不当是重要原因。胎头旋转不完全而产钳勉强交合,牵引时又未按产道轴方向,以致未以最小的径线通过产道;中、高位的产钳则可能造成更大伤害。

(三)宫颈撕裂

一般是纵形裂伤,撕裂常在顺时钟方向三点或九点,撕裂有时可深达穹隆部。子宫颈环形撕裂较少见,环形撕裂是指子宫颈的上唇或下唇的内面因暴力而发生环形撕裂和翻出。宫颈撕裂常发生在胎儿过大、急产、宫口未开全而强行做产钳或对臀位牵引术的后出头处理用暴力牵拉所致。如撕裂过大、过深或累及血管均可导致大量出血。

(四)血肿

当胎儿整个身体中径线最大而可变性较小的胎头通过阴道时，阴道的周径明显增加，尽管妊娠期产妇阴道充血、柔软，但在难产而需助产时产程的延长，手术的干扰，有时产妇还伴有妊娠高血压综合征，以致阴道黏膜下组织过分牵引而撕裂、出血而形成外阴及阴道血肿。有时因阴道或会阴撕裂的缝合不当，当有无效腔并尚有腔内出血而形成血肿，其范围可不断扩大，当在阴道深部形成大的血肿，在处理上是十分棘手的。另外需要注意的是在妊娠高血压疾病的情况下，外阴、阴道甚至阔韧带内可以有自发性血肿有时血肿巨大，除腹部可隐约扪及血肿外，子宫可被推向一侧；产后的自发性腹膜后血肿较为罕见，患者在产后出血不多的情况下，红细胞及血红蛋白下降明显，下腹部有深压痛而无反跳痛。患者可以有发热可以高达 39℃，而常是在 38℃ 上下徘徊，B超可见腹膜后有液性暗区。

(五)膀胱破裂

阴道壁以及相邻的膀胱弹性均较大，如在术前常规导尿，则在阴道的一般助产术时不易发生破裂，但如因横位行断头术，胎儿颈部锐利的骨片或术者手持的器械位置不当均可刺破阴道前壁及膀胱而发生破裂。

以上各种损伤都可导致出血，特别是妊娠期盆底组织血供丰富，静脉丛众多，如损伤严重，可发生大量出血。

二、预防

(一)熟悉阴道分娩及各种阴道助产术的适应证及禁忌证

这是防止各种下生殖道裂伤及血肿的首要条件。例如宫颈口未开全，禁止用产钳术；又例如使用目前产钳术中已摒弃不用的高位产钳术，如胎头位置明显高于坐骨棘而产程延长仍使用高位产钳助产则是一种冒险行为，是错误的。

(二)在手术前熟悉并了解产妇的全身及产科情况

(1)产妇有无妊娠并发症以及严重程度，以便做出分娩方式的选择及术前准备。

(2)应了解产妇的骨盆外测量、宫底高度、胎儿大小(估计)等项有关数据，并了解阴道检查、胎位、胎先露高低等项的有关情况，对巨大胎儿应估计到发生肩难产的可能性。如有明显的头盆不称，则应以剖宫产终止妊娠。

(3)对产妇阴道助产的麻醉做出最佳选择。

(4)根据产妇情况，做好输血、输液准备。

(5)阴道助产在术前均应导尿使膀胱排空，避免术时损伤膀胱。

(6)阴道分娩特别是手术助产后常规检查宫颈、阴道、外阴及会阴部情况，有无撕裂、血肿等，检查应仔细、完全，因阴道损伤常是复合性的，如阴道裂伤可和会阴Ⅲ度裂伤同时存在，故不应遗漏。

三、治疗

阴道、宫颈、会阴及其深部的损伤部往往较深，当行手术修补时，首先要有良好的照明；其次,应根据手术范围,采用恰当的麻醉,在达到满意的镇痛后才能有良好的暴露;第三,是有经验的助手协助暴露损伤部位。修补时应注意周围解剖结构,术时尽量恢复其原有的结构解剖,不留无效腔,但缝合不可过紧,以免组织坏死。

(一)会阴裂伤处理

会阴裂伤按其裂伤程度分为三度已如前述。新鲜的裂伤如注意消毒、止血。正确辨认其解剖组织并及时、正确修补缝合,即使会阴Ⅲ度裂伤的修补成功率亦达99%。修补前凡是有明显出血点先予以缝扎止血,然后局部以生理盐水冲洗干净后,浅表裂伤可以用丝线对合缝合,以后拆线;亦可用肠线皮内缝合。对Ⅱ度裂伤,特别是深Ⅱ度裂伤对损伤的组织按其解剖关系对端缝合,因会阴裂伤有时与阴道裂伤并存,在缝合时注意不留无效腔。

对会阴Ⅲ度裂伤的缝合,最好先用含甲硝唑的溶液将会阴部冲洗干净,如伴有阴道撕裂,先分离直肠阴道壁,用鼠齿钳提拉撕裂顶端上缘0.5cm处,用有齿钳提起阴道壁。以剪刀分离阴道壁及直肠其下端应至肛门处,侧缘以能暴露两侧的直肠壁0.5~0.8cm为度,以肠线间断缝合直肠壁,缝合时最好不穿过直肠黏膜,缝合至肛门,然后以两把鼠齿钳分别在肛门括约肌断裂处夹住括约肌断端,并向中间牵引,如可以合并并呈环形,令产妇做缩肛时,可见到或感到其收缩,即证实肛门括约肌无误,然后以粗丝线对两侧括约肌断端做"8"字缝合两针,再将会阴后联合下两侧撕裂组织对端缝合,最后以0号肠线间断缝合阴道壁,并缝合会阴部皮肤。

术后给予无渣半流质饮食三天,并服鸦片酊以抑制排便,外阴部每天用1∶1000苯扎溴铵溶液轻轻拭洗,术后第四天开始每天口服30mL麻油,以利其排便。

(二)阴道裂伤的处理

浅层的阴道撕裂伤处理较容易,即对损伤处予以止血修补。但严重的阴道撕裂伤处理比较复杂。如裂伤部位较深、出血多,往往难以辨认动脉或静脉的出血,故一般在恰当的暴露下迅速做大的"8"字缝合结扎以达到迅速止血的目的。止血后仔细寻找并辨明阴道撕裂部的顶端,对裂伤缝合的高度应超过裂伤顶端的0.5cm左右,以免漏缝较高部位的血管而发生血肿;对裂伤阴道表层缝合以间断法较好,对裂伤面积大、出血多的部位缝合后应留置橡皮片以利引流,避免再次发生血肿。对此类较大的裂伤在缝合后局部衬以纱布再用手指加压10~20min亦有助于避免再次发生出血或血肿。

对裂伤范围大而且有较多的弥漫性出血难以缝合者,则局部以大纱布填塞加压止血为好,在裂伤部位相对应的一侧可令助手向下加压,在两个合力作用下,可达到止血效果,纱条则可在24~48h内取出。这种方法虽然少用,但在紧急状况下还是行之有效的方法;纱条取出后一般不再出血,如无感染,裂伤部生长迅速,一般2~3周内即可愈合。

(三)宫颈裂伤的处理

纵形宫颈裂伤一般采用缝合方法修补。在阴道充分暴露后,对撕裂整齐的两侧撕裂面的下端用卵圆钳夹住,轻轻向下并列牵引,缝合自最下端开始,缝合第一针后,以缝合线轻轻向下牵引并撤去卵圆钳,每隔0.8cm左右向下缝合数针直至完全缝合为止并剪去多余缝线。

横行宫颈裂伤少见,但处理比较困难,因裂伤的组织外翻,裂伤部的上端无法窥见,所以无法缝合,必须用纱条填塞法,即将翻出的裂伤的组织回纳后,迅速将纱条填塞阴道顶端及中端,同时用手在阴道内加压。助手则在腹部将产后的子宫向下推压,在两者的合力下达到止血的目的,术时注意应用子宫收缩剂,并及时排空膀胱,腹部及阴道压迫20min后,可以用沙袋加压于子宫底部并以腹带固定以代替手加压,纱条可在 48h 轻轻抽出,如无感染,一般止血可以成功,裂伤部可以迅速愈合,但需注意在短期内不可做阴道检查。

(四)产科血肿的处理

外阴小血肿可以局部加压,如血肿不长大,会逐渐被吸收,对迅速增大的血肿应切开血肿,取出血块及积血,如能找到出血点,予以结扎止血,可将血肿腔缝合,短时间内不出血亦无渗血,可不置皮片引流,然后缝合外阴皮肤。但仍用纱布加压于术部以防止再出血,但切开血肿找不到明确出血点者缝合后留置皮片引流为宜。

一般而言,阴道血肿处理比较困难,因阴道侧壁组织松弛,血肿不长到一定体积而发生压迫症状是难以发现的,特别是位于阴道中、上端的血肿。有些血肿可以继发于阴道裂伤的顶端因修补关闭的阴道顶端有小的血管未被缝扎而致。因此处理阴道血肿,特别是深部阴道血肿时应冷静考虑对策。对大的血肿显然不可能用压迫止血的方法来解决,而必须在满意的麻醉下(如硬膜外)下切开血肿,取出血块及积血,以良好的照明看清出血部位,大针"8"字缝合,余同阴道深裂伤缝合法,但必须自血肿腔向外置引流片,以免再次发生血肿。引流皮片一般在 48h 内取出。对巨大的血肿,清除血肿和积血后,无法找到出血点,试行缝合后仍有出血、渗血者,不得已时亦可用纱条填塞,该法已在前文中介绍,此处不赘述,如盲目缝合,发生继发性血肿可能性很大,自发性阔韧带血肿,虽然少见,但较为危险,因患者有时可因子痫前期而伴发凝血功能障碍,而阔韧带血肿不断扩大,可以手术探查,可以从血肿侧根据血肿位置做平行于腹股沟斜行切口,自腹膜进入血肿区,取出血块,寻找出血点止血,但往往难于找到出血部位,而常为渗血,故可以用纱布压迫止血,并留置引流,于术后 24～48h 取出,一般均能达到止血的目的。如在产后发现自发性腹膜后血肿,往往已在产后一两日,如无进行性贫血并发继发性感染可以保守治疗,如输血以抗生素预防感染,待血肿自行吸收,不必手术,其体温可逐渐下降至正常,一般情况亦日益改善。

(五)膀胱破裂的处理

在横位断头术时,胎体、胎头及胎盘娩出后应检查阴道壁有无损伤,如有阴道前壁损伤,直通膀胱,一般为骨片划伤,此种穿透伤其切缘整齐,故立即修补后预后良好,但需留置导尿管 10 天,导尿管应保持通畅。

以上的阴道助产术并发症均可伴发多量出血,应根据产妇具体情况予以补液、输血,术后常规予以抗生素。

第四节　子宫翻出

子宫翻出是分娩时比较少见的以子宫内面翻出为特征的严重并发症,如拖延过久未予治疗可导致产妇死亡。

一、病因

在新生儿娩出后,接生者在腹部的子宫底猛力加压,同时向下强力牵引脐带以致种植于子宫底中正的胎盘一同与子宫的内面向外翻出子宫颈口或宫颈口外而脱落于阴道中或阴道外,这是主要因素;胎盘与其子宫附着部的粘连紧密,甚至有可能胎盘植入,脐带又较为坚韧而不断是发生子宫翻出的附加因素。在过去旧法接生时尚可见此并发症,但新发接生推广后,此症已甚为罕见。Platt 等(1981)报告其发生率为 1∶2400,Ahah-Hosseinei 等(1989)报告美国罗得岛医院的发生率为 1∶6400。

二、症状与临床表现

(一)症状

患者面色苍白,部分患者诉曾有一阵剧痛(即翻出时),有时呈休克状态,脉速、血压下降,并有阴道出血,其出血量因子宫翻出于阴道外而难于计量。如就诊过迟,子宫翻出部可因感染而有臭味。

(二)临床表现

根据子宫翻出的程度不同,分部分翻出和完全翻出两种。

1.部分翻出

宫底翻出于子宫下段及子宫颈口,此种情况较少,可通过阴道检查及 B 超做出诊断。

2.完全翻出

子宫体部及下段完全翻出而暴露于阴道外,一般患者常属此类,常有胎盘与子宫底部相连,如就诊过迟,子宫内膜表面可有脓性分泌物等感染表现。

需注意者,极少数子宫翻出,胎盘早已剥离,从急性翻出逐渐进入慢性状态,子宫已缩成近正常大小,宛如一脱垂于阴道外的黏膜下子宫肌瘤,此时做阴道检查可以从子宫颈与此块物的关系疑及子宫翻出,并可借 B 超以协助诊断。

三、处理

如为急性期,即在第三产程就发现子宫翻出,应做紧急处理。

(一)纠正休克及失血

应积极补液、输血,并准备两个静脉通道,以便及时给其他药物。

(二)麻醉科协助抢救

(三)胎盘尚未剥离者处理

胎盘尚未剥离者在补液、麻醉齐备后,再开始剥离胎盘。

麻醉可用氟烷或安氟醚。然后用子宫松弛剂使子宫松弛,以便复位,如硫酸镁、硫酸叔丁喘宁、利托君,所有准备工作完成后再行剥离胎盘,否则将增加出血。胎盘剥离后,用手掌托住宫底,以手指扩展开宫颈,将宫底逐步推送回原来位置。在宫体回纳前禁用缩宫素,回纳后可用缩宫素使子宫收缩以减少出血,同时保持其正常轮廓,有一定张力以减少再度外翻的可能。回纳后仍需做阴道检查,警惕其再度翻出。

在急性子宫翻出期,有时为部分性者,在阴道检查发现后,可立即试以手法将宫底送回原来位置;如胎盘已经剥离,但为完全子宫翻出,而宫颈较松。亦可直接以手掌托之将其复位,然后用缩宫素使子宫收缩。

一般而言,急性子宫翻出经阴道复位的成功率较高,如 Shah-Hasseini 等(1989)报告的 11

例中9例急性阴道复位成功。

阴道复位失败，可考虑经腹手术，进腹腔后，在子宫翻出者的盆底往往仅可见两侧尚未完全被牵入的部分输卵管和卵巢。此时可以用粗丝线逐次缝于翻出的子宫体上向上牵引，另一术者同时将在外阴部的子宫向上托送，以此合力将子宫复位。但有时仍难以复位，主要原因是宫颈部已收缩成一较厚的收缩环，此时可以小心地切开后壁正中以松解此环，并逐步暴露宫底，再以缝线法或以长鼠齿钳逐次将宫体肌层向上牵引，而另一术者则在外阴、阴道用力将子宫向上托送，一般均能成功。术后均用缩宫素使子宫收缩，以免再次翻出。

凡以上各种手术，在术后均应应用抗生素以预防感染。

（四）凡有明显感染、发臭、组织腐败者的处理

均可以在外阴消毒后切除翻出的子宫，因此种情况难以复位，即使子宫复位后，感染亦有难以控制之虞。

第五节　产后出血

一、产后出血

产后出血是指胎儿娩出后24h内阴道流血量超过500mL。产后出血是分娩期严重的并发症，是产妇四大死亡原因之首。产后出血的发病数占分娩总数的2%~3%，如果先前有产后出血的病史，再发风险增加2~3倍。

每年全世界孕产妇死亡51.5万，99%在发展中国家。因产科出血致死者13万，2/3没有明确的危险因素。产后出血是全球孕产妇死亡的主要原因，更是导致我国孕产妇死亡的首位原因，占死亡原因的54%。

我国产后出血防治组的调查显示，阴道分娩和剖宫产后24h内平均出血量分别为400mL和600mL。当前国外许多学者建议，剖宫产后的失血量超过1000mL才定义为产后出血。但在临床上如何测量或估计出血量存在困难，有产科学者提出临床上估计出血量只是实际出血量的1/2或1/3。因此Combs等主张以测定分娩前后血细胞比容来评估产后出血量，若产后血细胞比容减少10%以上，或出血后需输血治疗者，定为产后出血。但在急性出血的1h内血液常呈浓缩状态，血常规不能反映真实出血情况。

产后出血可导致失血性休克、产褥感染、肾衰竭及继发垂体前叶功能减退等直接危及产妇生命。

（一）病理机制

胎盘剥离面的止血是子宫肌纤维的结构特点和血液凝固机制共同决定的。子宫平滑肌分三层内环、外纵、中层多方交织，子宫收缩关闭血管及血窦。妊娠期血液处于高凝状态。子宫收缩的动因来自于内源性催产素和前列腺素的释放。细胞内游离钙离子是肌肉兴奋-收缩耦联的活化剂，催产素可以释放和促进钙离子向肌细胞内流动，而前列腺素是钙离子载体，与钙离子形成复合体，将钙离子携带入细胞内。进入肌细胞内的钙离子与肌动蛋白、肌浆蛋白的结合引起子宫收缩与缩复，对宫壁上的血管起压迫止血的作用。同时由于肌肉缩复使血管迂回曲折，血流阻滞，有利于血栓形成，血窦关闭。但是子宫肌纤维收缩后还会放松，因而受压迫的

血管可以再度暴露开放并继续出血,因而根本的止血机制是血液凝固。在内源性前列腺素作用下血小板大量聚集,聚集的血小板释放血管活性物质,加强血管收缩,同时亦加强引起黏性变形形成血栓,导致凝血因子的大量释放,进一步发生凝血反应,形成的凝血块可以有效地堵塞胎盘剥离面暴露的血管达到自然止血的目的。因此凡是影响子宫肌纤维强烈收缩,干扰肌纤维之间血管压迫闭塞和导致凝血功能障碍的因素,均可引起产后出血。

(二)病因

产后出血的原因依次为子宫收缩乏力、胎盘因素、软产道裂伤及凝血功能障碍。这些因素可互为因果,相互影响。

1.子宫收缩乏力

子宫收缩乏力是产后出血最常见的原因。胎儿娩出后,子宫肌收缩和缩复对肌束间的血管能起到有效的压迫作用。影响子宫肌收缩和缩复功能的因素,均可引起子宫收缩乏力性产后出血。常见因素有以下几种。

(1)全身因素:产妇精神极度紧张,对分娩过度恐惧,尤其对阴道分娩缺乏足够信心;临产后过多使用镇静剂、麻醉剂或子宫收缩抑制剂;合并慢性全身性疾病;体质虚弱等均可引起子宫收缩乏力。

(2)产科因素:产程延长、产妇体力消耗过多,或产程过快,可引起子宫收缩乏力。前置胎盘、胎盘早剥、妊娠期高血压疾病、严重贫血、宫腔感染等产科并发症可使子宫肌层水肿或渗血引起子宫收缩乏力。

(3)子宫因素:子宫肌纤维发育不良,如子宫畸形或子宫肌瘤;子宫纤维过度伸展,如巨大胎儿、多胎妊娠、羊水过多;子宫肌壁受损,如有剖宫产、肌瘤剔除、子宫穿孔等子宫手术史;产次过多、过频可造成子宫肌纤维受损,均可引起子宫收缩乏力。

2.胎盘因素

根据胎盘剥离情况,胎盘因素所致产后出血类型有:①胎盘滞留:胎儿娩出后,胎盘应在15min内排出体外。若30min仍不排出,影响胎盘剥离面血窦的关闭,导致产后出血。常见的情况有:a.胎盘剥离后,由子宫缩乏力、膀胱膨胀等因素,使胎盘滞留在宫腔内,影响子宫收缩;b.胎盘剥离不全:多因在第三产程胎盘完全剥离前过早牵拉脐带或按压子宫,已剥离的部分血窦开放出血不止;c.胎盘嵌顿:胎儿娩出后子宫发生局限性环形缩窄及增厚,将已剥离的胎盘嵌顿子宫腔内,多为隐性出血。②胎盘粘连:指胎盘全部或部分粘连子宫壁不能自行剥离。多次人工流产、子宫内膜炎或蜕膜发育不良等是常见原因。若完全粘连,一般不出血;若部分粘连,则部分胎盘剥离面血窦开放而胎盘滞留影响宫缩造成产后出血。③胎盘植入:指胎盘绒毛植入子宫肌层。部分植入血窦开放,出血不易止住。④胎盘胎膜残留:多为部分胎盘小叶或副胎盘残留在宫腔内,有时部分胎膜留在宫腔内也可影响子宫收缩导致产后出血。

3.软产道裂伤

分娩过程中软产道裂伤,常与下述因素有关:①外阴组织弹性差。②急产、产力过强、巨大儿。③阴道手术助产操作不规范。④会阴切开缝合时,止血不彻底,宫颈或阴道穹隆的裂伤未能及时发现。

胎儿娩出后,立即出现阴道持续流血,呈鲜红色,检查发现子宫收缩良好,应考虑软产道损伤,需仔细检查软产道。

4.凝血功能障碍

凝血功能障碍见于：①与产科有关的并发症所致，如羊水栓塞、妊娠期高血压疾病、胎盘早剥及死胎均可并发 DIC。②产妇合并血液系统疾病，如原发性血小板减少、再生障碍性贫血等。由于凝血功能障碍，可造成产后切口及子宫血窦难以控制的流血不止，特征为血液不凝。

(三)临床表现

产后出血主要表现为阴道流血或伴有失血过多引起的并发症，如休克、贫血等。

1.阴道流血

不同原因的产后出血临床表现不同。胎儿娩出后立即出现阴道流血，色鲜红，应先考虑软产道裂伤；胎儿娩出几分钟后开始流血，色较暗，应考虑为胎盘因素；胎盘娩出后出现流血，其主要原因为子宫收缩乏力或胎盘、胎膜残留。若阴道流血呈持续性，且血液不凝，应考虑凝血功能障碍引起的产后出血。如果子宫动脉阴道支断裂可形成阴道血肿，产后阴道流血虽不多，但产妇有严重失血的症状和体征，尤其产妇诉说会阴部疼痛时，应考虑为隐匿性软产道损伤。

2.休克症状

如果阴道流血量多或量虽少、但时间长，产妇可出现休克症状，如头晕、脸色苍白、脉搏细数、血压下降等。

(四)诊断

产后出血容易诊断，但临床上目测阴道流血量的估计往往偏高。较客观检测出血量的方法有：①称重法：事先称重产包、手术包、敷料包和卫生巾等，产后再称重，前后重量相减所得的结果，换算为失血量毫升数(血液比重为 1.05g/mL)。②容积法：收集产后出血(可用弯盘或专用的产后接血容器)，然后用量杯测量出血量。③面积法：将血液浸湿的面积按 10cm×10cm 为 10mL 计算。④休克指数(SI)：用于未做失血量收集或外院转诊产妇的失血量估计，为粗略计算。休克指数(SI)＝脉率/收缩压。

SI＝0.5,血容量正常；

SI＝1.0,失血量 10%～30%(500～1500mL)；

SI＝1.5,失血量 30%～50%(1500～2500mL)；

SI＝2.0,失血量 50%～70%(2500～3500mL)。

(五)治疗

根据阴道流血的时间、数量和胎儿、胎盘娩出的关系，可初步判断造成产后出血的原因，根据病因选择适当的治疗方法。有时产后出血几个原因可互为因果关系。

1.子宫收缩乏力

胎盘娩出后，子宫缩小至脐平或脐下一横指。子宫呈圆球状，质硬。血窦关闭，出血停止。若子宫收缩乏力，宫底升高，子宫质软呈水袋状。子宫收缩乏力有原发性和继发性，有直接原因和间接原因，对于间接原因造成的子宫收缩乏力，应及时去除原因。按摩子宫或用缩宫剂后，子宫变硬，阴道流血量减少，是子宫收缩乏力与其他原因出血的重要鉴别方法。

2.胎盘因素

胎盘在胎儿娩出后 10min 内未娩出，并有大量阴道流血，应考虑胎盘因素，如胎盘部分剥离、胎盘粘连、胎盘嵌顿等。胎盘残留是产后出血的常见原因，故胎盘娩出后应仔细检查胎盘、胎膜是否完整。尤其应注意胎盘胎儿面有无断裂血管，警惕副胎盘残留的可能。

3.软产道损伤

胎儿娩出后,立即出现阴道持续流血,应考虑软产道损伤,仔细检查软产道。

(1)宫颈裂伤:产后应仔细检查宫颈,胎盘娩出后,用两把卵圆钳钳夹宫颈并向下牵拉,从宫颈12点处起顺时针检查一周。初产妇宫颈两侧(3、9点处)较易出现裂伤。如裂口不超过1cm,通常无明显活动性出血。有时破裂深至穹隆伤及动脉分支,可有活动性出血,隐性或显性。有时宫颈裂口可向上延伸至宫体,向两侧延至阴道穹隆及阴道旁组织。

(2)阴道裂伤:检查者用中指、示指压迫会阴切口两侧,仔细查看会阴切口顶端及两侧有无损伤及损伤程度和有无活动性出血。阴道下段前壁裂伤出血活跃。

(3)会阴裂伤:按损伤程度分为3度。Ⅰ度指会阴部皮肤及阴道入口黏膜撕裂,未达肌层,一般出血不多;Ⅱ度指裂伤已达会阴体肌层、累及阴道后壁黏膜,甚至阴道后壁两侧沟向上撕裂使原解剖结构不易辨认,出血较多;Ⅲ度是指肛门外括约肌已断裂,甚至直肠阴道隔、直肠壁及黏膜的裂伤,裂伤虽较严重,但出血可能不多(图7-16)。

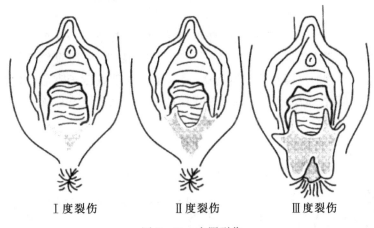

Ⅰ度裂伤　　　　　Ⅱ度裂伤　　　　　Ⅲ度裂伤

图7-16 会阴裂伤

4.凝血功能障碍

若产妇有血液系统疾病或由于分娩引起 DIC 等情况,产妇表现为持续性阴道流血,血液不凝,止血困难,同时可出现全身部位出血灶。实验室诊断标准应同时有下列3项以上异常。

(1)PLT 进行性下降$<100\times10^9$/L,或有2项以上血小板活化分子标志物血浆水平升高:①β-TG。②PF_4。③血栓烷 B_2(TXB_2)。④P_2选择素。

(2)血浆纤维蛋白原(Fg)含量<115g/L 或>410g/L,或呈进行性下降。

(3)3P 试验阳性,或血浆 FDP>20mg/L 或血浆 D-D 水平较正常增高4倍以上(阳性)。

(4)PT 延长或缩短3秒以上,部分活化凝血时间(APTT)延长或缩短10s以上。

(5)AT-Ⅲ:A$<60\%$或蛋白 C(PC)活性降低。

(6)血浆纤溶酶原抗原(PLG:Ag)<200mg/L。

(7)因子Ⅷ:C 活性$<50\%$。

(8)血浆内皮素-1(ET-1)水平>80ng/L 或凝血酶调节蛋白(TM)较正常增高2倍以上。

为了抢救患者生命,DIC 的早期诊断显得尤为重要。如果能在 DIC 前期做出诊断,那么患者的预后会有明显改善。

诊断 DIC 前期的诊断标准为：①存在易致 DIC 的基础疾病。②有下列一项以上临床表现：a.皮肤、黏膜栓塞、灶性缺血性坏死、脱落及溃疡形成；b.原发病不易解释的微循环障碍，如皮肤苍白、湿冷及发绀等；c.不明原因的肺、肾、脑等轻度或可逆性脏器功能障碍；d.抗凝治疗有效。③实验室检测有下列三项以上异常：a.正常操作条件下，采集血标本易凝固，或 PT 缩短 3s 以上，APTT 缩短 5s 以上；b.血浆血小板活化产物含量增加：β-TG、PF$_4$、TXB$_2$、P2 选择素；c.凝血激活分子标志物含量增加：F$_{1+2}$、TAT、FPA、SFMC；d.抗凝活性降低：AT-Ⅲ：A 降低、PC 活性降低；e.血管内皮细胞受损分子标志物增高：ET-1 和 TM。

(六)处理

产后出血的处理原则为针对原因，迅速止血，补充血容量纠正休克及防治感染。

1.子宫收缩乏力

加强宫缩是最迅速有效的止血方法。具体方法有以下几种。

(1)去除引起宫缩乏力的原因：若由于全身因素，则改善全身状态；若为膀胱过度充盈应导尿等。

(2)按摩子宫：助产者一手在腹部按摩宫底(拇指在前，其余四指在后)，同时压迫宫底，将宫内积血压出，按摩必须均匀而有节律(图 7-17)。如果无效，可用腹部-阴道双手按摩子宫法，即一手握拳置于阴道前穹隆顶住子宫前壁，另一手在腹部按压子宫后壁使宫体前屈，双手相对紧压子宫并做节律性按摩(图 7-18)，按压时间以子宫恢复正常收缩为止，按摩时注意无菌操作。

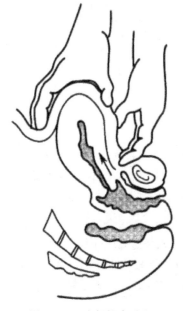

图 7-17 腹部按摩子宫

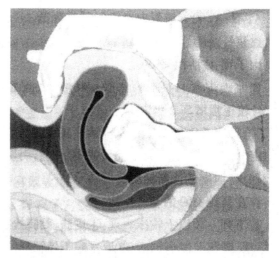

图 7-18 腹部-阴道双手按摩子宫

(3)应用宫缩剂：①缩宫素：能够选择性的兴奋子宫平滑肌，增加子宫平滑肌的收缩频率及收缩力，有弱的血管加压和抗利尿作用。用药后 3~5min 起效，缩宫素半衰期为 10~15min，作用时间 0.5h。肌注或缓慢静推 10~20U，然后 20U 加入 0.9%生理盐水或 5%葡萄糖液 500mL 中静脉点滴。24 小时内用量不超过 40U。宫体、宫颈注射等局部用药法效果则更佳。

大剂量使用应注意尿量。卡贝缩宫素(巧特欣),长效缩宫素,九肽类似物,100μg 缓慢静脉推注或肌内注射,与持续静脉滴注缩宫素 16h 的效果相当。②麦角新碱:直接作用于子宫平滑肌,作用强而持久,稍大剂量可引起子宫强直性收缩,对子宫体和宫颈都有兴奋作用,2～5min 起效。用法:IM/IV 均可 IV 有较大的副作用,紧急情况下可以使用。0.2～0.4mgIM/IV,必要时每 2～4 小时重复。部分患者用药后可发生恶心、呕吐、出冷汗、面色苍白等反应,有妊娠高血压疾病及心脏病者慎用。③米索前列醇:是前列腺素 E_1 的类似物,口服后能转化成有活性的米索前列醇酸。增加子宫平滑肌的节律收缩作用。5min 起效,口服 30min 达血药浓度高峰;半衰期 1.5h,持续时间长,可有效解决产后 2h 内出血问题,对子宫的收缩作用强于催产素。给药方法:在胎儿娩出后立即给予米索前列醇 600μg 口服,直肠给药效果更好。④卡前列甲酯栓(卡孕栓):即 15-甲基 PGF2α 甲酯,对子宫平滑肌有很强的收缩作用。1mg 直肠给药用于预防产后出血。⑤欣母沛 HemabateTM:卡前列素氨丁三醇注射液,引发子宫肌群收缩,发挥止血功能,疗效好,止血迅速安全。不良反应轻微。难治性产后出血起始剂量为 250μg 欣母沛无菌溶液(1mL),深层肌肉注射。某些特殊的病例,间隔 15～90min 后重复注射,总量不超过 2000μg(8 支)。对欣母沛无菌溶液过敏的患者、急性盆腔炎的患者、有活动性心肺肾肝疾病的患者忌用。副反应:主要由平滑肌收缩引起,血压升高 5～10mmHg、呕吐、腹泻、哮喘、瞳孔缩小,眼内压升高、发热、脸部潮红。约 20% 的病例有各种不同程度的副反应面一般为暂时性,不久自行恢复。⑥垂体后叶素:使小动脉及毛细血管收缩,同时也有兴奋平滑肌并使其收缩的作用。在剖宫产术中胎盘剥离面顽固出血病例,将垂体后叶素 6U(1mL)加入生理盐水 19mL,在出血部位黏膜下多点注射,每点 1mL,出血一般很快停止,如再有出血可继续注射至出血停止,用此方法 10min 之内出血停止未发现副作用。⑦葡萄糖酸钙:钙离子是子宫平滑肌兴奋的必需离子,而且参与人体的凝血过程,静推 10% 葡萄糖酸钙 10mL,使子宫平滑肌对宫缩剂的效应性增强,胎盘附着面出血减少,降低催产素用量。

(4)宫腔填塞:主要有两种方法:填塞纱布或填塞球囊。

剖宫产术中遇到子宫收缩乏力,经按摩子宫和应用宫缩剂加强宫缩效果不佳时;前置胎盘或胎盘粘连导致剥离面出血不止时,直视下填塞宫腔纱条可起到止血效果。但是胎盘娩出后子宫容积比较大,可以容纳较多的纱条,也可以容纳较多的出血,而且纱布填塞不易填紧,且因纱布吸血而发生隐匿性出血。采用特制的长 2m,宽 7～8cm 的 4～6 层无菌脱脂纱布条,一般宫腔填塞需要 2～4 根,每根纱条之间用粗丝线缝合连接。术者左手固定子宫底部,右手或用卵圆钳将纱条沿子宫腔底部自左向右,来回折叠填塞宫腔,留足填塞子宫下段的纱条后(一般需 1 根),将最尾端沿宫颈放入阴道内少许,其后填满子宫下段,然后缝合子宫切口。若系子宫下段出血,也应先填塞宫腔,然后再用足够的纱条填充子宫下段,纱条需为完整的一根或中间打结以便于完整取出,缝合子宫切口时可在中间打结,注意勿将纱条缝入。24～48 小时内取出纱布条,应警惕感染。经阴道宫腔纱条填塞法,因操作困难,常填塞不紧反而影响子宫收缩,一般不采用(图 7-19)。

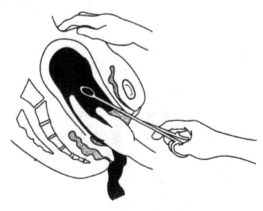

图 7-19 宫腔纱条填塞

妇产科疾病诊断与临床治疗

可供填塞的球囊有专为宫腔设计的，能更好适应宫腔形态，如 Bakri 紧急填塞球囊导管；原用于其他部位止血的球囊，但并不十分适合宫腔形态，如森-布管、Rusch 泌尿外科静压球囊导管；产房自制的球囊，如手套或避孕套。经阴道放置球囊前，先置尿管以监测尿量。用超声或阴道检查大致估计宫腔的容量，确定宫腔内无胎盘胎膜残留、动脉出血或裂伤。在超声引导下将导管的球囊部分插入宫腔，球囊内应注入无菌生理盐水，而不能用空气或二氧化碳，也不能过度充盈球囊。

所有宫腔填塞止血的患者应严密观察生命体征和液体出入量，观测宫底高度和阴道出血情况，必要时行超声检查排除有无宫腔隐匿性出血。缩宫素维持 12～24h，促进子宫收缩；预防性应用广谱抗生素。8～48h 取出宫腔填塞物，抽出前做好输血准备，先用缩宫素、麦角新碱或前列腺素等宫缩剂。慢慢放出球囊内液体后再取出球囊，或缓慢取出纱布条，避免再次出血的危险。

（5）盆腔动脉结扎：经上述处理无效，出血不止，为抢救产妇生命可结扎盆腔动脉。妊娠子宫体的血液 90% 由子宫动脉上行支供给，故结扎子宫动脉上行支后，可使子宫局部动脉压降低，血流量减少，子宫肌壁暂时缺血，子宫迅速收缩而达到止血目的。子宫体支、宫颈支与阴道动脉、卵巢动脉的各小分支、左右均有吻合，故结扎子宫动脉上行支或子宫动脉总支，子宫卵巢动脉吻合支，侧支循环会很快建立，子宫组织不会发生坏死；并且采用可吸收缝合线结扎，日后缝线吸收、脱落，结扎血管仍可再通，不影响以后的月经功能及妊娠分娩。

具体术式包括以下几种。

1）子宫动脉上行支结扎术：主要适用于剖宫产胎盘娩出后子宫收缩乏力性出血，经宫缩药物及按摩子宫无效者，胎盘早剥致子宫卒中发生产后出血者，剖宫产胎儿娩出致切口撕伤，局部止血困难者。方法：一般在子宫下段进行缝扎，结扎为子宫动静脉整体结扎，将 2～3cm 子宫肌层结扎在内非常重要；若已行剖宫产，最好选择在子宫切口下方，在切口下 2～3cm 进行结扎，如膀胱位置较高时应下推膀胱。第一次子宫动脉缝扎后如效果不佳，可以再缝第二针，多选择在第一针下 3～5cm 处，这次结扎包括了大部分供给子宫下段的子宫动脉支。宜采用 2-0 可吸收线或肠线，避免"8"字缝合，结扎时带入一部分子宫肌层，避免对血管的钳扎与分离，以免形成血肿，增加手术难度。如胎盘附着部位较高，近宫角部，则尚需结扎附着侧的子宫卵巢动脉吻合支。

2）子宫动脉下行支结扎术：是以卵圆钳钳夹宫颈前或（和）后唇并向下牵引，暴露前阴道壁与宫颈交界处，在宫颈前唇距宫颈阴道前壁交界处下方约 1cm 处做长约 2cm 横行切口，将子宫向下方及结扎的对侧牵拉，充分暴露视野，食指触摸搏动的子宫动脉作为指示进行缝扎，注意勿损伤膀胱，同法缝扎对侧。子宫动脉结扎后子宫立即收缩变硬，出血停止。但在下列情况下不宜行经阴道子宫动脉结扎：由其他病因引起的凝血功能障碍（感染、子痫前期等）；阴道部位出血而非宫体出血。

经阴道子宫动脉下行支结扎特别适用于阴道分娩后子宫下段出血患者。对剖宫产术结束后，如再发生子宫下段出血，在清除积血后也可尝试以上方法，避免再次进腹。对前置胎盘、部分胎盘植入等患者可取膀胱截石位行剖宫产手术，必要时采用以上两种方法行子宫动脉结扎，明显减少产后出血。

3）髂内动脉结扎术（图 7-20）：髂内动脉结扎后血流动力学的改变的机制，不是因结扎后动脉血供完全中止而止血，而是由于结扎后的远侧端血管动脉内压降低，血流明显减缓（平均

156

主支局部脉压下降 75％,侧支下降 25％),局部加压后易于使血液凝成血栓而止血即将盆腔动脉血循环转变为类似静脉的系统,这种有效时间约 1h。髂内动脉结扎后极少发生盆腔器官坏死现象,主要是因腹主动脉分出的腰动脉、髂总动脉分出的骶中动脉、来自肠系膜下动脉的痔上动脉、卵巢动脉、股动脉的旋髂动脉、髂外动脉的腹壁下动脉均可与髂内动脉的分支吻合,髂内动脉结扎后 45～60min 侧支循环即可建立,一般仍可使卵巢、输卵管及子宫保持正常功能。

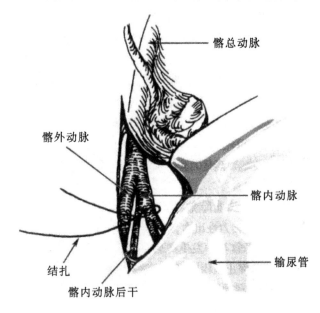

图 7-20　髂内动脉结扎

　　髂内动脉结扎的适应证包括:产后出血、行子宫切除术前后;保守治疗宫缩乏力失败;腹腔妊娠胎盘种植到盆腔,或胎盘粘连造成难以控制的出血;盆腔、阔韧带基底部持续出血;子宫破裂、严重撕伤,可能撕伤到子宫动脉。方法:确认髂总动脉的分叉部位,该部位有两个骨性标志:骶骨岬和两侧髂前下棘连线,输尿管由此穿过。首先与输尿管平行,纵行切开后腹膜 3～5cm,分离髂总及髂内动动脉分叉处,然后在距髂内外分叉下 2.5cm 处,用直角钳轻轻从髂内动脉后侧穿过,钳夹两根 7 号丝线,间隔 1.5～2.0cm 分别结扎,不剪断血管。结扎前后为防误扎髂外动脉,术者可提起缝线,用示、拇指收紧,使其暂时阻断血流,常规嘱台下两人触摸患者该足背动脉或股动脉,确定有搏动无误,即可结扎两次,必须小心勿损伤髂内静脉,否则会加剧出血程度。多数情况下,双侧结扎术比单侧效果好,止血可靠。

　　上述方法可逐步选用,效果良好且可保留生育功能。但应注意,结扎后只是使血流暂时中断,出血减少,应争取时间抢救休克。

　　(6)子宫背带式缝合术:治疗产后出血,对传统产后出血的治疗来说是一个里程碑式的进展,如果正确使用,将大大提高产后出血治疗的成功率。B-Lynch 缝合术操作简单、迅速、有效、安全、能保留子宫和生育功能,易于在基层医院推广。B-Lynch 缝合术原理是纵向机械性压迫使子宫壁弓状血管被有效的挤压,血流明显减少、减缓、局部血栓形成而止血;同时子宫肌层缺血,刺激子宫收缩进一步压迫血窦,使血窦关闭而止血。适用子宫收缩乏力、前置胎盘、胎盘粘连、凝血功能障碍引起的产后出血以及晚期产后出血。B-Lynch 缝合术用于前置胎盘、胎盘粘连引起的产后出血时,需结合其他方法,例如胎盘剥离面做"8"字缝合止血后再行子宫 B-Lynch 缝合术;双侧子宫卵巢动脉结扎再用 B-Lynch 缝合术。

剖宫产术中遇到子宫收缩乏力,经按摩子宫和应用宫缩剂加强宫缩效果不佳时,术者可用双手握抱子宫并适当加压以估计施行 B-Lynch 缝合术的成功机会。此方法较盆腔动脉缝扎术简单易行,并可避免切除子宫,保留生育能力。具体缝合方法为:距子宫切口右侧顶点下缘3cm 处进针,缝线穿过宫腔至切口上缘 3cm 处出针,将缝线拉至宫底,在距右侧宫角约 3cm 处绕向子宫后壁,在与前壁相同的部位进针至宫腔内;然后横向拉至左侧,在左侧宫体后壁(与右侧进针点相同部位)出针,将缝线垂直绕过宫底至子宫前壁,分别缝合左侧子宫切口的上、下缘(进出针的部位与右侧相同)。子宫表面前后壁均可见 2 条缝线。收紧两根缝线,检查无出血即打结,然后再关闭子宫切口。子宫放回腹腔观察 10min,注意下段切口有无渗血,阴道有无出血及子宫颜色,若正常即逐层关腹(图 7-21)。

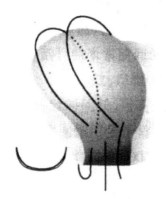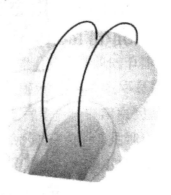

图 7-21　子宫背带式缝合

(7)动脉栓塞术:当以上治疗产后出血的方法失败后,动脉栓塞术是一个非常重要的保留子宫的治疗方法,产后出血动脉栓塞的适应证应根据不同的医院、实施动脉栓塞的手术医生的插管及栓塞的熟练程度,而有所不同,总的来讲,须遵循以下原则:①各种原因所致的产后出血,在去除病因和常规保守治疗无效后。②包括已经发生 DIC(早期)的患者。③生命体征稳定或经抢救后生命体征稳定,可以搬动者。④手术医生应具有娴熟的动脉插管和栓塞技巧。

禁忌证:①生命体征不稳定,不宜搬动的患者。②DIC 晚期的患者。③其他不适合介入手术的患者,如造影剂过敏。

在放射科医师协助下,行股动脉穿刺插入导管至髂内动脉或子宫动脉,注入直径 1~3mm大小的新胶海绵颗粒栓塞动脉,栓塞剂 2~3 周被吸收,血管复通。动脉栓塞术后还应注意:①在动脉栓塞后立即清除宫腔内的积血,以利于子宫收缩。②术中、术后应使用广谱抗生素预防感染。③术后应继续使用宫缩剂促进子宫收缩。④术后应监测性激素分泌情况,观测卵巢有没有损伤。⑤及时防止宫腔粘连,尤其在胎盘植入患者及合并子宫黏膜下肌瘤的患者。但应强调的是动脉栓塞治疗不应作为患者处于危机情况的一个避免子宫切除的措施,而是应在传统保守治疗无效时,作为一个常规止血手段尽早使用。

(8)切除子宫:经积极治疗仍无效,出血可能危及产妇生命时,应行子宫次全切术或子宫全切除术,以挽救产妇生命。但产科子宫切除术对产妇的身心健康有一定的影响,特别是给年轻及未有存活子女者带来伤害。因此必须严格掌握手术指征,只有在采取各种保守治疗无效,孕产妇生命受到威胁时,才采用子宫切除术。而且子宫切除必须选择最佳时机,过早切除子宫,虽能有效地治疗产后出血,但会给患者带来失去生育能力的严重后果。相反,若经过多种保守措施,出血不能得到有效控制,手术者仍犹豫不决,直至患者生命体征不稳定,或进入 DIC 状态再行子宫切除,已错失最佳手术时机,还可能遇到诸如创面渗血、组织水肿、解剖不清等困难,增加手术难度,延长手术时间,加重患者 DIC、继发感染或多脏器衰竭的发生。

目前,虽然子宫收缩乏力是产后出血的首要原因,但较少成为急症子宫切除的主要手术指征。尽管如此,临床上还有下列几种情况须行子宫切除术:宫缩乏力性产后出血,对于多种保守治疗难以奏效,出血有增多趋势;子宫收缩乏力时间长,子宫肌层水肿,对一般保守治疗无反应;短期内迅速大量失血导致休克、凝血功能异常等产科并发症,已来不及实施其他措施,应果断行子宫切除手术。值得强调的是,对于基层医疗机构,在抢救转运时间不允许、抢救物品和血液不完备、相关手术技巧不成熟的情况下,为抢救产妇生命应适当放宽子宫切除的手术指征。胎盘因素引起的难以控制的产科出血,是近年来产科急症子宫切除术最重要的手术指征。穿透性胎盘植入,合并子宫穿孔并感染;完全胎盘植入面积>1/2;做楔形切除术后仍出血不止者;药物治疗无效者或出现异常情况;胎盘早剥并发生严重子宫卒中均应果断地行子宫切除。其次子宫破裂引起的产后出血是急症子宫切除的重要指征。特别是发生破裂时间长,估计已发生继发感染;裂口不整齐,子宫肌层有大块残缺,难予行修补术或即使行修补但缝合后估计伤口愈合不良;裂口深,延伸到宫颈等情况。而当羊水栓塞、重度或未被发现的胎盘早剥导致循环障碍及器官功能衰竭,凝血因子消耗和继发性纤维蛋白溶解而引起的出血、休克,甚至脏器功能衰竭时进行手术,需迅速切除子宫。

2.胎盘因素

(1)胎盘已剥离未排出:膀胱过度膨胀应导尿排空膀胱,用手按摩使子宫收缩,另一手轻轻牵拉脐带协助胎盘娩出。

(2)胎盘剥离不全或胎盘粘连伴阴道流血:应徒手剥离胎盘(图7-22)。

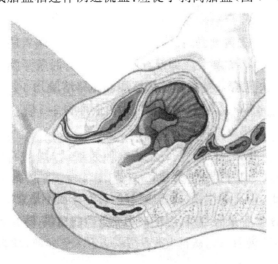

图 7-22 徒手剥离胎盘

(3)胎盘植入的处理:若剥离胎盘困难,切忌强行剥离,应考虑行子宫切除术。若出血不多,需保留子宫者,可保守治疗,目前用甲氨蝶呤(MTX)治疗,效果较好。

（4）胎盘胎膜残留：可行钳刮术或刮宫术。

（5）胎盘嵌顿：在子宫狭窄环以上者，可在静脉全身麻醉下，待子宫狭窄环松解后再用手取出胎盘。

一方面彻底止血，另一方面按解剖层次缝合。宫颈裂伤小于1cm若无活动性出血，则不需缝合；若有活动性出血或裂伤大于1cm，则应缝合。若裂伤累及子宫下段时，缝合应注意避免损伤膀胱及输尿管，必要时经腹修补。修补阴道裂伤和会阴裂伤，应注意解剖层次的对合，第一针要超过裂伤顶端0.5cm(图7-23)，缝合时不能留有无效腔，避免缝线穿过直肠黏膜。外阴、阴蒂的损伤，应用细丝线缝合。软产道血肿形成应切开并清除血肿，彻底止血、缝合，必要时可放置引流条。

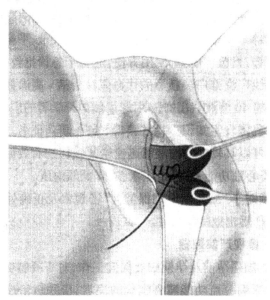

图7-23 宫颈裂伤的缝合

首先应排除子宫收缩乏力、胎盘因素、软产道裂伤引起的出血，明确诊断后积极输新鲜全血、血小板、纤维蛋白原或凝血酶原复合物、凝血因子等。若已并发DIC，则按DIC处理。在治疗过程中应重视以下几方面：早期诊断和动态监测；积极治疗原发病，补充凝血因子，包括输注新鲜冰冻血浆、凝血酶原复合物、纤维蛋白原、冷沉淀（含Ⅷ因子和纤维蛋白原）、单采血小板、红细胞等血制品来解决；改善微循环和抗凝治疗；重要脏器功能的维持和保护。

在治疗产后出血，补充血容量，纠正失血性休克，甚至抢救DIC患者方面，目前仍推广采传统早期大量液体复苏疗法。即失血后立即开放静脉，最好有两条开放的静脉通道，快速输入复方乳酸林格液或林格溶液加5%碳酸氢钠溶液45mL混合液，输液量应为出血量的2~3倍。

处理出血性休克的原则：①止血，止痛。②补血，扩张血容量。③纠正酸中毒，改善微循环，有时止血不是立即成功，而扩充血容量较容易，以维护主要脏器的血供，防止休克恶化，争取时间完成各种止血方法。

休克早期先输入 2000~3000mL 平衡液（复方乳酸林格液等），以后尽快输全血和红细胞。如无血，可以使用胶体液作权宜之计。尤其在休克晚期，组织间蛋白贮存减少，继续输晶体液会使胶体渗透压明显下降产生组织水肿。胶体液除全血外还有血浆、白蛋白血浆代用品。血液稀释可降低血液黏度增加心排出量，减少心脏负荷和增加组织灌注，但过度稀释又可使血液携氧能力降低，使组织缺氧，最佳稀释度一般认为是血细胞比容在 30% 以上。

另一方面，产科失血性休克的早期液体复苏还应涉及合理的输液种类问题。有关低血容量性休克液体复苏中使用晶体还是胶体的问题争论已久，但目前尚无足够的证据表明晶体液与胶体液用于低血容量休克液体复苏的疗效与安全性方面有明显差异。近年研究发现，氯化钠高渗盐溶液（7.5%）早期用于抗休克，较常规的林格氏液、平衡盐液有许多优势，且价格便宜，使用方便，适合于急诊抢救，值得在临床一线广泛推广。新型的代血浆注射液-高渗氯化钠羟乙基淀粉 40 溶液（"霍姆"）引起了国内外学者的广泛关注，其具有我国自主知识产权并获得 SDFA 新药证书。临床研究表明可以其较少的输液量迅速恢复机体的有效循环血容量、改善心脏功能、减轻组织水肿、降低颅内压。

（七）预防

加强围生期保健，严密观察及正确处理产程可降低产后出血的发生率。

1.重视产前保健

（1）加强孕前及孕期妇女保健工作，对有凝血功能障碍和可能影响凝血功能障碍疾病的患者，应积极治疗后再受孕，必要时应于早孕时终止妊娠。

（2）具有产后出血危险因素的孕妇，如多胎妊娠、巨大胎儿、羊水过多、子宫手术史、子宫畸形、妊娠期高血压疾病、妊娠合并血液系统疾病及肝病等，要加强产前检查，提前入院。

（3）宣传计划生育，减少人工流产次数。

2.提高分娩质量

严密观察及正确处理产程。第一产程：合理使用子宫收缩药物和镇静剂，注意产妇饮食，防止产妇疲劳和产程延长。第二产程：根据胎儿大小掌握会阴后-斜切开时机，认真保护会阴；阴道检查及阴道手术应规范、轻柔，正确指导产妇屏气及使用腹压，避免胎儿娩出过快。第三产程：是预防产后出血的关键，不要过早牵拉脐带；胎儿娩出后，若流血量不多，可等待 15min，若阴道流血量多应立即查明原因，及时处理。胎盘娩出后要仔细检查胎盘、胎膜，并认真检查软产道有无撕裂及血肿。

3.加强产后观察

产后 2h 是产后出血发生的高峰。产妇应在产房中观察 2h：注意观察会阴后-斜切开缝合处有无血肿；仔细观察产妇的生命体征、宫缩情况及阴道流血情况，发现异常及时处理。离开产房前要鼓励产妇排空膀胱，鼓励母亲与新生儿早接触、早吸吮，能反射性引起子宫收缩，减少产后出血。

（八）临床特殊情况的思考和建议

1.产后出血早期识别和处理流程

早期识别产后出血，对于以下情况应按产后出血处理，以免延误病情（图 7-24）：①产后 2h 出血达到 400mL。②即使产后出血量未达到诊断标准，但产妇血流动力学参数持续下降甚至出现休克，无法用其他疾病解释者。③出血量虽不足 400mL，但出血迅猛者。

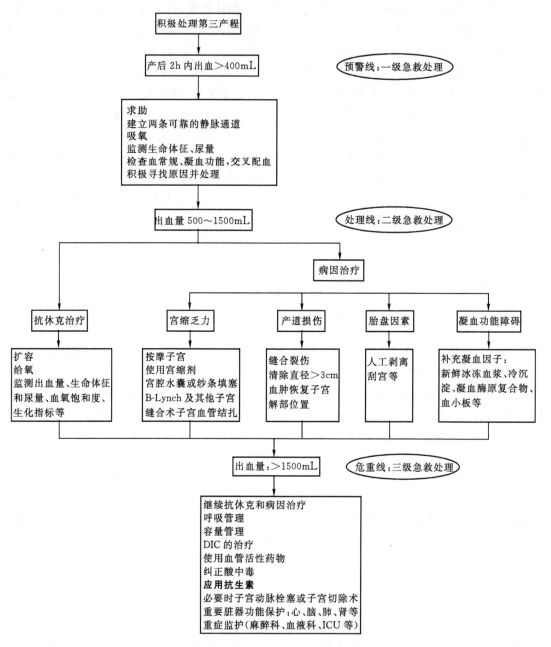

图 7-24　产后出血的处理流程

　　以上情况或出血量大于 500mL，则须及时采取以下步骤：①用手按压子宫。②寻求帮助，必要时呼叫院内抢救小组或者当地孕产妇急救中心。③如果分娩前未进行，即查血型并予交叉配血。④立即查凝血功能、水电解质平衡，持续心电血压监护，持续监测血压、脉搏等生命体征；必要时可以连续检测血红蛋白浓度及凝血功能。⑤开始补液，至少开放两条通畅可靠的静脉补液通道，首选含钠液；必要时输血，在等待血源时可以给予代血浆-羟乙基淀粉扩容；可考虑开放中心静脉通道，以利于监测中心静脉压及可用于快速扩容。⑥吸氧、留置导尿管、记出入量。可用束带绑住下肢，有助于增加主要器官的灌注。⑦针对病因的进一步处理，如出血的原因已明确,应针对病因进行处理。

2.产后出血动脉栓塞的问题

关于产后出血动脉栓塞适应证的选择目前尚无统一的观点,根据文献上的病例报道,以下原因所致的产后出血动脉栓塞治疗有效:早期产后出血中的宫缩乏力性产后出血、胎盘植入性产后出血,包括部分植入和全部植入、软产道裂伤包括点状的血管破裂、凝血功能疾病、间断性出血,甚至由于羊水栓塞引起的产后出血,以及各种原因导致的早期DIC所致出血,还有晚期产后出血等。

产后出血的动脉栓塞一般不主张进行子宫动脉的精细栓塞,其原因有二:一为子宫血管交通支的原因,过于精细栓塞对于止血不利;二为产后出血为真正意义上的急诊,在时间上必须是争分夺秒,只要尽快达到止血目的即可。因此,建议行髂内动脉前干栓塞即可,而且是双侧栓塞,因为子宫的血管是双侧性的。

栓塞剂的选择对于产后出血的动脉栓塞至关重要,动脉栓塞的实质是对出血血管应用栓塞剂进行栓塞,栓塞剂既可栓塞血管达到止血的目的,同时也可导致正常组织的坏死。不同的栓塞剂栓塞的程度不同,导致正常组织坏死的程度也不同。在选择栓塞剂时,要寻找一个平衡点,既要止血,也要避免正常组织的过度坏死,避免并发症的发生,尤其是子宫、卵巢坏死的发生。产后出血的子宫与非孕期的子宫不同,其血供特别丰富,对缺血缺氧特别敏感,因此栓塞剂的选择也必须慎重。栓塞剂选择的首要原则是栓塞剂量好是可降解性的,为以后子宫动脉的复通创造条件;第二原则是栓塞剂颗粒不能过小,避免栓塞后子宫赖以生存的血管交通支被完全栓塞;第三原则,应选择血管网式栓塞而不是血管的点状栓塞。根据前两个原则,能引起子宫动脉细小血管网广泛栓塞的液体栓塞剂如碘油、无水酒精,不能用于产后出血的栓塞治疗;过于细小的不可降解的栓塞剂颗粒(如$\leqslant 1000\mu m$的PVA和经高压消毒的明胶海绵粉和可降解的栓塞剂(如$\leqslant 1000\mu m$的KMG等),同样不建议应用于产后出血的栓塞治疗。根据第三个原则应选择动脉血管末梢连续栓塞而不是点状血管栓塞,血管末梢连续栓塞是指从出血动脉的末梢开始栓塞一直栓塞至动脉主干血管,而点状血管栓塞是仅栓塞出血动脉的主干。因此,钢圈类的栓塞剂不宜应用,此类栓塞剂有时不但不能止血,还由于栓塞了动脉主干使后续治疗困难。从栓塞血管的角度来讲,由于妊娠子宫供血多血管性,过于精细的栓塞如子宫动脉栓塞不仅可能造成子宫的过度缺血,也可能导致栓塞的失败。因此选择双侧髂内动脉前干栓塞无论从手术时间、止血效果,还是并发症上,都是较好的选择。因此,直径$1\sim 3mm$大小的新胶海绵颗粒是产后出血栓塞材料的首选。

3.子宫压迫缝合术在产后出血中的应用问题

子宫压迫缝合术是用于治疗产后出血的一系列新方法,包括B-Lynch缝合术、Cho缝合术、子宫下段平行垂直压迫缝合术。

(1)B-Lynch缝合术:适用子宫收缩乏力、前置胎盘、胎盘粘连、凝血功能障碍引起的产后出血,以及晚期产后出血。B-Lynch缝合术后,子宫缩复正常、恶露正常排出,并不增加产褥感染和产褥病率,产后月经恢复正常。B-Lynch等报道B-Lynch缝合术后宫腔镜检查宫腔形态正常、未见宫腔粘连。目前已有B-Lynch缝合术后再次妊娠、分娩病例报道,当然B-Lynch缝合术的远期安全性尚需评估。B-Lynch缝合术也有不良结局个案报道,2004年Joshi等报道B-Lynch缝合术后1周发现子宫坏死。2006年Treloar等报道1例B-Lynch缝合术后3周出现子宫坏死的报道。子宫坏死是由于B-Lynch缝合术本身造成的还是操作方法不当引起,尚有争论。

(2)改良 B-Lynch 缝合术：许多学者对 B-Lynch 缝合术进行改良，有以下几方面改进：缝线仅在浆膜层、肌层内穿行，不穿透子宫黏膜，减少缝线对宫腔的刺激，降低的产褥感染。当缝线绕行宫底过程中，分别在子宫前后壁垂直褥式缝合子宫浆肌层 3～4 针，将缝线固定于子宫以防止缝线滑脱，引起其他器官套叠、梗阻。2002 年 Hayman 等提出了一种改良 B-Lynch 缝合术：下推膀胱腹膜反折，进一步暴露子宫下段；从右侧子宫切口右侧下缘 2cm、子宫内侧 3cm，从前壁进针到后壁出针，然后绕到宫底打结；左侧同法操作。子宫放回腹腔观察，若正常即逐层关腹。Hayman 缝合术主要适用子宫体收缩乏力，若为继发于阴道分娩的产后出血，行 Hayman 缝合术时可不切开子宫，这是与 B-Lynch 缝合术不同之处。Hayimm 等用该法治疗 3 例产后出血，都取得成功，术后月经正常。国内也有类似报道。但目前尚无再次妊娠报道。2005 年 Bhal 等提出：子宫左右两侧各用 1 根缝线；从子宫前壁切口下方 2cm 进针，经宫腔从切口上方 2cm 出针；然后经宫底绕到子宫后壁子宫下段相当于切口下方 3cm 处，由子宫后壁到前壁贯穿缝合；左侧同法处理；两根缝线水平交叉打结。经典的 B-Lynch 缝合法虽也用于前置胎盘引起的产后出血，但效果不如在单纯宫缩乏力，可以将切口下缘缝合点的位置下移能起到不错效果。

(3)Cho 缝合术：2000 年 Cho 等提出 Cho 缝合术，止血原理是：通过缝合使子宫前后壁尽量接近直至宫腔没有留下空隙而压迫止血。自 2000 年至今总共 3 篇报道，25 例，成功率 100%。缝合方法：在子宫出血严重处任选第一个进针点，从子宫前壁到后壁贯穿缝合；在第一个进针点一侧 2～3cm，从子宫后壁到前壁贯穿缝合；然后再第二进针点一侧 2～3cm，从子宫前壁到后壁贯穿缝合；在第三进针点一侧 2～3cm，从子宫后壁到前壁贯穿缝合；组成一个方形，然后打结。若为宫缩乏力则从宫底到子宫下段行 4～5 个缝合；若胎盘粘连则需要在胎盘剥离面进行 2～3 个缝合；若系前置胎盘剥离面的出血，在缝合之前需下推膀胱。子宫放回腹腔观察，若正常即逐层关腹。Cho 缝合术适用于子宫收缩乏力、前置胎盘以及胎盘粘连引起的产后出血。Cho 等报道 Cho 缝合术治疗 23 例产后出血，成功率 100%。2 个月后超声检查子宫内膜、宫腔回声正常，月经恢复正常。6 例在产后第一次月经后行子宫输卵管碘油造影和宫腔镜检查，宫腔形态正常。4 例再次妊娠，足月分娩。但该术有导致宫腔粘连的危险，2005 年有人报道 1 例行 Cho 缝合术后系列超声发现宫腔粘连、部分阻塞影响恶露排出，宫腔镜发现宫腔内有未吸收缝线。

(4)子宫下段平行垂直压迫缝合术：由 Hwu 等首先提出，适用于前置胎盘或胎盘粘连引起的子宫下段胎盘剥离面出血。子宫下段平行垂直压迫缝合方法：下推膀胱腹膜反折进一步暴露子宫下段，从宫颈内口上 2～3cm、右侧缘内侧 3cm 处由子宫下段前壁向宫腔进针，然后从子宫下段后壁距离子宫颈口 2～3cm 进针，不穿透子宫后壁，针在子宫后壁肌层当中行走，距子宫颈口 3～4cm 处出针，出针后，从子宫下段前壁切口下缘 2～3cm 由宫腔向外出针；同法在左侧缝合，左右两侧平行，分别打结，常规关闭子宫切口。Hwu 等报道用子宫下段平行垂直压迫缝合术治疗 14 例前置胎盘其中 1 例胎盘粘连引起的产后出血，都取得成功，没有并发症；术后 3 天超声检查宫腔内无血液或液体积聚；产后 1 个月超声检查子宫和宫腔形态正常；所有产妇月经恢复正常。2 例行宫腔镜检查未发现宫腔粘连，2 例再次妊娠，剖宫产时未发现宫腔粘连。目前各种压迫缝合术各有特点，应该根据实际情况选用合适的方法或几种方法联合使用，才能取得良好的效果。

4.前置胎盘出血胎盘剥离面出血的处理

前置胎盘剖宫产术时,胎儿娩出后如无活动性出血,可等待胎盘自然剥离,这样出血常常会减少。胎盘剥离面出血者可采用以下方法。

(1)可吸收缝线局部"8"字缝合开放的血窦处:可以经宫腔内缝合,也可以在子宫的浆膜面缝合对应位置的子宫浆肌层。

(2)宫腔纱条填塞:前置胎盘或胎盘植入导致胎盘剥离面出血不止时,直视下填塞宫腔纱条可起到良好的止血效果,纱条必须填紧宫腔和子宫下段,24~48h后取出。经阴道宫腔纱条填塞法,因操作困难,常填塞不紧反而影响子宫收缩,一般不采用。

(3)B-Lynch缝合:经典的B-Lynch缝合可以用于前置胎盘导致的产后出血,目的是加强子宫收缩,闭合胎盘剥离面的开放血管。如果采用低位B-Lynch缝合,缝合前分离下推膀胱腹膜反折,将子宫切口下缘的缝合进针和出针点再下移2~3cm,这样对前置胎盘剥离面止血的效果会好些。

(4)活动性出血明显,采用上述方法均不能止血时,可行子宫动脉下行支、上行支或髂内动脉结扎。现在更多采用经阴道行子宫动脉下行支缝扎术,处理中央性前置胎盘的剥离面出血,剖宫产时置膀胱截石位,采用可吸收缝线,经阴道缝合宫颈3、9点部位,同时还可缝合宫颈前唇和后唇。止血效果较好,操作简便,不易损伤膀胱和输尿管。

(5)动脉栓塞术。

(6)经积极治疗仍无效,出血可能危及产妇生命时,应果断行子宫切除术,不可犹豫不决而失去抢救时机。值得注意的是,中央性和部分性前置胎盘应行全子宫切除术,避免漏掉胎盘附着的宫颈出血处。

5.宫腔填塞纱条的注意事项

宫腔填塞纱条曾广泛应用于治疗产后出血,但现在应用已逐渐减少,在没有球或导管填塞的情况下,此方法也是一种选择,可适用于没有条件行放射介入治疗的医院,或等待上级医生前来抢救,或准备转送等情况。由于胎盘娩出后子宫容积比较大,可以容纳较多的填塞物,也可以容纳较多的出血。所填入纱布应于24~48h内取出,期间须予有效抗生素治疗。拔出纱条之前应该先应用缩宫素。需要注意的是,纱布填塞必须将宫腔填紧,而且填塞速度要快;纱布有很强的吸血作用,当注意到继续出血的时候为时已晚;因为纱布条的吸血作用,不易立即判断治疗是否有效;难以判断宫腔是否填紧,尤其是纱布吸血后影响填塞效果;有裂伤和感染的危险;纱布取出时较困难。

6.产后出血休克处理原则

(1)复苏:采用头低位,增加心脏和大脑的血供。

(2)面罩给氧,速度达到5L/min。

(3)及时开放两条以上的静脉通道。要用14G针头,便于补充血制品。

(4)监测实验室指标及生命体征,包括:血液常规、凝血功能、心电图、氧饱和度、动态检测-OIL量。必要时测定中心静脉压。

(5)及时有效止血:以MOPPABE方法进行:按摩子宫、缩宫素、前列腺素、宫腔填塞纱条、子宫动脉结扎、子宫动脉压迫缝合、子宫动脉栓塞。

(6)及时请会诊:包括上级医生、麻醉医生、ICU医生、血液科医生、血库人员等。

(7)治疗并发症:及时将患者转入ICU,治疗肾衰竭、ARDS、DIC、感染等并发症。

休克处理时补液问题：补液速度先快后慢，最初 20min 至少输入 1000mL。第 1 小时输入 2000mL，输液顺序先晶体后胶体及血液（多通道），补液量为总输液量为失血量的 2～3 倍。血容量补足的表现：记住 2 个"100"即收缩压＞100mmHg，心率＜100hpm；2 个"30"脉压＞30mmHg，尿量＞30mL/h（表 7-1）。

表 7-1　补液与失血量比例

失血量	晶体	胶体	血液
＜20%	3	1	0
20%～40%	3	1	1
40%～80%	3	1	1.5
＞80%	3	1	2

7. 产后出血休克时限制性液体复苏问题

临床发现重度休克仍有较高的死亡率，基于此种情况，越来越多的学者开始关注限制性液体复苏。限制性输液是指在非控制性出血性休克时，通过控制液体输注速度和输液量，保持机体血压维持在一个能有效保障重要器官血供的较低水平范围，直至彻底止血，使机体的代偿机制和液体的复苏作用都得到充分发挥，从而达到理想的复苏效果。我国余艳红等，以孕兔非控制性失血性休克模型为研究对象，初步探讨限制性输液优于传统输液的机制如下。

(1)限制性输液阻止血细胞比容(HCT)、血红蛋白(HGB)含量的进一步下降，提升机体组织供氧能力，同时减轻或防止了失血性休克其本身所致和大量输液加重的稀释性凝血障碍，有促进孕兔凝血功能恢复的作用。

(2)限制性输液减少了失血性休克炎性细胞因子的产生，能增强抗脂质过氧化能力，减少氧自由基产生，保护细胞免受氧自由基的损伤，减轻肺组织缺血再灌注损伤。

(3)限制性输液降低了循环内皮素(ET)、血管活性肽(VIP)水平，利于机体促炎、抗炎介质的平衡，有效阻断了全身炎症反应综合征(SIRS)的发生和发展。

(4)限制性输液能增强机体有氧代谢，使无氧酵解途径减弱，利于体内乳酸等代谢产物的清除，同时还改善了失血性休克孕兔碱缺失状况，减轻酸中毒反应，增强复苏效果，减少 SIRS 的发生以及肝肾功能改变，利于孕兔复苏。

(5)限制性输液相比传统输液能有效减少内毒素向肠外转移。

(6)限制性输液复苏孕兔失血性休克还能有效降低血清肿瘤坏死因子-α(TNF-α)水平，改善细胞免疫功能。当然在产科出血性休克领域，应用限制性输液尚处于摸索阶段，还需要进一步探讨以寻求最佳的液体复苏方案。

二、晚期产后出血

晚期产后出血指分娩后 24h 至产后 6 周之间发生的子宫大量出血。多发生在产后 1～3 周，也有发生于产后 8～10 周以后者，更有时间长达产后 6 个月者。表现为持续或间断的阴道流血，亦可为急剧的阴道大量流血，出血多者可导致休克。产妇多伴有腹痛、低热，失血多者可出现贫血。晚期产后出血的发生率各家报道不一，但多在 0.3% 左右。近年来由于剖宫产率逐渐升高，剖宫产术后各种并发症也相应增多，其中剖宫产术后晚期出血甚至是反复大量出血也时有发生,直接危及受术者生命安全。

（一）病因

1.阴道分娩后的晚期产后出血

（1）胎盘胎膜残留:最常见的病因,多发生在产后10日左右。残留的胎盘胎膜可影响子宫复旧或形成胎盘息肉,残留组织坏死、脱落后,基底部血管开放,导致大量阴道出血。

（2）蜕膜残留:正常情况下,子宫蜕膜于产后1周内脱落,随恶露排出。若蜕膜剥脱不全造成残留,可影响子宫复旧或继发感染,导致晚期产后出血。

（3）子宫胎盘剥离部位感染或复旧不全:影响子宫缩复,可引起胎盘剥离部位的血栓脱落,血窦重新开放而发生子宫出血。

2.剖宫产术后的晚期产后出血

除以上因素外,主要原因是子宫切口的感染及切口愈合不佳,多发生在子宫下段剖宫产术的横切口两端。

（1）切口感染:子宫下段横切口靠近阴道,如胎膜早破、产程长、多次阴道检查、无菌操作不严格、术中出血多等,易发生感染。

（2）切口位置选择不当:切口位置过高时,切口上缘子宫体肌组织厚,下缘组织薄,不易对齐,影响切口愈合;切口位置过低时,因宫颈结缔组织多,血供差,组织愈合能力差,切口不易愈合。子宫下段横切口若切断子宫动脉的下行支,可导致局部血供不足,也影响切口愈合。

（3）子宫切口缝合不当:组织对合不佳,或缝合过密,切口血供不良,或血管缝扎不紧致局部血肿等,均可导致切口愈合不良。

3.其他因素

少数晚期产后出血是由于产妇患重度贫血、重度营养不良、子宫肌瘤、产后绒癌等引起。

（二）诊断

病史可有第三产程或产后24h内阴道出血较多史。阴道分娩者应询问产程进展是否顺利,胎盘胎膜是否完整娩出。剖宫产者应注意切口位置及缝合过程,术后恢复是否顺利。

（三）临床表现

阴道分娩和剖宫术后发生的晚期出血虽然都表现为阴道流血,但各有特点。

1.阴道流血发生的时间

胎盘胎膜残留者,阴道流血多发生在产后10天左右;子宫胎盘部位复旧不全者,阴道流血多发生在产后2周左右;剖宫产子宫切口裂开或愈合不良所致的阴道流血多在术后2~3周发生。

2.阴道出血量和出血方式

胎盘胎膜残留、蜕膜残留和子宫胎盘剥离部位复旧不全常为反复多次阴道流血,或突然大量阴道流血;子宫切口裂开多为突然大量阴道流血,可导致失血性休克。

3.全身症状

阴道流血量多时,可发生失血性贫血,严重者可致失血性休克,甚至危及患者生命。患者抵抗力降低,可导致或加重已存在的感染,出现发热及恶露增多,伴臭味。

4.妇科检查

子宫复旧不良,子宫大而软,宫颈口松弛,有时可触及残留组织或血块,如伴感染可有子宫压痛。

(四)辅助检查

1.超声检查

了解子宫大小、宫腔内有无残留物及子宫切口愈合的情况。

2.宫腔分泌物涂片

取宫腔分泌物涂片查找病原体,或行细菌培养加药敏试验,以选择有效抗生素抗感染。

3.血常规检查

有助于了解贫血的程度及是否有感染。

4.HCG测定

有助于排除胎盘残留及绒癌。

5.病理检查

将宫腔刮出物或子宫切除标本送病理检查。胎盘残留者镜下见到变性或新鲜绒毛;蜕膜残留者无绒毛,仅见玻璃样变性蜕膜细胞、纤维素和红细胞;胎盘剥离部位复旧不良者,蜕膜或肌层内有管腔扩大、壁厚、玻璃样变性的血管,无胎盘组织,再生的子宫内膜及肌层有炎性反应。

(五)处理

首先予以一般支持治疗,包括大量补液、输血以纠正失血性贫血或休克,应用广谱抗生素预防和治疗感染,应用止血和补血药物,保证患者生命体征平稳。更重要的是要同时查明发病原因,依据不同原因给予相应处理。

1.阴道分娩后的晚期产后出血

少量或中等量出血,给予宫缩剂促进子宫收缩,应用广谱抗生素和支持治疗。如有胎儿附属物残留,应在输液和备血条件下行刮宫术,操作应轻柔,以防子宫穿孔。术后继续应用抗生素和宫缩剂。

2.剖宫产术后的晚期产后出血

除非确定有胎盘胎膜或蜕膜残留,否则不宜行刮宫术。出血量较少者可给予抗生素治疗,加强营养,促进切口愈合,同时密切观察病情变化。保守治疗失败者,可行清创缝合及双侧子宫动脉或髂内动脉结扎。组织坏死严重者则行子宫次全切除术或全切术。有条件的医院可采用髂内动脉栓塞治疗。

3.其他

滋养细胞肿瘤或子宫黏膜下肌瘤引起的出血,应做相应处理。

(六)预防

产后仔细检查胎盘胎膜娩出是否完整,疑有残留者应及时行清宫术,术后给予宫缩剂治疗,复查B型超声,必要时再次宫腔探查。剖宫产术中子宫切口的位置选择应恰当,合理缝合切口,充分结扎止血,严格无菌操作。术后应用抗生素预防感染。

第六节　羊水栓塞

羊水栓塞(AFE)是指羊水进入母体血液循环,引起的急性肺栓塞、休克、弥散性血管内凝血、肾衰竭甚至骤然死亡等一系列病理生理变化过程。以起病急骤,病情凶险,难以预料,病死率高为临床特点,是极其严重的分娩期并发症。

1926 年 Megarn 首次描述了 1 例年轻产妇在分娩时突然死亡的典型症状,直到 1941 年,Steiner 和 Luschbaugh 等在患者血液循环中找到羊水有形成分,才命名此病为羊水栓塞。近年的研究认为羊水栓塞与一般的栓塞性疾病不同,而与过敏性疾病更相似,故建议将羊水栓塞更名为妊娠过敏样综合征。

羊水栓塞的发病率国外为 2.0/10 万,我国为 2.18～5.00/10 万。足月妊娠时发生的羊水栓塞,孕产妇死亡率高达 70%～80%,占我国孕产妇死亡总数的 4.6%。羊水栓塞的临床表现主要是迅速出现、发展极快的心、肺功能衰竭及肺水肿,继之以因凝血功能障碍而发生大出血及急性肾衰竭,以上表现常是依次出现的,而急性心、肺功能衰竭的出现十分迅速而严。半数以上的患者在发病 1 小时内死亡,以致抢救常不能奏效,症状出现迅速者,甚至距离死亡的时间仅数分钟,所以仅 40% 的患者能活至大出血阶段。但也有少数患者(10%)在阴道分娩或剖宫产后一小时内,不经心、肺功能衰竭及肺水肿阶段直接进入凝血功能障碍所致的大量阴道出血或伤口渗血阶段,这种情况称为迟发性羊水栓塞。至于中期妊娠引产时亦可出现羊水栓塞,因妊娠期早,羊水内容物很少,因此症状轻,治疗的预后好。

(一)病因

羊水栓塞的病因与羊水进入母体循环有关是学者们的共识,但是对致病机制的看法则有不同,晚期妊娠时,羊水中水分占 98%,其他为无机盐、碳水化合物及蛋白质,如白蛋白、免疫球蛋白 A 及 G 等,此外尚有脂质如脂肪酸以及胆红素、尿素、肌酐、各种激素和酶,如果已进入产程,羊水中还含有特别是在产程中产生的大量的各种前列腺素;但重要的是还有胎脂块,自胎儿皮肤脱落下的鳞形细胞、毳毛及胎粪,在胎粪中含有大量的组织胺、玻璃酸质酶。很多学者认为这一类有形物质进入血流是在 AFE 中引起肺血管机械性阻塞的主要原因。而产程中产生的前列腺素类物质进入人体血流,由于其缩血管作用,加强了羊水栓塞病理生理变化的进程;值得注意的是羊水中物质进入母体的致敏问题也成为人们关注的焦点,人们早就提出AFE 的重要原因之一就是羊水所致的过敏性休克。在 20 世纪 60 年代,一些学者发现在子宫的静脉内出现鳞形细胞,但患者无羊水栓塞的临床症状;另外,又有一些患者有典型的羊水栓塞的急性心、肺功能衰竭及肺水肿症状,而尸检时并未找到羊水中所含的胎儿物质;Clark 等(1995)在 46 例 AFE 病例中发现有 40% 患者有药物过敏史,基于以上理由,Clark 认为过敏可能也是导致发病的主要原因,他甚至建议用妊娠过敏样综合征,以取代羊水栓塞这个名称。

Clark 认为羊水栓塞的表现与过敏及中毒性休克(内毒素性)相似,这些进入循环的物质,通过内源性介质,诸如组织胺、缓激肽(bradykinin)、细胞活素(cytokine)、前列腺素、白细胞三烯(leukotrienes)、血栓烷等导致临床症状的产生。不过,败血症患者有高热,AFE 则无此表现;过敏性反应中经常出现的皮肤表现、上呼吸道血管神经性水肿等表现,AFE 患者亦不见此表现;而且过敏性反应应先有致敏的过程,AFE 患者则同样地可以发生在初产妇,所以也有人对此提出质疑。重要的是近几年中,有很多学者着重研究了内源性介质在 AFE 发病过程中所起的作用,例如 Agegami 等(1986)对兔注射含有白细胞三烯的羊水,兔经常以死亡为结局,若对兔先以白细胞三烯的抑制剂预处理,则兔可免于死亡。Kitzmiller 等(1972)则认为 PGF2 在AFE 中起了重要作用,PGF2 只在临产后的羊水中可以测到,对注射 PGF 和妇女在产程中取得的羊水可以出现 AFE 的表现。Mandny 等(1995)则认为在 AFE 复杂的病理生理过程中,血管内皮素使血流动力学受到一定影响,血管内皮素是人的冠状动脉和肺动脉及人类支气管强有力的收缩剂,对兔及培养中人上皮细胞给予人羊水处理后,血管上皮素水平升高,特别是在注射含有胎粪的羊水后升高更为明显,而注射生理盐水则无此表现。

Khong 等(1998)最近提出血管上皮素-1 可能在 AFE 的发病上起一定作用,血管上皮素-1 是一种强而有力的血管及支气管收缩物质,他们用免疫组织化学染色法证实在两例 AFE 死亡病例的肺小叶上皮、支气管上皮及小叶中巨噬细胞均有表达,其染色较浅,而在羊水中鳞形细胞有广泛表达。因此,血管上皮素可能在 AFE 的早期引起短暂的肺动脉高压的血流动力学变化。所以 AFE 的病因十分复杂,目前尚难以一种学说来解释其所有变化。故研究尚需不断深入。

1. 羊水进入母体的途径

进入母体循环的羊水量至今无人也无法计算,但羊水进入母体的途径有以下几种。

(1)宫颈内静脉:在产程中,宫颈扩张使宫颈内静脉有可能撕裂,或在手术扩张宫颈、剥离胎膜时、安置内监护器引起宫颈内静脉损伤,静脉壁的破裂、开放,是羊水进入母体的一个重要途径。

(2)胎盘附着处或其附近:胎盘附着处有丰富的静脉窦,如胎盘附着处附近胎膜破裂,羊水则有可能通过此裂隙进入子宫静脉。

(3)胎膜周围血管:如胎膜已破裂,胎膜下蜕膜血窦开放,强烈的宫缩亦有可能将羊水挤入血窦而进入母体循环。另外,剖宫产子宫切口也日益成为羊水进入母体的重要途径之一。Clark(1995)所报告的 46 例羊水栓塞中,8 例在剖宫产刚结束时发生。Gilbert(1999)报告的 53 例羊水栓塞中,32 例(60%)有剖宫产史。

2. 羊水进入母体循环的条件

一般情况下,羊水很难进入母体循环;但若存在以下条件,羊水则有可能直接进入母体循环。

(1)羊膜腔压力增高:多胎、巨大儿、羊水过多使宫腔压力过高;临产后,特别是第二产程子宫收缩过强;胎儿娩出过程中强力按压腹部及子宫等,使羊膜腔压力(100~175mmHg)明显超过静脉压,羊水有可能被挤入破损的微血管而进入母体血循环。

(2)子宫血窦开放:分娩过程中各种原因引起的宫颈裂伤可使羊水通过损伤的血管进入母体血循环。前置胎盘、胎盘早剥、胎盘边缘血窦破裂时,羊水也可通过破损血管或胎盘后血窦进入母体血循环。剖宫产或中期妊娠钳刮术时,羊水也可从胎盘附着处血窦进入母体血循环,发生羊水栓塞。

(3)胎膜破裂后:大部分羊水栓塞发生在胎膜破裂以后,羊水可从子宫蜕膜或宫颈管破损的小血管进入母体血循环中。剖宫产或羊膜腔穿刺时,羊水可从手术切口或穿刺处进入母体血循环。

可见,羊膜腔压力增高、过强宫缩和血窦开放是发生羊水栓塞的主要原因。高龄产妇、经产妇、急产、羊水过多、多胎妊娠、过期妊娠、巨大儿、死胎、胎膜早破、人工破膜或剥膜、前置胎盘、胎盘早剥、子宫破裂、不正规使用缩宫素或前列腺素制剂引产、剖宫产、中期妊娠钳刮术等则是羊水栓塞的诱发因素。

二、病理生理

羊水进入母体循环后,通过多种机制引起机体的过敏反应、肺动脉高压和凝血功能异常等一系列病理生理变化。

(一)过敏性休克

羊水中的抗原成分可引起Ⅰ型变态反应。在此反应中肥大细胞脱颗粒、异常的花生四烯酸代谢产物产生,包括白三烯、前列腺素、血栓素等进入母体血循环,导致过敏性休克,同时使支气管黏膜分泌亢进,导致肺的交换功能下降,反射性地引起肺血管痉挛。

(二)肺动脉高压

羊水中有形物质可直接形成栓子阻塞肺内小动脉;还可作为促凝物质促使毛细血管内血液凝固,形成纤维蛋白及血小板微血栓机械性阻塞肺血管,引起急性肺动脉高压。同时有形物质尚可刺激肺组织产生和释放 $PGF_2\alpha$、5-羟色胺、白三烯等血管活性物质,使肺血管反射性痉挛,加重肺动脉高压。羊水物质也可反射性引起迷走神经兴奋,进一步加重肺血管和支气管痉挛,导致肺动脉高压或心脏骤停。肺动脉高压又使肺血管灌注明显减少,通气和换气障碍,肺组织严重缺氧,肺毛细血管通透性增加,液体渗出,导致肺水肿、严重低氧血症和急性呼吸衰竭。肺动脉高压直接使右心负荷加重,导致急性右心衰竭。肺动脉高压又使左心房回心血量减少,则左心排出量明显减少,引起周围血循环衰竭,使血压下降产生一系列心源性休克症状,产妇可因重要脏器缺血而突然死亡。

(三)弥散性血管内凝血(DIC)

羊水中含有丰富的促凝物质,进入母血后激活外源性凝血系统,在血管内形成大量微血栓(高凝期),引起休克和脏器功能损害。同时羊水中含有纤溶激活酶,可激活纤溶系统,加上大量凝血因子被消耗,血液由高凝状态迅速转入消耗性低凝状态(低凝期),导致血液不凝及全身出血。

(四)多脏器功能衰竭

由于休克、急性呼吸循环衰竭和DIC等病理生理变化,常导致多脏器受累。以急性肾脏功能衰竭、急性肝功能衰竭和急性胃肠功能衰竭等多脏器衰竭常见。

三、临床表现

羊水栓塞发病特点是起病急骤、来势凶险。90%发生在分娩过程中,尤其是胎儿娩出前后的短时间内。少数发生于临产前或产后24h以后。剖宫产术或妊娠中期手术过程中也可发病。在极短时间内可因心肺功能衰竭、休克导致死亡。典型的临床表现可分为3个渐进阶段。

(一)心肺功能衰竭和休克

因肺动脉高压引起心力衰竭和急性呼吸循环衰竭,而变态反应可引起过敏性休克。在分娩过程中,尤其是刚破膜不久,产妇突然发生寒战、烦躁不安、呛咳气急等症状,随后出现发绀、呼吸困难、心率加快、面色苍白、四肢厥冷、血压下降。由于中枢神经系统严重缺氧,可出现抽搐和昏迷。肺部听诊可闻及湿啰音,若有肺水肿,产妇可咯血性泡沫痰。严重者发病急骤,甚至没有先兆症状,仅惊叫一声或打一次哈欠后,血压迅速下降,于数分钟内死亡。

（二）DIC 引起的出血

产妇度过心肺功能衰竭和休克阶段,则进入凝血功能障碍阶段,表现为大量阴道流血、血液不凝固,切口及针眼大量渗血,全身皮肤黏膜出血,血尿甚至出现消化道大出血。产妇可因出血性休克死亡。

（三）急性肾衰竭

由于全身循环衰竭,肾脏血流量减少,出现肾脏微血管栓塞,肾脏缺血引起肾组织损害,表现为少尿、无尿和尿毒症征象。一旦肾实质受损,可致肾衰竭。

典型临床表现的 3 个阶段可能按顺序出现,但有时亦可不全部出现或按顺序出现,不典型者可仅有休克和凝血功能障碍。中孕引产或钳刮术中发生的羊水栓塞,可仅表现为一过性呼吸急促、烦躁、胸闷后出现阴道大量流血。有些产妇因病情较轻或处理及时,可不出现明显的临床表现。

四、诊断

羊水栓塞的诊断缺乏有效、实用的实验室检查,主要依靠的是临床诊断。而临床上诊断羊水栓塞主要根据发病诱因和临床表现,做出初步诊断并立即进行抢救,同时进行必要的辅助检查,目前通过辅助检查确诊羊水栓塞仍较困难。在围产期出现严重的呼吸、循环、血液系统障碍的病因有很多,例如肺动脉血栓性栓塞、感染性休克、子痫等。所以对非典型病例,首先应排除其他原因,即可诊断为羊水栓塞。

需要与羊水栓塞进行鉴别诊断的产科并发症有:空气栓子、过敏性反应、麻醉并发症、吸入性气胸、产后出血、恶性高热、败血症、血栓栓塞、宫缩乏力、子宫破裂及子痫。

（一）病史及临床表现

凡在病史中存在羊水栓塞各种诱发因素及条件,如胎膜早破、人工破膜或剥膜、子宫收缩过强、高龄初产,在胎膜破裂后、胎儿娩出后或手术中产妇突然出现寒战、烦躁不安、气急、尖叫、呛咳、呼吸困难、大出血、凝血障碍、循环衰竭及不明原因休克,休克与出血量不成比例,首先应考虑为羊水栓塞。初步诊断后应立即进行抢救,同时进行必要的辅助检查来确诊。

（二）辅助检查

1.血涂片寻找羊水有形物质

抽取下腔静脉或右心房的血 5mL,离心沉淀后取上层物做涂片,用 Wright-Giemsa 染色,镜检发现鳞状上皮细胞、毳毛、黏液,或行苏丹Ⅲ染色寻找脂肪颗粒,可协助诊断。过去认为这是确诊羊水栓塞的标准,但近年认为,这一方法既不敏感也非特异,在正常孕妇的血液中也可发现羊水有形物质。

2.宫颈组织学检查

当患者行全子宫切除,或死亡后进行尸体解剖时,可以对宫颈组织进行组织学检查,寻找羊水成分的证据。

3.非侵入性检查方法

(1)Sialyl Tn 抗原检测:胎粪及羊水中含有神经氨酸－N－乙酰氨基半乳糖（Sialyl Tn）抗原,羊水栓塞时母血中 Sialyl Tn 抗原浓度明显升高。应用放射免疫竞争法检测母血 Sialyl Tn 抗原水平,是一种敏感和无创伤性的诊断羊水栓塞的手段。

(2)测定母亲血浆中羊水-胎粪特异性的粪卟啉锌水平、纤维蛋白溶酶及 C3、C4 水平也可以帮助诊断羊水栓塞。

4.胸部 X 线检查

90%患者可出现胸片异常。双肺出现弥散性点片状浸润影,并向肺门周围融合,伴有轻度肺不张和右心扩大。

5.心电图检查

ST 段下降,提示心肌缺氧。

6.超声心动图检查

可见右心房、右心室扩大、心排出量减少及心肌劳损等表现。

7.肺动脉造影术

肺动脉造影术是诊断肺动脉栓塞最可靠的方法,可以确定栓塞的部位和范围。但临床较少应用。

8.与 DIC 有关的实验室检查

可进行 DIC 筛选试验(包括血小板计数、凝血酶原时间、纤维蛋白原)和纤维蛋白溶解试验(包括纤维蛋白降解产物、优球蛋白溶解时间、鱼精蛋白副凝试验)。

9.尸检

(1)肺水肿、肺泡出血,主要脏器如肺、心、胃、脑等组织及血管中找到羊水有形物质。

(2)心脏内血液不凝固,离心后镜检找到羊水有形物质。

(3)子宫或阔韧带血管内可见羊水有形物质。

美国羊水栓塞的诊断标准:①出现急性低血压或心脏骤停。②急性缺氧,表现为呼吸困难、发绀或呼吸停止。③凝血功能障碍或无法解释的严重出血。④上述症状发生在子宫颈扩张、分娩、剖宫产时或产后 30min 内。⑤排除了其他原因导致的上述症状。

五、处理

羊水栓塞一旦确诊,应立即抢救产妇。主要原则为:纠正呼吸循环衰竭、抗过敏、抗休克、防治 DIC 及肾衰竭、预防感染。病情稳定后立即终止妊娠。

(一)纠正呼吸循环衰竭

1.纠正缺氧

出现呼吸困难、发绀者,立即面罩给氧,流速为 5～10L/min。必要时行气管插管,机械通气,正压给氧,如症状严重,应行气管切开。保证氧气的有效供给,是改善肺泡毛细血管缺氧、预防肺水肿的关键,同时也可改善心、脑、肾等重要脏器的缺氧。

2.解除肺动脉高压

立即应用解痉药,减轻肺血管和支气管痉挛,缓解肺动脉高压及缺氧。常用药物如下。

(1)盐酸罂粟碱:是解除肺动脉高压的首选药物。可直接作用于血管平滑肌,解除平滑肌痉挛,对冠状动脉、肺动脉、脑血管均有扩张作用。首次剂量 30～90mg,加入 5%葡萄糖液 20mL 中缓慢静脉注射,每日剂量不超过 300mg。罂粟碱与阿托品合用,扩张肺小动脉效果更好。

(2)阿托品:可阻断迷走神经反射引起的肺血管痉挛及支气管痉挛,促进气体交换,解除迷走神经对心脏的抑制,使心率加快,增加回心血量,改善微循环,兴奋呼吸中枢。每隔 10～20min 静脉注射 1mg,直至患者面色潮红,微循环改善。心率在 120 次/min 以上者慎用。

（3）氨茶碱:可解除肺血管痉挛,松弛支气管平滑肌,降低静脉压与右心负荷,兴奋心肌,增加心排出量。250mg 加入 5％葡萄糖液 20mL 缓慢静脉注射。必要时可重复使用。

（4）酚妥拉明:可解除肺血管痉挛,降低肺动脉阻力,消除肺动脉高压。5～10mg 加入 5％葡萄糖液 250～500mL 中,以 0.3mg/min 的速度静脉滴注。

3.防治心力衰竭

为保护心肌和预防心力衰竭,尤其对心率超过 120 次/min 者,除用冠状动脉扩张剂外,应及早使用强心剂。常用毛花苷丙(西地兰)0.2～0.4mg,加入 25％葡萄糖液 20mL 中缓慢静脉注射。必要时 4～6h 后可重复应用。还可用营养心肌细胞药物如辅酶 A、三磷酸腺苷(ATP)和细胞色素 C 等。

（二）抗过敏

应用糖皮质激素可解除痉挛,稳定溶酶体,具有保护细胞及抗过敏作用,应及早大量使用。首选氢化可的松 100～200mg 加入 5％葡萄糖液 50～100mL 中快速静脉滴注,再用 300～800mg 加入 5％葡萄糖液 250～500mL 中静脉滴注;也可用地塞米松 20mg 缓慢静脉注射后,再用 20mg 加于 5％葡萄糖液 250mL 中静脉滴注,根据病情可重复使用。

（三）抗休克

1.补充血容量

在抢救过程中,应尽快输新鲜全血和血浆以补充血容量。与一般产后出血不同的是,羊水栓塞引起的产后出血往往会伴有大量的凝血因子的消耗,因此在补充血容量时注意不要补充过量的晶体,要以补充血液,特别是凝血因子和纤维蛋白原为主。扩容首选低分子右旋糖酐500mL 静脉滴注(每日量不超过 1000mL)。应做中心静脉压(CVP)测定,了解心脏负荷状况,指导输液量及速度,并可抽取血液寻找羊水有形成分。

2.升压药

多巴胺 10～20mg 加于 5％葡萄糖液 250mL 中静脉滴注;间羟胺 20～80mg 加于 5％葡萄糖液 250～500mL 中静脉滴注,滴速为 20～30 滴/min。根据血压情况调整滴速。

3.纠正酸中毒

在抢救过程中,应及时做动脉血气分析及血清电解质测定。若有酸中毒可用 5％碳酸氢钠 250mL 静脉滴注,若有电解质紊乱,应及时纠正。

（四）防治 DIC

1.肝素钠

在已经发生 DIC 的羊水栓塞的患者使用肝素要非常慎重,一般原则是"尽早使用,小剂量使用"或者是"不用"。所以临床上如果使用肝素治疗羊水栓塞,必须符合以下两个条件:导致羊水栓塞的风险因素依然存在(子宫和宫颈未被切除,子宫压力继续存在),会导致羊水持续不断地进入母亲的血液循环,不使用肝素会使凝血因子的消耗继续加重;有使用肝素的丰富经验,并且能及时监测凝血功能的状态。

用于羊水栓塞早期高凝状态时的治疗,尤其在发病后 10min 内使用效果更佳。肝素钠25～50mg(1mg＝125U)加于 0.9％氯化钠溶液 100mL 中,静脉滴注 1 小时,以后再以 25～50mg 肝素钠加于 5％葡萄糖液 200mL 中静脉缓滴,用药过程中可用试管法测定凝血时间,使凝血时间维持在 20～25min 左右。24h 肝素钠总量应控制在 100mg(12500U)以内为宜。肝素过量(凝血时间超过 30min),有出血倾向时,可用鱼精蛋白对抗,1mg 鱼精蛋白对抗肝素 100U。

2.抗纤溶药物

羊水栓塞由高凝状态向纤溶亢进发展时,可在肝素化的基础上使用抗纤溶药物,如 6 -氨基己酸 4~6g 加于 5％葡萄糖液 100mL 中,15~30 分钟内滴完,维持量每小时 1g;氨甲环酸 0.5~1.0g/次,加于 5％葡萄糖液 100mL 静脉滴注;氨甲苯酸 0.1~0.3g 加于 5％葡萄糖液 20mL 稀释后缓慢静脉注射。

3.补充凝血因子

应及时补充,输新鲜全血、血浆、纤维蛋白原(2~4g)等。

(五)预防肾衰竭

羊水栓塞的第 3 阶段为肾衰竭期,在抢救过程中应注意尿量。当血容量补足后仍少尿,应及时应用利尿剂:①呋塞米 20~40mg 静脉注射。②20％甘露醇 250mL 静脉滴注,30min 滴完。如用药后尿量仍不增加,表示肾功能不全或衰竭,按肾衰竭处理,尽早给予血液透析。

(六)预防感染

应用大剂量广谱抗生素预防感染。应注意选择对肾脏毒性小的药物,如青霉素、头孢菌素等。

(七)产科处理

(1)分娩前出现羊水栓塞,应先抢救母亲,积极治疗急性心衰、肺功能衰竭、监护胎心率变化,病情稳定以后再考虑分娩情况。

(2)在第 1 产程出现羊水栓塞,考虑剖宫产终止妊娠,若患者系初产,新生儿为活产,术时出血不多,则可暂时保留子宫,宫腔填塞纱布以防产后出血。如宫缩不良,行子宫切除。因为理论上子宫的血窦及静脉内仍可能有大量羊水及其有形成分。在行子宫切除时不主张保留宫颈,因为保留宫颈有时会导致少量羊水继续从宫颈血管进入母体循环,羊水栓塞的病情无法得到有效的缓解。

在第 2 产程出现羊水栓塞,可考虑阴道分娩。分娩以后,如有多量的出血,虽经积极处理后效果欠佳,应及时切除子宫。

分娩以后宫缩剂的应用:有争论,有人认为会促进更多的羊水成分进入血液循环,但多数人主张使用宫缩剂。

六、预防

严格来说羊水栓塞不是能完全预防的疾病。首先应针对可能发生羊水栓塞的诱发因素加以防范,提高警惕,早期识别羊水栓塞的前驱症状,早期诊断羊水栓塞,以免延误抢救时机。同时应注意下列问题:①减少产程中的人为干预如人工破膜、静脉滴注缩宫素等。②掌握人工破膜的时机,破膜应避开宫缩最强的时间。人工破膜时不要剥膜,以免羊水被挤入母体血液循环。③严密观察产程,正确使用宫缩剂。应用宫缩剂引产或加强宫缩时,应有专人观察,随时调整宫缩剂的剂量及用药速度,避免宫缩过强。宫缩过强时适当应用宫缩抑制剂。④严格掌握剖宫产指征,正确掌握剖宫产的手术技巧。手术操作应轻柔,防止切口延长;胎儿娩出前尽量先吸净羊水,以免羊水进入子宫切口开放的血窦内。⑤中期妊娠流产钳刮术时,扩张宫颈时应逐号扩张,避免粗暴操作。行钳刮术时应先破膜,待羊水流尽后再钳夹出胎儿和胎盘组织。⑥羊膜腔穿刺术时,应选用细针头(22号腰穿针头)。最好在超声引导下穿刺,以免刺破胎盘,形成开放血窦。

七、临床特殊情况的思考和建议

(一)羊水栓塞抢救的成功要点

需要特别强调的是,羊水栓塞的诊断缺乏有效、实用的实验室检查,主要依靠的是临床诊断。羊水栓塞抢救的成功取决于早期识别,一旦出现羊水栓塞的前驱症状或高度怀疑羊水栓塞时,应当机立断,采用各种急救措施,做到边诊断边治疗,为抢救成功赢得宝贵时机。而抢救的关键是快速阻断病情的发展。一旦考虑羊水栓塞,应立即开放静脉通路、呼吸通路,并针对羊水栓塞的病理生理不同阶段的变化及时处理:进行抗过敏、解除肺动脉痉挛及支气管痉挛、抗休克、纠正低氧血症、纠正DIC等积极治疗。对于羊水栓塞表现不典型者,如胎儿娩出后短时间内出现无法解释的休克及子宫出血不凝时,应及早以纠正DIC为主。

(二)不典型羊水栓塞的诊治

目前国际上公认肺血管内找到胎儿有形成分不再是确诊羊水栓塞的依据,只是支持诊断,诊断羊水栓塞主要依靠临床表现。典型的羊水栓塞,临床医生常常能够识别,但是即使尽力抢救,往往不能挽救孕产妇的生命。而那些不典型羊水栓塞,需要排除其他原因后确定诊断,如果及时识别,则有机会进行救治。

由于临床症状的多样性及非特异性,缺乏可靠的检测手段,临床诊断又是排除性诊断,因此容易导致不典型羊水栓塞漏诊。不典型的羊水栓塞表现有低血压、胎儿窘迫、ARDS、心功能衰竭、发绀、凝血功能异常、低氧血症、支气管哮喘、咳嗽、胸痛、头痛等,特别是分娩后,仅表现为大量阴道出血,切口渗血,不明原因的休克时,要想到羊水栓塞的可能。

容易误诊的疾病:①单纯性产后出血。②肺栓塞。③过敏反应。④胎盘早剥。⑤空气栓塞。⑥麻醉反应等。

具体表现在:①对前驱症状认识不足:把寒战、胸闷、气急误认为输液反应;把烦躁不安、恶心、呕吐误认为宫缩疼痛,产时疲惫;把术中头晕、胸闷误认为麻醉平面过高等。②误认为单纯产后出血:遇到产后出血总认为是子宫收缩乏力或者软产道损伤,特别是子宫收缩尚可的阴道出血,应想到羊水栓塞的可能,否则会延误抢救的时机。③DIC的诊断:局限于单纯原有疾病,忽视合并存在。不典型的羊水栓塞有时仅表现为DIC。而容易引起DIC的疾病如胎盘早剥、重症肝炎、急性脂肪肝、重度子痫前期等,出现阴道大量出血,伴有栓塞和休克症状时,需要考虑合并羊水栓塞。

不典型羊水栓塞的误治表现在:①子宫收缩剂的应用:由于误诊为产后出血,使用大量的子宫收缩剂。②止血药物的应用:羊水栓塞发生DIC,广泛出血,由于大量凝血因子和血小板被消耗,应当输新鲜全血、纤维蛋白原、血小板、冷沉淀、血浆等为主,但是许多医生看到出血则大量使用止血药物。③不及时切除子宫:羊水栓塞子宫大量出血,短时间内不能控制,即使在休克状态,也要积极创造条件,果断切除子宫;手术有可能加重休克,但是切除子宫可以阻止进一步子宫出血,阻断羊水成分继续进入母体循环,控制病情的继续恶化。而切除子宫的决定需要果断和勇气,如果犹豫不决,则很快失去抢救的机会。

第八章　产褥期及其疾病

产褥期又称为妊娠第四阶段,介于分娩及完全性生理恢复及精神调节适应之间。一些潜在的疾病可在产褥期激变(如感染或晚期产后出血等)。同时也可由产妇及其家人的习俗处理引起疾病(如中暑)。

第一节　正常产褥

从胎盘娩出至产妇全身各器官除乳腺外恢复至或接近于妊娠前状态,包括形态和功能,这一阶段称为产褥期,一般规定为6周。

一、产褥期母体的生理变化

(一)生殖系统
产褥期变化最大的是生殖系统,其中又以子宫的变化最大。

1.子宫复旧
子宫在胎盘娩出后逐渐恢复至未孕前状态的过程,称为子宫复旧。需时6～8周。

(1)宫体变化:肌细胞数量无明显变化,但肌细胞长度和体积却明显缩小,其多余的细胞质变性自溶,在溶酶体酶系作用下,转化成氨基酸进入循环系统,由肾脏排出。因此,随着肌纤维的不断缩复,子宫体积不断缩小,于产后1周缩小至约妊娠12周大小;于产后10日,子宫降至骨盆腔内,腹部检查扪不到子宫底;产后6周,子宫恢复至非孕期大小。此时子宫重量由分娩结束时的1000g减少至约50g。胎盘娩出时,胎盘附着处蜕膜海绵层随胎盘娩出。胎盘附着表面粗糙,分娩后2～3日,蜕膜浅层细胞发生退行性变,坏死脱落,形成恶露的一部分;深层保留的腺体和间质细胞迅速增殖,成为新的子宫内膜。产后第3周除胎盘附着部位以外的子宫内膜基本修复,胎盘附着部位的内膜修复约需至产后6周。子宫肌层间的血管由于肌层收缩而被压缩变细,最终闭塞形成血栓,后被机化吸收。

(2)子宫下段变化:产后几周内,被动扩张、拉长的子宫下段缩复,恢复至非孕期的子宫狭部。

(3)宫颈变化:胎儿娩出后,宫颈外口如袖口状,产后2～3日宫口可容2指,产后1周宫口关闭,宫颈管复原,产后4周左右宫颈管恢复至孕前状态。常因宫颈左右两侧(3点及9点处撕裂),愈合后宫颈外口呈"一"字形横裂(已产型)。

2.阴道、外阴的变化
阴道受胎先露部压迫,在产后最初几日内可出现水肿,阴道壁松软、平坦,弹性较差。阴道黏膜皱襞消失,产后阴道壁水肿逐渐消失,弹性恢复。产后3周阴道皱襞重新出现,但不能完全恢复至原有的程度。阴道黏膜上皮恢复至正常孕前状态需等到排卵恢复。

阴道分娩后外阴出现水肿,产后数日内消退。处女膜因分娩时撕裂而成为残缺不全的痕迹,呈处女膜痕,是经产的重要标志;阴唇后联合可有轻度裂伤,缝合后3～5日能愈合。分娩可造成盆底组织(肌肉和筋膜)扩张过度,弹性减弱,常伴有肌纤维部分撕裂,一般产褥期内可恢复。但分娩次数过多,间隔时间过短,盆底组织松弛,较难完全恢复正常,这也是导致子宫脱垂、阴道壁膨出的重要原因。

(二)乳房

乳房的主要变化是泌乳。分娩后雌、孕激素的急剧下降,抑制了催乳激素抑制因子的释放,在催乳激素的作用下,乳房腺细胞开始分泌乳汁。哺乳过程是维持乳汁分泌及排出的最重要条件。婴儿的吸吮刺激可通过抑制下丘脑多巴胺及其他催乳激素抑制因子,致使催乳激素呈脉冲式释放,促进乳汁分泌。吸吮乳头还可反射性地引起神经垂体释放缩宫素,缩宫素可使乳腺腺泡周围的肌上皮细胞收缩,促进乳汁从腺泡、小乳导管进入输乳导管和乳窦而喷出,进而排出乳汁,此过程又称喷乳反射。乳汁产生的数量和产妇充足营养、足够睡眠、愉悦情绪和健康状况密切相关。产后7日内分泌的乳汁,称为初乳,初乳色偏黄是由于含有较多β胡萝卜素的缘故。

母乳中含有丰富的营养物质,尤其是初乳中含有丰富抗体和初乳小体即吞噬细胞,可增强新生儿的抵抗力。母乳中还含有丰富的蛋白和脂肪,多种免疫物质、矿物质、维生素和酶,对新生儿的生长发育有重要作用,是新生儿的最佳天然食物。母乳喂养过程是最深的感情交融,可加深母子感情,同时有利于促进子宫复旧,预防产后出血,有利于母亲健康。

(三)循环系统

子宫胎盘循环结束后,大量血液从子宫进入产妇的体循环,加之妊娠期潴留在组织中的液体亦进入母体血循环中。产后72h内,产妇血循环量增加15%～25%,尤其是最初24h,因此产后72h内心脏负担明显加重,应注意预防心衰的发生。一般产后2～6周,血循环量恢复至孕前水平。

(四)血液系统

产褥早期仍处于高凝状态,有利于胎盘创面迅速形成血栓,减少产后出血。白细胞于产褥早期仍较高,可达$15\times10^9～30\times10^9$/L,中性粒细胞比例增加而淋巴细胞比例下降,一般产后1～2周内恢复正常。血小板亦逐渐上升恢复正常。产褥早期可继续贫血,一般产后10日血红蛋白上升,红细胞沉降率于分娩后逐渐恢复至正常。

(五)泌尿系统

产后第1周,一般为多尿期,这是由于妊娠期储留的大量液体进入体循环后通过肾脏排出。分娩过程中膀胱尤其是膀胱三角区受压,致使黏膜充血水肿和肌张力减低,对尿液刺激敏感性下降,且由于外阴疼痛使产妇不愿用力排尿,产褥早期易出现一过性尿潴留,尤其是产后最初12h。

(六)消化系统

产后1～2周内消化功能逐渐恢复正常。产褥早期胃肠肌张力仍较低,产妇食欲欠佳,喜进汤食,加之产妇活动少,肠蠕动减弱,容易发生便秘。

(七)内分泌系统

分娩后,雌、孕激素水平急剧下降,至产后1周已降至孕前水平。血HCG产后2周内血中已测不出。胎盘分泌的胎盘生乳素,一般在产后6h消失,血中不能测出。产后6周FSH、

LH 逐渐恢复,哺乳妇女其 PRL 值高抑制 FSH 和 LH 的分泌,不哺乳妇女一般产后 6～10 周恢复排卵。甲状腺功能于产后 1 周左右恢复正常。肾上腺皮质功能分娩后逐渐下降,约产后 4 日恢复正常。排卵的恢复与是否哺乳及哺乳时间长短有关,哺乳妇女一般在哺乳阶段不来月经,但也可以有排卵。

(八)免疫系统

在产褥期,机体免疫功能逐渐恢复,NK 细胞和 LAK 细胞活性增加,有利于对疾病的防御。

二、产褥期临床表现

(一)生命体征

正常产妇,产后生命体征在正常范围。产后 24h 内,体温略升高但不超过 38℃,可能与产程长导致过度疲劳有关。产后 3～4 日可能会出现"泌乳热",乳房充血影响血液和淋巴回流,乳汁不能排出,一般不超过 38℃。心率可反映体温和血容量情况,当心率加快时,应注意有无感染和失血。血压于产褥初期平稳,若血压下降,需警惕产后出血。对有妊娠期高血压疾病者,产后仍应监测血压,预防产后子痫的发生。产后呼吸恢复为胸腹式呼吸。

(二)子宫复旧和宫缩痛

胎盘娩出后,子宫收缩呈圆形,宫底即刻降为脐下一横指,产后 1 日略上升至脐平,以后每日下降 1～2cm,产后 10 日降至盆腔内。产后哺乳吸吮乳头反射性引起缩宫素分泌增加,故子宫下降速度较不哺乳者快。产后子宫收缩引起的疼痛,称为宫缩痛。经产妇宫缩痛较初产妇明显,哺乳者较不哺乳者明显。宫缩痛一般可以承受,多在产后 1～2 日出现,持续 2～3 日自然消失,不需特殊用药,也可酌情给予镇痛剂。

(三)褥汗

产后一周内,孕期潴留的水分通过皮肤排泄,在睡眠时明显,产妇醒来满头大汗,习称"褥汗",不属病态。

(四)恶露

产后随子宫蜕膜脱落,含有血液和坏死蜕膜等组织经阴道排出,称为恶露。根据其颜色及内容物分为血性恶露、浆液性恶露、白色恶露(表 8-1)。正常恶露有血腥味,但无异味,一般持续 4～6 周,总量可达 500mL。若有胎盘、胎膜残留或感染,可使恶露时间延长,并有臭味。

表 8-1　正常恶露性状

	血性恶露	浆液恶露	白色恶露
持续时间	产后最初 3 日	产后 4～14 日	产后 14 日以后
颜色	红色	淡红色	白色
内容物	大量血液、少量胎膜、坏死蜕膜	少量血液、坏死蜕膜、宫颈黏液、细菌	坏死退化蜕膜、表皮细胞、大量白细胞和细菌等

三、产褥期处理

产褥期母体各系统发生很多变化,如果不能正确处理这些变化,则可能由生理变化转为病理状态。

(一)产后 2 小时

需在产房密切观察产妇,产后 2h 内极易发生严重并发症,如产后出血、心衰、产后子痫和羊水栓塞等。注意观察生命体征,产后立即测量血压、脉搏、呼吸,以后每半小时测量一次。心脏病、妊娠期高血压疾病产妇更要密切注意心功能变化,此外还应注意阴道流血及子宫收缩情况。若宫缩不佳,可排空膀胱、按摩子宫、压出宫腔积血块,同时注射子宫收缩剂如缩宫素、欣母沛等。产后 2h 进行阴道和直肠检查,注意有无阴道壁血肿及会阴切口缝线是否良好。若产后 2h 一切正常,可将产妇连同新生儿送回休养室。

(二)产后一周

重点仍是注意观察血压、心率、体温、呼吸,有内科并发症应注意对相应疾病的观察和处理,同时应注意预防晚期产后出血。

(三)营养与饮食

产妇胃肠功能恢复需要一定时间,产后建议少量多餐,以清淡、高蛋白质饮食为宜,同时注意补充水分。

(四)排尿和排便

产后应鼓励产妇尽早自行排尿,产后 4h 即应让产妇自行排尿。若排尿困难,可采用温开水冲洗会阴,热敷下腹部刺激膀胱肌收缩;针刺两侧气海、关元、阴陵泉、三阴交等穴位;肌注新斯的明 1mg 兴奋膀胱逼尿肌,促进排尿。上述处理无效时,可留置导尿 2~3 日。产妇活动少,肠蠕动减弱,容易发生便秘,应鼓励产妇早日下床活动,多吃水果蔬菜等富含纤维素类食物,以预防便秘。对便秘者可口服适量缓泻剂。

(五)观察子宫复旧及恶露

产后 1 周内应每日于大致相同时间手测宫底高度,以了解子宫复旧情况。测量前应嘱产妇排尿。每日观察恶露数量、颜色和气味。若子宫复旧不全,恶露增多,红色恶露持续时间长时,应及早给予子宫收缩剂。若合并感染,恶露有臭味且子宫有压痛,应让产妇取半卧位利于恶露排出,同时给予广谱抗生素控制感染。

(六)会阴处理

用 2‰苯扎溴铵溶液或 1/5000 高锰酸钾溶液擦洗外阴,每日 2 次,每次便后应再次擦洗。会阴有缝线者,应观察伤口有无红肿、硬结和渗液等。外阴水肿者产后 24h 内可用 95% 酒精湿敷,24h 后可用 50% 硫酸镁湿敷。会阴缝线一般于产后 3~5 日拆线。若会阴伤口感染,应提前拆线、充分引流或行扩创处理,并定时换药。

(七)乳房处理

世界卫生组织提倡母乳喂养、母婴同室、早接触、早吸吮,于产后 30min 内开始哺乳,尽早刺激乳房,建立泌乳反射。母乳喂养的原则是"按需哺乳"。哺乳前,应用清水把乳头洗净,母亲应洗双手,全身放松,一手拇指放在乳头上方,四指放在乳头下方,将乳头放于新生儿口中,含住乳头和大部分乳晕。出生几日的新生儿每次喂养 2~3min,多数新生儿吸吮 5~10min 停止,但有些新生儿吸吮 30min 也属正常。一般吸空一侧乳房后,再吸另一侧乳房。在产褥期如出现乳房胀痛,可用热毛巾敷乳房并按摩,促进乳液流畅,必要时可用吸乳器将乳汁吸出。

初产妇若出现乳头皲裂,可用少量乳汁涂于乳头和乳晕上,短时间暴露和干燥乳头,因乳汁既具抑菌作用,又具有促进表皮修复的作用。也可涂 10% 复方安息香酸酊或抗生素软膏,下次哺乳前将其洗净后再哺乳。如果由于医源性因素不能哺乳应回奶,回奶时首要的是坚持不哺乳,控制液体摄入量。同时可辅以药物,常用的回奶方法可选用:①己烯雌酚,每次 5mg,每日 3 次,连服 3 日,或肌注苯甲酸雌二醇 4mg,每日一次,连用 3~5 日。②生麦芽 60~90g,煎服,连用 3~5 日。③芒硝 250g,分装两纱布袋内,敷于两乳房,湿硬时更换。④针刺足临泣、悬钟等穴位,每日 1 次,两侧交替,7 日为一疗程。⑤维生素 B^6 200mg 口服,每日 3 次,共 5~7 日。⑥对已有大量乳汁分泌,需停止哺乳时可用溴隐亭 2.5mg/次,每日 2 次,与食物共服,连用 14 日。

四、产后随访

包括产后随访和产后健康检查。

(一)产后随访

产妇出院后 3 日、产后 14 日及 28 日由社区医疗保健人员进行家庭访视。医务人员应做到:①了解产妇的饮食起居、睡眠等情况,同时了解产妇的心理状态,对有并发症的产妇要了解原发病及治疗情况。②检测两侧乳房并了解哺乳情况。③检查子宫复旧及恶露情况。④观察会阴伤口或腹部伤口愈合情况。⑤了解新生儿生长、喂养、预防接种情况,并指导哺乳。

(二)产后健康检查

产后 42 日应去分娩医院做产后健康检查,包括:①全身检查:血压、心率、血常规、尿常规。②若有内科并发症或产科并发症,需做相应检查。③妇科检查了解子宫复旧情况,观察恶露并检查乳房。④婴儿全身体格检查。⑤计划生育指导。

五、计划生育指导

产褥期内不宜性生活,产后 10 周左右恢复排卵,哺乳者应以器具避孕为首选。不哺乳者,可以选用药物避孕。用延长哺乳期的方法避孕效果不可靠。

第二节　产褥感染

产褥感染是指产褥期内生殖道受病原体侵袭而引起局部或全身的感染。产褥病率是指分娩结束 24h 以后的 10 日内,每日用口表测 4 次体温,每次间隔 4h,其中有 2 次体温达到或超过 38℃。产褥病率多由产褥感染所引起,亦可由泌尿系统感染、呼吸系统感染及乳腺炎等引起。产褥感染是常见的产褥期并发症,其发病率为 6% 左右。至今产褥感染对于产妇仍构成严重威胁。产褥感染、产后出血、妊娠合并心脏病及严重的妊娠期高血压疾病仍是导致孕产妇死亡的四大原因。

一、病因

女性生殖道对细菌的侵入有一定的防御功能,其对入侵病原体的反应与病原体的种类、数量、毒力及机体的免疫力有关。妇女阴道有自净作用,羊水中含有抗菌物质。妊娠和正常分娩通常不会给产妇增加感染机会。只有在机体免疫力、细菌毒力和细菌数量三者之间的平衡失调，才会增加产褥感染的机会，导致感染发生。其发病可能和孕期卫生不良、胎膜早破、严重贫血、产科手术操作、产后出血等因素有关。

二、病原体

正常妇女阴道寄生大量细菌，包括需氧菌、厌氧菌、真菌及支原体、衣原体。细菌可分为致病菌和非致病菌。有些非致病菌在一定条件下可以致病称为条件致病菌。即使致病菌也需要达到一定数量或机体免疫力下降时，才会致病。

(一)需氧菌

1.链球菌

以 β-溶血性链球菌致病性最强，能产生多种外毒素和溶组织酶，使病变迅速扩散，引起严重感染。其对青霉素极其敏感。需氧链球菌可以寄生在正常妇女阴道中，也可通过医务人员或产妇其他部位感染而进入生殖道。

2.杆菌

以大肠杆菌、克雷伯菌属、变性杆菌属多见，这些细菌平时可寄生在阴道内，能产生内毒素，引起菌血症或感染性休克。因此，产褥感染若出现菌血症或感染性休克，则多考虑杆菌感染。

3.葡萄球菌

主要为金黄色葡萄球菌和表皮葡萄球菌，多为外源性感染。金黄色葡萄球菌引起的感染一般比较严重，且可产生青霉素酶，对青霉素产生耐药性，常引起会阴伤口或剖宫产腹壁伤口感染致伤口裂开。表皮葡萄球菌不产生凝固酶，致病力弱，多见于混合感染。

(二)厌氧菌

厌氧菌感染通常为内源性，来源于宿主全身的菌群，厌氧菌感染的主要特征为化脓，有明显的脓肿形成及组织破坏。厌氧菌感染一般始于皮肤黏膜屏障的损害。

1.球菌

以消化球菌和消化链球菌最常见。当有产道损伤、胎盘胎膜残留、局部组织坏死时，消化球菌和消化链球菌可迅速繁殖而致病，厌氧性链球菌多与需氧菌混合感染。厌氧菌感染时，阴道分泌物可出现恶臭味。

2.杆菌属

常见的厌氧性杆菌有脆弱类杆菌。这类杆菌多与需氧菌和厌氧性球菌混合感染，形成局部脓肿，产生大量脓液，有恶臭味。其可产生肝素酶，溶解肝素，促进凝血，引起化脓性血栓静脉炎，形成感染血栓，脱落后随血液循环到达全身各器官形成迁徙性脓肿。它的特征之一是能产生破坏青霉素的 β-内酰胺酶，对青霉素耐药。

3.梭状芽孢杆菌

主要是产气荚膜杆菌，可释放出糖溶解酶，分解肌糖原产气；也可形成大量 α-外毒素，破坏红细胞，引起溶血。因此产气荚膜杆菌感染，轻者可致子宫内膜炎、腹膜炎、败血症，重者可引起溶血、黄疸、血红蛋白尿、急性肾衰竭、循环衰竭、气性坏疽而死亡。

(三)支原体与衣原体

支原体和衣原体均可在女性生殖道内寄生，可引起生殖道的感染。有致病作用的支原体是解脲支原体和人型支原体。衣原体主要为沙眼衣原体,其感染多无明显症状。

三、感染途径

(一)内源性感染

寄生于产妇阴道内的细菌,在一定的条件下,细菌繁殖能力增加或机体抵抗力下降,使原本不致病的细菌转化为致病菌引起感染。

(二)外源性感染

外界的病原菌进入产道所引起的感染,其细菌可以通过医务人员、消毒不严或被污染的医疗器械及产妇临产前性生活等途径侵入机体。

四、临床表现及病理

(一)急性外阴、阴道、宫颈、剖宫产伤口感染

会阴裂伤及后-斜切开部位是会阴感染的最常见部位,会阴部可出现疼痛,局部伤口充血、水肿,并有触痛和波动感,严重者伤口边缘可裂开,产妇活动受限。阴道裂伤处感染多继发于经阴道手术助产或产程延长的病例,可出现阴道部疼痛,严重者可有畏寒、发热,阴道黏膜充血、水肿,甚至出现溃疡坏死。阴道裂伤处缝线脱落若累及血管,可导致晚期产后出血。感染严重者可波及阴道旁结缔组织。宫颈裂伤引起炎症者,症状多不明显,若深部达穹隆部及阔韧带底部,又未及时缝合,则病原体可直接上行或通过淋巴播散引起盆腔结缔组织炎。剖宫产腹部伤口感染一般发生于手术后4~7天,抗生素治疗体温仍往往持续不退,伤口局部红肿或有炎症浸润硬结,伤口疼痛且触痛明显,伤口敷料常被渗液浸湿。严重者组织坏死,伤口全层裂开。

(二)子宫感染

产后子宫感染包括急性子宫内膜炎、子宫肌炎。产褥期感染时子宫内膜是最常受累的部位。细菌经胎盘剥离面侵入,先扩散到蜕膜层引起急性子宫内膜炎,之后可继续侵犯浅肌层、深肌层乃至浆膜层,导致子宫肌炎。由于子宫内膜充血、坏死,阴道内有大量脓性分泌物且有臭味。若为子宫肌炎,则子宫复旧不良。体检腹部尤其宫底部有压痛,还可伴有高热、头痛、白细胞增多等感染征象。

(三)急性盆腔结缔组织炎和急性附件炎

感染沿淋巴管播散引起盆腔结缔组织炎和腹膜炎,可波及输卵管、卵巢,形成附件炎。如未能有效地控制炎症,炎症可继续沿阔韧带扩散,直达侧盆壁、髂窝、直肠阴道隔。患者可出现持续高热、寒战、腹痛、腹胀、肛门坠胀及里急后重感。检查下腹部有明显压痛、反跳痛及腹肌紧张,宫旁组织增厚,有时可触及肿块,肠鸣音减弱甚至消失;患者白细胞持续升高,中性粒细胞明显增加。

(四)急性盆腔腹膜炎及弥漫性腹膜炎

炎症扩散至子宫浆膜层,形成急性盆腔腹膜炎,继而发展为弥漫性腹膜炎,后者是产褥期感染中引起死亡的主要原因。弥漫性腹膜炎全身中毒症状明显,全腹持续性疼痛且伴有呕吐,体温稽留于40℃,呼吸急促,脉搏细弱,腹部膨隆,有压痛及反跳痛,肠蠕动减弱甚至消失,病情危重。

（五）血栓静脉炎

多由厌氧性链球菌引起。炎症向上蔓延可引起盆腔内血栓静脉炎，可累及子宫静脉、卵巢静脉、髂内静脉、髂总静脉，盆腔静脉炎向下扩散可形成下肢深静脉炎。早期表现为下腹痛，尔后向腹股沟放射。当下肢血栓静脉炎影响静脉回流时，可出现肢体疼痛、肿胀，局部皮肤温度上升，皮肤发白，习称"股白肿"。若小腿深静脉有栓塞，可有腓肠肌和足底部压痛。小腿浅静脉炎症时，可出现水肿和压痛。若患侧踝部、腓肠肌部和大腿中部的周径大于健侧2cm时，则可做出诊断。血栓静脉炎可表现为反复高热、寒战、下肢持续性疼痛。

（六）脓毒血症和败血症

感染血栓脱落进入血液循环，可引起脓毒血症。若细菌大量进入血液循环并繁殖形成败血症，可危及生命。

五、诊断及鉴别诊断

（一）病史

详细询问病史及分娩经过，对产后发热者，应首先考虑为产褥感染。

（二）全身及局部检查

仔细检查腹部、盆腔及会阴伤口，可基本确定感染部位及严重程度。辅助检查如B型超声、CT、磁共振成像等检测手段，能够了解由感染形成的炎性包块、脓肿的位置及性状。

（三）实验室检查

宫腔分泌物、脓肿穿刺物、后穹隆穿刺物做细菌培养和药敏试验，确定病原体。必要时，需做血培养和厌氧菌培养。

（四）鉴别诊断

主要应与上呼吸道感染、急性乳腺炎、泌尿系统感染相鉴别。

六、治疗

（一）一般治疗

加强营养，给予足够的维生素，若有严重贫血或患者虚弱可输血或人血白蛋白，以增强抵抗力。产妇宜取半卧位，有利于恶露引流和使炎症局限于盆腔内。保持外阴清洁，每日给予2‰苯扎溴铵溶液或1/5000高锰酸钾溶液擦洗外阴或坐浴2次。

（二）抗生素治疗

开始根据临床表现及临床经验选用抗生素，待细菌培养和药敏试验结果再做调整。抗生素应用原则：应选用广谱抗生素，能同时作用于革兰阳性菌和阴性菌、需氧菌和厌氧菌；给药时间和途径要恰当；给药剂量充足，要保持血药有效浓度。中毒症状严重者，同时短期给予肾上腺皮质激素，提高机体应激能力。

（三）局部病灶处理

局部热敷可促进炎症吸收。外阴或腹部伤口局部中药热敷或红外线照射，可使早期炎症消散。若伤口已化脓，应及时拆除伤口缝线扩创引流。每日至少坐浴2次。若经抗生素治疗

48～72h,体温仍持续不退,腹部症状、体征无改善,应考虑感染扩散或脓肿形成。如疑腹盆腔脓肿,应做妇科检查和B超检查明确诊断。常见脓肿包括膈下脓肿、肠曲间脓肿及子宫直肠窝脓肿,以子宫直肠窝脓肿多见。根据脓肿部位高低可经腹或阴道后穹隆切开引流。

(四)血栓静脉炎的治疗

(1)肝素 1mg/(kg·d)加入 5％葡萄糖液 500mL,静脉滴注,每 6 小时一次,连用 4～7 日。

(2)尿激酶 40 万 U 加入 0.9％氯化钠液或 5％葡萄糖液 500mL 中,静脉滴注 10 日。用药期间监测凝血功能。

手术仅用于少数患者,手术范围包括下腔静脉结扎和双侧卵巢静脉结扎。其适应证为:①药物治疗无效。②脓毒性血栓继续扩散。③禁忌使用抗凝治疗者。

七、预防

(一)加强孕期保健及卫生宣传工作

临产前 2 个月内避免盆浴和性生活,积极治疗贫血等内科并发症。

(二)待产室、产房及各种器械均应定期消毒

严格无菌操作,减少不必要的阴道检查及手术操作,认真观察并处理好产程,避免产程过长及产后出血。产后仔细检查软产道,及时发现和处理异常情况。产褥期应保持会阴清洁,每日擦洗 2 次。加强对孕产妇的管理,避免交叉感染。

(三)预防性应用抗生素

对于阴道助产及剖宫产者,产后预防性应用抗生素。对于产程长、阴道操作次数多及胎膜早破、贫血者,也应预防性应用抗生素。

八、临床特殊情况的思考和建议

(一)产后发热是否系感染引起的思考

产后发热往往是首先引起注意的临床症状。很多因素可导致产后发热。正常产妇在产后 24h 内可有轻度体温升高,一般不超过 38℃,可能与产妇失水或恶露积滞有关。产后 3～4 天又可因乳房充血、淋巴管肿胀引起发热,体温突然升高,维持数小时至十余小时后恢复正常。如果产后 24h 内体温达到或超过 38℃或持续不恢复正常,多系感染引起。据 Filker 和 Molif 报道,产后 24h 内体温达到或超过 38℃者,以后出现临床感染的占 93％。需特别强调的是,产后 24h 内高热(体温≥39℃)可能与严重的盆腔 A 族或 B 族链球菌感染有关。因此,发热是最有实用意义的临床指标,再结合详细询问病史和全身体格检查,并有白细胞显著增高和左移,典型的病例不难做出诊断。

(二)感染病灶部位的思考

产褥期最常见的感染是生殖道感染,但泌尿道、乳腺以及呼吸道感染也是产褥期常见的并发症,首先应予以排除。尿路感染时出现高热、肋脊角叩痛、脓尿和菌尿,一般不难做出诊断。乳腺内乳汁淤积引起的发热,一般不超过 24h,如有炎症并发,则体温持续增高,局部出现炎症或脓肿体征,诊断多不困难。呼吸道感染时,也可根据症状、体征做出诊断,胸部 X 线检查亦有助诊断。如果未能证实发热是由其他原因所引起,均应诊断为产褥感染。炎症局限在子宫

内膜和（或）肌层时，以下腹痛为主。炎症扩散至子宫及其附件（输卵管、卵巢）以及其周围组织，形成盆腔腹膜炎时，除下腹痛外，还出现压痛和反跳痛。有盆腔脓肿形成时，更能触到有压痛的肿块。但是，有 1/3～1/2 产褥感染首先出现的症状并不是发热。因此，全面的体格检查包括盆腔检查是必要的，心动过速，下腹、子宫、附件压痛，恶露混浊、有臭味或呈脓性，以及盆腔包块等都是产褥感染常见的体征，往往是临床诊断的依据。

（三）产褥感染的病原菌的思考

病原菌的鉴定是产褥感染重要的诊断手段之一，并为选用最恰当抗菌治疗提供依据。主要是做宫腔分泌物培养并做药敏试验。体温超过 39℃时，应做血培养除外菌血症。当产褥感染出现下列临床表现时应多考虑厌氧菌感染：①恶露或脓液具有特殊的腐败臭味。②感染病灶有坏死组织和假膜形成。③深部脓肿。④病变组织及渗出物中有气体形成。⑤血栓性静脉炎或多发性迁徙性脓肿。

（四）产褥感染抗菌药物治疗的建议

最好是根据细菌培养结果和药敏试验选择适当抗生素，然而治疗往往需在得到细菌培养结果之前即开始，因此必须根据经验选用抗菌药物。阴道分娩后的产褥感染无需广谱抗生素治疗，青霉素和氨基糖苷类抗生素联合治疗对 90％的感染有效。青霉素对革兰阳性细菌和除脆弱类杆菌以外的厌氧菌有效。氨基糖苷类抗生素对大多数革兰阴性杆菌有效。如果经大剂量青霉素和氨基糖苷类抗生素治疗 24～48h，体温仍持续不降，则需考虑致病菌大多为对青霉素耐药的脆弱类杆菌，应加用对厌氧菌感染包括脆弱类杆菌最有效的林可霉素或甲硝唑。相反，剖宫产后的产褥感染需加用针对厌氧菌的抗生素，因为采用氨苄西林加庆大霉素只对 60％～70％的妇女有效。β内酰胺类抗生素的抗菌谱包括许多厌氧菌属，一些头孢菌素（头孢噻吩、头替呋坦、头孢噻肟等）及广谱的青霉素类如哌拉西林、替卡西林及美洛西林。β内酰胺类抗生素除过敏反应外无其他毒性作用，且可单药使用，安全、经济、有效。

（五）产褥感染易感因素的思考及其预防的建议

分娩方式是产褥期子宫感染的最重要的危险因素。其他易感因素需考虑贫血、下生殖道的病原菌如 B 族链球菌、沙眼支原体、人型支原体和阴道加德纳菌感染。相对于剖宫产，阴道分娩的子宫感染并不常见，发病率仅 1.3％。合并高危因素的产妇如胎膜早破时间长、产程延长、多次的阴道检查和胎儿内监护其发病率为 6％，如产时有绒毛膜羊膜炎，则产褥期子宫感染率上升至 13％。因此，对于有以上产褥感染高危因素的产妇，应予预防性应用抗生素。由于剖宫产率的不断上升，而剖宫产后感染率又高，因此，剖宫产围术期抗生素应用预防感染的问题引起人们的关注。Chelmow 等报道，预防性应用抗生素可减少选择性剖宫产及非选择性剖宫产患者产后子宫内膜炎 70％～80％，并减少剖宫产切口感染。2003 年 ACOG 推荐围术期单剂使用氨苄西林或第一代头孢菌素。应用广谱抗生素或多次使用并无益处。于剖宫产术前半小时或切皮时应用，也有人主张在断脐时开始用药，以减少药物对新生儿的影响。

第三节　产褥期抑郁症

产褥期抑郁症是指产妇在产褥期出现抑郁症状，是产褥期精神综合征中最常见的一种类型。通常在分娩后 2 周内发病,产后 4～6 周症状明显。有关其发病率,国内报道为 3.8％～16.7％,国外报道为 3.5％～33.0％。临床上表现为易激惹、恐怖、焦虑,沮丧和对自身及婴儿健康过度担忧,常失去生活自理及照料婴儿的能力,有时还会陷入错乱或嗜睡状态。

一、病因与发病机制

产后抑郁症的病因不明,目前认为主要是由于妊娠分娩过程中及分娩后所造成的神经内分泌的改变,以及心理社会等方面的因素所致。

(一)生物学因素

1.内分泌因素

在妊娠、分娩过程中,体内内分泌环境发生了很大变化,尤其在产后 24h 内,体内激素水平的急剧变化是产后抑郁症发生的生物学基础。妊娠后,母血中雌、孕激素浓度逐渐升高,孕晚期达高峰。随着分娩胎盘剥离后,雌、孕激素水平急剧下降,至产后 1 周左右降至正常,哺乳则可降至低于正常值。雌激素具有多种神经调节功能,包括直接作用和递质调节,可增强神经生长因子及其受体的表达,并通过调节 5 - 羟色胺及其一些信息而发挥抗抑郁作用。产后雌激素撤退过快导致多巴胺受体的出现超敏状态,增加了多巴胺转运体在脑部的表达,随即带来神经递质的改变可能促发某些个体发生心境障碍。怀孕期间雌激素水平的增加,使甲状腺结合球蛋白水平增加了 150％,导致孕妇体内游离甲状腺浓度下降。同时,孕期进行性升高的母体血浆皮质醇浓度在分娩后迅速下降。在易感妇女,这些激素水平的变化均是产褥期抑郁症发生的基础。

2.遗传因素

有情感障碍的家族史,特别是有家族抑郁症病史的产妇产后抑郁症发病率高,表明家族遗传可能影响产妇对抑郁症的易感性。

3.产科因素

新生儿畸形、使用辅助生育技术、第一产程时间、分娩方式、阴道助产是产后抑郁症的危险因素。

(二)社会心理因素

婚姻不合、社会经济地位低下、缺乏家庭和社会的支持与帮助,尤其是缺乏来自丈夫和长辈的帮助,是产后抑郁症发生的危险因素。另外,个人的成长经历和心理防御方式、人格特征、精神病史(个体焦虑、抑郁史等)或精神病家族史,特别是有家族抑郁症病史的产妇也是产后抑郁症的易患因素。产褥期抑郁症的发生与妇女的教育水平、婴儿性别、是否母乳喂养及是否计划受孕相关。

二、临床表现

产褥期抑郁症的主要表现是抑郁,多在产后 2 周内发病,产后 4～6 周症状明显,产妇主要表现有:①情绪改变心情压抑、沮丧、感情淡漠、不愿与人交流,甚至焦虑、恐惧、易怒,夜间加重;有时表现为孤独或伤心、流泪。②自我评价降低自暴自弃、自罪感,对身边的人充满敌意,与家人、丈夫关系不协调。③创造性思维受损主动性降低。④对生活、家庭缺乏信心流露出对生活的厌倦,出现厌食、睡眠障碍、易疲倦,食欲、性欲均明显减退。严重者甚至绝望,出现自杀或杀婴倾向,有时陷于错乱或昏睡状态。

三、诊断

本病至今尚无统一的诊断标准,以下方法可供参考。

(一)产褥期抑郁症的诊断标准

目前国内外对于产褥期抑郁症尚无特异的实验室指标和统一的诊断标准,多依据各种症状自评量表以相应的评分结果作出判定。现多采用美国《精神疾病的诊断与统计手册》(1994版)制定产褥期抑郁症诊断标准(表8-2)。在产后4周内出现下表中5项或5项以上的症状,其中必须具备情绪抑郁及对全部或多数活动缺乏兴趣或愉悦。这些症状持续了两周或更长时间且每天中的多数时间均存在,反映了生理调节障碍(包括睡眠障碍、食欲缺乏和认知障碍)。

表8-2　产褥期抑郁症的诊断标准

在产后4周内出现下表中5项或5项以上的症状,其中必须具备下列(1)(2)两项:
(1)情绪抑郁
(2)对全部或多数活动明显缺乏兴趣或愉悦
(3)体重显著下降或增加
(4)失眠或睡眠过度
(5)精神运动性兴奋或阻滞
(6)疲劳或乏力
(7)遇事皆感毫无意义或自罪感
(8)思维力减退或注意力涣散
(9)反复出现死亡想法

(二)筛选

1.爱丁堡产后抑郁量表(EPDS)

EPDS是目前多采用的自评量表,该表包括10项内容,于产后6周进行调查,每项内容分4级评分(0～3)分,总分相加≥13分者可诊断为产褥期抑郁症,9或10分也提示可能有抑郁障碍。这一调查问卷易于管理、简便、可靠,是目前普遍采用的一种有效的初级保健筛查工具,但不能评估病情的严重程度。

2.Zung抑郁自评量表(SDS)

SDS为短程自评量表,操作方便,容易掌握,不受年龄、经济状况等因素影响,适于综合医院早期发现抑郁患者、衡量抑郁状态的轻重度及治疗中的变化。这是一个20道题的自评调查表,将抑郁程度分为4个等级;中国常模SDS标准分为(41.88±10)分,分界值标准为53分,即将SDS>53分者定为阳性(抑郁症状存在)。

3.贝克抑郁问卷(BDI)

BDI也是一种常见抑郁筛查工具,BDI是一个21道题的问卷,包括认知、情感和身体因素,被证实对诊断产后抑郁临床患者和非临床患者均具有较好的一致性和重复性;但是BDI问卷中包含了身体状况方面的内容,对于身体处于不适状态的孕妇和产妇来说,BDI问卷结果会比其他方法偏高。

4.汉密顿抑郁量表(HAMD)

HAMD是经典的抑郁评定量表,也是临床上评定抑郁状态时应用得最为普遍的量表,本量表有 17 项、21 项和 24 项 3 种版本,简单、准确、便于掌握,但有时不易与焦虑鉴别。

5.症状自评量表(SCL90)

SCL90 是当前使用最为广泛的精神障碍和心理疾病门诊检查量表,对于有心理症状(即有可能处于心理障碍或心理障碍边缘)的人有良好的区分能力,适用于检测是否有心理障碍、有何种心理障碍及其严重程度如何。

四、鉴别诊断

(一)产后心绪不良

产后心绪不良又称产院抑郁,指产后数日内发生的一过性易激惹和轻度的心绪不良改变。这一综合征常常发生于新母亲,可以表现为哭泣、悲伤、易怒、焦虑及思维混乱,产后 4 天左右达高峰,一般 10～14 天内消失。这一短暂的情感障碍并非始终影响妇女的功能。

(二)产褥期精神病

产褥期精神病是产后发生的各种精神障碍的总称,临床特征为伴发精神症状的躁狂症或抑郁症状、急性幻觉妄想和一时性精神病性障碍、分裂情感性障碍。因为有杀害婴儿和自杀的风险,产后精神病是一种需要立即干预的精神病学的急症,常常在产后头两个星期发病,可有思想极端混乱、行为怪异、不寻常的幻觉(可能是嗅觉、视觉或触觉)和妄想,主要发生于高龄初产妇、多子女、低社会经济阶层妇女。对上述患者应请精神科医师会诊协助诊治,还应做全身检查和实验室检查,排除和严重躯体及脑部疾病有关的精神障碍。

五、治疗

主要包括心理治疗和药物治疗。首先要预防和减少产后抑郁症的发生,并做到早检测、早发现,对高危妇女进行早诊断、早治疗。

(一)心理治疗

心理治疗是产褥期抑郁症非常重要的治疗手段,其关键是:通过心理咨询,增强患者的自信心,提高患者的自我价值意识;根据患者的个性特征、心理状态、发病原因给予个体化的心理辅导,解除致病的心理因素(如婚姻关系紧张、想生男孩却生女孩、既往有精神障碍史等)。对产褥期妇女多加关心和无微不至地照顾,尽量调整好家庭关系,指导其养成良好的睡眠习惯。

(二)药物治疗

选用抑郁症的药物以不进入乳汁为佳,并在医生指导下用药为宜。所有的抗抑郁药均从母乳中排出,因此在哺乳期母亲的抗抑郁药使用最低有效剂量,逐步递增至足量、足疗程(>4～6 周)。临床常用药物如下。

1.5 -羟色胺再吸收抑制剂

(1)氟西汀:选择性地抑制中枢神经系统 5 -羟色胺的再摄取,延长和增加 5 -羟色胺的作用,从而产生抗抑郁作用,每日 20mg,分 1～2 次口服,根据病情可增加至每日 80mg。

(2)帕罗西汀:通过阻止 5 -羟色胺的再吸收而提高神经突触间隙内 5 -羟色胺的浓度,从而产生抗抑郁作用。每日 20mg,1 次口服,连续用药 3 周后,根据病情增减剂量,1 次增减 10mg,间隔不得少于 1 周。

(3)舍曲林:作用机理同帕罗西汀,每日 50mg,1 次口服,数周后可增加至每日 100～200mg。

2.三环类抗抑郁药

阿米替林：起始口服剂量为每日 50mg，分 2 次口服，渐增至 150～300mg，分 2～3 次服。维持量每日 50～150mg。此类药在体内起效慢及代谢存在个体差异，使用时应严密监测血药浓度及对乳汁的影响。

3.单胺氧化酶类抗抑郁药

这种药具有非选择性、非可逆性的特点，起效快、副作用大，一般不作为首选药。

4.雌激素治疗

已被广泛应用，雌激素有多种神经调节功能，包括直接的细胞内效用和作用于 5-HT 系统间接效用，在特定女性人群中，这些效用可能共同发挥抗抑郁作用。但目前不支持雌激素作为产后抑郁症的一线治疗，且雌激素预防产后抑郁症的效果差，单独给予雌激素的作用仍然不明确。

六、预防

针对产褥期抑郁症的发病因素，做好预防工作。

(一)加强围产期保健

利用孕妇学校等多种渠道对孕妇及家人普及有关妊娠、分娩常识，减轻孕妇对妊娠、分娩的紧张、恐惧心情，完善自我保健，促进家庭成员间的相互支持。

(二)密切观察

对于有精神疾病家族史尤其是抑郁症家族史的孕妇，应定期密切观察，避免一切不良刺激，给予更多关爱、指导。

(三)充分关注

对分娩过程给予充分关注，医护人员要充满爱心和耐心，并在生理及心理上全力支持，如开展陪伴分娩及分娩镇痛。

(四)心理咨询与疏导

对于有高危因素(不良分娩史、孕前情绪异常、手术产、滞产等)者进行干预，及早进行心理咨询与疏导。

七、预后

产后抑郁症预后良好，约 70％患者可于 1 年内治愈，仅极少数患者持续 1 年以上。但再次妊娠则有 25％左右的复发率。产后抑郁症对母亲本身、新生儿的生长发育及家庭其他成员有潜在的不良影响。

八、临床特殊情况的思考和建议

应该预测到 8 个新母亲中将有一个患产后抑郁症，有产后抑郁症病史的妇女复发的风险为 25％。尽管产褥期抑郁症可得到有效的治疗，但仅有不到一半的病例获得诊断，因此我们第一步首先要识别产褥期抑郁症，建议采用 EPDS，这是一种简单、可接受性强并且可靠的筛选产后抑郁症的方法。一旦诊断为抑郁症，立即给予适当的治疗，在妊娠期患抑郁或既往有抑郁症病史者，产后立刻给予预防性抗抑郁药是有益的。当询问到抑郁妇女有任何伤害自己或其子女的意图时，必须立即转精神病科治疗。

5-羟色胺再吸收抑制剂是一线药物,因为这类制剂一旦过量其毒性作用低,易于管理,并且常常可用于哺乳妇女。任何药物通常从起始剂量的一半开始,为防止复发,我们常常在症状完全缓解后继续药物治疗至少 6 个月,对于有 3 次或更多次的发作或症状严重导致劳动力丧失的妇女应考虑长期维持治疗,并进行良好的心理疏导。产后管理应包括对复发的监测。一般情况不推荐 2 种以上抗抑郁药联合应用,但对于某些难治性抑郁症可采用联合用药以增强疗效,减少不良反应。治疗的目标是情绪、生理和社会功能完全正常化。

第四节　晚期产后出血

产后出血发生在分娩 24h 后至产褥期末称为晚期产后出血。多发生于产后 1~2 周内,发生率在 1%。阴道流血可以持续少量出血,然后大出血,亦可以一次性的急剧大量出血。大多发生在家中,可因失血过多导致严重贫血或休克,对出血量很难做出准确的估计。

一、病因与诊断

(一)胎盘异常

胎盘异常是引起晚期产后出血最常见的病因,多发生于产后 10 天左右。主要可能由子宫胎盘附着面下血管不能及时退化引起子宫胎盘附着面复旧不良。或由于残留子宫腔内的胎盘胎膜组织,产时未被发现,影响子宫复旧。残存组织逐渐发生坏死,感染,如胎盘残留一周以上,残留的胎盘组织发生变性,坏死,机化形成胎盘息肉。当坏死组织脱落时,暴露基底血管,引起大出血。在之前妊娠时患有影响母胎滋养细胞异常相互作用的并发症,如前置胎盘、胎儿生长受限、自然流产或胎盘滞留时,晚期产后出血的发生率增加。

临床表现为少量持续性出血,恶露,可以反复出血,也可以一次性大出血。检查时子宫复旧不全,宫口松弛,有时在宫颈口可触到残留组织,宫腔刮出物,病理为胎盘绒毛组织即可诊断。

(二)感染

子宫内膜炎是晚期产后出血的另外一个原因。患者如存在子宫压痛、发热及恶露异味时,首先考虑子宫内膜炎。少量出血可通过抗生素有效治疗,而不一定需要扩张宫口行刮宫(以避免 Asherman 综合征)。如因出血多需紧急刮宫,在刮宫前 6~12h 应用抗生素,控制感染后给予刮宫。晚期产后出血患者,不宜应用纯孕激素避孕药,因为孕激素不利于子宫内膜恢复,也不利胎盘部位恢复。剖宫产患者感染会引起剖宫产后子宫切口裂开,多发生于术后 2~3 周。常见于子宫下段横切口两侧端,由于切口两侧靠近血管,血管丰富,用手做钝性分离时,可能伤及动脉分支,术中盲目反复缝合止血,活动性出血,血管未缝合,形成局部血肿,组织坏死,伤口不愈合,肠线溶解脱落,血管开放。另一方面,切口两侧角缝线过多过密,影响血液供应,而使切口感染,愈合不良。或者切口过低,宫颈部组织主要由结缔组织构成,含有少量平滑肌纤维;缝合伤口时,将子宫内膜或宫颈内膜一并缝合。会阴切开缝合术后感染裂开,极为少见,但由于检查不仔细易误诊。多发生在分娩后 5~7 天。由于阴道壁伤口感染,局部坏死,肠线松弛脱落,使阴道壁血管内血栓脱落而出现阴道大量流血。应用双叶阴道拉钩仔细检查阴道壁切口,寻找出血点,用肠线缝扎止血。

(三)既往存在的子宫疾病

子宫肌瘤或宫颈肌瘤,影响产褥期子宫复旧。

(四)血液病

少见情况下,较早期的产后出血(产后一周内)与凝血功能异常有关。由于 von Willebrand 因子在妊娠时生理性增加,von Willebrand 病患者可能在妊娠期处于正常状态,但产后如Ⅷ因子轻微下降,就可能发生无法估计的大出血。所有 von Willebrand 病患者均可能出现产时及产后出血。轻型的疾病不需要任何治疗,特别是Ⅷ因子水平正常者,严重病例(Ⅷ因子水平小于 5%)出血的风险明显。

(五)产后首次月经

主要根据临床排除其他原因后诊断,表现为产后 14～28 天突然大量出血(大于总血量的10%),这种出血可能是产后首次月经出血,通常由不排卵月经周期引起,月经量多、伴疼痛及持续时间长。

二、处理

(一)产后流血

若少量或中等量流血,持续不净,B 超提示子宫腔无凝血块及残留内时,可给予子宫收缩剂和抗生素,促使子宫收缩,控制感染。不要常规给予清宫术。

(二)胎盘和胎膜残留

患者入院时,出血量多,休克时,应先积极抢救失血性休克,输血、输液补充血容量。B 超提示子宫内有大块物时,在应用抗生素及子宫收缩剂的同时,进行吸宫术。术中有时见胎盘及胎膜堵塞宫颈口,或有大量血块潴留宫腔内。应立即用卵圆钳钳夹后,尽量吸宫,或用大刮勺清宫,有条件时应在 B 超监视下清宫。动作应轻柔,不要过多伤及子宫组织,以免感染扩散或引起更多的出血。刮出物送病理检查可排除滋养细胞疾病,但由于在所有产后清宫所得标本都可能找到变性绒毛及蜕膜,所以不能完全根据病理结果诊断胎盘残留。

(三)剖宫产后伤口裂开

如患者一般情况尚好,出血不多时,可暂卧床休息,予抗生素、宫缩剂和止血药治疗。放置导尿管。对于伤口不大者可期待自愈。

若出血多,或已处于失血性休克状态,在积极补充血容量,快速输血,抢救休克,给予抗生素治疗的同时,立即剖腹探查,术中发现切口裂口,做子宫全切或次全子宫切除。在宫腔感染存在的情况下,如果裂口修补,不易愈合有再度裂开的可能。对此类患者不能采用纱布填塞止血,以免扩大裂口,引起更多的出血。

三、预防

(一)预防胎盘残留

引起晚期产后大出血的主要原因是胎盘及胎膜残留,因此对产后 2h 内阴道流血较多或怀疑胎盘残留时,应仔细检查胎盘、胎膜。如有残缺,应立即探查取出,必要时用大刮勺刮宫,产后给子宫收缩剂及抗生素,避免产褥感染及影响子宫复旧。

(二)预防严重并发症发生

剖宫产引起产后大出血是最严重并发症之一。因此术中应注意：①剖宫产时子宫下段横切口不宜过低。因宫颈处纤维组织多，血供相对较少，切口愈合能力较子宫下段差，切口越接近子宫颈外口感染机会越大。②术中避免横切口向两侧角部撕裂，切口可先行钝性分离，长度视胎儿大小而定，一般 10~12cm。当胎儿过大时，可在横切口两侧角略向上剪开，使切口呈弧形，以免切口撕裂损伤子宫动脉。③缝合切口时注意检查两侧角，有时外侧肌层完整，而内侧黏膜肌层有撕裂，应仔细检查按解剖关系缝合。如有活动性出血时，可先钳夹后用丝线单独缝扎止血，避免多次缝扎，缝合不宜过紧、过密。尽量不穿透蜕膜层，以免影响血运导致伤口愈合不良。④缝线缝合不宜太多，因随着子宫的复旧，切口在短期内迅速缩短，而这时的缝线尚未溶解，缝线太多易致组织缺血，坏死及感染。⑤术后及时纠正贫血，控制感染。

第五节　产褥期中暑

中暑是一组在高温环境中发生的急性疾病，它包括热射病、热痉挛(heatcramp)及热衰竭三型。其中以热射病最为常见。产妇在高温闷热环境下体内积热不能散发引起中枢性体温调节功能障碍的急性热病，表现为高热、水、电解质紊乱、循环衰竭和神经系统功能损害等而发生中暑表现者为产褥期中暑。

一、病因及发病机理

产后，产妇在妊娠期内积存的大量液体需排出，部分通过尿液，部分通过汗腺排出；在产褥期，体内的代谢旺盛，必然产热，汗的排出及挥发也是一种散热方式，因此，产妇在产后的数日内都有多尿、多汗的表现。夏日里产妇更是大汗淋漓，衣服常为汗液浸湿。所以在产褥期，对产妇的科学调养方式应该是将产妇安置在房间宽大、通风良好的环境中，衣着短而薄，以利汗液的挥发。当外界气温超过 35℃时，机体靠汗液蒸发散热。而汗液蒸发需要空气流通才能实现。但旧风俗习惯怕产妇"受风"而要求关门闭窗，妇女在分娩后，即将头部缠上白布，身着长袖、长裤衣服，并全身覆以棉被，门窗紧闭，俗称"避风寒"，以免以后留下风湿疾病，如时值夏日，高温季节，湿度大，而住房狭小，室内气温极高，则产妇体表汗液无由散发，体温急骤升高，体温调节中枢失控，心功能减退，心输出量减少，中心静脉压升高，汗腺功能衰竭，水和电解质紊乱，体温更进一步升高，而成为恶性循环，当体液高达 42℃以上时可使蛋白变性，时间一长病变常趋于不可逆性，即使经抢救存活，常留有神经系统的后遗症。

二、临床表现

(一)先驱症状

全身软弱、疲乏、头昏、头痛、恶心、胸闷、心悸、出汗较多。

(二)典型症状

面色潮红、剧烈头痛、恶心、呕吐、胸闷加重、脉搏细数、血压下降。严重者体温继续上升常在 40℃以上，有时高达 42℃，甚至超越常规体温表的最高水平。继而谵妄、昏迷、抽搐。皮肤温度极高,但干燥无汗。如不及时抢救,数小时即可因呼吸循环衰竭死亡。

(三)诊断

发病时间常在极端高温季节,患者家庭环境及衣着情况均有助于诊断,其高热、谵妄及昏迷、无汗为产褥期中暑的典型表现。本病须与产后子痫、产褥感染做鉴别诊断,而且产褥感染的产妇可以发生产褥中暑,产褥中暑的患者又可以并发产褥感染。

(四)预防及治疗

预防产前宣教时应告诉孕妇,产后的居室宜宽大、通风良好,有一定的降温设备,其衣着宜宽松,气温高时要多饮水,产褥期中暑是完全可以预防的。

三、治疗

产褥期中暑治疗原则是迅速降温、纠正水、电解质与酸碱紊乱、积极防治休克。

(一)先兆及轻症

如有头昏、头痛、口渴、多汗、疲乏或面色潮红、脉率快、出汗多、体温升高至 38℃,首先应迅速降温,置患者于室温 25℃或以下的房间中,同时采用物理降温,在额部、二侧颈、腋窝、腹股沟、腘窝部有浅表大血管经过处置冰袋,全身可用酒精擦浴、散风,同时注意水和电解质的平衡,适时补液及给予镇静剂。

(二)重症

(1)体温 40℃或以上,出现痉挛、谵妄、昏迷、无汗的患者,为达到迅速降温的目的,可将患者躺在恒温毯上,按摩四肢皮肤、使皮肤血管扩张、加速血液循环以散热,降温过程中以肛表测体温,为肛温已降至 38.5℃,即将患者置于室温 25℃的房间内,用冰袋置于前面以述的颈、腋窝、腹股沟部继续降温。

(2)药物降温:氯丙嗪是首选的良药,它有调节体温中枢、扩张血管、加速散热、松弛肌肉、减少震颤、降低器官的代谢和氧消耗量的功能,防止身体产热过多。剂量为 25～50mg 加入生理盐水 500mL 补液中静脉滴注 1～2h,用药时需动态观察血压,情况紧急时可将氯丙嗪 25mg 或异丙嗪 25mg 溶于 5‰生理盐水 100～200mL 中于 10～20min 滴入。若在 2h 内体温并无下降趋势,可重复用药。降温过程中应加强护理,注意体温、血压、心脏情况,一待肛温降至 38℃左右时,应即停止降温。

(3)对症治疗:①积极纠正水、电解质紊乱,24h 补液量控制在 2000～3000mL,并注意补充钾、钠盐。②抽搐者可用安定。③血压下降者用升压药物,一般用多巴胺及阿拉明。④疑有脑水肿者,用甘露醇脱水。⑤有心力衰竭者,可用快速洋地黄类药物,如毛花苷丙。⑥有急性肾衰竭者,在适度时机用血透。⑦肾上腺皮质激素有助于治疗脑水肿及肺水肿,并可减轻热辐射对机体的应激和组织反应,但用量不宜过大。⑧预防感染:患者在产褥期易有产褥感染,同时易并发肺部其他感染,可用抗生素预防。⑨重症产褥期中暑抢救时间可以长达 1～2 个月或更多,有时需用辅助呼吸,故需有长期抢救的思想准备。

(4)预后有先兆症状及轻症者、预后良好,重症者则有可能死亡,特别是体温达 42℃以上伴有昏迷者,存活后亦可能伴有神经系统损害的后遗症。

第二篇

妇科疾病

第九章　女性生殖系统炎症

女性生殖系统炎症包括下生殖道的外阴、阴道、宫颈及盆腔内的子宫、输卵管、卵巢、盆腔腹膜、子宫旁结缔组织所发生的炎症。根据炎症所在部位的不同而表现出不同的症状,其主要临床表现为外阴瘙痒、疼痛,甚至溃烂以及阴道分泌物增多、宫颈充血、下腹部及腰骶部疼痛等症状。急性盆腔炎还可引起弥漫性腹膜炎、败血症、感染性休克,严重者可危及生命。

第一节　外阴及阴道炎症

外阴及阴道炎症是妇科最常见疾病之一。外阴暴露于外,外阴阴道又毗邻尿道、肛门,易受阴道分泌物、经血、尿液和粪便刺激,局部比较潮湿,同时生育年龄妇女性生活频度增加,容易受到损伤及外界微生物感染。幼女及绝经后妇女阴道上皮菲薄,局部抵抗力低,易受感染。

正常健康妇女,由于解剖学及生物化学特点,阴道对病原体的入侵有自然防御功能。近年的研究认为,阴道微生态体系与女性生殖系统正常生理功能的维持和各种炎症的发生、发展,以及治疗转归均直接相关。当阴道的自然防御功能遭到破坏,则病原体易于侵入,导致阴道炎症。

外阴及阴道炎临床上以白带的性状发生改变以及外阴瘙痒为主要临床特点,性交痛也较常见,感染累及尿道时,可有尿痛、尿急、尿频等症状。

一、特异性外阴炎

由一般化脓性细菌引起的外阴炎称为非特异性外阴炎,多为混合型细菌感染,常见病原菌有金黄色葡萄球菌、乙型溶血性链球菌、大肠杆菌、变形杆菌、厌氧菌等。临床上分为单纯性外阴炎、毛囊炎、外阴脓疱病、外阴疖病、蜂窝组织炎及汗腺炎等。

(一)单纯性外阴炎

1. 病因

常见的致病菌为大肠杆菌。当宫颈或阴道炎症时,阴道分泌物流出刺激外阴可致外阴炎;经常受到经血、阴道分泌物、尿液、粪便刺激,如不注意保持外阴皮肤清洁容易引起外阴炎,其次糖尿病患者尿糖刺激、粪瘘患者粪便刺激,以及尿瘘患者尿液长期浸渍,也易导致外阴炎。此外,不透气的尼龙内裤、经期使用卫生巾导致局部透气性差,局部潮湿,均可引起。

2. 临床表现

炎症多发生在小阴唇内、外侧或大阴唇甚至整个外阴部。急性期主要表现外阴皮肤黏膜瘙痒、疼痛、烧灼感,在活动、性交、排尿、排便时加重。妇科检查可见外阴充血、肿胀、糜烂,常见抓痕,严重者可形成溃疡或湿疹。慢性炎症可使皮肤增厚、粗糙、皲裂,甚至苔藓样变。

3.治疗

治疗原则为:保持外阴局部清洁、干燥;局部可使用抗生素;重视消除病因。

(1)急性期避免性交,停用引起外阴皮肤刺激的药物,保持外阴清洁、干燥。

(2)局部治疗:可应用0.1%聚维酮碘液或1:5000高锰酸钾溶液坐浴,每日2次,每次15～30min。坐浴后局部涂抗生素软膏或紫草油。也可选用中药水煎熏洗外阴部,每日1～2次。

(3)病因治疗:积极治疗宫颈炎、阴道炎,如发现糖尿病、尿瘘、粪瘘应及时治疗。

(二)外阴毛囊炎

1.病因

外阴毛囊炎为细菌侵犯毛囊及其所属皮脂腺引起的急性化脓性感染。常见致病菌为金黄色葡萄球菌、表皮葡萄球菌及白色葡萄球菌。多见于外阴皮肤摩擦受损或手术前备皮后,外阴局部不洁或肥胖表皮摩擦受损可诱发此病。

2.临床表现

阴道皮肤毛囊口周围红肿、疼痛,毛囊口可见白色脓头,中央有毛发通过。脓头逐渐增大呈锥状脓疱,相邻的多个小脓疱融合成大脓疱,严重者伴外阴充血、水肿及明显疼痛。数日后结节中央组织坏死变软,出现黄色小脓栓,再过数日脓栓脱落,脓液排出,炎症逐渐消退,但常反复发作,可变成疖病。

3.治疗

保持外阴清洁、干燥,勤换内裤,勤洗外阴。

局部治疗:病变早期可用0.1%聚维酮碘液或1:5000高锰酸钾溶液坐浴。已有脓包形成者,可消毒后针刺挑破,脓液流出,局部涂上抗生素软膏。

全身治疗:病变较广泛时,可口服头孢类或大环内酯类抗生素。

(三)外阴疖病

1.病因

主要由金黄色葡萄球菌或白色葡萄球菌感染引起。潮湿多汗、外阴皮肤摩擦受损后容易发生。此外,糖尿病、慢性肾炎、长期应用糖皮质激素及免疫抑制剂、营养不良等患者易患本病。

2.临床表现

多发生在大阴唇的外侧面。开始时毛囊口周围皮肤轻度充血肿痛、红点,逐渐形成增高于周围皮肤的紫红色硬结,皮肤表面紧张,有压痛,硬结边缘不清楚,常伴腹股沟淋巴结肿大,以后疖肿中央变软,表面皮肤变薄。并有波动感,继而中央顶端出现黄白色点,不久溃破,脓液排出后疼痛减轻,红肿消失,逐渐愈合。多发性外阴疖病可引起患处疼痛剧烈而影响日常生活。

3.治疗

(1)保持外阴清洁、干燥,勤换内裤,勤洗外阴。

(2)局部治疗:早期可用0.1%聚维酮碘液或1:5000高锰酸钾溶液坐浴后局部涂上抗生素软膏,以促使炎症消散或局限化,也可红外线照射、50%酒精湿敷减轻疼痛,促进炎症消散,促使疖肿软化。

(3)全身治疗:有明显炎症或发热者应口服或肌注抗生素,必要时脓液培养及根据药敏选择药物治疗。

（4）手术治疗：当疖肿变软，有波动感，已形成脓肿时应立即切开引流并局部换药，切口适当大以便脓液及坏死组织能流出，切忌挤压以免炎症扩散。

（四）外阴急性蜂窝组织炎

1.病因

病因为外阴皮下、筋膜下、肌间隙或深部蜂窝组织的一种急性弥漫性炎症。致病菌以 A 族 B 型溶血性链球菌为主，其次为金黄色葡萄球菌及厌氧菌。炎症多由于皮肤或软组织损伤，细菌入侵引起。少数也可由血行感染。

2.临床表现

发病较急剧，常有畏寒、发热、头痛等前驱症状。急性外阴蜂窝组织炎特点是病变不易局限化，迅速扩散，与正常组织无明显界限。浅表的急性蜂窝组织炎局部明显红肿、剧痛，并向四周扩大形成红斑，病变有时可出现水疱甚至坏疽。深部的蜂窝组织炎局部红肿不明显，只有局部水肿和深部压痛，疼痛较轻，但病情较严重，有高热、寒战、头痛、全身乏力、白细胞计数升高，双侧腹股沟淋巴结肿大、压痛。

3.治疗

（1）全身治疗：早期采用头孢类或青霉素类抗生素口服或静滴，体温降至正常后仍需持续用药 2 周左右。如有过敏史者可使用红霉素类抗生素。

（2）局部治疗：可采用热敷或中药外敷，如不能控制应做广泛多处切开引流，切除坏死组织，伤口用 3% 过氧化氢溶液冲洗和湿敷。

二、前庭大腺炎

前庭大腺炎是前庭大腺的炎症，生育年龄妇女多见。前庭大腺位于两侧大阴唇下 1/3 深部，其直径为 0.5～1.0cm，它们的腺管长 1.5～2.0cm，腺体开口位于小阴唇内侧近处女膜处。由于解剖位置的特殊性，在性交、分娩等情况下，病原体易侵入引起前庭大腺炎。

（一）病因

主要致病菌有葡萄球菌、大肠杆菌、链球菌、肠球菌、淋球菌及厌氧菌等，近年来，随着性传播疾病发病率增加，淋球菌、沙眼衣原体所致前庭大腺炎有明显增高趋势。常为混合感染。

（二）临床表现

前庭大腺炎可分为种类型：前庭大腺导管炎、前庭大腺脓肿和前庭大腺囊肿。炎症多为一侧。

1.前庭大腺导管炎

初期感染阶段多为导管炎，表现为局部红肿、疼痛及性交痛。行走不便，检查可见患侧前庭大腺开口处呈白色小点，有明显触痛。

2.前庭大腺脓肿

导管开口处闭塞，脓性分泌物不能排出，细菌在腺体内大量繁殖，积聚于导管及腺体中，逐渐扩大形成前庭大腺脓肿。患者诉患侧外阴部肿胀，疼痛剧烈，甚至发生排尿痛，行走困难。检查时患侧外阴红肿热痛，可扪及肿块，如已形成脓肿，则触知肿块有波动感，触痛明显，多为单侧，脓肿大小为直径 3～6cm，表面皮肤变薄，脓肿继续增大，可自行破溃，症状随之减轻；若破口小,脓液引流不畅,症状可反复发作。部分患者伴随发热等全身症状,白细胞计数增高,患侧腹股沟淋巴结肿大等。

3.前庭大腺囊肿

炎症急性期后,脓液被吸收,腺体内的液体被黏液代替,成为前庭大腺囊肿。也有部分患者的囊肿不是因为感染引起,而是因为分娩过程中,会阴侧切时,将腺管切断,腺体内的液体无法排出,长期积累到一定程度后,就会引起前庭大腺囊肿。囊性肿物小时,患者多无症状,肿物增大后,外阴患侧肿大。检查时见外阴患侧肿大,可触及囊性肿物,与皮肤有粘连,该侧小阴唇被展平,阴道口被挤向健侧,囊肿较大时可有局部肿胀感及性交不适,如果不及时治疗,一旦合并细菌感染,又会引起前庭大腺脓肿。也有的患者是因为前次治疗不彻底,以后机体抵抗力降低时,细菌乘机大量繁殖,又形成新的脓肿。这个过程可以多次反复,形成恶性循环。

(三)诊断

大阴唇下 1/3 部位发生红、肿、硬结,触痛明显,甚至行走困难,就应该考虑前庭大腺炎。一般为单侧,与外阴皮肤有粘连或无粘连,可自其开口部压挤出的分泌物做病原微生物检查及抗生素的敏感试验。根据肿块的部位、外形、有无急性炎症等特点,一般都可确诊。必要时可以穿刺进行诊断,脓肿抽出来的是脓液,而囊肿抽出来的是浆液。

(四)治疗

(1)在前庭大腺炎早期,可以使用全身性抗生素治疗。由于近年淋球菌所致的前庭大腺炎有增加的趋势,所以在用药前最好挤压尿道口,或者取宫颈管分泌物送细菌培养,并做细菌药物敏感试验。在药敏试验结果出来之前,根据经验选择抗生素药物。一般而言,青霉素类药物疗效较好。也可以根据情况,使用局部热敷或理疗,促使炎症消退。同时应保持外阴局部清洁卫生。

一旦形成了脓肿,单纯使用抗生素是无效的,应该切开引流。手术时机要选择波动感最明显的时候。一般在大阴唇内侧下方切开,切口不要过小,要使脓液能够全部彻底地排出来。脓液排出后,炎症开始消退时,用 0.1% 聚维酮碘液或 1∶5000 高锰酸钾溶液坐浴。

(2)对于前庭大腺囊肿的治疗,囊肿造口术方法简单、损伤小,造口术切口选择在囊肿的下方,让囊液能够全部流出来,同时用引流条以防造口粘连,用 0.1% 聚维酮碘液或 1∶5000 高锰酸钾溶液坐浴。预后一般都比较好,前庭大腺的功能也可以得到很好的保存。

三、外阴溃疡

(一)病因

外阴溃疡常见于中、青年妇女,按其病程可分为急性外阴溃疡与慢性外阴溃疡两种。溃疡可单独存在,也可以使多个溃疡融合而成一大溃疡。外阴溃疡多为外阴炎症引起,如非特异性外阴炎、单纯疱疹病毒感染、白塞病、外阴结核、梅毒性淋巴肉芽肿,约有 1/3 外阴癌在早期表现为溃疡。

(二)临床表现

外阴溃疡可见于外阴各个部位,以小阴唇和大阴唇内侧为多,其次为前庭黏膜及阴道口周围。

1.急性外阴溃疡

(1)非特异性外阴炎:溃疡多发生于搔抓后,可伴有低热及乏力等症状,局部疼痛严重。溃疡表浅,数目较少,周围有明显炎症。

(2)疱疹病毒感染:起病急,接触单纯疱疹性病毒传染源后一般有2~7天的潜伏期后出现发热等不适,伴有腹股沟淋巴结肿大和疱疹。溃疡大小不等,底部灰黄,周围边际稍隆起,并高度充血及水肿。初起为多个疱疹,疱疹破溃后呈浅表的多发性溃疡,有剧痛,溃疡多累及小阴唇,尤其在其内侧面。溃疡常在1~2周内自然愈合,但易复发。

(3)白塞病:急性外阴溃疡常见于白塞病,因口腔、外阴及虹膜睫状体同时发生溃疡,故又称眼-口-生殖器综合征。其病因不明确,病变主要为小动静脉炎。溃疡可广泛发生于外阴各部,而以小阴唇内外侧及阴道前庭为多。起病急,常反复发作。临床上分为3型,可单独存在或混合发生,以坏疽型最严重。

1)坏疽型:多先有全身症状,如发热乏力等。病变部位红肿明显,溃疡边缘不整齐,有穿掘现象,局部疼痛重。溃疡表面附有多量脓液,或污黄至灰黑色的坏死伪膜,除去后可见基底不平。病变发展迅速,可形成巨大蚕食性溃疡,造成小阴唇缺损,外表类似外阴癌,但边缘及基底柔软,无浸润。

2)下疳型:较常见。一般症状轻,病程缓慢。溃疡数目较多、较浅。溃疡周围红肿,边缘不整齐。常在数周内愈合,但常在旧病灶痊愈阶段,其附近又有新溃疡出现。

3)粟粒型:溃疡如针头至米粒大小,数目多,痊愈快。自觉症状轻微。

(4)性病:如梅毒、软下疳及性病性淋巴肉芽肿均可引起外阴溃疡。

2.慢性外阴溃疡

(1)外阴结核:罕见,偶继发于严重的肺、胃肠道、内生殖器官、腹膜或骨结核。好发于阴唇或前庭黏膜。病变发展缓慢。初起常为一局限性小结节,不久即溃破为边缘软薄的浅溃疡。溃疡形状不规则,基底凹凸不平,覆以干酪样结构。病变无痛,但受尿液刺激或摩擦后可有剧痛。溃疡经久不愈,并可向周围扩展。

(2)外阴癌:外阴恶性肿瘤在早期可表现为丘疹、结节或小溃疡。病灶多位于大小阴唇、阴蒂和后联合等处,伴或不伴有外阴白色病变。癌性溃疡与结核性溃疡肉眼难以鉴别,需做活组织检查确诊。

对急性外阴溃疡的患者应注意检查全身皮肤、眼、口腔黏膜等处有无病变。诊断时要明确溃疡的大小、数目、形状、基底情况,有时溃疡表面覆以一些分泌物容易漏诊。故应细心认真查体,分泌物涂片培养,血清学检查或组织学病理有助于诊断。

(三)治疗

因病因往往不是很明确,故治疗上主要以对症治疗为主。

1.全身治疗

注意休息及营养,补充大量维生素B、维生素C;也可口服中药治疗。有继发感染时应考虑应用抗生素。

2.局部治疗

应用0.1%聚维酮碘液或1:5000高锰酸钾溶液坐浴。局部抗生素软膏涂抹。急性期可给以皮质类固醇激素局部应用缓解症状。注意保持外阴清洁干燥,减少摩擦。

3.病因治疗

尽早明确病因,针对不同病因进行治行。

四、外阴前庭炎综合征

外阴前庭炎综合征好发于性生活活跃的妇女,多数既往有反复细菌或尖锐湿疣感染史。1987年,Friedrich将该综合征定义为:①触摸外阴前庭部,或将阴茎插入阴道,或将栓剂送入阴道时,患者即感严重疼痛。②压迫外阴前庭部时,局部有压痛。③前庭部呈现出不同程度的红斑。

其特征是患者主诉当阴道撑开时,发生插入疼痛、不适,触诊时局部有红斑,用棉签轻轻压迫处女膜环上的腺体开口或阴道后系带时有点状疼痛。性交时疼痛异常,甚至在性交后24小时内都感到外阴部灼热疼痛,严重者根本不能有正常的性生活。一般而言,凡病变3个月之内者属急性;超过3个月者属慢性。

(一)病因

尚不清楚,可能存在以下因素:①感染:可能与人类乳头状瘤病毒在外阴前庭部的亚临床感染有关,此外,与阴道加德纳菌、念珠菌和解脲支原体感染也可能有一定关系。②异常神经纤维增生。③阴道痉挛、阴道pH的改变、外阴某些疾病治疗之后的反应、尿道的压力与变异等有关。

(三)临床表现

严重性交疼痛,持续1~24h。导致性交畏惧感。外阴前庭部位疼痛,压痛明显,女性可见前庭部位充血、肿胀。

(三)治疗

(1)保守治疗:主要针对原发性疾病进行抗感染治疗或抗真菌治疗,特异性外阴炎如白色念珠菌,应给予抗真菌药物治疗。

(2)尖锐湿疣可参照性传播疾病的治疗。

(3)前庭切除术:于外阴部沿处女膜内侧边缘做一切口,同时沿黏膜皮肤交界处向会阴方向做一平行切口,两切口于3点及9点处吻合,前庭后部深入5mm做切除术。切口行间断缝合,14天拆线,术后21天开始用扩张器(2cm),逐渐扩大阴道口至4cm,大部分患者术后疼痛可缓解。

五、外阴接触性皮炎

(一)病因

外阴部皮肤接触刺激性物质或过敏物质而发生的炎症。如接触了较强的酸碱类物消毒剂、阴道冲洗剂,以及一些染色衣物、劣质卫生巾或过敏性药物等,均可发生外阴部的炎症。

(二)临床表现

外阴部接触一些刺激性物质后在接触部位感觉灼热感、疼痛、瘙痒,检查见局部出现皮肤潮红、皮疹、水疱,重者可发生坏死及溃疡,过敏性皮炎发生在接触过敏物质的部位。

(三)治疗

根据病史及临床表现诊断不难,须尽快除去病因,避免用劣质卫生巾及刺激性物质如肥皂,避免搔抓等。对过敏性皮炎症状严重者可口服开瑞坦、阿司咪唑或肾上腺皮质激素类药物,局部用生理盐水洗涤或用3‰硼酸溶液冷敷,其后擦炉甘石洗剂。如有继发感染可涂擦抗生素软膏如金霉素软膏或1‰新霉素软膏等。

六、外阴结核

(一)病因

外阴结核病在临床上非常少见,多由血行传播而得,极少由性接触感染而致。

(二)临床表现

外阴结核好发于阴唇或前庭黏膜,分为溃疡及增生两型。病变发展较为缓慢,初期常为局限性小结节,不久溃破成浅表溃疡,形状不规则,溃疡基底部被干酪样物质覆盖。病变可扩散至会阴、尿道及肛门,并使阴唇变形。外阴及阴道结核均不引起疼痛,但遭受摩擦或尿液刺激则可发生剧痛。增生型外阴结核者外阴肥厚、肿大,似外阴象皮病,患者常主诉性交疼痛、小便困难。

(三)诊断

在身体其他部位有结核者,外阴部又发现经久不愈的慢性溃疡,应怀疑外阴结核。除根据病史及溃疡的特征外,主要靠分泌物涂片找结核杆菌,动物接种或进行活组织检查。少数结核性外阴溃疡病例,身体其他部位并无结核病灶,则须与一般性外阴溃疡、梅毒性溃疡、软性下疳、外阴癌等相鉴别。

(四)治疗

确诊后,即应进行全身及局部抗结核治疗及支持疗法,以增强抵抗力。局部应保持干燥、清洁,并注意混合感染,针对处理。

七、外阴阴道假丝酵母菌病

因假丝酵母菌性阴道炎症多合并外阴炎,现称为外阴阴道假丝酵母菌病(VVC)。据统计,约75%妇女一生中曾患过此病。

(一)病因

假丝酵母菌有许多种,外阴阴道假丝酵母菌病中80%～90%病原体为白假丝酵母菌,10%～20%为光滑假丝酵母菌、近平滑假丝酵母菌、热带假丝酵母菌等,白假丝酵母菌为条件致病菌。白假丝酵母菌呈卵圆形,由芽生孢子及细胞发芽伸长形成假菌丝,假菌丝与孢子相连成分枝或链状。白假丝酵母菌由酵母相转为菌丝相,从而具有致病性。假丝酵母菌通常是一种腐败物寄生菌,可生活在正常人体的皮肤、黏膜、消化道或其他脏器中,经常在阴道中存在而无症状。白带增多的非孕妇女中,约有30%在阴道内有此菌寄生,当阴道糖原增加、酸度升高时,或在机体抵抗力降低的情况下,便可成为致病的原因,长期应用广谱抗生素和肾上腺皮质激素,可使假丝酵母菌感染大为增加。因为上述两种药物可导致机体内菌群失调,改变了阴道内微生物之间的相互制约关系,抗感染的能力下降。此外,维生素缺乏(复合维生素B)、严重的传染性疾病,和其他消耗性疾病均可成为假丝酵母菌繁殖的有利条件。妊娠期阴道上皮细胞糖原含量增加,阴道酸性增强,加之孕妇的肾糖阈降低,常有营养性糖尿,小便中糖含量升高而促进假丝酵母菌的生长繁殖。

(二)传染途径

虽然10%～20%的健康妇女阴道中就携带有假丝酵母菌,并且生活中有些特殊情况下可以诱发阴道假丝酵母菌感染,所以假丝酵母菌是一种条件致病菌。但很多时候也能够从外界感染而来。当女性与假丝酵母菌培养阳性的男性有性接触时,其被感染率为80%;与患有假丝酵母菌病的妇女有性接触的男性中,约1/2的人会被感染。也就是说,假丝酵母菌病可以通过性行为传播,这就是女方患假丝酵母菌病时,其配偶也要同时接受治疗的原因。另外,间接接触传染也是一条传播途径。接触被假丝酵母菌患者感染的公共厕所的坐便器、浴盆、浴池座椅、毛巾,使用不洁卫生纸,都可以造成传播,当被感染者外阴阴道的假丝酵母菌达到一定数量时,即可发生假丝酵母菌病。

(三)临床分类

VVC分为单纯性VVC和复杂性VVC。单纯性VVC是指发生于正常非孕宿主、散发的、由白假丝酵母菌引起的轻度VVC。复杂性VVC包括复发性VVC(RVVC)、重度VVC和妊娠VVC、非白假丝酵母菌所致的VVC或宿主为未控制的糖尿病、免疫功能低下者。RVVC是指妇女患VVC经过治疗后临床症状和体征消失,真菌检查阴性后又出现症状,且经真菌学证实的VVC发作一年内有症状4次或以上。复发原因不明,可能与宿主具有不良因素如妊娠、糖尿病、大剂量抗生素应用、免疫抑制剂应用,治疗不彻底,性伴侣未治疗或直肠假丝酵母菌感染等有关。美国资料健康妇女中复发性外阴阴道假丝酵母菌病的发生率为5%～20%左右。重度VVC是指临床症状严重,外阴或阴道皮肤黏膜有破损,按VVC评分标准评分≥7分者(表9-1)。

表9-1 VVC评分标准

项目	评分			
	0	1	2	3
瘙痒	无	偶有发作可被忽略	能引起重视	持续发作坐立不安
疼痛	无	轻	中	重
充血、水肿	无	>1/3阴道壁充血	1/3～2/3阴道壁充血	>2/3阴道壁充血抓痕、皲裂、糜烂
分泌物量	无	较正常增多	量多,无溢出	量多,有溢出

<7分:轻、中度VVC;≥7分:重度VVC

(四)临床表现

最常见的症状是白带增多、外阴及阴道内有烧灼感,伴有严重的瘙痒,甚至影响工作和睡眠。部分患者可伴有尿频、尿急、尿痛及性交痛等症状。典型患者妇科检查时可见白带呈豆腐渣样或凝乳状,白色稠厚,略带异味,或带下夹有血丝,阴道黏膜充血、红肿,甚至溃疡形成。部分患者外阴因瘙痒或接触刺激出现抓痕、外阴呈地图样红斑。约10%患者携带有假丝酵母菌,而无自觉症状。

(五)诊断

典型病例诊断不困难,根据病史、诱发因素、症状、体征和实验室检查诊断较易。实验室取阴道分泌物涂片检查即可诊断。

1.悬滴法

取阴道分泌物置于玻璃片上,加1滴生理盐水或10%氢氧化钾,显微镜下检查找到芽孢及真菌菌丝,阳性检出率30%～60%。如阴道分泌物pH>4.5,见多量白细胞,多为混合感染。

2.染色法

取阴道分泌物用革兰染色,阳性检出率达80%。

3.培养法

取分泌物接种于培养基上,查出真菌可确诊,阳性率更高,但不常规应用。部分患者有典型的临床表现,而显微镜检查阴性或反复复发,如阴道分泌物pH>4.5,未见大量白细胞、滴虫及线索细胞者,临床怀疑耐药菌株或非白假丝酵母菌感染时,采用培养法+药敏,可明显提高诊断准确性同时指导进一步敏感药物治疗。

(六)治疗

1.去除诱因

仔细询问病史了解存在的诱因并及时消除,如停用广谱抗生素、雌激素、口服避孕药等。合并糖尿病者则同时积极予以治疗。停用紧身化纤内裤,使用棉质内裤,确诊患者的毛巾、内裤等衣物要隔离洗涤,使用开水热烫,以避免传播。真菌培养阳性但无症状者无需治疗。

2.改变阴道酸碱度

真菌在pH5.5～6.5环境下最适宜生长繁殖,因此改变阴道酸碱度形成不适宜其生长的环境。使用碱性溶液擦洗阴道或坐浴,不推荐阴道内冲洗。

3.药物治疗

(1)咪唑类药物。

1)克霉唑:又称三苯甲咪唑,抗菌作用对白色念珠菌最敏感。普遍采用500mg克霉唑的乳酸配方单剂量阴道给药,使用方便、疗效好,且孕妇也可使用。单纯性VVC患者首选阴道用药,推荐使用单剂量500mg给药。另有克霉唑阴道栓100mg/d,7天为一个疗程;200mg/d,3天为一个疗程。

2)咪康唑:又称双氯苯咪唑。阴道栓剂200mg/d,7天为一疗程或400mg/d,3天一疗程治疗单纯性VVC。尚有1.2g阴道栓剂单次给药疗效与上述方案相近。亦有霜剂可用于外阴、尿道口、男性生殖器涂抹,以减轻瘙痒症状及小便疼痛。

3)布康唑:阴道霜5g/d,3天为一疗程。体外抑菌试验表明对非白假丝酵母菌如光滑假丝酵母菌等,其抑菌作用比其他咪唑类强。

4)益康唑:抗菌谱广,对深部、浅部真菌均有效。50mg阴道栓每日连续15天或150mg/d 3天为一疗程。其治疗时患者阴道烧灼感较明显。

5)酮康唑:口服的广谱抗真菌药,200mg每日一次口服,5日一疗程。疗效与克霉唑等阴道给药相近。

6)噻康唑:2%阴道软膏单次给药,使用方便、副作用小、疗效显著。

(2)三唑类药物。

1)伊曲康唑:抗真菌谱广,餐后口服生物利用度最高,吸收快,口服后3～4h血药浓度达峰值。单纯性VVC患者可200mg每日2次,治疗1天,或200mg每日一次,口服治疗3天,药物

妇产科疾病诊断与临床治疗

治疗浓度可持续 3 天。对于复发性外阴阴道假丝酵母菌病患者,主张伊曲康唑胶囊口服治疗。

2)氟康唑:是唯一获得 FDA 许可的治疗假丝酵母菌感染的口服药物。药物口服胶囊生物利用度高,在阴道组织、阴道分泌物中浓度可维持 3 天。对于单纯性 VVC,氟康唑 150mg 单剂量口服可获得满意治疗效果。无明显肝毒性,但需注意肾功能。

3)特康唑:只限于局部应用治疗,0.4%霜剂,5g/d 阴道内给药 7 日;0.8%霜剂,5g/d 阴道内给药 3 日;栓剂 80mg/d 阴道内给药 3 日。

(3)多烯类:制霉菌素 10 万 U/枚,每日阴道用药 1 枚,连续 14 日治疗单纯性 VVC。药物疗程长、使用频繁,患者往往顺应性差。

4.2006 年美国疾病控制中心(CDC)推荐

(1)单纯性 VVC:首选阴道用药,短期局部用药(单次用药和 1～3 天的治疗方案)可有效治疗单纯性 VVC。局部用药唑类药物比制霉菌素更有效,完成唑类药物治疗方案的患者中,80%～90%的患者症状缓解且阴道分泌物真菌培养结果阴性。不推荐性伴侣接受治疗。

(2)重度 VVC:首选口服药物,症状严重者,局部应用低浓度糖皮质激素软膏或唑类霜剂。口服用药:伊曲康唑:200mg,2 次/天,共 2 天;氟康唑胶囊:150mg,顿服,3 天后重复 1 次;阴道用药,在治疗单纯性 VVC 方案基础上。延长疗程(局部使用唑类药物 7～14 天)。

(七)随访

对 VVC 在治疗结束后 7～14 天和下次月经后进行随访,两次阴道分泌物真菌学检查阴性为治愈。对 RVVC 在治疗结束后 7～14 天、1 个月、3 个月、6 个月各随访 1 次。

(八)预防

对初次发生外阴阴道假丝酵母菌病者应彻底治疗;检查有无全身疾病如糖尿病等,及时发现并治疗;改善生活习惯如穿宽松、透气内裤,保持局部干燥及清洁;合理使用抗生素和激素类药物。可试使用含乳杆菌活菌的阴道栓调节阴道内菌群平衡。

(九)临床特殊情况的思考和建议

1.复发性外阴阴道假丝酵母菌病(RVVC)治疗

治疗前需尽量消除所有的诱因或易发因素,患者性伴侣也应做生殖器真菌培养和做适当抗真菌治疗。RVVC 患者尽量做抗真菌培养和药物敏感试验,明确诊断并鉴别不常见菌属,尤其光滑假丝酵母菌。根据分泌物培养和药物敏感试验选择药物。

最佳治疗方案尚未确定。治疗原则包括强化治疗和巩固治疗。强化治疗可在口服或局部用药方案中任选一种,具体方案如下:①口服用药:伊曲康唑:200mg,2 次/天,共 2～3 天;氟康唑胶囊:150mg,顿服,3 天后重复 1 次。②阴道用药:咪康唑栓 400mg,每晚一次,共 6 天;咪康唑栓 200mg,每晚一次,共 7～14 天;克霉唑栓 500mg,3 天后重复 1 次;克霉唑栓 100mg,每晚一次,共 7～14 天。③巩固治疗:在强化治疗达到真菌学治愈后,给予巩固治疗半年。目前国内、外没有成熟的方案,可选择:a.口服用药:氟康唑胶囊 150mg/周,共 6 个月(首选治疗方案);伊曲康唑 100mg,每日 2 次,共一周,每月一次,共 6 个月;酮康唑 100mg/d,共 6 个月;b.阴道用药:咪康唑栓 400mg,每日一次,每月 3～6 天,共 6 个月;克霉唑栓 500mg,每月一次,共 6 个月。

抗真菌巩固治疗有效降低 RVVC 发生,但仍有 30%～50%女性患者终止治疗后又复发。

2.妊娠合并外阴阴道假丝酵母菌病治疗

妊娠是外阴阴道假丝酵母菌病的易发因素,与其雌激素升高、阴道上皮细胞糖原增加、改变阴道微环境、pH 改变和免疫因素等有关。在一项多中心研究中,共 13914 例孕妇,发现妊娠合并假丝酵母菌感染率约为 22%,但未发现阴道为假丝酵母菌与早产有相关性。对于无症状的 VVC 孕妇是否需要治疗目前无统一意见。多数学者认为为避免流产、早产、胎膜早破及新生儿感染等,有阴道炎症状和体征的孕妇应予以治疗。

妊娠合并外阴阴道假丝酵母菌病对抗真菌药物治疗起效较慢且因妊娠持续存在疾病容易复发。目前临床治疗孕妇 VVC 的药物有克霉唑和制霉菌素霜或栓(B 类药物)、咪康唑栓和伊曲康唑及氟康唑(C 类药物)。早孕期以阴道用药为宜,应忌用口服抗真菌药物,首选克霉唑 500mg,单次阴道用药,治愈率在 80% 左右,也可每周用药一次,连续 2～3 次,延长治疗时间可提高临床疗效及治愈率。妊娠 4 个月后可使用咪康唑栓,但仍需医师指导下进行。性伴侣无需治疗。

3.联合乳酸杆菌制剂的治疗

乳酸杆菌生长受抑制,假丝酵母菌大量增殖是 VVC 发生和复发的重要原因,恢复阴道内微生态平衡成为临床治疗 RVVC 的新思路。2003 年 Metts 等学者应用含嗜酸杆菌的阴道栓剂治疗 RVVC,能有效降低其复发率。近年我国也有活的乳酸杆菌的微生态制剂面市(定菌生胶囊),在抗真菌治疗之后辅助定菌生帮助阴道内正常菌群的恢复,对预防 VVC 的复发有帮助,同时对于细菌性阴道病和滴虫性阴道炎也有较好的疗效,值得推广。但临床观察的例数有限,需进一步深入研究。

八、滴虫性阴道炎

滴虫性阴道炎是由阴道毛滴虫引起的性传播疾病之一,常与其他性传播疾病同时存在,女性发病率为 10%～25%。除了性交传播,经过公共卫生用具、浴室、衣物等可间接传染。

(一)病因

滴虫阴道炎是由阴道毛滴虫引起的常见阴道炎。阴道毛滴虫适宜在温度 25～40℃、pH 5.2～6.6 的潮湿环境中生长,在 pH 5 以下或 7.5 以上的环境中生长受抑制。滴虫生活史简单,只有滋养体而无包囊期,滋养体生命力较强,能在 3～5℃生活 21 天,在 46℃生存 20～60min,在半干燥环境生存约 10h,在普通肥皂水中也能生存 45～120min。月经前后阴道内 pH 发生变化,月经后接近中性,隐藏在腺体和阴道皱襞中的滴虫常得以繁殖而引起炎症发作。

(二)临床表现

25%～50% 患者感染初期无症状,称为带虫者。潜伏期为几天到 4 周。当滴虫消耗阴道细胞内糖原、改变阴道酸碱度、破坏其防御机制,在月经前后易引起阴道炎症。

主要症状为阴道分泌物增多,多为稀薄、泡沫状,滴虫可无氧酵解碳水化合物,产生腐臭气味,故白带多有臭味,分泌物可为脓性或草绿色;可同时合并外阴瘙痒或疼痛、性交痛等。如合并尿路感染可有尿急、尿频、尿痛及血尿等症状。阴道检查可见阴道黏膜、宫颈阴道部明显充血,甚至宫颈有出血斑点,形成"草莓样"宫颈。阴道毛滴虫能吞噬精子,并阻碍乳酸生成,影响精子在阴道内存活而导致不孕。

(三)诊断

根据病史、临床表现及分泌物观察可做出临床诊断。取阴道分泌物检查可确诊。取分泌物前24～48h避免性交、阴道灌洗或局部用药；窥阴器不涂抹润滑剂；分泌物取出后应及时送检，冬天需注意保暖，以避免滴虫活动性下降后影响检查结果。

1.悬滴法

取温生理盐水一滴于玻璃片上，在阴道后穹隆处取分泌物少许混于生理盐水玻片上，立即在低倍显微镜下观察寻找滴虫。镜下可见波状运动的滴虫和增多的白细胞。敏感性为60％～70％。

2.涂片染色法

将分泌物涂在玻璃片上，待自然干燥后用不同染液染色，不仅能看见滴虫，还能看到并存的假丝酵母菌甚至癌细胞等。

3.培养法

对可疑患者，多次阴道分泌物镜下检查未检出滴虫者，可采用培养法。

(四)治疗

因滴虫阴道炎可同时合并尿道、尿道旁腺、前庭大腺滴虫感染，单纯局部用药不易彻底治愈，故需同时全身用药。

1.全身用药

甲硝唑2g单次口服或替硝唑2g单次口服；或甲硝唑400mg，每日2次，连服7日。口服药物的治愈率为90％～95％。单次服药方便，但因剂量大，可出现副作用如胃肠道反应、头痛、皮疹等。甲硝唑用药期间及停药24h内、替硝唑用药期间及停药72h内禁止饮酒，哺乳期用药不宜哺乳。治疗失败者可采用甲硝唑2g/d口服，连服3～5日。

2.阴道局部用药

阴道局部药物治疗可较快缓解症状，但不易彻底消灭滴虫，停药后易复发。因滴虫适宜环境为pH5.2～6.6，阴道用药前先使用1％乳酸或0.5％醋酸等酸性洗液清洗阴道改变阴道内酸碱度，同时可减少阴道内恶臭分泌物，再使用甲硝唑栓(阴道泡腾片)或替硝唑栓(阴道泡腾片)200mg，每日一次，7日为一疗程。

3.性伴侣的治疗

滴虫性阴道炎主要通过性交传播，故患者性伴侣多有滴虫感染，但可无症状，为避免双方重复感染，故性伴侣应同时治疗。

4.滴虫性阴道炎

常在月经期后复发，可考虑下次月经干净后再巩固治疗一疗程。治疗后应在每次月经干净后复查分泌物，经连续检查3次阴性后方为治愈。

5.顽固性滴虫性阴道炎

治疗后多次复查分泌物仍提示滴虫感染的顽固病例，可加大甲硝唑剂量及应用时间，1g口服，每日2次，同时阴道内放置500mg，每日2次，连续7～14日。部分滴虫对甲硝唑有耐药者，可选择康妇栓，每日1枚塞阴道，7～10天为一疗程；严重者，每日早晚1次阴道塞康妇栓，7天为一疗程。

6.妊娠合并滴虫性阴道炎

曾认为甲硝唑在妊娠3个月内禁用，因动物实验甲硝唑可能有致畸作用。但最近有国外研究显示人类妊娠期应用甲硝唑并未增加胎儿畸形率,妊娠期可应用。美国疾病控制中心推荐妊娠合并滴虫性阴道炎治疗为甲硝唑 2g 顿服。国内有学者提出治疗方案首选甲硝唑 200mg,每日 3 次,共 5～7 天;甲硝唑 400mg,每日 2 次,共 5～7 天。治疗失败者:甲硝唑 400mg,每日 3 次,7 天。性伴侣需同时治疗:甲硝唑或替硝唑 2g 顿服。应用甲硝唑时需与孕妇及其家属详细说明,知情同意后再使用。

(五)预防

滴虫可通过性生活传播,且性伴侣多无症状。故应双方同时治疗,治疗期间禁止性生活。内衣裤、毛巾等应高温消毒或用消毒剂浸泡,避免重复感染。注意保持外阴清洁、干燥。注意消毒公共浴池、马桶、衣物等传播中介。

九、细菌性阴道病

(一)病因

细菌性阴道病(BV)是阴道内正常菌群失调所致的一种混合感染。正常阴道内以产生过氧化氢的乳杆菌占优势,通过产生乳酸从而保持阴道内较低的酸碱度,维持正常菌群平衡。当细菌性阴道病时,乳杆菌减少,而阴道加德纳菌与厌氧菌及人型支原体大量繁殖。阴道加德纳菌生活最适 pH6.0～6.5,温度 35～37℃。该菌单独也可引起 BV,但多与其他厌氧菌共同致病。临床及病理特征无炎症改变及白细胞浸润。其发病可能与妇科手术、多次妊娠、频繁性生活及阴道灌洗使阴道内 pH 偏碱有关。口服避孕药有支持乳酸杆菌占优势的阴道环境的作用,对 BV 有一定防护作用。

(二)临床表现

多见于生育期妇女,15～44 岁,10%～40% 患者无临床症状,有症状者主要表现为阴道分泌物增多,有鱼腥味,尤其性交后加重,少数患者伴有轻度外阴瘙痒。分泌物呈鱼腥臭味是由于厌氧菌大量繁殖的同时可产生胺类物质所致。检查见阴道黏膜无充血、红肿的炎症表现,分泌物特点为有恶臭味,灰白色、灰黄色,均匀一致,稀薄,易从阴道壁拭去。

BV 常与滴虫性阴道炎、宫颈炎、盆腔炎同时发生。BV 可引起宫颈上皮不典型增生、盆腔炎、异位妊娠和不孕。孕期合并 BV 可引起胎膜早破、早产、绒毛膜羊膜炎、产褥感染及新生儿感染。

(三)诊断

下列 4 项中有 3 项阳性即可临床诊断为细菌性阴道病。

(1)均质、稀薄、白色阴道分泌物,常黏附于阴道壁上。

(2)线索细胞阳性:取少许阴道分泌物于玻片上,加一滴生理盐水混合,高倍显微镜下观察见线索细胞,内细胞极少。线索细胞即阴道脱落的表层细胞于细胞边缘贴附颗粒状物,即各种厌氧菌,尤其是加德纳菌,细胞边缘不清。

(3)阴道分泌物 pH>4.5。

(4)胺臭味试验阳性取少许阴道分泌物于玻片上,加一滴 10% 氢氧化钾溶液,产生烂鱼肉样腥臭气味,系因胺遇碱释放氨所致。

阴道分泌物性状取决于临床医师的分辨能力,因而特异性、敏感性不高。阴道 pH 是一个较敏感的指标,但正常妇女在性交后、月经期也可有阴道 pH 的升高,特异性不高。氨试验的假阳性可发生在近期有性生活的妇女。线索细胞阳性是临床诊断标准中最为敏感和特异性。BV 为正常菌群失调,细菌定性培养在诊断中意义不大。

(四)治疗

治疗原则:①无症状患者无需治疗。②性伴侣不必治疗。③妊娠期合并 BV 应积极治疗。④子宫内膜活检、宫腔镜、取放 IUD 术、子宫输卵管碘油造影、刮宫术等须行宫腔操作手术者术前发现 BV 应积极治疗。

1.硝基咪唑类抗生素

甲硝唑为首选药物。甲硝唑抑制厌氧菌生长,不影响乳杆菌生长,是较理想的治疗药物。甲硝唑 500mg,每日 2 次,口服连续 7 日;或 400mg,每日 3 次,口服连续 7 日。甲硝唑 2g 顿服的治疗效果差,目前不再推荐应用。甲硝唑栓 200mg,每晚 1 次,连续 7~10 日。替硝唑 1g,每日 1 次口服连续 5 天;也可 2g 每日 1 次连续 2 天。

2.克林霉素

克林霉素 300mg,每日 2 次,口服连续 7 日。治愈率约 97%,尤其适用于妊娠期患者(尤其孕早期)和对甲硝唑无法耐受、过敏或治疗失败者。另有含 2%克林霉素软膏阴道涂布,每次 5g,连续 7 日。

3.乳酸杆菌栓剂

阴道内用药补充乳酸杆菌,通过产生乳酸从而升高阴道内酸度,抑制加德纳菌及厌氧菌生长,使用后 BV 复发率较单纯适用甲硝唑治疗低,临床值得推广。

4.其他药物

氨苄西林具有较好杀灭加德纳菌等,但也有杀灭乳酸杆菌作用,治疗效果较甲硝唑差。

5.合并滴虫、假丝酵母菌感染的阴道炎

聚甲酚醛阴道栓 1 枚,每日 1 次,连续 6 日。

(五)临床特殊情况的思考和建议

1.妊娠期细菌性阴道病的治疗

孕期合并 BV 可引起胎膜早破、早产、绒毛膜羊膜炎、产褥感染及新生儿感染,故有症状的孕妇及无症状的高危孕妇(胎膜早破史、早产史)建议治疗,在早产高危人群中进行孕期筛查和治疗可降低早产发生率。

推荐治疗方法:甲硝唑 200mg,每日 3 次,口服连续 7 日;或克林霉素 300mg,每日 2 次,口服连续 7 日。不主张阴道给药,性伴侣无需治疗。有学者建议,孕 20 周前细菌性阴道病孕妇的治疗应尽量使用克林霉素。

2.细菌性阴道病复发的有关问题

BV 治疗后 3 个月内其复发率可高达 30%,其原因与病原菌持续感染、通过性生活再次传染、阴道内环境重建失败可能有关。但 Wolson J 学者认为,对于反复发作或难治的细菌性阴道病,同时治疗其性伴侣、阴道内使用乳酸杆菌对其复发并无益处。Sanchez S 等学者尝试应用甲硝唑联合制霉菌素阴道用药(含甲硝唑 500mg＋制霉菌素 100000U,每日 1 次,连续 5 天),对降低 BV 的复发率取得较好疗效。Sobel JD 等学者则采用延长治疗时间(甲硝唑栓 200mg,每日 1 次连续 10 天后改每周 2 次连续 4 个月)治疗反复发作或难治的细菌性阴道病,虽疗效显著,但疗程长、费用高。重复使用克林霉素或甲硝唑能获得治疗效果,但最佳的治疗时间及剂量无统一标准,需进一步大样本研究指导临床用药。

十、萎缩性阴道炎

(一)病因

萎缩性阴道炎常见于绝经前后、药物或手术卵巢去势后妇女。自然绝经患者又称为老年性阴道炎。主要因为卵巢功能衰退,雌激素水平下降,阴道黏膜萎缩、变薄,上皮细胞内糖原减少,阴道内 pH 增高,多为 pH5.0～7.0,局部抵抗力减低,当受到刺激或被损伤时,其他致病菌入侵、繁殖引起炎症。

(二)临床表现

主要为外阴瘙痒、灼热不适伴阴道分泌物增多,阴道分泌物多稀薄呈水样,感染病原菌不同,也可呈泡沫样、脓性或血性。部分患者有下腹坠胀感,伴有尿急尿频尿痛等泌尿系统症状。部分患者仅有泌尿系统症状,曾以尿路感染治疗而效果不佳。

阴道检查可见阴道皱襞减少、消失,黏膜萎缩、变薄并有充血或点状出血,有时可见浅表溃疡。分泌物多呈水样,部分脓性有异味,如治疗不及时,阴道内溃疡面相互粘连,甚至阴道闭锁,分泌物引流不畅者继发阴道或宫腔积脓。

(三)诊断

根据绝经、卵巢手术、药物性闭经或盆腔反射治疗病史及临床表现诊断不难,应取阴道分泌物检查以排除滴虫、假丝酵母菌阴道炎。妇科检查见阴道黏膜红肿、溃疡形成或血性分泌物,但必须排除子宫恶性肿瘤、阴道癌等,常规行宫颈细胞学检查,必要时活检或分段诊刮术。

(四)治疗

原则上为抑制细菌生长,应用雌激素,增强阴道抵抗力。

1. 保持外阴清洁、干燥

分泌物多时可 1% 乳酸冲洗阴道。

2. 雌激素制剂全身给药

补佳乐每日 0.5～1mg 口服,每 1～2 个月用地曲孕酮 10mg 持续 10 天;克龄蒙每日 1 片(含戊酸雌二醇 2mg,醋酸环丙孕酮 1mg);诺更宁(含雌二醇 2mg,醋酸炔诺酮 1mg)每日 1 片。如有乳癌及子宫内膜癌者慎用雌激素制剂。

3. 雌激素制剂阴道局部给药

0.5% 己烯雌酚软膏或倍美力阴道软膏局部涂抹,0.5g 每日 1～2 次,连用 7 天。

4. 抑制细菌生长

阴道局部给予抗生素如甲硝唑 200mg 或诺氟沙星 100mg,每日一次,连续 7～10 日。

注意营养给予高蛋白食物,增加维生素 B 及维生素 A 量,有助于阴道炎的消退。

(五)临床特殊情况的思考和建议

激素替代治疗可治疗萎缩性阴道炎,且可改善一系列更年期症状,但长时间激素应用可导致子宫内膜增生、增加药物的副作用,如何减少相关并发症及副作用成了现今学者们研究的方向。2007 年 Simon 等学者尝试以每天 0.3mg 雌激素口服剂量持续 3 个月治疗萎缩性阴道炎,明显改善患者的临床症状。2008 年 Gloria 等学者完成一项随机对照研究,共收纳 230 名患有萎缩性阴道炎的绝经后妇女,分别给予 $10\mu g$、$25\mu g$ 雌二醇及安慰剂,每日 1 次塞阴道持续 3 个月。给予雌激素替代治疗的两组患者在 2 周后其主观症状均得到明显改善,但两组间无统计学差异。3 个月后共 52 名患者(其中 9 名为安慰组,18 名为 $10\mu g$ 雌二醇组,25 名为 $25\mu g$ 雌二醇组)均给予 $25\mu g$ 雌二醇每日 1 次塞阴道持续 52 周,疗程完成后行子宫内膜活检,均未提示子宫内膜异常增生或恶变。

十一、婴幼儿外阴阴道炎

(一)病因

婴幼儿阴道炎多合并外阴炎,多见于 1~5 岁幼女。因其卵巢未发育,外阴发育差,阴道细长,阴道上皮内糖原少,阴道内 pH6.0~7.5,抵抗力差,阴道自然防御功能尚未形成,容易受到其他细菌感染。另婴幼儿卫生习惯差,年龄较大者有阴道内误放异物而继发感染。病原菌常见大肠杆菌、葡萄球菌、链球菌等。

(二)临床表现

主要症状为阴道内分泌物增多,呈脓性,有异味。临床上多为母亲发现婴幼儿内裤有脓性分泌物而就诊。分泌物刺激可致外阴瘙痒,患儿多有哭闹、烦躁不安、用手搔抓外阴。检查可见外阴充血、水肿或破溃,有时可见脓性分泌物至阴道内流出。慢性外阴炎见小阴唇发生粘连甚至阴道闭锁。

(三)诊断

根据病史、体征及临床表现诊断不难,同时需询问其母亲有无阴道炎病史。取阴道分泌物做细菌学检查或病菌培养。怀疑阴道内有异物者需行肛门检查以确定,必要时需在麻醉下进行。

(四)治疗

治疗原则:①便后清洗外阴,保持外阴清洁、干燥,减少摩擦。②针对病原体选择相应口服抗生素治疗,必要时使用吸管吸取抗生素溶液滴入阴道内。③对症处理:如有蛲虫者给予驱虫治疗;阴道内异物者,应及时取出;小阴唇粘连者可外涂雌激素软膏后多可松解,严重者应分离粘连后外用抗生素软膏。

第二节 宫颈炎症

宫颈炎是妇科常见疾病。在正常情况下,子宫颈是预防阴道内病原菌侵入子宫腔的重要防线,因子宫颈可分泌黏稠的分泌物形成黏液栓,抵抗病原体侵入子宫腔。但宫颈同时容易受到性生活、分娩、经宫腔操作等损伤,长期阴道炎症,宫颈外部长期浸在分泌物内,也易受病原体感染,从而发生宫颈炎。

一、急性宫颈炎

急性宫颈炎多发生于感染性流产、产褥感染、宫颈急性损伤或阴道内异物并发感染。

（一）病因

急性宫颈炎多由性传播疾病的病原菌如淋病奈瑟菌及沙眼衣原体感染所致,淋病奈瑟菌感染时约50%合并沙眼衣原体感染。葡萄球菌、链球菌、大肠杆菌等较少见。此外也有病毒感染所致,如单纯疱疹病毒、人乳头瘤病毒、巨细胞病毒等。临床常见的急性宫颈炎为黏液脓性宫颈炎(MPC),其特点为宫颈管或宫颈管棉拭子标本上,肉眼可见脓性或黏液脓性分泌物;棉拭子擦拭宫颈管容易诱发宫颈管内出血。黏液脓性宫颈炎的病原体主要为淋病奈瑟菌及沙眼衣原体。但部分MPC的病原体不清。沙眼衣原体及淋病奈瑟菌均感染宫颈管柱状上皮,沿黏膜面扩散引起浅层感染,病变以宫颈管明显。

（二）病理

急性宫颈炎的病理变化可见宫颈红肿,宫颈管黏膜水肿,组织学表现见血管充血,宫颈黏膜及黏膜下组织、腺体周围见大量中性粒细胞浸润,腺腔内见脓性分泌物。

（三）临床表现

白带增多是急性宫颈炎最常见的、有时是唯一的症状,常呈脓性甚至脓血性白带。分泌物增多刺激外阴而伴有外阴瘙痒、灼热感,以及阴道不规则出血、性交后出血等。由于急性宫颈炎常与尿道炎、膀胱炎或急性子宫内膜炎等并存,不同程度出现下腹部不适、腰骶部坠痛及尿急、尿频、尿痛等膀胱刺激症状。急性淋菌性宫颈炎时,可有不同程度的体温升高和白细胞增多;炎症向上蔓延可导致上生殖道感染,如急性子宫内膜炎、盆腔结缔组织炎。

妇科检查可见宫颈充血、水肿、黏膜外翻,宫颈有触痛、触之容易出血,可见脓性分泌物从宫颈管内流出。淋病奈瑟菌感染的宫颈炎,尿道、尿道旁腺、前庭大腺可同时感染,而见充血、水肿甚至脓性分泌物。沙眼衣原体性宫颈炎可无症状,或仅表现为宫颈分泌物增多,点滴状出血。妇科检查可见宫颈外口流出黏液脓性分泌物。

（四）诊断

根据病史、症状及妇科检查,诊断并不困难,但需明确病原体,应取宫颈管内分泌物做病原体检测,可选择革兰染色、分泌物培养＋药物敏感试验、酶免疫法及核酸检测。革兰染色对检测沙眼衣原体敏感性不高;培养法是诊断淋病的金标准,但要求高且费时长,而衣原体培养其方法复杂,临床少用;酶免疫法及核酸检测对淋病奈瑟菌及衣原体感染的诊断敏感性及特异性高。

诊断黏液脓性宫颈炎:在擦去宫颈表面分泌物后,用小棉拭子插入宫颈管内取出,肉眼观察棉拭子上见白色或黄色黏液脓性分泌物,将分泌物涂片做革兰染色,如光镜下平均每个油镜中有10个以上或高倍视野有30个以上中性粒细胞,即可诊断MPC。

诊断需注意是否合并上生殖道感染。

（五）治疗

急性宫颈炎治疗以全身治疗为主,需针对病原体使用有效抗生素。未获得病原体检测结果可根据经验性给药,对于有性传播疾病高危因素的年轻妇女,可给予阿奇霉素1g单次口服或多西环素100mg,每次2次口服,连续7日。已知病原体者针对使用有效抗生素。

1.急性淋病奈氏菌性宫颈炎

原则是及时、足量、规范、彻底。常用药物:头孢曲松,125mg单次肌注;或头孢克肟,

400mg 单次口服;大观霉素,4g 单次肌注。因淋病奈氏菌感染半数合并沙眼衣原体感染,故在治疗同时需联合抗衣原体感染的药物。

2.沙眼衣原体性宫颈炎

四环素类、红霉素类及喹诺酮类常用药物。多西环素,100mg 口服,每日 2 次,连用 7 日。阿奇霉素,1g 单次口服;红霉素,500mg,每日 4 次,连续 7 日(红霉素,250mg,每日 2 次,连续 14 日)。氧氟沙星,300mg 口服,每日 2 次,连用 7 日;左氧氟沙星,500mg,每日 1 次,连用 7 日。

3.病毒性宫颈炎

重组人 α2 干扰素栓抑制病毒复制同时可调节机体的免疫,每晚 1 枚,6 天为 1 疗程,有促进鳞状上皮化生,而达到治疗效果。

4.其他

一般化脓菌感染宫颈炎最好根据药敏试验进行抗生素的治疗。合并有阴道炎者如细菌性阴道病者需同时治疗。疾病反复发作者其性伴侣亦需治疗。

二、宫颈炎症相关性改变

(一)宫颈柱状上皮异位

子宫颈上皮在女性一生中都在发生变化,青春期、妊娠期和绝经期尤为明显,并且受外源女性甾体激素的影响,受宫颈管和阴道内微环境及 pH 的影响。性生活特别是高危性行为女性中由原始柱状和早期或中期鳞状化生上皮构成的移行带的变化有相关性。随着循环中雌激素和孕激素水平升高,阴道微环境的酸性相对更强,造成宫颈外翻,暴露出宫颈管柱状上皮末端,导致翻转即原始柱状上皮暴露增加,此现象也称为"宫颈柱状上皮异位"。

1.临床表现

常表现为白带增多,而分泌物增多可刺激外阴不适或瘙痒。若继发感染时白带可为黏稠的或脓性的,有时可带有血丝或少量血液,有时会出现接触性出血,也可出现下腹或腰背部下坠痛。

检查见宫颈表面呈红色黏膜状,是鳞状上皮脱落,为柱状上皮所代替,上皮下血管显露的结果。柱状上皮与鳞状上皮有清楚的界限,因非真正"糜烂",可自行消失。

临床常根据宫颈柱状上皮异位的面积将其分成轻、中、重度。凡异位面积小于子宫颈总面积 1/3 者为轻度,占 1/3～1/2 者为中度,超过 1/2 总面积者为重度。

2.治疗

有症状的宫颈柱状上皮异位可行宫颈局部物理治疗。常用的方法如下。

(1)电凝(灼)法:适用子宫颈柱状上皮异位面较大者。将电灼器接触糜烂面,均匀电灼,范围略超过糜烂面。电熨深度约 0.2cm,过深可致出血,愈合较慢;过浅影响疗效。深入宫颈管内 0.5～1.0cm,过深易导致宫颈管狭窄、粘连。电熨后创面喷洒呋喃西林粉或涂以金霉素甘油。术后阴道出血可用纱布填塞止血,24 小时后取出。此法简便,治愈率达 90%。

(2)冷冻疗法:系一种超低温治疗,利用制冷剂快速产生低温而使柱状上皮异位面冻结、坏死而脱落,创面修复而达到治疗目的。制冷源为液氮,快速降温为－196℃。治疗时根据糜烂情况选择适当探头。为提高疗效可采用冻-溶-冻法,即冷冻 1min,复温 3min,再冷冻 1min。其优点是操作简单,治愈率约 80%。术后很少发生出血及颈管狭窄。缺点是术后阴道排液多。

(3)激光治疗：是一种高温治疗,温度可达700℃以上。主要使柱状上皮异位组织炭化、结痂,待痂脱落后,创面为新生的鳞状上皮覆盖达到修复治疗目的。一般采用二氧化碳激光器,波长为10.6μm的红外光。其优点除热效应外,还有压力、光化学及电磁场效应,因而在治疗上有消炎(刺激机体产生较强的防御免疫机能)、止痛(使组织水肿消退,减少对神经末梢的化学性与机械性刺激)及促进组织修复(增强上皮细胞的合成代谢作用,促进上皮增生,加速创面修复),故治疗时间短,治愈率高。

(4)微波治疗：微波电极接触局部病变组织,快速产生高热效应,使得局部组织凝固、坏死,形成非炎性表浅溃疡,新生鳞状上皮覆盖溃疡面而达到治疗目的,且微波治疗可出现凝固性血栓形成而止血。此法出血少,无宫颈管粘连,治愈率约90%。

(二)宫颈息肉

可能是炎症的长期刺激导致宫颈管黏膜局部增生,由于子宫具有排异作用,使增生的黏膜逐渐往宫颈口突出,形成宫颈息肉。镜下宫颈息肉表面覆盖一层柱状上皮,中心为结缔组织,伴充血、水肿及炎性细胞浸润。宫颈息肉极易复发,恶变率低。

1.临床表现

常表现为白带增多或白带中带有血丝或少量血液,有时会出现接触性出血。也可无任何症状。

检查时见宫颈息肉为一个或多个,色红,呈舌状,直径一般1cm,质软而脆,触之易出血,其蒂细长,多附子宫颈外口。

2.治疗

宫颈息肉应行息肉摘除术,术后标本常规送病理检查。

(三)宫颈腺囊肿

子宫颈鳞状上皮化生过程中,使柱状上皮的腺口阻塞,或其他原因致腺口阻塞,而导致腺体内的分泌物不能外流而潴留于内,致腺腔扩张,形成大小不等的囊形肿物。其包含的黏液常清澈透明,也可能由于合并感染而呈混浊脓性。腺囊肿一般小而分散,可突出于子宫颈表面。小的仅有小米粒大,大的可达玉米粒大,呈青白色,常见于表面光滑的子宫颈。

(四)宫颈肥大

可能由于炎症的长期刺激,宫颈组织反复发生充血、水肿,炎性细胞浸润及结缔组织增生,致使子宫颈肥大,严重者可较正常子宫颈增大1倍以上。

第三节 盆腔炎性疾病

盆腔炎性疾病(PID)是病原体感染导致女性上生殖道及其周围组织(子宫、输卵管、卵巢、宫旁组织及腹膜)炎症的总称,包括子宫炎、输卵管炎、卵巢炎、输卵管卵巢炎、盆腔腹膜炎及盆腔结缔组织炎,以输卵管炎、输卵管卵巢炎最常见。PID大多发生于性活跃期妇女,月经初潮前、绝经后或未婚者很少发生PID,若发生往往是邻近器官炎症的扩散。PID可引起弥漫性腹膜炎、败血症、感染性休克,严重者可危及生命。既往PID被分为急性或慢性盆腔炎两类,但慢性盆腔炎实际为 PID 的后遗症,如盆腔粘连、输卵管阻塞,从而导致不孕、异位妊娠、慢性盆腔疼痛,目前已摒弃慢性盆腔炎的称呼。PID 严重影响妇女身体健康,增加家庭及社会经济负担。可喜的是美国疾病控制中心的近年数据显示:与 20 世纪 70 年代至 80 年代每年 1000000例 PID 相比,近年发病率减少 22%,每年 PID 大约 780000 例。

一、输卵管卵巢炎、盆腔腹膜炎、盆腔结缔组织炎

在 PID 中以输卵管炎最常见,因此在临床上有时将急性输卵管炎等同于 PID,代表内生殖器的急性感染。由于解剖结构邻近的关系,输卵管炎、卵巢炎以及盆腔腹膜炎甚至结缔组织炎往往同时并存,相互影响。

(一)发病机制

1.病原体

PID 的病原体可达 20 多种,主要有两个来源:①内源性病原体,99% 的 PID 是由于阴道或宫颈的菌群上行性感染引起,包括需氧菌和厌氧菌,以两者混合感染多见。主要的需氧菌和兼性厌氧菌有溶血性链球菌、金黄色葡萄球菌、大肠埃希菌和厌氧菌。厌氧菌有脆弱类杆菌、消化球菌、消化链球菌。厌氧菌的感染容易引起盆腔脓肿。②外源性病原体,主要为性传播疾病的病原体,如淋病奈瑟菌、沙眼衣原体、支原体,前两者只感染柱状上皮及移行上皮,尤其衣原体感染常导致严重输卵管结构及功能破坏,并引起盆腔广泛粘连。在美国,40%～50% 的 PID是由淋病奈瑟菌引起,10%～40% 的 PID 可分离出沙眼衣原体。在我国,淋病奈瑟菌或沙眼衣原体引起的 PID 明显增加,但目前缺乏大宗流行病学资料。性传播疾病可同时伴有需氧及厌氧菌感染,可能是淋病奈瑟菌或衣原体感染造成输卵管损伤后容易继发需氧菌和厌氧菌感染。其他病原体包括放线菌、结核杆菌、病毒(如巨细胞病毒、腮腺炎病毒)以及寄生虫亦可引起盆腔炎性疾病。

2.感染途径

(1)沿生殖道黏膜上行蔓延:病原体经宫颈、子宫内膜、输卵管黏膜至卵巢及腹腔,是非妊娠期、非产褥期 PID 的主要感染途径。淋病奈瑟菌、衣原体及葡萄球菌常沿此途径扩散。

(2)经淋巴系统蔓延:病原体经外阴、阴道、宫颈及宫体创面的淋巴管侵入盆腔结缔组织及生殖器其他部分,是产褥感染、流产后感染及宫内节育器放置后感染的主要感染途径。链球菌、大肠埃希菌、厌氧菌多沿此途径蔓延。

(3)经血循环传播:病原体先侵入人体的其他系统,再经血液循环感染生殖器,为结核菌感染的主要途径。

(4)直接蔓延:腹腔其他脏器感染后,直接蔓延到内生殖器引起相应器官的感染,如阑尾炎可引起右侧输卵管炎。

(二)病理

1.急性输卵管炎、卵巢炎、输卵管卵巢脓肿

急性输卵管炎症因病原体传播途径不同而有不同的病变特点。炎症经子宫内膜向上蔓延时,首先为输卵管内膜炎,输卵管黏膜血管扩张、淤血,黏膜肿胀,间质充血、水肿及大量中性多核白细胞浸润,黏膜血管极度充血时,可出现含大量红细胞的血性渗出液,称为出血性输卵管炎,炎症反应迅即蔓延至输卵管壁,最后至浆膜层。输卵管壁的红肿、粗大,近伞端部分的直径

可达数厘米。管腔内的炎性分泌物易经伞端外溢导致盆腔腹膜炎及卵巢周围炎。重者输卵管内膜上皮可有退行性变或成片脱落，引起输卵管管腔粘连闭塞或伞端闭塞，如有渗出物或脓液积聚，可形成输卵管积脓，肿大的输卵管可与卵巢紧密粘连而形成较大的包块，临床上称之为附件炎性包块。若病原体通过子宫颈的淋巴管播散至子宫颈旁的结缔组织，首先侵及输卵管浆膜层再到达肌层。输卵管内膜受侵较轻或不受累。病变以输卵管间质为主，由于输卵管管壁增粗，可压迫管腔变窄，轻者管壁充血、肿胀，重者输卵管肿胀明显、弯曲，并有炎性渗出物，引起周围组织的粘连。

卵巢表面有白膜，很少单独发炎，卵巢多与输卵管伞端粘连，发生卵巢周围炎，也可形成卵巢脓肿，如脓肿壁与输卵管粘连穿通形成输卵管卵巢脓肿。

急性盆腔腹膜炎盆腔腹膜的受累程度与急性输卵管炎的严重程度及其渗出物多少有关。盆腔腹膜受累后，充血明显，并可渗出含有纤维蛋白的浆液，而形成盆腔脏器的粘连，渗出物积聚在粘连的间隙内，可形成多个小的脓肿，或积聚于子宫直肠陷凹内形成盆腔脓肿。

(三)临床表现

可因炎症轻重及范围大小而有不同的临床表现。衣原体感染引起 PID 常无明显临床表现。炎症轻者无症状或症状轻微。常见症状为阴道分泌物增多、下腹痛、不规则阴道流血、发热等；下腹痛为持续性，活动或性交后加重。若病情严重可有寒战、高热、头痛、食欲缺乏。月经期发病可有经量增多、经期延长。若有腹膜炎，则出现消化系统症状如恶心、呕吐、腹胀、腹泻。若有脓肿形成，可有下腹包块及局部压迫刺激症状；包块位于子宫前方可出现膀胱刺激症状如排尿困难、尿频，若引起膀胱肌炎，可出现尿痛等；若包块位于子宫后方可有直肠刺激症状；若在腹膜外可导致腹泻、里急后重和排便困难。若有输卵管炎的患者同时有右上腹部疼痛，应怀疑有肝周围炎存在。

PID 患者体征差异大，轻者无明显异常发现，或妇科检查仅发现宫颈举痛或宫体压痛或附件区压痛。严重病例呈急性病容，体温升高，心率增快，下腹有压痛、反跳痛及肌紧张，扣诊鼓音明显，肠鸣音减弱或消失。盆腔检查：阴道内可见脓性分泌物；宫颈充血、水肿，若见脓性分泌物从宫颈口流出，说明宫颈管黏膜或宫腔有急性炎症。穹隆触痛明显，须注意是否饱满；宫颈举痛；宫体稍大有压痛，活动受限；子宫两侧压痛明显，若为单纯输卵管炎，可触及增粗的输卵管，压痛明显；若为输卵管积脓或输卵管卵巢脓肿，可触及包块且压痛明显，不活动；宫旁结缔组织炎时，可扪及宫旁一侧或两侧片状增厚，宫旁两侧宫骶韧带高度水肿、增粗，压痛明显；若有盆腔脓肿形成且位置较低时，可扪及后穹隆或侧穹隆有肿块且有波动感，三合诊能协助进一步了解盆腔情况。

若有输卵管炎的症状及体征同时有右上腹部疼痛，考虑肝周围炎存在，即被称为 Fitz-Hugh-Curtis 综合征。

(四)实验室检查及辅助检查

外周血白细胞计数仅在 44% 的患者中升高，非特异性；炎症标志物如 CRP 及血沉的敏感性为 74%~93%，特异性为 25%~90%。

阴道分泌物生理盐水涂片检查：每高倍视野中 3~4 个白细胞，对上生殖道感染高度敏感为 87%~91%，涂片中未见白细胞时，阴性预测值可达 94.5%。

阴道超声：特异性为 97%~100%，但敏感性较低，为 32%~85%，但若是超声无异常发现,并不能因此就排除盆腔炎性疾病的诊断。

（五）诊断

根据病史、临床症状、体征及实验室检查可做出初步诊断。但由于 PID 的临床表现差异大,临床诊断准确性不高。

目前尚无单一的病史、体格检查或实验性检查对盆腔炎性疾病的诊断既高度敏感又特异。2006 年美国疾病与预防控制中心(CDC)制定的盆腔炎性疾病临床诊断标准如下。

(1)基本标准:宫体压痛,附件区压痛或宫颈触痛。

(2)附加标准:体温超过 38.3℃(口表),宫颈或阴道异常黏液脓性分泌物,阴道分泌物生理盐水涂片见到白细胞,实验室证实的宫颈淋病奈瑟菌或衣原体阳性,红细胞沉降率升高,C-反应蛋白升高。

(3)特异标准:子宫内膜活检证实子宫内膜炎,阴道超声或磁共振检查显示充满液体的增粗输卵管,伴或不伴有盆腔积液、输卵管卵巢肿块,腹腔镜检查发现盆腔炎性疾病征象。基本标准为诊断 PID 所必需,附加诊断标准有利于提高 PID 诊断的特异性,特异标准基本可诊断 PID,但除超声外,均为有创检查或费用较高,特异标准仅适用于一些有选择的病例。腹腔镜被认为是诊断 PID 的金标准,具体包括:①输卵管表面明显充血。②输卵管壁水肿。③输卵管伞端或浆膜面有脓性渗出物。腹腔镜诊断输卵管炎的准确率高,并能直接采取感染部位的分泌物行细菌培养,但仅针对抗生素治疗无效以及需要进一步明确诊断的患者,所以临床应用有一定的局限性。

PID 诊断明确后应进一步明确病原体。宫颈管分泌物及后穹窿穿刺液的涂片、培养及核酸扩增检测病原体,虽不及剖腹或腹腔镜直接采样行分泌物检测准确,但临床较实用。

（六）鉴别诊断

需与急性阑尾炎、卵巢囊肿扭转、异位妊娠、盆腔子宫内膜异位症等鉴别。

1.急性阑尾炎

右侧急性输卵管卵巢炎易与急性阑尾炎混淆。一般而言,急性阑尾炎起病前常有胃肠道症状,如恶心、呕吐、腹泻等,腹痛多初发于脐周围,然后逐渐转移并固定于右下腹。检查时急性阑尾炎仅麦氏点压痛,左下腹不痛,体温及白细胞增高的程度不如急性输卵管卵巢炎。急性输卵管卵巢炎的腹痛则起于下腹左右两侧。右侧急性输卵管卵巢炎常在麦氏点以下压痛明显,妇科检查宫颈举痛,双附件均有触痛。偶有急性阑尾炎和右侧急性输卵管卵巢炎两者同时存在。如诊断不确定,应尽早剖腹探查。

2.卵巢肿瘤蒂扭转

卵巢囊肿蒂扭转可引起急性下腹痛伴恶心、甚至呕吐。扭转后囊腔内常有出血或伴感染,则可有发热,故易与输卵管卵巢炎混淆。仔细询问病史及进行妇科检查,并借助 B 超可明确诊断。

3.异位妊娠或卵巢黄体囊肿破裂

异位妊娠或卵巢黄体囊肿破裂均可发生急性下腹痛并可能有低热,但异位妊娠常有停经史,有腹腔内出血,甚至出现休克,尿 HCG 阳性,而急性输卵管卵巢炎多无这些症状。卵巢黄体囊肿仅限于一侧,块物边界明显。

4.盆腔子宫内膜异位症

患者在经期有剧烈下腹痛,多合并不孕病史,须与输卵管卵巢炎鉴别,妇科检查子宫可增大,盆腔有结节状包块,可通过 B 超及腹腔镜检查作出诊断。

(七)治疗

治疗的目的首先是减轻急性期症状,减少远期并发症;而保留生育能力是盆腔炎性疾病治疗中的另一个重要目标。

治疗原则:选择广谱抗生素,联合抗厌氧菌药物治疗,根据药敏试验选择最有效的抗生素,疗程应持续 14 日。美国 CDC 推荐对于符合 PID 基本诊断标准的性活跃期妇女应立即开始经验性治疗,兼顾杀灭淋病奈瑟菌或沙眼衣原体,同时对性伴侣进行积极治疗。2006 年美国 CDC 推荐的 PID 治疗方案如下。

1.门诊治疗

若患者症状轻微,一般情况良好,能耐受口服抗生素,具备随访条件,可在门诊给予治疗。

常用方案:①氧氟沙星 400mg,口服,每日 2 次,或左氧氟沙星 500mg,口服,每日 1 次,同时加甲硝唑 400mg,每日 2~3 次,连用 14 日。②头孢西丁钠 2g,单次肌注,同时口服丙磺舒,然后改为多西环素 100mg,每日 2 次,连用 14 日;或选用其他第三代头孢菌素如头孢曲松钠与多西环素、甲硝唑合用。

2.住院治疗

若患者一般情况差,病情严重,伴有发热、恶心、呕吐或有盆腔腹膜炎,或输卵管卵巢脓肿,或门诊治疗无效,或不能耐受口服抗生素,或诊断不明确,均应住院给予抗生素为主的综合治疗。

(1)支持治疗:卧床休息,半卧位有利于炎症局限,加强营养,补充液体,注意维持水电解质平衡。避免不必要的妇科检查以免引起炎症扩散。

(2)抗生素治疗:建议静脉途径给药收效快,常用的配伍方案如下。

1)第二代头孢菌素或相当于第二代头孢菌素的药物及第三代头孢菌素或相当于第三代头孢菌素的药物:如头孢西丁钠 1~2g,静脉注射,每 6 小时 1 次。头孢替坦二钠 1~2g,静脉注射,每 12 小时 1 次。其他可选用头孢呋辛钠、头孢唑肟、头孢曲松钠、头孢噻肟钠。第二代头孢菌素及第三代头孢菌素多用于革兰阴性杆菌及淋病奈瑟菌感染的治疗。若考虑有支原体或衣原体感染,应加用多西环素 100mg,12 小时 1 次口服,持续 10~14 日。对不能耐受多西环素者,可服用阿奇霉素,每次 500mg,每日 1 次,连用 3 日。对输卵管卵巢脓肿的患者,加用克林霉素或甲硝唑,可更有效对抗厌氧菌。

2)克林霉素与氨基糖苷类药物联合方案:克林霉素 900mg,每 8 小时 1 次,静滴;庆大霉素先给予负荷量(2mg/kg),然后给予维持量(1.5mg/kg),每 8 小时 1 次,静滴。临床症状、体征改善后继续静脉应用 24~48h,克林霉素改口服,每次 450mg,每日 4 次,连用 14 日;或多西环素 100mg,每日 2 次口服,连用 14 日。

3)喹诺酮类药物与甲硝唑联合方案:氧氟沙星 400mg,每 12 小时 1 次,或左氧氟沙星 500mg,静滴,每日 1 次。甲硝唑 500mg,静滴,每 8 小时 1 次。

4)青霉素与四环素类药物联合方案:氨苄西林/舒巴坦 3g,静注,每 6 小时 1 次,加多西环素 100mg,每日 2 次口服,连用 14 日。

(3)手术治疗:主要适用于抗生素治疗不满意的输卵管卵巢脓肿等有盆腔脓肿形成者。

(4)中药治疗:主要为活血化淤、清热解毒。

根据美国疾病预防和控制中心(CDC)推荐的治疗方案,临床治愈率达 90%。若治疗失败,则可能因为依从性差,误诊或盆腔包块形成,需要进一步检查。对合并炎性包块的患者,如抗生素治疗无效,应立即考虑手术治疗。对放置宫内节育器的患者,抗生素治疗后建议将其取出。PID患者在治疗期间应被告知禁止性生活,所有近60天内有性接触的性伴侣都应进行衣原体及淋病奈瑟菌的检查,并进行经验性治疗。门诊治疗的患者应于48~72h复诊以评估疗效、患者的依从性。

二、子宫内膜炎

子宫内膜炎虽常与输卵管炎同时存在,但子宫内膜炎具有某些独特的临床特征。

(一)病因

子宫内膜炎多与妊娠有关,如产褥感染及感染性流产;与宫腔手术有关如黏膜下肌瘤摘除、放置宫内节育器及剖宫产中胎盘人工剥离等。子宫内膜炎特殊的高危因素包括近30天内阴道冲洗、近期宫内节育器的放置等。病原体大多为寄生于阴道及宫颈的菌群,细菌突破宫颈的防御机制侵入子宫内膜而发生炎症。

若宫颈开放,引流通畅,可很快清除宫腔内的炎性分泌物。各种引起宫颈管狭窄的原因如绝经后宫颈萎缩、宫颈物理治疗、宫颈锥形切除等,可使炎症分泌物不能向外引流或引流不畅,而形成宫腔积脓。

(二)临床表现

主要为轻度发热、下腹痛、白带增多,妇科检查子宫有轻微压痛。炎症若未及时治疗,则向深部蔓延而感染肌层。在其中形成小脓肿,可形成子宫肌炎、输卵管卵巢炎、盆腔腹膜炎等,甚至可导致败血症而有相应的临床表现。

(三)诊断

子宫内膜炎的症状和体征比较轻微,容易被忽视。因此有时可能需要行子宫内膜活检来协助诊断。子宫内膜活检是诊断子宫内膜炎的金标准,组织学的诊断标准为120倍的视野下子宫内膜间质中至少有一个浆细胞以及400倍视野下浅表子宫内膜上皮中有5个或更多的白细胞。

(四)治疗

子宫内膜炎的治疗同输卵管炎患者的门诊治疗方案,持续14天。2006年美国疾病预防和控制中心(CDC)推荐的治疗方案如下:①氧氟沙星400mg,口服,每日2次,或左氧氟沙星500mg,口服,每日1次,连用14日。②头孢曲松钠250mg单次肌注,多西环素100mg,每日2次,连用14日。若患者有细菌性阴道病,加甲硝唑500mg,每日2次,连用14日。

若宫颈引流不畅,或宫腔积留炎性分泌物时,需在大剂量抗生素治疗的同时清除宫腔内残留物、分泌物或扩张宫颈使宫腔分泌物引流通畅。若怀疑有感染或坏死的子宫黏膜下肌瘤或息肉存在时,应摘除赘生物。

三、输卵管卵巢脓肿、盆腔脓肿

输卵管卵巢脓肿和盆腔脓肿是盆腔炎性疾病最严重的并发症。输卵管积脓、卵巢积脓、输卵管卵巢脓肿也属于盆腔脓肿,但各有特点。亦有相同之处。输卵管卵巢脓肿是输卵管、卵巢及其周围组织的化脓性包块。在需要住院治疗的PID患者中约1/3形成输卵管卵巢脓肿。

盆腔脓肿多由急性盆腔结缔组织炎未及时治疗或治疗不彻底而化脓形成。这种脓肿可局限于子宫的一侧或双侧,脓液流入于盆腔深部,甚至可达直肠阴道隔中。

(一)临床表现

患者多有高热及下腹痛,常以后者为主要症状。亦有部分患者发病迟缓,缓慢形成脓肿,症状不明显,甚至无发热。Landers 等发现 50% 的输卵管卵巢脓肿有寒战及发热,常常伴有恶心,阴道分泌物增多,以及不规则阴道流血;但值得注意的是约 35% 的输卵管卵巢脓肿患者无发热。妇科检查可在子宫一侧或两侧扪及包块,或在子宫后方子宫直肠陷凹处触及包块,并向后穹隆膨隆,有波动感和触痛明显。此外直肠受脓肿刺激可有排便困难、排便疼痛及便意频数等。常伴外周血白细胞计数升高。但 Landers 等发现,23% 的患者白细胞计数正常。

脓肿可自发破裂引起严重的急性腹膜炎甚至脓毒血症、败血症以致死亡。偶见盆腔脓肿自发穿破阴道后穹隆或直肠,此时患者症状可迅速缓解。

(二)诊断

典型的临床表现为盆腔疼痛、包块形成以及发热、白细胞计数增多。

超声和 CT 是最常见的协助诊断输卵管卵巢脓肿的影像学检查手段。超声作为一种简便、无创的辅助检查手段能有效辨认输卵管卵巢脓肿,超声的影像图为一侧或双侧附件结构消失,可见囊性或多房分隔的包块,其中无法辨认输卵管或卵巢,斑点状液体与积聚在腹腔及子宫直肠陷凹的脓液有关。

与超声(75%~82%)相比,CT 具有更好的敏感性(78%~100%),但价格相对昂贵。CT 中可见增厚、不规则及回声增强的脓肿壁,多房,囊内液稠厚,同时可发现输卵管系膜增厚,肠壁增厚。

(三)治疗

盆腔脓肿建议住院治疗,警惕脓肿破裂的症状。输卵管卵巢脓肿以往多行经腹全子宫及双附件切除术,近 30 年来随着广谱抗生素的发展,初步治疗从手术治疗转变为抗生素治疗。抗生素的选择强调针对感染的病原体,应能渗透入脓腔,且疗程更长。大多数研究提示保守性药物治疗的成功率约 70% 或更高,某些研究的结果为 16%~95%。药物治疗的成功率被认为与脓肿的大小有关,Reed 等在 119 例输卵管卵巢脓肿的研究中发现脓肿直径大于 10cm 者 60% 以上患者需要进一步手术治疗,而脓肿直径 4~6cm,约少于 20% 的患者需要手术治疗。文献报道,老年输卵管卵巢脓肿患者对抗生素的敏感性差。

是否需要手术治疗除了需要评估抗生素的治疗效果外,还取决于临床症状和是否有脓肿破裂。约 25% 的输卵管卵巢脓肿经药物保守治疗失败将采取手术治疗。手术治疗仅限于脓肿破裂者或抗生素治疗不敏感者,可行手术切除脓肿或脓肿切开引流,原则以切除病灶为主。手术指征如下。

1.药物治疗无效

盆腔脓肿或输卵管卵巢脓肿经药物治疗 48~72h,体温持续不降,患者中毒症状加重或包块增大者,白细胞计数持续升高,应及时手术。脓肿持续存在经药物治疗病情有好转,继续控制炎症数日(2~3 周),包块未消失,但已局限,应手术切除。

2.脓肿持续存在

经药物治疗病情有好转,继续控制炎症数日(2~3 周),包块未消失,但已局限,应手术切除。

3.脓肿破裂

突然腹痛剧烈,寒战、高热、恶心、呕吐、腹胀,腹部拒按或有中毒性休克表现,考虑脓肿破裂应立即剖腹探查。

多数学者认为对于抗生素治疗 48～72h 无效者应积极手术切除脓肿,手术中注意操作轻柔,避免损伤肠管或脓液溢入腹腔内。因输卵管卵巢脓肿常发生于年轻妇女,应努力保留生育功能,可行输卵管卵巢脓肿造口术;为防止复发,可行一侧附件切除术联合有效抗生素治疗,尽可能保留卵巢功能;对于无生育要求的年龄较大患者,应行全子宫及双附件切除术减少复发。

随着影像学检查技术的进步以及引流技术的提高,盆腔脓肿的手术治疗发生了很大的改变。对复杂的盆腔脓肿可采取腹腔镜下脓肿抽吸引流,减少脓肿切除导致的周围组织的损伤。对位置已达盆底的脓肿常采用阴道后穹隆切开引流,可自阴道后穹隆穿刺,如能顺利吸出大量脓液则在局部切开排脓后插入引流管,如脓液明显减少可在 3 日后取出引流管。此种方法对盆腔结缔组织炎所致的脓肿,尤其是子宫切除术后所形成的脓肿效果好。一旦脓液全部引流,患者即可达到治愈。但如形成腹腔脓肿,即使引流只能达到暂时缓解症状,常需进一步剖腹探查切除脓肿。据报道,在积极抗生素和手术治疗后因为盆腔脓肿破裂引起的死亡率为5%～10%。

目前对于穿刺引流后的不孕和异位妊娠发生率尚难以定论。有资料表明若脓肿未破裂,药物治疗联合 24h 内腹腔镜下脓肿引流,日后妊娠率为 32%～63%,明显较脓肿行单纯药物治疗(4%～15%)或脓肿破裂后行保守性手术者(25%)增加,因此,腹腔镜下脓肿引流术术后恢复快,且缩短住院时间,可减少日后不孕的发生。

四、盆腔炎性疾病后遗症

约 1/4 的盆腔炎性疾病会发生一系列后遗症,即盆腔炎性疾病后遗症。主要因为组织的结构破坏、广泛粘连、增生及疤痕形成,导致输卵管阻塞、积水、输卵管卵巢囊肿,盆腔结缔组织增生导致主韧带、宫骶韧带增生、变厚,子宫固定,从而引起不孕、异位妊娠及慢性盆腔疼痛及盆腔炎性疾病的反复发作。有 PID 病史的患者日后异位妊娠的风险增加 6～10 倍,不孕的发生率为 6%～60%不等,慢性盆腔痛的风险增加 4 倍。根据后遗症的不同选择不同的治疗方案。不孕患者则需辅助生育技术协助生育。但对慢性盆腔痛则无有效的治疗方法。对输卵管积水者可行手术治疗。

五、预防措施

国外关于 PID 的高危因素包括:患有性传播性疾病,年轻(15～24 岁),既往 PID 病史,多个性伴侣,细菌性阴道病,宫腔手术史以及月经期性生活、IUD、阴道冲洗、吸烟及吸毒史等。因此相关预防措施包括宣传安全的性行为,适当的避孕方法,以及卫生保健措施如月经期避免性生活。积极治疗下生殖道感染如细菌性阴道病,常规衣原体筛查有助于明显减少 PID 的发生。淋病奈瑟菌和衣原体感染的患者和阴道毛滴虫感染患者应同时行性传播性疾病的检查。但老年患者并不一定存在同盆腔炎性疾病的高危因素,多与生殖道恶性肿瘤、糖尿病及伴随的消化道疾病如阑尾炎有关。

六、临床特殊情况的思考和建议

(一)Fitz-Hugh-Curtis 综合征

即急性输卵管卵巢炎伴发肝周围炎,发生率为 1%～30%,在不孕患者中多见,在衣原体及淋球菌感染相关的盆腔炎性疾病中比较常见。临床表现为右上腹或右下胸部痛,颇似胆囊炎或右侧胸膜炎的症状。其病理特点是在腹腔镜或剖腹探查直视下可见到肝脏包膜有纤维素样斑,横膈浆膜面有小出血点,而最典型的表现是在肝脏表面和横膈间见琴弦状粘连带。当盆腔炎性疾病患者出现右上腹部疼痛,CT 提示肝包膜形成时应考虑肝周围炎。

(二)开腹或腹腔镜下切除盆腔脓肿的比较

约 25% 的盆腔脓肿患者抗生素治疗失败仍需采取手术治疗。因盆腔组织充血、水肿,互相粘连,手术中易导致周围组织损伤,尤其是肠管、膀胱的损伤,既往多主张开腹行脓肿切除更安全。但近年来随着腹腔镜的广泛应用和操作技能的提高,腹腔镜下盆腔脓肿切除术逐渐增多,与开腹手术相比,众多的资料表明两组手术时间、手术并发症、手术风险、安全性类似,但腹腔镜组切口愈合不良明显减少,术后体温恢复快,康复快,住院时间短。且 PID 多发生于年轻患者,腹腔镜手术对日后的生育能力影响小。因此手术可根据病变情况及医生的经验选择经腹手术或腹腔镜手术。首选腹腔镜下脓肿切除术,但相关人员必须具备娴熟的腹腔镜操作技术。

(三)行盆腔脓肿穿刺引流或切除的思考

多数学者认为对于抗生素治疗无效的盆腔脓肿主张行脓肿切除术,尽可能去除病灶,减少脓肿复发。但因此手术风险将明显增加。随着更多有效抗生素的囊生,影像学技术的进步,以及穿刺、引流技术的提高,盆腔脓肿的手术治疗方式发生了很大的改变,药物治疗联合超声或CT 引导下脓肿穿刺、引流以及腹腔镜下脓肿引流应用逐渐增加,治愈率达 85% 以上,而并发症明显减少。但选择脓肿穿刺、引流或切除术,仍应根据脓肿位置、波动感、大小,结合药物治疗的敏感性采取最合适的手术方式,原则以切除病灶为主。术中谨慎分离,轻柔操作。手术时可能肠管损伤等严重并发症时并非一定需切除输卵管或卵巢。

第四节 生殖器官结核

结核病是由结核分枝杆菌引起的慢性传染病,严重危害人民健康。全世界约 1/3 人口感染结核菌,每年约 900 万人口患结核,发展中国家更常见。我国属世界上 22 个结核病高流行国家之一,全国约有 3 亿以上人口受到结核杆菌感染的威胁。据卫生部统计,我国目前约有 500 万活动性结核病患者,其中传染性肺结核患者数达 200 余万人,每年新增 113 万新结核病患者。由于流动人口的增加、HIV 感染、耐药性结核增多,使结核病的治疗遇到了巨大的挑战。女性生殖器官结核(FGTB)是全身结核的一种表现,常继发于肺结核、肠结核、腹膜结核等,约 10% 的肺结核伴有生殖器结核。生殖器结核的发病率在过去 10 年成倍增加,占肺外结核的 11.9%,占盆腔炎性疾病的 37%,占所有结核病患者 1.32%,占所有妇产科疾病的 45%,占不孕症患者的 4.2%～15%。80%～90% 的患者为 20～40 岁生育年龄妇女。有报道显示,发病年龄有后延趋势。

一、发病机制

(一)病原菌

结核杆菌属放线菌目分枝杆菌科分枝杆菌属。因涂片染色具有抗酸性,故称抗酸杆菌。对人类有致病力的结核杆菌有人型及牛型两种;其中以人型结核杆菌为主要致病菌。人型结核杆菌首先感染肺部,牛型结核杆菌首先感染消化道,然后再传播至其他器官。由于对食用牛的严格检疫,目前人类的牛型结核杆菌感染已极少见。但近年来非典型分枝杆菌感染引起的结核样病变有增加趋势。

机体初次遭结核菌感染后,随即产生两种形式的免疫反应,即细胞介导免疫反应和迟发超敏反应。结核菌的致病性、病变范围及发病时间常取决于人体免疫状态,尤其是过敏性与免疫力两者间的平衡。免疫力强,结核菌可被吞噬清除,免于发病或病变趋于局限。

结核菌亦可长期潜伏于巨噬细胞内,待日后复苏时播散致病。若免疫力不足或入侵菌量大、毒力强,又因迟发超敏反应,则导致结核发病或病变扩散。目前多认为再次感染的结核菌几乎全部为初次感染灶内细胞经内源性播散所引起。

绝大多数生殖器结核属继发性;感染主要来源于肺或腹膜结核。据文献报道,生殖器结核合并肺部或胸膜结核者占20%~50%不等。部分患者发病时虽未见肺部或其他器官的结核病灶,但不排除原发结核病灶已消失的可能。是否有原发性生殖器结核尚有争论。

(二)传播途径

生殖器结核的主要传播途径包括以下三点。

1.血行传播

血行传播是主要的传播途径。结核菌首先侵入呼吸道,在肺部、胸膜或淋巴结等处形成病灶,随后在短期内进入血液循环,传播至体内其他器官。青春期正值生殖器官发育,血供丰富,结核杆菌多经血行传播累及内生殖器。但各个器官受感染的机会不等,这与器官的组织构造是否有利于结核杆菌的潜伏有关。输卵管黏膜的构造有利于结核杆菌潜伏,结核杆菌可在局部隐伏1~10年甚至更长,一旦机体免疫力低下,方才重新激活而发病。输卵管结核多为双侧性,双侧输卵管可能同时或先后受到感染。

2.直接蔓延

结核性腹膜炎、肠道或肠系膜淋巴结结核的干酪样病灶破裂或与内生殖器官广泛粘连时,结核病变可直接蔓延至生殖器官面。输卵管结核与腹膜结核亦可通过直接蔓延而相互感染。生殖器结核患者中约50%合并腹膜结核。

3.淋巴传播

肠结核可能通过淋巴管逆行传播而感染内生殖器官,但较少见。

二、病理

女性生殖器结核大多数首先感染输卵管,然后逐渐蔓延至子宫内膜、卵巢、宫颈等处。

(一)输卵管结核

最多见。女性生殖器结核中输卵管受累者占90%~100%。病变多为双侧性,两侧的严重程度不一定相同。血行播散者,首先累及输卵管内膜,黏膜充血肿胀,黏膜皱襞有肉芽肿反应及干酪样坏死,在镜下可见到典型的结核结节。直接蔓延者先侵犯输卵管浆膜,在浆膜面散布灰白色粟粒状样小结节。随病情发展,可表现为两种类型。

1. 增生粘连型

较常见。输卵管增粗、僵直,伞端肿大、外翻,状如烟斗嘴,管腔狭窄或阻塞,黏膜及肌壁见干酪样结节样病变,浆膜表面散布多量黄白色粟粒样结节。病程迁延的慢性患者可能发生钙化。输卵管、卵巢、盆腔腹膜、肠曲及网膜等可有广泛紧密粘连,期间可有渗液积聚,形成包裹性积液。严重者可并发肠梗阻。

2. 渗出型

输卵管显著肿胀,黏膜破坏明显,伞端粘连闭锁,管壁有干酪样坏死,管腔内充满干酪样物质及渗出液,形成输卵管积脓,或波及卵巢形成输卵管卵巢脓肿。此时容易合并化脓性细菌感染。急性期输卵管浆膜面及盆腔腹膜散布粟粒结节,可有草黄色腹水。

(二)子宫结核

子宫结核占女性生殖器结核的 50%～60%,多由输卵管结核蔓延而来。主要侵犯子宫内膜,常累积内膜基底层。因此,即使部分结核病灶随着子宫内膜周期性脱落而排出,增生的功能层内膜仍会再度感染,致使病程迁延。

病程早期内膜充血水肿,仅散在少量肉眼肿性结节。随着病情进展,可出现干酪样坏死及表浅溃疡,进而大部分内膜层遭破坏,甚至侵及肌层。子宫腔内大量疤痕形成,致使宫腔粘连、变形、挛缩。子宫内膜结核结节周围的腺体对性激素的反应不良,表现为持续性增生期或分泌不足状态。

(三)卵巢结核

由于卵巢表面其感染率较低,在女性生殖器结核中占 20%～30%。一旦感染常双侧受累。可表现为两种类型:①卵巢周围炎:由输卵管结核蔓延而来,卵巢表面或皮质区有结核性肉芽肿,可见干酪样坏死。②卵巢炎:通常经血行感染。在卵巢深部间质中形成结核结节或干酪样脓肿。但少见。

(四)宫颈结核

较少见,占 5%～15%。大多数由子宫内膜结核直接蔓延,可表现为不规则的表浅溃疡,其边界清晰,基底呈灰黄色,高低不平,触之出血。亦有呈乳头状或结节状增生,状如菜花。

(五)外阴、阴道结核

少见,仅占 1%～2%。由子宫及宫颈结核向下蔓延或由血行感染。病灶表现为单个或多个浅表溃疡,经久不愈,可能形成窦道,偶尔可见灰白色肉芽肿或灰黄色结节。

三、临床表现

生殖器结核的临床表现同急性 PID 后遗症,依病情轻重而异。

(一)症状

1. 不孕

生殖器结核患者基本上均有原发或继发性不孕,尤其以原发不孕多见。有研究结果显示,在1878例原发性不孕症患者中发现FGT 350例(18.64%);在继发不孕症患者1422例中发现FGT 122例(8.58%),总体生殖器结核性不孕的患病率为14.30%。以不孕为唯一症状者占生殖器结核患者的40%~50%。不孕主要由于输卵管黏膜遭结核破坏,伞端或管腔粘连闭锁;或纤毛受损、管壁僵硬,周围粘连致蠕动输送功能障碍。子宫内膜受累,也是导致不孕的原因。

2.月经异常

与病情严重程度及病程长短有关。早期因子宫内膜炎症充血及溃疡形成而有经量增多、经期延长或不规则子宫出血。随着内膜破坏逐渐加剧,渐次表现为经量减少,乃至闭经。据国内早期报道,闭经者占29.9%,然而国外报道及近年所见,则以经量增多、经期延长等早期症状多见,约占40%。

3.下腹疼痛

由于盆腔炎症和粘连,约35%的患者有轻中度的下腹坠痛,经期腹痛加重,甚至可有较重的痛经。

4.全身症状

结核病变活跃者,可有发热、盗汗、乏力、食欲缺乏、体重减轻等症状。发热多表现为午后低热,部分患者可有经期发热。

5.其他症状

宫颈或阴道结核患者可有白带增多、血性白带或接触性出血等症状。外阴结核者则可因溃疡而伴有阴部疼痛。

(二)体征

由于病变轻重程度及受累范围不同,体征差异颇大。约50%的患者可无异常发现。伴有腹膜结核存在时,腹部有压痛、柔韧感或腹水征。形成包裹性积液时,可扪及不活动包块,包块多与肠管粘连,可有轻度触痛。若发育期即遭结核感染,子宫小于正常大小。随病情进展,可在附件区扪及呈索条状增粗的输卵管或大小不等、质地不均的肿块,与子宫粘连甚紧,固定而有触痛,其周围组织增厚,甚至质硬如板状。

四、辅助检查

(一)病理组织学诊断

(1)诊断性刮宫、子宫内膜病理检查:是诊断子宫内膜结核可靠而常用的方法,有重要的诊断价值。在月经前1~3天进行诊断性刮宫,注意刮取子宫两侧角部的内膜,将部分组织送结核杆菌培养并做动物接种,其余部分可进行病理组织学检查。但阴性结果亦不能排除结核可能,必要时可重复刮宫2~3次。闭经时间长、内膜大部分破坏者可能刮不出内膜。为预防刮宫导致结核病变扩散,应在手术前后每日肌注链霉素0.75g各3天。

(2)宫颈、外阴及阴道结核均通过活检组织病理检查确诊。

(二)影像学诊断

1.B型超声检查

发现腹水、包裹性积液、腹膜增厚、附件包块或子宫内膜受累等征象时,应警惕生殖器结核的可能。

2．X线检查

(1)子宫输卵管碘油造影：有助于内生殖器结核的诊断。实用价值较大。造影显示内生殖器结核较典型的征象有：①子宫腔呈不同程度的狭窄或变形，边缘不规则呈锯齿状。②输卵管腔内有多处狭窄呈串珠状或管腔细小、僵直，远端阻塞。③造影剂进入子宫壁间质或宫旁淋巴管、血管。④卵巢钙化，呈环状钙化影或盆腔散在多个钙化阴影。

碘油造影检查前后肌注链霉素数日，防止病变扩散。有发热或附件炎性包块者不宜行子宫输卵管碘油造影检查。

(2)盆腔X线平片：发现多个散在的钙化阴影，即提示盆腔结核可能。但阴性不能排除结核。

(3)胸部X线片，必要时行消化道或泌尿道造影检查。

3．CT、MRI

有一定的参考价值，但无特异性。

(三)腹腔镜和宫腔镜检查

对于根据病史和体格检查高度怀疑结核性不孕但细菌学或病理学检查阴性者，可考虑行腹腔镜检查，这对经常规方法诊断困难的、非活动期结核患者尤为适用。腹腔镜用于诊断盆腔疾患直观而又准确。对于除不孕外无其他明显症状、体征的早期结核病变，其诊断价值高于内膜活检。但腹腔镜检查属于有创伤性检查，有一定的风险性，特别是盆腔、腹腔广泛粘连时更有损伤脏器之虞。故应严格掌握指征，并由有经验的医师操作。宫腔镜检查已成为多数医院诊断结核性不孕的常规手段之一，可评价宫腔和内膜情况并进行定点活检，其诊断效能较盲目诊断性刮宫大为提高。采用低压膨宫技术一般不会导致结核播散。

(四)实验室检查

1．结核菌素试验

结核菌素试验阳性表明曾经有过结核感染，其诊断意义不大。若为强阳性，则提示有活动性病灶存在，但不表明病灶部位。阴性结果亦不能排除结核病。

2．血清学诊断

活动性结核病患者血清抗体水平明显升高，其升高的程度与病变活动程度成正比，且随病情好转而恢复。特异性强的DNA探针技术与灵敏性高的PCR技术结合，形成诊断结核病的新途径。但开发敏感性与特异性俱佳的方法仍旧是个棘手问题。

3．结核菌培养与动物接种

可用月经血或刮宫所获的子宫内膜进行结核菌培养或动物接种。但阳性率不高，耗时长，临床很少采用。

4．其他

白细胞计数一般不高，分类计数中淋巴细胞增多。结核活动期血沉可增快，但血沉正常亦不能除外结核。

五、诊断

重症患者有典型症状、体征，诊断一般无困难。但生殖器官结核大多为慢性炎症，缺乏典型的结核中毒症状，腹胀、腹水、盆腔包块易被误诊为卵巢肿瘤、子宫内膜异位症或盆腔炎性疾病,又因临床上相对不多见,认识不足,警惕性不够,因此早期诊断很困难,误诊率可达85%。应注意详细询问病史,拓宽诊断思路。若患者对抗生素治疗无效时应怀疑生殖器结核可能。原发不孕患者伴有月经改变:经量增多、经期延长或月经稀少甚至闭经;盆腔炎久治不愈;未婚女青年有低热、盗汗、盆腔炎或腹水,皆应高度怀疑生殖器结核。既往曾患有肺结核、胸膜结核、肠结核或有结核接触史者应警惕。根据可能的病史、体征,进一步借助子宫内膜病检及子宫输卵管造影等辅助检查可明确诊断。经血和内膜组织的结核杆菌培养是诊断的"金标准",但技术要求高、阳性率低、需时也较长。

六、鉴别诊断

临床上常需与生殖器结核鉴别的病变有以下几种。

(一)盆腔炎性疾病后遗症

既往多有急性 PID 病史,有宫腔手术史或流产史,月经量减少和闭经少见。诊断性刮宫、子宫输卵管碘油造影及腹腔镜检查有助于明确诊断。

(二)子宫内膜异位症

两者亦有很多相似之处。但子宫内膜异位症患者痛经更明显,妇科检查可在子宫后壁或骶韧带处扪及有触痛的小结节,输卵管大多通畅。

(三)卵巢肿瘤

结核性包裹性积液应与卵巢囊性肿瘤鉴别。卵巢囊性肿瘤大多表面光滑、活动,再结合病程、临床表现、B超特征等予以鉴别。卵巢恶性肿瘤伴盆、腹腔转移时,患者可有发热、消瘦,检查可发现与子宫粘连的不规则肿块,可有乳头状或结节样突起,伴腹水。血清 CA125 值明显升高。此时与严重内生殖器结核或合并腹膜结核者常难以区分。诊断困难时,应及早剖腹探查,以免延误治疗。

(四)宫颈癌

宫颈结核可有乳头状增生或溃疡,出血明显,肉眼观察与宫颈癌不易区分。通过宫颈活检即可明确诊断。

七、治疗

生殖器结核一经明确诊断,不论病情轻重均应积极治疗,由于分枝杆菌的特性,对结核病的治疗应坚持长期用药。

(一)一般治疗

适当休息,加强营养,增强机体抵抗力,提高免疫功能有利于恢复。急性期有发热或重症患者需卧床休息住院治疗。

(二)预防性治疗

结核菌素试验阳性而无临床症状阶段应给予预防性治疗,可防止具有明显临床症状的活动性病例出现,又可阻止细菌的传播。可选择异烟肼每日 300mg 和维生素 B_6 每日 50mg 同服,持续服用 3~6 个月。已证实异烟肼预防活动性结核的有效率为 60%~90%,甚至高达 98%。

（三）活动性结核的治疗

抗结核药物对绝大多数生殖器结核有效，是最重要的首选治疗。抗结核药疗效好、不良反应少的药物有异烟肼、利福平、乙胺丁醇、吡嗪酰胺及链霉素等，多作为初治的首选药物，称为一线药。对氨基水杨酸钠、乙硫异烟肼、丙硫异烟肼和卡那霉素等为二线药物。异烟肼联合利福平可治愈85％的结核患者，但对耐多药结核病无效。近年研究表明，氟喹诺酮类药物具有抗分枝杆菌活性，疗效良好。某些品种（如环丙沙星、司帕沙星、氧氟沙星和左氧氟沙星）被作为二线抗 TB 药物，在治疗耐多药结核病以及对耐受一线抗 TB 药物的患者使用中发挥着重要作用。

1. 常用抗结核药

（1）异烟肼（H）：对结核杆菌有选择性抗菌作用，对生长旺盛的结核菌有杀灭作用，能杀灭细胞内外的结核菌，但对静止期结核菌仅有抑制作用。其用量较小，疗效较好，毒性相对较低。口服吸收快而完全，生物利用度为90％，服药后1～2h血药浓度达峰值。通常每日300mg，1次顿服，需要时可肌注或静脉注射。副反应可有周围神经炎、肝损害等，多在大量或长期应用时发生。加服维生素 B_6 30mg/d 可预防神经炎。用药时注意监测肝功能。

（2）利福平（R）：为利福霉素的半合成衍生物，是对结核菌有明显杀菌作用的全效杀菌药。对增殖期结核菌作用最强，浓度较高时对静止期结核菌亦有杀菌作用。能渗入细胞内，对吞噬细胞内的结核菌亦有杀灭作用。口服吸收迅速而完全，生物利用度90％～95％。每日0.45～0.60g 空腹顿服。副反应轻，可有胃肠道症状、药疹热、皮疹等，少数有肝损害、粒细胞和血小板减少等。

（3）乙胺丁醇（E）：对增殖期结核菌有较强的抑制作用。口服吸收约80％，常用剂量15～25mg/(kg·d)，1次顿服。不良反应较少，大剂量长时间用药偶可见视神经炎，用 15mg/(kg·d) 则很少发生。

（4）吡嗪酰胺（Z）：对细胞内结核杆菌有杀灭作用，在酸性环境中杀菌作用更强。口服易吸收，每日剂量0.75～1.50g。副反应少，可有高尿酸血症及肝毒性。

（5）链霉素（S）：对细胞外结核菌的杀灭作用大于对细胞内菌群的作用。其抗结核菌作用弱于异烟肼和利福平，口服不吸收，剂量0.75g肌注，疗程以2～3个月为宜，主要副反应为听觉器官及前庭功能损害，偶见肾脏损害。

2. 氟喹诺酮类药物

氧氟沙星、左氟沙星、环丙沙星等为常用药物。该类药物主要通过抑制结核菌的 DNA 旋转酶（拓扑异构酶Ⅱ）A 亚单位，从而抑制细菌 DNA 的复制和转录，达到抗菌目的。氟喹诺酮类药物对细胞内外的结核菌均有杀灭作用，且有在巨噬细胞内聚积的趋势。与其他抗结核药多呈协同或相加作用。氧氟沙星用量300～800mg/d，口服吸收迅速，生物利用度，不良反应少。

3. 其他新型抗结核药

如利福霉素类药物中的利福喷汀、克拉霉素、阿奇霉素、罗红霉素以及近年开发的 5-硝基咪唑衍生物等均具有肯定的抗结核作用。

抗结核治疗应严格遵照"早期、联合、适量、规律、全程"的原则，制定合理的化疗方案。20世纪70年代以来，短疗程方案日益盛行，其用药时间短，剂量减少，患者经济负担减轻，疗效好。大多以异烟肼、利福平和吡嗪酰胺为基础，在开始2个月内可加用链霉素或乙胺丁醇，进行 6～9 个月的短程化疗。

活动性结核病常用治疗方案有：①2SHRZ/4HRE，WHO 提出的短程化疗方案即每天用链霉素(S)、异烟肼(H)、利福平(R)、吡嗪酰胺(Z)2 个月，以后用异烟肼(H)、利福平(R)、乙胺丁醇(E)4 个月。在此基础上改良的服药方法有多种。②2HRSZ/6H3R3E3，即每日用 HRSZ 2 个月后再改为 HRE，每周 3 次，用 6 个月。③2SHR/2S2H2R2/5S2H2，每天用药 SHR 2 个月，每周用 SHR 2 次 2 个月，每周用 SH 2 次 5 个月。④2SHRZ/4～6TH，每天给 SHRZ 治疗 2 个月，以后 4～6 个月给硫胺脲(T)和异烟肼。⑤2SHRE/4H3R3，每天链霉素、利福平、异烟肼乙胺丁醇口服，连续应用 2 个月，然后每周 3 次给予异烟肼、利福平，连续应用 4 个月。

(四)手术治疗

由于药物治疗可获得满意疗效，大多数生殖器结核患者不需手术治疗。手术治疗主要适用于：①输卵管卵巢炎经药物治疗无效或治疗后又反复发作者。②多种药物耐药。③瘘管形成，药物治疗未能愈合。④怀疑有生殖道肿瘤并存。

手术范围依据患者的年龄及病灶范围而定。为求彻底治疗，一般以双附件及全子宫切除为宜，年轻患者应尽量保留卵巢功能。术前做好肠道准备，术时注意解剖关系，细心分离粘连，避免损伤邻近脏器。为了避免手术导致感染扩散，减少炎症反应所致手术操作困难，术前应给予抗结核药物 1～2 个月，术后视结核活动情况及手术是否彻底而决定是否继续抗结核治疗。若盆腔病灶已全部切除，又无其他器官结核并存者，术后再予抗结核药物治疗 1～2 个月即可。有生育要求的宫腔粘连患者可行宫腔镜下宫腔粘连松解术。

八、预防

生殖器结核多为继发性感染，原发病灶以肺结核为主，因此积极防治肺结核，对预防生殖器结核有重要意义。加强防痨宣传，新生儿接种卡介苗，3 个月以后的婴儿直至青春期少女结核菌素阴性者应行卡介苗接种。结核活动期应避免妊娠。此外，生殖器结核患者其阴道分泌物及月经血内可能有结核菌存在，应加强隔离，避免传染。

九、生殖器结核与妊娠

绝大多数生殖器结核患者均并发不孕。个别早期轻症输卵管结核或腹膜结核患者偶尔受孕，但妊娠可能使原已静止的结核病变再度活动甚至经血行播散，同时导致流产。

十、临床特殊情况的思考和建议

(一)生殖器官结核的早期诊断

因生殖器官结核多发生于年轻女性，疾病的迁延不愈导致输卵管结构和子宫内膜组织破坏严重，严重影响日后的生育功能。因此提高该病的早期诊断尤为重要。生殖器官结核发病部位 90%～100% 在输卵管，多为双侧性，一般始发于输卵管壶腹部，逐渐向近端扩散，约 50% 累及子宫内膜。病程早期，局限于输卵管的结核多为粟粒状结节，病灶主要在输卵管的表面，由于期别早，结核杆菌的数量相对较少、耐药菌株少等，此时得以早期诊断并及时治疗，治疗效果是最理想的。仍强调仔细询问病史，对既往有结核病史或有接触史者应警惕，对原发不孕患者伴有月经改变:经量增多、经期延长逐渐月经稀少甚至闭经;盆腔炎久治不愈;未婚女青年有低热、盗汗、盆腔炎或腹水,皆应高度怀疑生殖器结核。传统的病原学诊断阳性率低,临床意义不大。随着分子生物学的发展,将特异强的 DNA 探针和灵敏度高 PCR 技术相结合,有利于早期诊断生殖器官结核。对不孕患者尽早进行子宫输卵管碘油有助于协助早期诊断。及时进行腹腔镜检查有助于疾病的早期诊断和及时治疗。采取月经血进行 PCR 检测因其无创、方便有望成为未来结核杆菌检测的重要方法。

(二)耐药结核病及其治疗

目前抗结核药物治疗的难点是迅速出现的耐药,尤为多重耐药性问题。结核病治疗不当或治疗管理不当是多重耐药的关键。耐多药结核病(MDR-TB)是指对两种或更多的一线抗结核药耐药;泛耐药结核病(XDR-TB)是指在耐多药结核病的基础上,同时对氟喹诺酮类药物中的其中 1 种和对 3 种二线注射药物(硫酸卷曲霉素、卡那霉素和阿米卡星)中至少 1 种具有耐药的结核病。由于耐多药结核的出现,美国 CDC 推荐初始治疗应同时应用 5 种药物,直至结核杆菌培养结果明确后将抗结核药减少至 2~3 种。对于 MDR-TB 者应给予 5 种药物抗结核治疗。

(三)生殖器结核与不孕

生殖器官结核可导致生殖道解剖学的异常、胚胎着床障碍和卵巢功能的异常而严重影响生育能力,绝大多数患者均并发不孕。对导致不孕的患者除了抗结核的药物治疗、手术治疗外,必要时需助孕治疗。但因双侧输卵管的结构及功能往往严重受损,人工授精不能提高妊娠率,IVF-ET 虽能提高受孕能力,但明显低于非生殖器结核合并不孕者。生殖器结核患者能否恢复生育能力,取决于治疗是否及时彻底。病变轻微者,经积极治疗可能恢复生育能力,但由于早期诊断不易,正常妊娠机会少。有学者综合 7000 余例患者的妊娠,获正常宫内妊娠者仅 31 例,占 0.44%,其余为输卵管妊娠 125 例,流产 67 例。张丹等研究表明,早期生殖器结核中妊娠率为 42.11%(16/38),中晚期结核患者妊娠率仅 6.19%,流产率高达 39.29%。因此须强调结核的早期诊断和严格遵照"早期、联合、适量、规律、全程"的原则。

第五节　盆腔瘀血综合征

盆腔瘀血综合征(PCS)是一类由于盆腔静脉回流受阻引起以慢性下腹痛、坠胀感以及腰骶痛为主诉的妇科疾病。该病最早在 1949 年由 Taylor 首先总结 105 例患者的临床表现及手术所见,用"盆腔血管的瘀血和充血"为题,对盆腔瘀血综合征的病因学、病理学、病理生理、临床表现及预防、治疗等方面给予系统全面的阐述,所以又将本病称为 Taylor 综合征。但该病提出后并未立刻得到一致认可,不少学者把盆腔瘀血综合征的临床表现归因于炎症、子宫骶韧带的痉挛状态、盆腔组织的痛觉过敏以及盆腔血管功能障碍等,应用过各种诊断名称。直到 1958 年以后随着盆腔静脉造影的应用,直观地显示出患者盆腔静脉充盈、扩张以及血流明显减慢的特征,才使盆腔瘀血综合征这一疾病得到认可。

现已公认为盆腔瘀血综合征为引起女性慢性盆腔痛的最重要的原因之一。

一、流行病学

本病好发于生育年龄妇女,尤其是生育过的妇女,最常见于 25～40 岁妇女,未生育过的妇女有报道本病的,而绝经后妇女则罕见本病。曾报道本病发生与输卵管绝育术相关,有资料显示 60 例盆腔瘀血综合征患者中 58 例接受过输卵管绝育术,认为绝育术改变了盆腔静脉血流分布,造成了本病的发生。但由于现有关于输卵管绝育术的研究并未比较患者在术前、术后盆腔静脉血流的变化,故不能肯定其患盆腔瘀血综合征与手术直接相关。有关本病的确切发生率并无权威统计,国内曾报道 2000 年 1 月至 2007 年 11 月在浙江大学医学院附属妇产科医院行腹腔镜手术的住院病例约 39882 例,其中排除生理性血管扩张(如妊娠、引产)诊断为盆腔瘀血综合征共 26 例(0.065%)。而从本病的诊治情况看,多数患者选择在门诊接受药物治疗,住院比例本来就低,故该数值不能代表盆腔瘀血综合征真正的发病率。国外也未见有关盆腔瘀血综合征的发病率报道,只能从与它密切相关的慢性盆腔痛的发病率间接了解:英国有报道表明慢性盆腔痛是行诊断性腹腔镜检查的第一位病因,而妇科门诊就诊的患者中 10% 为慢性盆腔痛患者,由于慢性盆腔痛中约 60% 归为盆腔瘀血综合征引起,故而可间接推断盆腔瘀血综合征的就诊率。而推测盆腔瘀血综合征的发病率是远远高于其就诊率的,这一方面与本病缺乏特异性的临床表现,患者的认知程度不够有关;另一方面还与本病缺乏简便易行的诊断方法,以及医务人员对本病的重视程度不够有关。

二、病理生理

盆腔瘀血综合征的病因目前尚不明确。和男子相比,女性盆腔循环在解剖学、循环动力学和力学方面有很大的不同。任何使盆腔静脉血流出盆腔不畅或受阻的因素,均可致成盆腔静脉瘀血。它可能与盆腔静脉机械性扩张造成血流瘀滞有关,也可能与卵巢分泌激素失调有关,目前更公认的是机械因素与内分泌因素共同作用的结果。

(一)女性盆腔静脉解剖学特点

主要表现为静脉丛数量增多和构造薄弱。

1.盆腔有丰富的静脉丛

往往数条盆腔静脉伴行一条盆腔动脉,呈丛状分布;盆腔的中等静脉如子宫静脉、阴道静脉和卵巢静脉,一般是 2～3 条静脉伴随一条同名动脉,卵巢静脉甚至可多达 5～6 条,形成蔓状静脉丛,弯曲在子宫体两侧后方,直到它们流经骨盆缘前才形成单一的卵巢静脉。

2.盆腔静脉之间有丰富的吻合支

盆腔各静脉之间有较多的吻合支,形成蔓状静脉丛,如阴道静脉丛、子宫静脉丛、卵巢静脉丛、膀胱静脉丛和直肠静脉丛;盆腔静脉丛之间又存在纵向和横向的吻合支,例如在子宫、输卵管、卵巢静脉间有许多吻合支,在输卵管系膜内,有子宫静脉与卵巢静脉的吻合支,并形成网状的静脉分布,再与外侧的卵巢静脉丛吻合。起源于盆腔脏器黏膜、肌层及其浆膜下的静脉丛,汇集成两支以上的静脉,流向粗大的髂内静脉丛。所以盆腔脏器之间的静脉循环互相影响。一个静脉丛内血流异常会引流到其他静脉丛,通过其他静脉丛发挥代偿功能,例如,膀胱、生殖器官和直肠三个系统的静脉丛彼此相通,由于缺少瓣膜,故三者间任何一个系统的循环障碍,皆可影响到其他两个系统。而一旦失代偿,则出现盆腔瘀血综合征。

3.盆腔静脉壁薄且缺乏瓣膜

与四肢静脉相比,盆腔静脉缺乏一层由筋膜组成的静脉外鞘,使得其弹性减低,盆腔的中小静脉只在它进入大静脉前才有瓣膜,且超过 1/3 的经产妇还常有瓣膜功能不全。盆腔静脉穿行在盆腔疏松的结缔组织之中,受压后易扩张,加之盆腔静脉内血流缓慢,易发生血流瘀滞甚至逆流。

4.卵巢静脉的解剖特点

从解剖上看,卵巢静脉有其特殊性,右侧卵巢静脉直接在肾静脉水平回流入下腔静脉,而左侧卵巢静脉丛汇总至左卵巢静脉,再流入左肾静脉。两根卵巢静脉都有非常多的交通支,而通常左侧卵巢静脉内压力高,且约 15% 缺乏静脉瓣,而右侧的约 6% 缺乏静脉瓣,故左侧更易发生静脉血流瘀滞。此外,部分患者由于腹膜后静脉解剖学变异,产生胡桃夹综合征,而引起左肾静脉高压,导致左卵巢静脉反流而致病。

(二)引起盆腔静脉血流瘀滞的原因

1.特殊生理时期盆腔器官供血增加的需要

在某些生理情况下,例如月经期、排卵期、妊娠期,以及性生活过程中,盆腔器官充血,需要静脉引流的血液总量增多,导致盆腔瘀血。但是需指出的是:孕妇与产褥期妇女虽然盆腔静脉血流瘀滞,却很少有盆腔痛的症状。

2.某些病理状态下的盆腔充血

例如盆腔子宫内膜异位症、盆腔炎(尤其是慢性盆腔炎形成输卵管卵巢囊肿者),以及中、重度子宫颈糜烂、盆腔肿瘤(包括子宫肌瘤等)及盆腔手术后等,盆腔充血、盆腔血流量增加而引起盆腔瘀血。而输卵管绝育术后发生的盆腔瘀血综合征可能与实施的绝育术式是否损伤了输卵管系膜内的静脉有关。EL-Millaw 采用经子宫盆腔静脉造影,对 Pomeroy 法、电凝法、Falope 环、Uchida 法和经阴道 Pomeroy 法 5 种不同绝育方法进行比较。16 例 Pomeroy 结扎者术前盆腔静脉造影显示静脉循环正常,术后有 12 例发生阴道、子宫静脉曲张,7 例卵巢静脉曲张。经腹腔镜电凝法绝育术后,盆腔瘀血症发生率也很高。以 Uchida 抽心包埋法对盆腔静脉循环的影响最小。

3.体位或呼吸变化引起盆腔瘀血

例如长期站立位、慢性咳嗽、便秘和屏气搬重物等,都会直接或间接导致中心静脉压增高,盆腔静脉扩张迂曲,引流受阻,可引起局部组织及相关器官的瘀血、水肿。有报道 26 例盆腔瘀血综合征有 8 例患者为教师,估计其患病与长时间站立有关。此外,报道显示子宫后位也是导致盆腔瘀血综合征的重要因素。子宫后倾在妇科患者中占 15%～20%,而 75%～100% 的盆腔瘀血综合征患者体检时都发现子宫呈后位改变,活动但可伴有触痛。认为子宫后位时子宫卵巢血管丛随子宫体下降屈曲在骶凹的两侧,使静脉压力增高,回流受阻,以致静脉处于瘀血状态。而通过各种手段使子宫复位后往往可以使盆腔疼痛好转或消失。

4.雌激素的影响

有学者报道在盆腔瘀血综合征的发病中雌激素起一个静脉扩张剂的作用,妊娠期间因大量雌、孕激素的影响,再加上增大的子宫对子宫周围静脉的压迫,可引起子宫周围静脉及输卵管-卵巢静脉显著扩张、增粗。故早婚、早育及孕产频繁,产后或流产后得不到适当的休息和恢复者,易患盆腔瘀血综合征。除流行病学证据外,抗雌激素治疗有一定疗效也支持该理论。

5.精神因素

盆腔瘀血综合征的某些症状,如抑郁、忧伤、心情烦躁、易疲劳、慢性疼痛、腰痛、性感不快等,在很大程度上与患者的精神状态有关,可能系因自主神经功能紊乱的结果。但精神因素是否在盆腔瘀血综合征的发病中起作用尚存争议。Taylor 曾指出精神紧张会引起自主神经系统功能失调,表现为平滑肌痉挛,以及子宫卵巢静脉血流瘀滞,经子宫静脉造影也显示造影剂滞留在子宫与卵巢静脉里。

三、病理

病理诊断在盆腔瘀血综合征的诊断中并非必须,因本病而行全子宫与双附件切除术的病例也不多,相应的病理特征并不显著。大体病理所见可无特异性病变发现,子宫可表现为均匀增大,子宫肌层及浆膜下静脉瘀血,宫颈水肿增大;卵巢往往水肿;子宫静脉和卵巢静脉扩张迂曲。镜下,典型的盆腔瘀血综合征表现为:子宫内膜间质水肿,静脉充盈、扩张;卵巢一般较大,囊状,水肿样。

四、诊断

盆腔瘀血综合征的患者往往主诉多,体征有时不明显,与症状不符,缺乏特异性的临床表现,故而给诊断带来困难,并容易造成误诊。"三痛二多一少"为其临床特点,即下腹盆腔坠痛、腰背疼痛、深部性交痛;月经量多、白带增多;妇科检查阳性体征少。本病的诊断缺乏简便易行的方法,主要依据临床表现与辅助检查(图 9-1)。

1.临床表现

本综合征的主要特点是慢性盆腔疼痛,疼痛往往是在月经前一周就开始加重,一般为钝痛,久坐、久站、劳累,性交后更明显,月经来潮第一、二天则明显减轻。有少数患者为慢性持续性疼痛,或表现为继发性痛经,可自排卵时起,到月经末期结束。除慢性盆腔疼痛外,白带多、便秘、心情烦躁、夜梦多、多噩梦,亦为本综合征的常见症状。几乎 90% 以上的患者不同程度地有上述症状。部分患者还出现肠道激惹症状。此外,患者还常有月经过多,经前期乳房胀痛,经前期排便痛,以及膀胱刺激症状等。症状分述如下。

(1)慢性下腹痛:盆腔瘀血综合征患者多数表现为慢性耻骨联合上区弥漫性疼痛,或为两侧下腹部疼痛,常常是一侧较重,并同时累及同侧或两下肢,尤其是大腿根部或髋部酸痛无力,开始于月经中期,有少数患者偶尔表现为急性发作性腹痛。

(2)低位腰痛:疼痛部位相当于骶臀区域水平,少数在骶骨下半部,常伴有下腹部疼痛症状。经前期、长久站立和性交后加重。

(3)瘀血性痛经:几乎半数以上患者有此症状。特点是月经前数天即开始出现下腹痛、腰骶部痛或盆腔内坠胀痛,有的还逐渐转为痉挛性疼痛,到月经来潮的前一天或第一天最严重,月经第二天以后明显减轻。

(4)性感不快:患者可有深部性交痛,严重者可持续数天,难以忍受,以致对性生活产生恐惧或厌倦。

(5)极度疲劳感:患者往往整天感到非常疲劳,劳动能力明显下降。

(6)白带过多:一半以上的患者有白带过多的症状。白带多为清晰的黏液,无感染征。

(7)月经改变:部分患者有月经过多的改变,还有一部分患者表现为月经量反较前减少,但

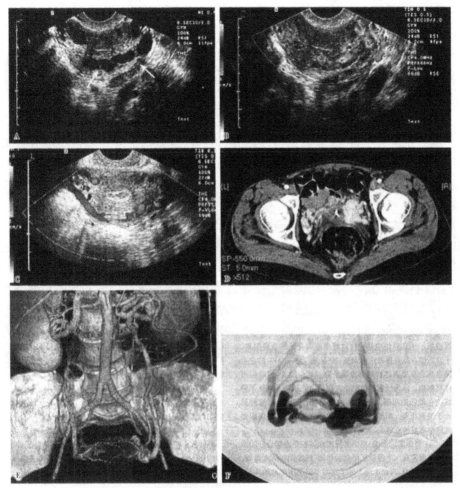

图 9-1　盆腔瘀血综合征典型的影像学发现

A 为超声灰阶声像图,箭头所指为弓状静脉;B、C 为彩色超声多普勒血流显像图;D、E 示 CT 下见到曲张的弓状静脉;F 为卵巢静脉造影显像

伴有明显的经前期乳房痛。

(8)瘀血性乳房痛:70%以上的患者伴有瘀血性乳房疼痛、肿胀,多于月经中期以后出现,至月经前一天或月经来潮的第一天达高峰,月经过后症状减轻或完全消失。有的患者乳房疼痛较盆腔疼痛为重,以至成为就诊的主诉。

(9)外阴阴道坠痛:部分患者有外阴和阴道内肿胀、坠痛感,或有外阴烧灼、瘙痒感。

(10)膀胱刺激症状:约有 1/3 以上患者在经前期有明显的尿频,常被怀疑为泌尿道感染,但尿常规检查正常。对某些症状严重的患者进一步做膀胱镜检查,可发现膀胱三角区静脉充盈、充血和水肿。个别患者由于瘀血的小静脉破裂可导致血尿。直肠坠痛:部分患者有不同程度的直肠坠感、直肠痛或排便时直肠痛,以经前期较明显,尤以子宫后位者较多见。

(11)自主神经系统的症状:绝大多数盆腔瘀血综合征患者都伴有程度不等的自主神经系统的症状,表现为心情烦躁、易激惹、情绪低落、夜梦多、枕后部痛等神经系统症状;或有心悸、心前区闷胀不适等心血管系统症状;或觉气短、呃气、腹胀及排气不畅等;或全身各处不明的酸痛不适,如肩关节痛、髋关节痛,手指发紧感,或眼球胀感等。

2.体格检查

患者的体征与上述主观症状的严重程度不相称,腹部检查的唯一体征是压痛,多数位于耻骨联合与髂前上棘连线的中外 2/3 的范围,疼痛一般不显著,无腹肌紧张及反跳痛。大腿与臀部可有静脉曲张。妇科检查时会阴可见静脉充盈甚至曲张,阴道黏膜常有紫蓝着色,宫颈肥大、水肿,周围黏膜紫蓝着色,有时可在宫颈后唇看到充盈的小静脉,分泌物多,子宫后位,可稍大呈球形,也可正常大小;卵巢可囊性增大,子宫、宫旁、宫骶韧带有触痛是本综合征最突出的征象。部分患者自觉乳房内有硬结,但检查只是扪及乳头下方弥漫性肿大的乳腺组织,多伴有不同程度的触痛。

3.辅助检查

(1)彩色超声多普勒:可观察子宫旁动静脉的血流信息,静脉丛的分布范围、形态,测量管径与静脉流速。由于该检查无创伤、直观、简便、重复性好,已成为诊断盆腔瘀血综合征和观察疗效的首选方法之一。

经腹二维超声检查应用较早,但由于受膀胱充盈程度、肠道气体的干扰及腹壁脂肪厚度等因素的影响,检出率较低。经阴道超声由于高频探头直接靠近宫颈,其对盆腔瘀血综合征的检出率要优于经腹超声。近年来,随着超声技术的发展,三维超声成像可对盆腔血管进行全面扫查,立体成像,通过 3D 工具对所获取的原始三维数据进行重复编辑、切割和处理,可从不同角度或空间动态观察血管分布、形态和范围,以判断盆腔静脉曲张的病变程度。

本病典型的二维超声表现为:子宫可轻度增大,肌层内可见较细管道样不均质表现,部分病例卵巢体积增大,子宫、宫颈静脉、两侧卵巢静脉迂曲扩张;表现呈"串珠状"或"蜂窝状"无回声区;增多、迂曲、扩张的盆腔静脉呈"蚯蚓"状聚集成团,血管直径增粗。彩色多普勒血流显像(CDFI)为红、蓝相间的彩色血流团块信号,血流较缓,色彩较暗,彩色斑块之间以交通支连接形成不规则的"湖泊"样彩色斑。脉冲多普勒显示为连续、低速、无波动静脉频谱。加用能量图(CDE)能补充彩色多普勒在低速血流和取样角度不好等血流信号不佳的图像,同时能区分盆腔内血管与其他血液性病变。

盆腔瘀血综合征在 B 超下可分为轻、中、重度:正常情况下盆腔静脉走向规则,无明显迂曲,直径<0.4cm。①轻度:可见静脉平行扩张,静脉丛较局限,静脉内径 0.5~0.7cm,静脉丛范围≤2.0cm×3.0cm,静脉流速 7cm/s,子宫静脉窦<0.3cm。②中度:静脉聚集成类圆形蜂窝状团块,静脉内径 0.7~0.9cm,静脉丛范围(3.0cm×4.0cm)~(4.0cm×5.0cm),静脉流速 4~7cm/s,子宫静脉窦 0.3~0.4cm。③重度:为静脉不规则囊状怒张,静脉丛团增大,并可见 2~3 组静脉丛同时受累,相互连通成大片的静脉丛,静脉内径 0.9~1.1cm,静脉丛范围≥4.0cm×3.0cm,静脉流速≤3.0cm/s,子宫静脉窦 0.5~0.6cm。

(2)盆腔静脉造影:可直观显示盆腔静脉丛的轮廓,是盆腔瘀血综合征的确诊手段。

具体做法:在月经干净后 5~7 天内,使用 16 号 18cm 长穿刺针,刺入子宫底肌壁 0.4~0.6cm,然后连接到高压注射器上,以 0.7mL/min 的速度连续注射 76% 的复方泛影葡胺溶液 20mL。当造影剂注射完毕后充盈最佳时快速照片 1 张,然后每隔 20s 摄片 1 张,直到注射完毕后 60s,至少 4 张,也可以拍到盆腔造影剂完全廓清为止。

正常情况下造影剂在盆腔内的廓清时间为 20s 内,而盆腔瘀血综合征时盆腔静脉曲张,造影剂在盆腔的廓清时间延长。根据盆腔静脉造影的结果,Beard 等将盆腔瘀血综合征分为轻型和重型两类,前者卵巢静脉直径 5～8mm,造影剂廓清时间 20～40s,后者卵巢静脉直径＞8mm,造影剂廓清时间超过 40s。另有学者将盆腔瘀血综合征分为轻、中和重三型,具体标准如下:轻型指卵巢静脉直径 10～15mm,造影剂廓清时间 20～40s;中型指卵巢静脉直径 16～20mm,造影剂廓清时间 40～60s;重型指卵巢静脉直径＞20mm,造影剂廓清时间超过 60s。用卵巢静脉最大直径、造影剂廓清时间以及卵巢静脉丛瘀血程度等三项指标进行评分诊断盆腔瘀血综合征的敏感性和特异性分别为 91％和 89％。

盆腔静脉造影还可以通过数字减影技术。将动脉导管插入髂内动脉,注射泛影葡胺等造影剂,录制造影显像全过程或在盆腔血管开始显像时开始拍摄第 1 张片,每 10～20s 拍摄 1 张,直到造影剂注射后 60s。两种方法的判断标准基本相同。该检查较普通的盆腔静脉造影更为清晰全面,诊断明确,但操作复杂,费用较高,故临床应用尚未推广。

有学者经比较造影与盆腔超声、MRI 及腹腔镜等检查方法后,认为造影更为经济有效。且造影除用于本病的诊断外,还可用于静脉栓塞治疗。

(3)逆行卵巢静脉造影术:该方法采用经股静脉穿刺后选择性地对双侧卵巢静脉进行造影检查,可以明确盆腔静脉的充盈程度,有学者认为,逆行卵巢静脉造影术是盆腔瘀血综合征诊断的最可靠方法,此外,它还可用于治疗。逆行卵巢静脉造影诊断盆腔瘀血综合征的诊断标准:卵巢静脉增粗扩张,直径＞10mm;子宫静脉丛扩张;卵巢周围静脉丛扩张;盆腔两侧静脉交叉明显丰富以及外阴阴道静脉丛充盈。

(4)腹腔镜检查:属微创检查,是目前诊断盆腔瘀血综合征最好的方法之一。本病在腹腔镜下的典型表现为子宫后位,表面呈紫蓝色瘀血状或黄棕色瘀血斑及浆膜下水肿,可看到充盈、曲张的子宫静脉,两侧卵巢静脉丛像蚯蚓状弯曲在宫体侧方,可以不对称,有时一侧卵巢静脉怒张呈静脉瘤样;阔韧带静脉增粗、曲张,可伴输卵管系膜血管增粗、充盈,直径可达 0.8～1.0cm,举宫成前位后或可见阔韧带底部腹膜裂隙。有的裂隙较小,还有的后腹膜菲薄、裂隙较大,可见充盈、曲张的子宫静脉从裂隙处隆起膨出。但如镜检时盆部抬高,则不一定能看到上述静脉曲张的表现。

(5)放射性核素扫描(ECT):通过肘静脉注射放射性铟(^{113m}In)洗脱液 74MBq,给药后10min 和延迟 1h 后排尿后应用彩色扫描仪各扫描 1 次,以脐孔为热点,从耻骨联合扫描到脐。正常情况下,给药 10min 后扫描可见双侧髂总、髂内、髂外动静脉的清晰、匀称的显影,耻骨上可见子宫血管影;1h 后扫描,盆腔内无局部异常放射性浓聚区。而盆腔瘀血综合征患者,盆腔内各段血管影粗糙,边缘欠光滑,可见局部异常放射性浓聚区。如果异常放射性浓聚区直径超过 25mm,彩色色级与腹部大血管影相同,则可以诊断盆腔瘀血综合征;如果浓聚区直径25mm,彩色色级虽然低于大血管影但高于本底Ⅲ级者提示盆腔瘀血,结合其他临床方法可以确定诊断。本方法简单、无创,但费用高,诊断符合率高达 98.6％。

(6)断层扫描(CT)和核磁共振(MRI):通过 CT 或 MRI 可以直接测量盆腔内大的静脉(子宫及卵巢静脉)的直径,如果单侧或者双侧卵巢静脉直径超过 7mm,则提示有盆腔瘀血综合征的可能,若同时合并临床症状或其他影像学指标,则可以做出诊断。但 CT 的主要缺陷是不能指明血流方向,但可判断静脉的管腔是否狭窄以及各交通支的分布情况。相比 CT 而言,MRI 的主要优点在于无辐射,可做动态多维显影,故而能观察到卵巢静脉的血流速度与方向。

(7)单光子发射计算机断层(SPECT):通过静脉注射亚锡焦磷酸 10mg,30min 后注射高锝(^{99m}Tc)酸盐 740MBq,于注射后 30、60 和 90rain 分别采集盆腔前位、后位放射性计数各

2min,在盆腔血池图像中分别勾画出盆腔静脉丛感兴趣区和髂血管区感兴趣区,求出各单位像素计数进行比较,取前、后位平均值,以注射后 90min 时盆腔静脉丛和髂血管每个像素内放射性计数比值确定瘀血程度,0.80~0.97 为轻度瘀血,0.98~1.15 为中度瘀血,>1.16 为重度瘀血。

五、鉴别诊断

如前所述,盆腔瘀血综合征的临床表现缺乏特异性,容易误诊。吴建荷曾报道 28 例盆腔瘀血综合征分别误诊为慢性盆腔炎(12 例),子宫内膜异位症(8 例),神经官能症(8 例),误诊时间为 7 天~3 个月。18 例患者经妇科盆腔 B 超检查确诊,10 例经腹腔镜检查确诊。26 例行盆腔静脉造影,其中 24 例有不同程度的造影剂廓清时间延长,余 2 例因碘过敏试验阳性未行盆腔静脉造影。临床上,最常与本病混淆的疾病如下所述。

(一)慢性盆腔炎

与盆腔瘀血综合征同样好发于育龄妇女,可表现为下腹痛、腰骶部疼痛、痛经、白带多等症状。鉴别要点:慢性盆腔炎患者常有继发不育史及反复急性发作史,妇科检查盆腔增厚,可有炎性包块形成,抗感染治疗常有效;盆腔瘀血综合征往往患者自觉症状严重,但并不影响受孕,该病患者往往继某次生产或流产后无感染史的情况下,不久就出现上述慢性盆腔疼痛等症状,其症状与妇科检查所见不相符,抗炎治疗无效。腹腔镜检查如见到盆腔内炎性病变及粘连有助于慢性盆腔炎的诊断。

(二)子宫内膜异位症与子宫腺肌病

子宫内膜异位症或子宫腺肌病亦多见于育龄妇女,是引起慢性盆腔痛的常见原因之一。其下腹痛、痛经、性交痛、肛门坠胀等症状与盆腔瘀血综合征相似。临床鉴别要点:子宫内膜异位症或子宫腺肌病患者痛经为进行性加剧,常伴有不育,妇科检查往往有典型的体征发现:即于子宫后壁、宫骶韧带、后穹隆常可扪及触痛性结节,有时附件区可扪及囊性包块。中度及重度子宫内膜异位症或子宫腺肌病与盆腔瘀血综合征的鉴别诊断比较容易,而轻度子宫内膜异位症无典型症状。常需借助腹腔镜检查方可确诊。

(三)盆腔包块

如子宫肌瘤、卵巢囊肿(包括多囊卵巢综合征等)或盆腔后壁肿块压迫髂静脉或髂静脉内血栓形成引起盆腔静脉扩张时应与本病鉴别,但该病特点是单侧静脉扩张,往往妇科检查时可扪及盆腔包块,辅助超声检查不难鉴别。

(四)神经官能症

盆腔瘀血综合征患者中部分有头晕、心悸、失眠、乏力等自主神经功能紊乱的症状,需与该病鉴别。辅以妇科 B 超检查、腹腔镜检查及盆腔静脉造影有助于鉴别诊断。

六、预防

采取预防措施,可避免或减少盆腔瘀血综合征的发生。

(一)提倡计划生育

早婚、早育、性生活过度及生育过多使生殖器官解剖与生理功能不能充分恢复,易引起本病。

（二）重视体育锻炼

运动，包括产后或流产后适当进行体育锻炼，能促进静脉回流，加快血液循环，有效预防盆腔静脉瘀血。

（三）注意劳逸结合

避免过度疲劳，对长期从事站立或坐位工作者，应开展工间操及适当的体育活动。

七、治疗

目前尚无有确切疗效的方法。治疗以前，应分析病因并认真判断病情的严重程度。轻症患者多不需用药物治疗。可针对其有关病因，给予卫生指导，使患者对本症的形成及防治有充分的理解，并通过休息和调节体位缓解盆腔血流瘀滞。重症患者需采用药物治疗，严重者酌情选用介入或手术治疗。

（一）药物治疗

1. 孕激素

高剂量孕激素，如醋酸甲羟孕酮 30mg，口服，每天 1 次，治疗 3～6 个月，据报道有一定疗效，但停药后往往症状复发。国外学者报道达芙通 10mg，口服，每天 2 次，持续 6～12 个月，在最后 3 个月，症状开始明显缓解，疼痛评分（VAs）在治疗后第 6 个月起明显降低。国内也有类似报道，但仅 4 例不能得出结论，用药期间需定期监测肝功能。

2. 避孕药

可用以孕激素为主，含有低剂量雌激素的避孕药，效果尚不明确。而一项对长效皮下埋植避孕针 implanon（地索高诺酮缓释剂）的前瞻性对照研究表明，它可有效缓解盆腔瘀血综合征患者的不适症状，自用药第 6 个月起显效，持续观察一年疗效未减。但该研究样本数较小（用药组 12 例，对照组 13 例），结论仅供参考。

3. GnRH 类似物

多数报道认为，采用 GnRH 类似物可取得与孕激素治疗相当的疗效。一项土耳其开展的前瞻性随机对照试验对 47 位确诊为盆腔瘀血综合征的患者随访了一年，比较醋酸戈舍瑞林（3.6mg，皮下注射，6 个月）与醋酸甲羟孕酮（30mg，口服，6 个月）的疗效，发现无论在客观指标（血管造影）的改善上，还是在主观指标（如疼痛的缓解、性功能的改善，以及焦虑与抑郁的减轻）好转程度上戈舍瑞林都显著优于醋酸甲羟孕酮。但 GnRH 类似物的花费更高，且长期应用可有与雌激素水平低下相关的严重副作用，故实际应用中还需慎重。而有关应用该药更远期的随访还未见报道。

4. 中药

根据"通则不痛"的道理，采用活血祛瘀的治疗原则（如丹参、红花、川芎、当归、桃仁、蒲黄、炒灵脂等）及推拿疗法，均有一定的效果。国内有关中药治疗本病取得疗效的不少，有报道对 38 例盆腔瘀血综合征，给予地奥司明（daflon，微粒化黄酮类化合物，改善微循环）1.0g，每天 2 次，于每日午、晚饭后口服，连用 3 个月；同时静脉滴注复方丹参 16mL＋10% 葡萄糖液 500mL，每日 1 次，10 天为一疗程，疗程间隔 10 天，治疗 2～3 个疗程，以疼痛缓解 4 周无复发为标准，有效率为 81.6%。但病例数较小，需扩大样本并辅以长期随访才能得出有效结论。

5.止痛治疗

多学科的心理治疗联合镇痛治疗也是很重要的,有报道认为,醋酸甲羟孕酮联合止痛治疗更为有效。

(二)介入治疗

适合病情较重,影响日常生活,而保守治疗无效者。

1.卵巢静脉栓塞

经股静脉或经皮向双侧卵巢静脉内注入血管硬化剂,或采用 $5\sim15mm$ 的不锈钢圈进行卵巢静脉和临近扩张的盆腔静脉的栓塞,该方法创伤较小,但应由有经验的医生操作,文献报道的有效率在 $60\%\sim100\%$,其技术失败主要与解剖变异有关。有作者比较栓塞与全子宫加卵巢切除的疗效,发现栓塞更为有效,但该报道仅为一年内的疗效,更远期的疗效未见报道。有学者建议将其作为盆腔瘀血综合征的首选治疗方法。

Kwon 等报道 67 例盆腔瘀血综合征患者使用卵巢静脉线圈栓塞,其中 1 例发生线圈游走至肺循环,另一例线圈游走至左肾静脉,当时即取出,并未发生临床并发症,总的疼痛显著缓解率达 $82\%(55/67)$。

2.卵巢动脉灌注

有人采用经皮腹壁下动脉穿刺,在 X 线透视下将导管远端置于卵巢动脉起始点、腰 $1\sim2$ 水平,行动脉灌注。用 5% 葡萄糖 $200mL$ ＋复方丹参注射液 $20mL$,每日灌注 1 次,连续 $15\sim20$ 天,共治疗 30 例盆腔瘀血综合征患者,其腹痛症状缓解率达 80%,优于对照组的 30% 缓解率。

(三)手术治疗

适合病情较重,影响日常生活,而药物保守治疗以及介入治疗无效者。

1.圆韧带悬吊术、骶韧带缩短术及阔韧带裂伤修补术

用手术将后倒的子宫维持在前倾位,理论上能使肥大的子宫体及子宫颈缩小,盆腔疼痛等症状大为减轻。方法是,将圆韧带分为三段,一折三,将三段缝成一条加强的圆韧带子宫附着部,外侧端缝在腹股沟内环处。如术中发现阔韧带裂伤,还可同时进行修补,从宫颈与宫颈旁腹膜连接处开始,用 4 号丝线间断缝合逐渐向外修补。国内有学者对 35 例盆腔瘀血综合征患者行了电视腹腔镜辅助下的圆韧带缩短术,术后随访 6 个月至 1 年,其腹痛、白带增多等症状明显改善或全部消失,尤其性交痛与盆底坠痛的症状在术后 2 个月全部消失。但也有报道 13 例患者采用该术式,术后 2 例分别于 2 年、3 年出现复发,再次行全子宫切除术而获治愈阔韧带筋膜横行修补术:术后分娩需行剖宫产,否则会使手术失败。

2.全子宫双附件切除术

对于 40 岁以上已完成生育,而又病情严重者,可以做此选择。可同时切除曲张的盆腔静脉,特别是子宫静脉及卵巢静脉,但创伤较大,有报道约 1/3 的患者术后仍有下腹痛不能缓解,提示盆腔瘀血综合征的发病仍有更复杂的因素存在。

八、临床特殊情况的思考和建议

(一)影像学证据在诊断盆腔瘀血综合征的价值

盆腔瘀血综合征的诊断缺乏简洁有效的手段,需结合患者的临床表现与影像学检查结果。

但对于长期的慢性盆腔痛,多次检查未发现器质性病变的患者,B超检查应重视宫旁血管的扩张程度。如临床表现提示本病可能,而又不能排除其他器质性病变引起的慢性盆腔痛时,均可建议患者接受腹腔镜检查,及早明确诊断,必要时可结合其他有创检查(如盆腔静脉造影)以进一步明确诊断。

(二)各种影像检查临床应用

超声简便、无创可作为盆腔瘀血综合征筛查的首选方法,B型超声诊断盆腔瘀血综合征的手术证实符合率为76%,而结合彩色多普勒技术的诊断符合率高达97%,但是阴性结果并不能除外盆腔瘀血综合征的可能。X线盆腔静脉造影、腹腔镜和ECT虽然也是诊断该病的可靠方法,但操作相对复杂,都有一定的损伤及限制条件;尤其ECT检查,设备要求较高,不易在基层医院普及开展。

(三)提高影像学检查的诊断率

应用影像学方法诊断盆腔瘀血综合征,一定要结合盆腔静脉、盆腔静脉丛和盆腔静脉血流的特点,同时不要忘记影响盆腔血流的各种因素。所以诊断时一定要注意患者体位、呼吸、妊娠史和妊娠状况、月经周期和盆腔器质性疾病。例如,为提高逆行卵巢静脉造影诊断的敏感性,患者进行检查时应该处于半立位,同时做Valsalva动作(即深吸气后屏气,再用力做吹气动作,并持续10s以增加腹压)。

(四)治疗手段的选择

一般先采用非侵袭性的药物治疗手段,如前述的各类激素治疗,无效者采用介入治疗,更严重者采用手术治疗。手术方式的选择需考虑患者的年龄、生育要求、症状严重程度、前期是否接受过正规药物治疗等。无论采用药物或手术治疗,均需重视对患者的心理治疗。此外,目前有关本病的研究都是小样本的短期随访报道,应鼓励各大医疗机构开展各种大样本多中心的随机对照临床试验,并进行长期随访,以提供更可靠的资料指导临床医生针对性地选择最佳治疗方案。

第十章　子宫内膜异位性疾病

子宫内膜异位症和子宫腺肌病均是妇科常见病，临床上常并存。两者虽为内膜异位引起的疾病，但是，它们的发病机制和组织发生学是不相同的，临床表现也存在差异，实际上是两种不同的疾病。

第一节　子宫内膜异位症

子宫内膜异位症是由具有生长功能的子宫内膜组织［腺体和（或）间质］，在子宫腔被覆内膜和宫体肌层以外的部位生长，并出现周期性出血而引起的一种常见妇科病，近年文献报道其临床发病率为 $10\%\sim15\%$，且有逐年增高的趋势。本病多见于 30 岁左右的育龄妇女，生育少、生育晚的女性发病率高于多生育者。不孕症妇女中罹患此病的概率为正常妇女的 $7\sim10$ 倍，发病率高达 $20\%\sim40\%$。偶见于青春期发病，多与梗阻性生殖道畸形有关。而青春期前如婴儿、儿童或青少年极少发生。绝经后，子宫内膜异位病灶将随卵巢功能衰退而萎缩退化，再发病者极少，一旦发生多与雌激素替代有关，提示病变的发生及发展与卵巢功能密切相关。

子宫内膜异位症在组织学上是一种良性疾病，但却具有增生、浸润、种植、复发、恶变等恶性生物学潜能。90%的子宫内膜异位病灶位于盆腔，特别是卵巢、子宫直肠陷凹、宫骶韧带等部位最为常见，也可以出现在阴道直肠隔、阴道、宫颈、直肠、膀胱、会阴切口部位、剖宫产切口部位、输卵管、阑尾、结肠、腹股沟管及腹膜后淋巴结等处，甚至在远离子宫的鼻腔、胸腔、脑膜、乳腺及四肢也偶有发生。子宫内膜异位症病灶分布如此之广，在良性疾病中极其罕见。

一、病因与发病机制

1860 年 Rokitansky 首次描述了子宫内膜异位症，虽然关于子宫内膜异位症发病机制的研究近年来已取得不少进展，但至今尚未完全阐明，主要有以下几种学说。

（一）经血逆流与种植学说

早在 1921 年 sampson 提出月经期脱落的子宫内膜碎片，可随经血经输卵管逆流至盆腔，黏附并浸润种植在盆腔腹膜和卵巢表面，形成子宫内膜异位症。有人通过手术使猴的经血直接流入腹腔，若干时日后，发现部分实验猴的腹腔内出现了典型的子宫内膜异位症病灶。研究发现，在月经期，$59\%\sim79\%$的妇女腹腔液中存在体外培养可成活的子宫内膜细胞。而且有子宫内膜异位症妇女，其逆流的经血容量及子宫内膜碎片的数量均比正常妇女多，且经血逆流现象更为常见。临床也发现生殖道畸形伴经血潴留者，常并发盆腔子宫内膜异位症；剖宫取胎术后发生于腹壁瘢痕的子宫内膜异位症，很可能是术中由手术者将小块子宫内膜带至腹壁切口内引起的。由此可见，不论是通过经血逆流或医源性扩散，子宫内膜组织均可在身体其他部位种植，并发展为子宫内膜异位症。

经血逆流是一种常见的生理现象,但并不是所有妇女都发生内异症。目前研究发现:内异症患者的在位子宫内膜在黏附、侵袭和血管形成等多方面有别于正常子宫内膜,其根本差异很可能基于基因表达的差异,如内异症妇女的子宫内膜存在细胞周期蛋白、糖基化蛋白、同源核基因 A-10(HOXA-10)、基质金属蛋内酶(MMPs)等基因的表达差异。而这些差异表达的基因可能是逆流经血中的内膜碎片发生黏附、侵袭和生长的关键因素,即不同人(患者与非患者)在位子宫内膜的差异是发生子宫内膜异位症的决定因素。故认为子宫内膜异位症是否发病取决于患者在位子宫内膜的特性,经血逆流可能只是实现这一由潜能到发病的桥梁。

(二)体腔上皮化生学说

卵巢的表面上皮、腹膜上皮、腹股沟管的疝囊上皮和胸膜上皮等,与子宫内膜及输卵管黏膜一样,均来源于原始体腔上皮。Meyer 认为原始体腔上皮有高度分化的潜能,这些来源于体腔上皮的组织,在反复受到某些因素,如炎症、激素或经血等的刺激后,可向子宫内膜组织衍化,形成子宫内膜异位症。有研究发现,癌基因 *k-ras* 的激活可能诱导了卵巢表面上皮化生为卵巢子宫内膜异位病灶的过程。这一学说似可解释病变的广泛性,但目前尚缺乏充分的临床依据和实验证明。

(三)淋巴及血行转移学说

1925 年,Halban 首次提出远离盆腔的子宫内膜异位症可能是通过淋巴扩散的。不少学者不仅在盆腔淋巴结,而且在小静脉内发现了子宫内膜组织。在盆腔子宫内膜异位症患者尸检中发现,20%的盆腔淋巴结内有异位子宫内膜。1952 年 Javert 观察到子宫静脉内有子宫内膜组织,认为子宫内膜的腺体和间质细胞可以像恶性肿瘤那样。先侵入子宫肌层或肌束间的淋巴管及微血管,然后再向邻近器官、腹膜后淋巴结及远处转移。

(四)免疫学说

1980 年 Weed 等发现子宫内膜异位症患者的宫腔内膜组织有淋巴细胞和浆细胞浸润,以及补体 C3 沉积,提出子宫内膜异位症的发病与免疫有关。由于发现子宫内膜异位症患者的自身抗体检出率较高,且不少患者合并类风湿性关节炎、系统性红斑狼疮等自身免疫性疾病,因而有人认为它是一种自身免疫性疾病。近年,随着免疫学研究的深入,已经证明子宫内膜异位症患者的细胞免疫和体液免疫功能均有明显变化,认为患者机体免疫系统对盆腔内各种子宫内膜细胞的免疫清除能力的下降,是导致子宫内膜异位症发生的原因之一。研究发现,患者外周血和腹水中的自然杀伤细胞(NK)的细胞毒活性明显降低。病变愈严重者,NK 活性降低亦愈明显。还有学者发现 NK 活性还与雌激素水平呈负相关,雌激素水平愈高,NK 活性则愈低,细胞毒性 T 淋巴细胞的活性亦下降。而另一方面,有证据表明,内异症与亚临床腹膜炎症有关。表现在内异症患者腹水量增加,腹水中巨噬细胞明显增多且高度活化,释放大量具有不同生物活性的细胞因子;血清及腹水中,免疫球蛋白 IgG、IgA 及补体 C3、C4 水平均增高,还出现抗子宫内膜抗体和抗卵巢组织抗体等多种自身抗体。以上免疫功能的种种变化说明子宫内膜异位症与机体免疫功能异常密切相关,但两者的因果关系仍有待进一步探讨。

(五)遗传学说

子宫内膜异位症患者中,7%～10%有家族史。直系亲属中有患子宫内膜异位症者,其发病的危险性明显增高,是正常人群的 7 倍以上,提示本病有遗传倾向。最近的研究认为,子宫内膜异位症具有与卵巢癌相似的遗传特征,如异位内膜细胞有非整倍体核型、杂合子缺失、某些基因的突变等,推测它可能与卵巢癌类似,是以遗传为基础,多因素诱导、多基因变化的遗传性疾病。

目前,关于子宫内膜异位症的病因研究已深入至细胞分子和基因的水平,并涌现出许多新的假说,如干细胞学说、表观遗传改变、在位内膜决定论等,但尚无单一理论可以解释所有内异症的发生。上述前三种学说仅能解释不同部位的子宫内膜组织的由来,但能否发展为子宫内膜异位症,可能主要决定于机体的免疫功能,尤其是细胞免疫功能、性激素以及遗传基因决定个体易感性。

二、病理

子宫内膜异位症的基本病理变化是异位种植的子宫内膜受卵巢激素变化的影响而周期性出血,由此诱发局部的炎症反应,伴纤维细胞增生及纤维化,形成瘢痕性硬结,或与邻近器官紧密粘连。病灶反复出血或出血较多时,血液在局部组织中积聚,形成大小不等的包块,称之为子宫内膜样瘤。

(一)大体特征

绝大多数的子宫内膜异位症发生在盆腔。病灶的大体外观取决于种植的部位、病灶的活动程度以及种植时间的长短。位于卵巢和腹膜的病灶以周期性出血导致周围组织纤维增生形成囊肿为主要表现,而位于直肠阴道隔,宫骶韧带等处的深部浸润性病灶,还可以出现平滑肌和纤维组织增生。

1.卵巢内膜样囊肿

约80%患者病变位于一侧卵巢,20%患者双侧卵巢受累。病灶位于卵巢深部。由于病灶反复出血,初始的卵巢表面囊泡内积血增多,并向卵巢深部扩张,逐渐形成一个灰蓝色或灰白色的卵巢囊肿,囊肿直径大多在10cm以内,囊壁厚薄不均,常与盆底、子宫及阔韧带后叶及腹膜粘连,由于异位内膜在卵巢皮质内生长、周期性出血,陈旧性的血液可聚集在囊内形成暗咖啡色、黏稠状液体,似巧克力样,故又称为卵巢巧克力囊肿。值得注意的是任何卵巢囊肿有陈旧出血时,其内容物均可呈巧克力糖浆样,故在进行诊断卵巢内膜样囊肿时需根据组织学并结合临床全面考虑。

2.浅表子宫内膜异位症

病变可位于卵巢表浅或盆、腹膜和脏器浆膜面。由于腹腔镜的广泛应用,发现病灶呈多种形态,早期呈斑点状或小泡状突起,单个或数个呈簇,无色素沉着。病灶可因出血时间先后不等、残留脱落组织的量不同而呈不同颜色,包括红色、紫蓝色、褐黄及棕黑色等,新近有出血者,颜色较鲜红,出血较陈旧者,颜色较暗。于卵巢表面可见红色或棕褐色斑点或小囊泡。出血逐渐吸收后,病灶呈淡黄色或白色,似腹膜瘢痕。手术中辨认病灶可进行热色实验(HCT),即将可疑病变部位加热,其内的含铁血黄素可呈现出棕褐色。还有的病灶表现为局部腹膜缺损。

3.深部浸润性子宫内膜异位症

深部浸润性子宫内膜异位症指浸润深度>5mm的子宫内膜异位症,病灶多位于阴道直肠隔、宫骶韧带、肠道、膀胱、输尿管等部位。病变伴有明显的平滑肌和纤维组织增生,使之形成坚硬的结节。病灶反复出血及纤维化后,与周围组织或器官发生粘连,子宫直肠陷凹常因粘连而变浅,甚至完全消失,使子宫后屈固定。病变向阴道黏膜发展时,在阴道后穹隆形成多个息肉样赘生物或结节样瘢痕。月经期,有的病灶表面黏膜出现小的出血点。随病程进展,直肠阴道隔的病灶结节逐渐增大,形成包块,甚至压迫直肠。少数患者病变可累及直肠黏膜,出现月经期便血,侵入直肠或乙状结肠壁时可以诱发恶性病变或导致完全梗阻。

(二)镜下特征

早期和较小的病灶,镜下常可见典型的子宫内膜腺体与间质,以及吞噬了大量含铁血黄素的巨噬细胞。卵巢内膜样囊肿的内壁为子宫内膜样上皮细胞覆盖。囊肿较大者,由于反复出血和囊内压力的影响,囊壁薄,内衬上皮可脱落或萎缩,因而有的仅在囊壁皱褶处发现少许残存的子宫内膜样上皮细胞和少量内膜间质细胞;有的囊肿上皮可全部脱落,囊壁仅见大量含铁血黄素细胞,或含铁血黄素沉积。现通常认为,子宫内膜异位症的异位内膜组织有4种成分——子宫内膜腺体、子宫内膜间质、纤维素和富含含铁血黄素的巨噬细胞,确诊需要有2种以上的成分。当组织学缺乏子宫内膜异位症的证据时,应结合临床进行诊断。

异位的子宫内膜组织与宫腔内膜一样,具有雌、孕激素受体(ER、PR),但 ER、PR 含量均较宫腔内膜低,且 ER 在月经周期中无明显变化。因此,在月经周期中,异位的子宫内膜组织虽也可随卵巢激素的变化而出现增生或分泌反应,但其反应程度一般不及宫腔内膜敏感,尤其对孕激素的反应更差;故异位的子宫内膜与宫腔内膜的组织学变化往往不同步,且异位子宫内膜多呈增生期改变。

(三)恶变

子宫内膜异位症是一种良性疾病,但其中少数可发生恶变,文献报告的恶变率多小于1%。恶变部位多见于卵巢,发展为卵巢内膜样腺癌、卵巢透亮细胞癌、卵巢浆液性腺癌或卵巢黏液性腺癌等。流行病学研究显示:子宫内膜异位症和卵巢癌之间存在某种关联,子宫内膜异位症妇女发生卵巢癌的相对危险度为普通人群的1.3～1.9倍。分子生物学研究也发现,子宫内膜异位症具有与恶性肿瘤相似的一些共性,如病灶细胞的单克隆生长、抑癌基因的突变等。卵巢癌,尤其是卵巢透亮细胞癌和卵巢内膜样腺癌,合并子宫内膜异位症者并非少见,文献报告分别高达17.4%～53.0%与11%～33%,并认为合并子宫内膜异位症的卵巢癌细胞分化较好,5年生存率较高。但要证明卵巢癌系由异位的子宫内膜组织恶变而来,一般认为应符合Sampson 所提出的诊断标准,即:癌组织与异位的子宫内膜组织位于同一卵巢上;两者共存的卵巢为原发病灶,而不是由其他部位转移而来;癌组织中有特征性的子宫内膜间质包围的子宫内膜样腺体。

临床上出现以下情况时需警惕是否发生子宫内膜异位症的恶变:①肿块增大迅速。②绝经后肿块不缩小或新出现肿块。③疼痛节律改变。④影像学检查提示囊壁内乳头,囊壁局部不规则增厚,病灶血流丰富。⑤血清 CA125 水平明显升高或进行性升高。

三、症状

子宫内膜异位症的临床表现多种多样,其表现取决于生长的部位和严重程度。典型的三联症是痛经、性交痛和排便困难。约25%的患者无症状。

(一)痛经

60%～70%的患者有痛经,常为继发性痛经伴进行性加剧。患者多于月经前1～2天开始出现下腹和(或)腰骶部胀痛,经期第1～2天症状加重,月经净后疼痛逐渐缓解。病灶位子宫骶韧带及阴道直肠隔者,疼痛可向臀部、会阴及大腿内侧放射。病变较广泛及严重者,还可出现经常性的盆腔痛。一般痛经程度较重,常需服止痛药,甚至必须卧床休息。通常疼痛的程度与病灶深度有关,宫骶韧带和阴道直肠隔等深部浸润性病灶,即使病灶较小,亦可出现明显的痛经;卵巢内膜样囊肿,尤其是囊肿较大者,疼痛也可较轻,甚至毫无痛感。这种痛经与经前水肿以及血液和内膜碎片外渗,引起周围组织强烈的炎症反应有关,而炎症反应主要与病灶局部前列腺素(PG)增高有关。月经期异位的子宫内膜组织释放大量PG,局部诱发炎症反应,使病灶高度充血水肿和出血,产生大量激肽类致痛物质,刺激周围的神经末梢感受器而引起疼痛。有人报告痛经愈严重者,病灶中的PG浓度亦愈高。此外,近期研究显示:子宫内膜异位症妇女异位病灶局部存在感觉神经纤维末梢的分布,并且神经纤维的分布密度高于正常对照组妇女,这亦提示在痛觉传导过程中,子宫内膜异位症妇女的痛经感觉可能更为严重。

(二)性交痛

病灶位子宫骶韧带,子宫直肠陷凹及直肠阴道隔的患者,因性交时触碰这些部位,可出现盆腔深部疼痛,国外报告性交痛的发生率为30%~40%。月经前,病灶充血水肿,性交痛更明显。因子宫内膜异位症所致的严重盆腔粘连,亦常引发性交痛。

(三)排便困难

当病变累及宫骶韧带、子宫直肠陷凹及直肠阴道隔时,由于月经前或月经期异位内膜的肿胀,粪便通过宫骶韧带之间时,可能出现典型的排便困难和便秘。

(四)不孕

不孕是子宫内膜异位症的主要症状之一。据统计子宫内膜异位症中40%~60%有不孕,不孕症中25%~40%为子宫内膜异位症,可见两者关系之密切。

子宫内膜异位症引起不孕的原因,除输卵管和卵巢周围粘连、输卵管扭曲及管腔阻塞等机械因素外,一般认为主要还与下列因素有关。

1.盆腔微环境改变

子宫内膜异位症患者的腹腔液量增多,腹腔液中的巨噬细胞数量增多且活力增强,不仅可吞噬更多的精子,还可释放IL-1、IL-6、IFN等多种细胞因子,这些生物活性物质进入生殖道内,可通过不同方式影响精子的功能及卵子的质量,进而不利于受精过程及胚胎着床发生。

2.卵巢内分泌功能异常

子宫内膜异位症患者中,约25%黄体功能不健全,17%~27%有未破裂卵泡黄素化综合征(LUFS)。Donnez和Thomas发现,在腹腔镜下,中度和重度子宫内膜异位症患者中分别只有28%和49%的患者有排卵滤泡小斑。这一数值显著低于正常对照组和轻微病变组的91%和85%的排卵滤泡小斑形成率。

3.子宫内膜局部免疫功能异常

患者的体液免疫功能增强,子宫内膜上有IgG、IgA及补体C3、C4沉着,还产生抗子宫内膜抗体。后者通过补体作用可对子宫内膜造成免疫病理损伤,进而干扰孕卵的着床和发育,可能导致不孕或早期流产。

(五)月经失调

部分患者可因黄体功能不健全或无排卵而出现月经期前后阴道少量出血、经期延长或周期紊乱。有的患者因合并子宫肌瘤或子宫腺肌病,也可出现经量增多。

(六)急性腹痛

较大的卵巢内膜样囊肿,可因囊内压力骤增而破裂,囊内容物流入腹腔刺激腹膜,产生剧烈腹痛;常伴有恶心、呕吐及肠胀气,疼痛严重者甚至可出现休克。临床上需与输卵管妊娠破裂、卵巢囊肿蒂扭转等急腹症鉴别。通常,卵巢内膜样囊肿破裂多发生在月经期或月经前后。阴道后穹隆穿刺若抽出咖啡色或巧克力色液体可诊断本病。

(八)直肠、膀胱刺激症状

病灶位于阴道直肠隔、直肠或乙状结肠者,可出现与月经有关的周期性排便痛,肛门及(或)会阴部坠胀及排便次数增多。若病灶压迫肠腔,可致排便困难。少数病变累及直肠黏膜时,可出现月经期便血。

病灶位于膀胱和输尿管者,可出现尿频、尿急和周期性血尿。若病灶压迫输尿管,则可并发肾盂积水和反复发作的肾盂肾炎。

四、体征

子宫内膜异位症的典型体征为妇科检查发现宫骶韧带及(或)子宫颈后上方、子宫直肠陷凹等处有1个或数个质地较硬的小结节,多为绿豆至黄豆大小,常有压痛。子宫大小正常,多数因与直肠前壁粘连而呈后位,活动受限。有的因合并子宫肌瘤或子宫腺肌病,其子宫亦可增大。于一侧或双侧附件区可扪及囊性包块,囊壁较厚,常与子宫、阔韧带后叶及盆底粘连而固定,亦可有轻压痛。

深部浸润性子宫内膜异位病灶多位于后穹隆。检查时见后穹隆黏膜呈息肉样或乳头突起,扪时呈瘢痕样硬性结节,单个或数个,有的结节融合并向骶韧带或阴道直肠隔内发展,形成包块,常有压痛。月经期,病灶表面可见暗红色的出血点。

腹壁及会阴手术瘢痕的子宫内膜异位症,可于局部扪及硬结节或包块,边界欠清楚,常有压痛。病变较表浅或病程较长者,表面皮肤可呈紫铜色或褐黄色。月经期,患者除感局部疼痛外,包块常增大,压痛更明显。

五、诊断

子宫内膜异位症是妇科的常见病,典型病例根据病史和体征不难诊断,但有些患者的症状与体征可不相称,例如有明显痛经者,妇科检查并无异常发现,而盆腔有明显包块者,却可以毫无症状,因而造成诊断困难。

诊断子宫内膜异位症应行盆腔三合诊检查,特别注意宫骶韧带及子宫直肠陷凹有无触痛性结节或小包块,必要时可在月经周期的中期和月经期的第二天,各做一次妇科检查,如发现月经期结节增大且压痛更明显,或盆腔出现新的结节,可诊断为子宫内膜异位症。当临床诊断困难时,可采取以下方法协助诊断。

(一)B超检查

妇检发现或怀疑有盆腔包块时,可行B超检查。卵巢内膜样囊肿的图像特征多为单房囊肿,位于子宫的一侧或双侧,囊壁较厚,囊内为均匀分布的细小弱光点。若囊肿新近有出血或出血量较多时囊内可出现液性暗区;陈旧血块机化后,可见液性暗区间有小片状增强回声区。有的囊肿可有分隔或多房,囊内回声可不一致。但B超对于一些较小的囊肿、浅表子宫内膜异位症以及深部浸润性子宫内膜异位症的检出率不高。

（二）磁共振成像（MRI）

为多方位成像，组织对比度较好，分辨率高。卵巢内膜样囊肿，由于囊肿反复出血，使其MRI信号呈多样性的特征，囊内形成分层状结构，囊肿边缘锐利，有人报告根据：①T_1加权像显示高信号。②T_2加权像部分或全部显示高低混杂信号，可以诊断为内膜样囊肿。MRI对发现深部浸润性子宫内膜异位症亦有较高的敏感性和特异性。

（三）血清 CA125 检测

子宫内膜异位症患者血清 CA125 值常增高，但多数在 100U/mL 以下。由于 CA125 的升高并无特异性，而且病变较轻者 CA125 值往往正常（<35U/mL）。因此，一般认为 CA125 检测用于诊断子宫内膜异位症的价值不大。但 Pittaway 报告以血清 CA125≥16U/mL，并结合临床表现特征诊断子宫内膜异位症的敏感性达 80%，特异性达 94%。

（四）腹腔镜检查

目前认为腹腔镜检查是诊断子宫内膜异位症的金标准。腹腔镜检查可以发现影像学不能诊断的腹膜病灶。通常，腹膜的红色及褐色病灶容易发现，而无色素沉着的病灶和仅有腹膜粘连者，可用热-色试验加以识别，若病灶中有含铁血黄素沉着，局部加热后病灶呈棕黑色，即可确认为子宫内膜异位症。必要时可取活检证明。腹腔镜检查还可了解盆腔粘连的部位与程度，卵巢有内膜样囊肿及输卵管是否通畅等。但据资料显示：即使是腹腔镜检查，对一些早期、不典型的子宫内膜异位症病灶仍有遗漏的可能性，漏诊率可达 5%～10%，能否识别出早期不典型的子宫内膜异位症病灶主要与手术医生的经验有关。

六、鉴别诊断

（一）卵巢恶性肿瘤

患者除下腹或盆腔可扪及包块外，子宫直肠陷凹内常可扪及肿瘤结节，但与子宫内膜异位症不同的是包块较大，多为实质性或囊实性，常伴有腹水，癌结节较大且无压痛。患者病程较短，一般情况较差，多数血清 CA125 升高更为明显，彩色多普勒超声显示肿块内部血供丰富（PI 和 RI 指数较低），必要时抽取腹水行细胞学检查，有条件可行 MRI 或腹腔镜检查加以确诊。

（二）盆腔炎性包块

急性盆腔感染，若未及时和彻底治疗，可转为慢性炎症，在子宫双侧或一侧形成粘连性包块。患者常感腰骶部胀痛或痛经及不孕。但其痛经程度较轻，也不呈进行性加剧。多数有急慢性盆腔感染病史，用抗生素治疗有效。包块位置较低者，可经阴道后穹隆穿刺包块，若抽出巧克力色黏稠液体，可诊断为卵巢内膜样囊肿。

结核性盆腔炎也可在子宫旁形成包块及有压痛的盆腔结节。患者除不孕外，有的可出现经量减少或闭经，若患者有结核病史，或胸部 X 线检查发现有陈旧性肺结核，对诊断生殖道结核有重要参考价值。进一步检查可行诊断性刮宫、子宫输卵管碘油造影以协助诊断。

（三）直肠癌

发生在阴道直肠隔的子宫内膜异位症，有时需与直肠癌鉴别。直肠癌病变最初位于直肠黏膜,患者较早出现便血和肛门坠胀,且便血与月经无关。肿瘤向肠壁及阴道直肠隔浸润而形成包块。三合诊检查包块较硬,表面高低不平,直肠黏膜不光滑,肛检指套有血染。子宫内膜异位症较少侵犯直肠黏膜,患者常有痛经、经期肛门坠胀或大便次数增多;病变累及黏膜者可出现经期便血。病程较长,患者一般情况较好。直肠镜检查并活检行组织学检查即可明确诊断。

(四)子宫腺肌病

痛经症状与子宫内膜异位症相似,但通常更为严重和难以缓解。妇科检查时子宫多呈均匀性增大,球形,质硬,经期检查触痛明显。本病常与子宫内膜异位症合并存在。

七、临床分期

1979 年美国生育协会(AFS)根据腹腔镜检查或腹部手术发现的病灶部位、数目、大小及盆腔粘连等情况,制定了子宫内膜异位症的分期标准,并于 1985 年重新修正(表 10-1)。修正后的分期标准(R-AFS)更简单明确,便于应用,是目前国际上较普遍采用的分期方法,但令人遗憾的仍旧是不能以期别早晚预测治疗后的妊娠率。

表 10-1 子宫内膜异位症的分期(R-AFS)

	<1cm	1~3cm	>3cm	病灶大小	<1/3 包入	1/3~2/3 包入	>2/3 包入
腹膜							
浅	1	2	4				
深	2	4	6				
卵巢							
右浅	1	2	4	薄膜	1	2	4
深	4	16	20	致密	4	8	16
左浅	1	2	4	薄膜	1	2	4
深	4	16	20	致密	4	8	16
输卵管							
右				薄膜	1	2	4
				致密	4	8	16
左				薄膜	1	2	4
				致密	4	8	16
后陷凹封闭	部分				全部		
	4				40		

(1)输卵管伞全部包入应改为 16 分。

（2）此分期法将内膜异位症分为四期：Ⅰ期（微型）：1～5分；Ⅱ期（轻型）：6～15分；Ⅲ期（中型）：16～40分；Ⅳ期（重型）：>40分。

1996年，美国生殖医药协会（ASRM）针对这一问题再次对K-AFS进行评估后，做如下补充建议。

（1）增加一个记录病灶形态的图表，将腹膜病灶归纳为红色（包括红色、粉红色和透明病灶）、白色（包括白色、黄褐色病灶和腹膜缺损）及黑色（蓝色和黑色病灶）三类。并要求注明各类病灶所占百分比。

（2）为了评分更正确，卵巢内膜样囊肿应有组织学证明，否则必须符合以下几点：①囊肿直径>2cm。②囊肿与盆壁或阔韧带粘连。③卵巢表面见子宫内膜异位病灶。④囊内容物为柏油样稠厚的巧克力色液体。

（3）进一步明确子宫直肠陷凹封闭情况的划分，若在宫骶韧带下方仍可见到部分正常腹膜，应定为子宫直肠陷凹部分封闭，否则为完全封闭。

做以上补充规定后是否能弥补R-AFS的不足，尚有待临床验证。

八、治疗

迄今为止，尚无一种理想的根治方法。无论是药物治疗或是保守性手术治疗，术后的复发率仍相当高。而根治则须以切除全子宫双附件为代价。因此，应根据患者年龄、生育要求、症状轻重、病变部位和范围，以及有无并发症等全面考虑，给予个体化治疗。

（一）一般原则

1.要求生育者

（1）即使是无症状或症状轻微的微型和轻度子宫内膜异位症患者，现多建议行腹腔镜检查，而不主张期待疗法。由于子宫内膜异位症是一种进行性发展的疾病，早期治疗可防止病情进展及减少复发。因此，如果是行腹腔镜诊断者，应同时将病灶消除。术后无排卵者可给予控制性促排卵，年龄>35岁者可考虑积极的辅助生育技术，以提高妊娠率。

（2）有症状的轻度和中度子宫内膜异位症患者：可选择腹腔镜手术和（或）联合药物治疗，术后或停药后可考虑促排卵治疗，以提高妊娠率。

（3）重度子宫内膜异位症或有较大的卵巢内膜样囊肿（直径≥5cm）者、直径2～4cm连续2～3个月经周期者，宜选择腹腔镜检查及手术治疗。有文献报道，手术前后给予药物治疗2～3个月，不仅能使手术顺利进行，还有利于减少术后复发。停药后再促排卵或加以其他辅助生育技术。

2.无生育要求者

（1）无症状者，若盆腔肿块直径<2nm，且无临床证据提示肿块为恶性肿瘤（包括CA125正常水平，多普勒超声显示肿块血供不丰富，阻力指数>0.5），可定期随访或给予药物治疗。若盆腔肿块在短期内明显增大或肿块直径已达5cm以上，或CA125显著升高，无法排除恶性肿瘤可能，则需行手术治疗。

（2）有痛经的轻、中度子宫内膜异位症患者，可用止痛药对症治疗。症状较重或伴经常性盆腔痛者，宜口服避孕药，或先用假孕疗法或假绝经疗法3～4个月，然后再口服避孕药维持治疗。

（3）症状严重且盆腔包块>5cm，或药物治疗无效者，需手术治疗。根据患者年龄和病情，选择根治性手术或仅保留卵巢的手术。若保留卵巢或部分卵巢，术后宜药物治疗 2～3 个月，以减少复发。

3. 卵巢内膜样囊肿破裂者

需急诊手术，行囊肿剥除或一侧附件切除术，对侧卵巢若有病灶一并剔除，保留正常卵巢组织。术后予以药物治疗。

（二）治疗方法

1. 药物治疗

（1）假孕疗法：早在 1958 年 Kistner 模拟妊娠期体内性激素水平逐渐增高的变化，采用雌、孕激素联合治疗子宫内膜异位症取得成功，并将此种治疗方法称为假孕疗法。治疗期间患者出现闭经及恶心、呕吐、嗜睡和体重增加等副反应。最初，由于激素剂量过大，患者多难以坚持治疗。随后将剂量减小，每日服炔诺酮 5mg，炔雌醇 0.075mg，其疗效相当而副反应明显减轻。假孕疗法疗程长，需连续治疗 6～12 个月，症状缓解率可达 80％左右，但妊娠率仅 20％～30％，停药后复发率较高。目前对要求生育者，一般不再单独选择此种方法治疗。

（2）孕激素类药物：单纯高效孕激素治疗可抑制子宫内膜增生，使异位的子宫内膜萎缩，患者出现停经。一般采用甲羟孕酮、18-甲基炔诺酮等。治疗期间如出现突破性阴道出血。可加少量雌激素，如炔雌醇 0.03mg/d 或结合雌激素（倍美力）0.625mg/d。治疗后的妊娠率与假孕疗法相当，但副反应较轻，患者多能坚持治疗。

（3）假绝经疗法。

1）达那唑：是一种人工合成的 17α-乙炔睾酮的衍生物，具有轻度雄激素活性。它通过抑制垂体促性腺激素的合成与分泌，以抑制卵泡的发育，使血浆雌激素水平降低；同时，它还可能与雌激素受体结合，导致在位和异位的子宫内膜萎缩，患者出现闭经，因而又称此种治疗为假绝经疗法。体外实验证明达那唑可抑制淋巴细胞增生和自身抗体的产生，具有免疫抑制作用。推测达那唑还可能通过净化盆腔内环境，减少自身抗体的产生等而提高受孕能力。常用剂量为 400～600mg/d，分 2～3 次口服，于月经期第一天开始服药，连续 6 个月。症状缓解率达 90％～100％，停药 1～2 个月内可恢复排卵。治疗后的妊娠率为 30％～50％。若 1 年内未妊娠，其复发率为 23％～30％。

达那唑的副反应，除可出现痤疮、乳房变小、毛发增多、声调低沉及体重增加等轻度男性化表现外，少数可致肝脏损害，出现血清转氨酶升高，故治疗期间需定期检查肝功能，如发现异常，应及时停药，一般在停药 2～3 周后肝功能可恢复正常。阴道或直肠使用达那唑栓可减少全身用药的副作用，有较好的疗效。

2）孕三烯酮：为 19-去甲睾酮的衍生物，作用机制与达那唑相似，但雄激素作用较弱。由于它在体内的半衰期较长，故不必每天服药。通常从月经期第 1 天开始服药，每次服 2.5mg，每周服 2 次。治疗后的妊娠率与达那唑相近，但副反应较轻，较少出现肝脏损害，停药后的复发率亦较高。有人报告停药 1 年的复发率为 25％。

3）促性腺激素释放激素动剂：是人工合成的 10 肽类化合物，其作用与垂体促性腺激素释放激素（GnRH）相同，但其活性比 GnRH 强 50～100 倍。持续给予 GnRH-a 后，垂体的 GnRH 受体将被耗尽而呈现降调作用，使促性腺激素分泌减少，卵巢功能明显受抑制而闭经。体内雌激素水平极低，故一般称之为"药物性卵巢切除"。

GnRH-a 有皮下注射和鼻腔喷雾两种剂型，GnRH-a 乙酰胺喷雾剂为每次 200～400mg，每日 3 次；皮下注射剂有每日注射和每月注射 1 次者，目前应用较多的是每月 1 次，如戈舍瑞林长效制剂（又名诺雷德 zoladex），它是一种可生物降解，持续释放的 GnRⅡ-a，每针含 Gn-RH-a3.6mg，于月经期第 1 天腹壁皮下注射第 1 针，以后每 4 周注射 1 次，一般连续注射 3～6 次。大多数患者于开始治疗的 8 周内停经，末次注射后的 2～3 个月内月经复潮。

GnRH-a 治疗的副反应为低雌激素血症引起的潮热、出汗、外阴及阴道干涩、性欲减退和骨质丢失，长期用药可致骨质疏松。为预防低雌激素血症和骨质疏松，可采用反加疗法（add-back），即在 GnRH-a 治疗期间，加小量雌激素或植物类雌激素，如黑升麻提取物（莉芙敏）。有报道血浆 E_2 水平控制在 30～50ng/L 范围内，既可防止骨质疏松，又不致影响 GnRH-a 的疗效。通常在给 GnRH-a 2～3 次后，应加倍美力 0.3～0.625mg/d 及甲羟孕酮 2mg/d，或服 7-甲炔诺酮（利维爱）2.5mg/d。GnRH-a 的疗效优于达那唑，但无男性化和肝脏损害，故更安全。

2.手术治疗

手术治疗的目的：①明确诊断及进行临床分期。②清除异位内膜病灶及囊肿。③盆腔粘连及恢复盆腔正常解剖结构。④治疗不孕。⑤缓解和治疗疼痛等症状。

手术方式有经腹和经腹腔镜手术，由于后者创伤小，恢复快，术后较少形成粘连，现已成为治疗子宫内膜异位症的最佳处理方式。目前认为：以腹腔镜确诊，手术＋药物治疗为子宫内膜异位症治疗的金标准。

（1）保留生育功能的手术：对要求生育的年轻患者，应尽可能行保留生育功能的手术，即在保留子宫、输卵管和正常卵巢组织的前提下，尽可能清除卵巢及盆、腹膜的子宫内膜异位病灶，分离输卵管周围粘连等。术后疼痛缓解率达 80% 以上。妊娠率为 40%～60%。若术后 1 年不孕，复发率较高。

（2）半根治手术：对症状较重且伴有子宫腺肌症又无生育要求的患者，宜切除子宫及盆腔病灶，保留正常的卵巢或部分卵巢。由于保留了卵巢功能，患者术后仍可复发，但复发率明显低于行保守手术者。

（3）根治性手术：即行全子宫及双侧附件切除术。由于双侧卵巢均已切除，残留病灶将随之萎缩退化，术后不再需要药物治疗，也不会复发。但病变广泛且粘连严重者，术中可能残留部分卵巢组织。为预防卵巢残余综合征的发生，术后药物治疗 2～3 月不无裨益。

（4）缓解疼痛的手术：对部分经多次药物治疗无效的顽固性痛经患者还可试采取以下两种手术方案缓解疼痛：①宫骶神经切除术（LUNA）。即切断多数子宫神经穿过的宫骶韧带，将宫骶韧带与宫颈相接处 1.5～2.0cm 的相邻区域切除或激光破坏。②骶前神经切除术（PSN）。在下腹神经丛水平切断子宫的交感神经支配。近期疼痛缓解率较好，但远期复发率高达 50%。

（三）子宫内膜异位症复发

子宫内膜异位症复发是指手术切尽内异灶后又重新生长出来的新的子宫内膜异位症病灶，需与既往手术未切尽、病灶在术后复燃相区别。内异症复发包括以下几点：①子宫内膜异位症相关症状的复发。②临床检查发现新的深部浸润性子宫内膜异位症。③超声或 MRI 提示出现新的卵巢内膜样囊肿。④MRI 提示出现新的深部浸润性内异症。⑤再次腹腔镜手术取得子宫内膜异位症的组织病理学证据。

内异症术后的复发率较高，保守性手术后 1 年和 2 年的复发率可达 10% 和 15%。手术联合药物治疗可能对于减少复发有一定的作用,但仍需大规模的临床试验以验证,而手术和药物治疗是否规范直接影响术后复发率的高低。

(四)内异症恶变

有以下情况警惕恶变:①囊肿过大,直径>10cm或有明显增大趋势。②绝经后又有复发。③疼痛节律改变,痛经进展或呈持续性。④影像检查卵巢囊肿腔内有实性或乳头状结构,或病灶血流丰富。⑤血清CA125明显升高(>200IU/mL)。

子宫内膜异位症恶变诊断标准:①癌组织与EM组织并存于同一病变中。②两者有组织学的相关性,有类似于子宫内膜间质的组织围绕于特征性内膜腺体,或有陈旧性出血。③排除其他原发肿瘤的存在,或癌组织发生于EM病灶而不是从其他部位浸润转移而来。④有EM向恶性移行的形态学证据,或良性EM与恶性肿瘤组织相接。恶变的部位主要在卵巢,其他部位如阴道直肠隔、腹部或会阴切口等较少。一旦恶变应循卵巢癌的治疗原则。

九、预防

尽管子宫内膜异位症的发病机制尚未完全阐明,但针对流行病学调查发现的某些高危因素,采取一些相应的措施,仍有可能减少子宫内膜异位症的发生。

(一)月经失调和痛经者

劝导晚婚妇女,尤其是伴有月经失调和痛经者,尽早生育。若婚后1年尚无生育应行不孕症的有关检查。

(二)暂无生育要求或已有子女者

若有痛经,经量增多或月经失调,建议口服避孕药,既可避孕,还可能减少子宫内膜异位症的发生。

(三)直系亲属中有子宫内膜异位症患者

有原发性痛经,建议周期性服用孕酮类药物或避孕药,并坚持有规律的体育锻炼。

(四)尽早治疗并发经血潴留的疾病

如处女膜无孔、阴道及宫颈先天性闭锁或粘连等。

(五)防止医源性子宫内膜异位症的发生

(1)凡进入宫腔的腹部手术和经阴道分娩的会阴切开术,在缝合切口前,应用生理盐水冲洗切口,以免发生瘢痕子宫内膜异位症。

(2)施行人工流产电吸引术时,在吸管出宫颈前,应停止踩动吸引器,以使宫腔压力逐渐回升,避免吸管出宫颈时,在宫腔压力骤变的瞬间,将宫内膜碎片挤入输卵管和盆腔。

(3)输卵管通液或通气试验,及子宫输卵管碘油造影等,均应在月经干净后3~7天内进行,以免手术中将月经期脱落的子宫内膜碎片送至盆腔。

十、临床特殊情况思考及建议

(一)如何提高子宫内膜异位症的早期诊断率

子宫内膜异位症术前诊断正确度差异较大,20%~30%患者可无痛经、不孕、慢性盆腔疼痛等症状。并且存在诊断延迟的问题,据统计,从痛经症状出现到外科手术确诊子宫内膜异位症之间需 7～12 年。对于不同部位的子宫内膜异位症应密切结合其相应部位的症状和体征，如：肠道内异症可有腹痛、腹泻或便秘；脐部、手术瘢痕、会阴部子宫内膜异位症可出现经期疤痕疼痛、出现包块；亦如典型病例的子宫后倾粘连固定，子宫直肠陷凹触痛性结节，子宫一侧或双侧扪及与子宫相连的不活动的囊性肿块等进行诊断。对于不孕妇女经常规检查未能发现异常或发现异常但经短期治疗失败后也应考虑到子宫内膜异位症可能，应进一步行腹腔镜检查。

腹腔镜检查及术中活检是诊断子宫内膜异位症的金标准，随着腹腔镜广泛应用，内异症诊断正确率已发生了飞跃，但仍有一定局限性。对于一些早期内异症及镜下不典型病灶如息肉状病灶、水泡状病灶、腹膜缺损等无色素病灶，首先要注意识别进行组织活检，其次还可应用"热-色试验"帮助诊断，以减少假阴性率(热-色试验阳性为病灶内凝后变棕黑色)。

寻找新的、简单可靠且无创的内异症诊断方法一直是内异症研究的热点。最近有研究显示：内异症患者子宫内膜活检标本中存在小无髓神经纤维，神经纤维的平均密度为(26.8 ± 55.9)/mm²，而非内异症患者则不存在。因此，小无髓神经纤维染色可能是一个潜在的早期微创诊断方法。此外，通过蛋白质组学、基因组学等研究方法去寻找内异症患者的分子特征，也可能成为将来早期、无创诊断的方法之一。

(二)子宫内膜异位症合并不孕的治疗方法选择

内异症合并不孕患者术后处理复杂且尚有争议，由于疾病的表现形态不同，反映其伴随的相关病变不同，因而其治疗结局也就不同。处理此类患者必须注意：①需对手术过程客观地进行记录并行 r-AFS 评分，充分评估手术情况。②需对手术后影响不孕的因素进行评估。Adamson 提出了通过计算将病史因素和外科因素相结合的子宫内膜异位症生育指数(EFI)来估计手术后妊娠的可能性，病史因素包括年龄、不孕时间及妊娠次数，而外科因素则包括涉及输卵管及卵巢的最小功能评分(LF score)、AFS 内异症评分及 AFS 总评分(AFS total score)。对于其他因素如排卵功能障碍、男方因素等所致不孕者，辅助生殖技术(ART)可能更有利。

1.对轻度内异症合并不孕，手术是否有必要？

目前认为手术者较期待治疗者妊娠率高，平均受孕率高 6%～8%。Mancowx 等多中心、前瞻性、双盲、随机对照研究表明：腹腔镜手术治疗后妊娠率高于非治疗者(29% vs 19%)，对仅仅有轻度内异症也如此，手术对妊娠率的提高优于其他治疗方法。因此多认为，即使为轻度子宫内膜异位症合并不孕，也应及时手术。

2.子宫内膜异位症合并不孕，何种治疗方法为佳？

目前认为，手术对妊娠的疗效优于药物治疗，而各种药物作用对妊娠率并无差异。在卵巢子宫内膜异位症手术中，术中注意尽量保留正常的卵巢皮质，减少电凝、电烙的时间，推荐使用缝扎止血的方法使卵巢成形，有需要者可同时术中行输卵管整形通液或联合宫腔镜检查，尽量矫治不利生育的因素。手术后用卵巢功能抑制药物并未增加妊娠率。

3.控制性促排卵的应用

在子宫内膜异位症手术治疗后采用控制性促排卵(COS)方法可提高受孕率，手术后是否应及时应用此方法，以往观点与目前观点不同。以往观点认为：在促排卵的同时会增加疾病的复发。而目前观点认为内异症手术后的 6 个月为妊娠的黄金时间，在这一时期中，解剖结构经手术恢复正常、术后粘连尚未形成，体内因疾病而造成的内环境紊乱纠正，故应抓紧这最佳时间，及时应用促排卵药物提高受孕率。文献报道，手术后应用促排卵治疗，每个周期的受孕率为 5%～18%，而对照组仅为 2%～4%。大多数观点认为：术后控制性促排卵和其他生殖辅助技术联合应用比手术后期待疗法者受孕率高4倍,而加用GnRHa+人工授精治疗者妊娠率可提高6倍。

30岁以下轻度内异症者每周期的基础妊娠率为6%～8%,而重度内异症者仅0～2%。在解剖结构正常的患者中,采用氯米芬(CC)+人工授精(IUI)治疗者,每周期受孕率达6%～8%。而加用GnRHa+IUI治疗者每周期受孕率可增加12%～20%,尤其对Ⅰ～Ⅱ期子宫内膜异位症患者疗效已得到肯定。一般以3～4周期为宜,最多不超过6个周期。

在控制性促排卵过程中,双胎的发生率25%,三胎4%,四胎1%。重度卵巢过度刺激征发生率1%、中度5%～7%,异位妊娠发生率5%。大多数妊娠发生在治疗的第2～4个周期。且与正常人群相比,出生缺陷的发生率增加。

在促排卵的同时,应视情况联合应用辅助治疗,包括黄体期应用孕激素以支持内膜、甲状腺低下患者加用甲状腺素、低剂量的阿司匹林增加种植能力、地塞米松降低雄激素水平、芳香化酶抑制剂阻断雌激素生成等。已有许多文献报道其益处,然而,目前对于这些药物在内异症不孕治疗中的具体作用仍不清楚,因此在临床实践中,应个体化用药。

(三)子宫内膜异位症复发的预测

子宫内膜异位症术后的复发率较高,但目前尚缺乏具有较高敏感性和特异性的复发监测指标。临床回顾性研究显示:r-AFS期别越高、既往有内异症相关药物治疗史、内膜样囊肿直径越大、患者年龄越轻可能是内异症患者术后复发的高危因素。而孕激素受体-B(PR-B)、核因子-kB(NF-kB)、Slit-2等基因在复发患者的异常表达,使得其成为潜在的、能预测复发的生物学标记物之一。

第二节　子宫腺肌病

子宫腺肌病是由子宫内膜的腺体与间质侵入子宫肌层生长所引起的一种良性疾病,过去曾称之为内在性子宫内膜异位症。子宫腺肌病也是一种较常见的妇科病,据报道在手术切除的子宫标本中,6%～40%有子宫腺肌病。患者多为35～45岁的中年妇女。

一、发病机制

通过对子宫腺肌病的子宫标本做连续组织切片,发现子宫内膜的基底层常与肌层内的病灶相连,使人们相信子宫腺肌病是由基底层子宫内膜直接长入肌层所致。子宫内膜并无黏膜下层,但与身体其他器官的黏膜一样,通常都是向空腔面生长,提示可能子宫肌层有抵抗内膜入侵的能力。多次分娩、人工流产刮宫术及宫腔感染等,可破坏局部肌层的防御能力,使基底层宫内膜得以入侵肌层并生长。由于子宫腺肌病常合并子宫肌瘤和子宫内膜增生过长,提示本病的发生还可能与较长时间的高雌激素刺激有关。此外,人绒毛膜促性腺激素(HCG)、生乳素(PRL)也与本病的发生有关。

二、病理

子宫腺肌病可分为弥漫型与局限型两种类型。弥漫型者子宫呈均匀增大,质较硬。通常子宫增大不超过3个月妊娠大小,过大者常合并子宫肌瘤。剖面见肌层肥厚,常以后壁为甚。

增生的平滑肌束呈小梁状或编织样结构，边界不清，无包膜。增厚的肌壁中可见小的腔隙，直径多在 5mm 以内。腔隙内常有暗红色陈旧积血。偶见肌壁内形成较大的积血囊腔，可向子宫表面突出，甚至发生破裂。局限型者，子宫内膜在肌层内呈灶性浸润生长，形成结节，但无包膜，故难以将结节从肌壁中剥出。结节内也可见含陈旧出血的小腔隙。有的结节向宫腔突出，颇似黏膜下子宫肌瘤。

镜下见子宫肌层内有呈岛状分布的子宫内膜腺体与间质。其周围平滑肌纤维呈不同程度增生。子宫内膜侵入肌层的深度不一，严重者可达肌层全层，甚至穿透子宫浆膜，引起子宫表面粘连和盆腔子宫内膜种植。病灶中的子宫内膜多呈增生反应或简单型（腺囊型）增生过长，偶为分泌反应。一般认为是由于病灶中的内膜系来自宫内膜的基底层，故而对孕激素不敏感或缺乏反应所致。

三、症状与体征

（一）痛经

约 70% 的患者有痛经。痛经程度不一，但常呈进行性加重趋势。一般认为痛经系月经期病灶出血，刺激子宫平滑肌产生痉挛性收缩引起的。病变愈广泛，痛经也愈严重。

（二）经量增多

由于子宫增大，供血增多，以及肌层中的病变干扰了子宫肌壁正常的收缩止血功能，引起经量增多；有的患者合并子宫肌瘤和子宫内膜增生过长，也可出现经量增多，经期延长或月经周期紊乱。

（三）不孕

病变弥漫及痛经较明显者，多有不孕。

（四）子宫增大

患者子宫常呈均匀性增大，质较硬，可出现压痛。有的子宫大小尚属正常，但后壁有结节突起。子宫活动度欠佳，月经期因病灶出血，局部压痛亦更明显。

四、诊断

凡中年妇女出现进行性加剧的痛经伴经量增多，盆腔检查发现子宫增大且质地较硬，双侧附件无明显异常时，应首先考虑子宫腺肌病。若月经期再次妇科检查，发现子宫较经前增大且出现压痛，或压痛较以前更明显，则诊断可基本成立。B超检查可发现子宫增大，肌壁增厚（多见于后壁），且回声不均，无边界，MRI 也有其特征性改变。由于一些患者可无痛经或症状轻微，临床上常误诊为子宫肌瘤。但子宫腺肌病的血清 CA125 水平往往升高，而子宫肌瘤者多为正常，检测血清 CA125 对两者的鉴别可有一定帮助。

五、治疗

症状较严重且年龄较大者，一般需行次全子宫或全子宫切除术。年轻且要求生育者，如病灶很局限，也可考虑病灶切除。由于子宫腺肌病的病灶边界不清又无包膜，故不易将其全部切除。残留的可疑病灶可用电凝器烧灼。病灶切除可缓解其症状，提高妊娠率，但复发率较高。

症状较轻者，可服吲哚美辛（消炎痛）类前列腺素合成酶抑制剂，以减轻疼痛。甲睾酮（甲基睾丸素)可减少盆腔充血,使疼痛减轻及经量减少。一般每日 2 次,每次 5mg 舌下含服,连续 2～3 个月。

假孕疗法对子宫腺肌病无效。达那唑、18-甲基三烯炔诺酮和 GnRH-a 等药物均可通过抑制卵巢功能,使子宫内膜萎缩,造成人工绝经,症状缓解。停药后,往往随月经复潮症状又起。对要求生育者,采用上述药物治疗能否提高妊娠率,尚待探讨。

第十一章　盆腔器官脱垂

盆底功能障碍性疾病包括尿失禁、盆腔器官脱垂、大便失禁等,严重影响女性的身心健康。

第一节　阴道前后壁膨出

子宫的正常位置有赖于盆底肌肉和筋膜以及附着于子宫的韧带的作用。其中尤以主韧带及肛提肌更重要。子宫纵轴与阴道纵轴呈垂直交叉,所以当腹压增加时子宫不会沿阴道方向下垂。骨盆两侧扇形的肛提肌是盆膈的主要组成部分,在尾骨与直肠间形成坚实的肛提肌板为厚横纹肌及筋膜组织。通过肌肉收缩使其紧张力增加及抵抗腹腔内压力,从而支持骨盆内器官,如果肛提肌及骨盆内筋膜损伤或减弱,腹内压力增加时,则可发生子宫脱垂,伴阴道前壁、后壁膨出。

一、阴道前壁膨出

阴道前壁膨出往往形成膀胱膨出及尿道膨出。

(一)病因

阴道前壁的支持组织主要是耻骨膀胱宫颈筋膜,它起自耻骨联合后面及耻骨弓,当分娩、胎头通过阴道时,使子宫颈前方的耻骨宫颈筋膜及肛提肌的耻骨肌部过度伸张,甚至撕裂,在产褥期又未能恢复,使膀胱底部失去支持力量,膀胱逐渐由扩大的膀胱宫颈间隙向阴道前壁膨出。如果耻骨宫颈筋膜前部支持尿道的部分亦受损害,则发生尿道膨出。

阴道前壁膨出绝大多数发生于产后,尤与多产次有关,少数发生于更年期或绝经期后,此乃由于雌激素水平下降,组织松弛之故。偶亦发生于青年及老年未婚妇女,可能因盆底组织结构先天发育较差的缘故,因此其发生的原因是多方面的,主要是分娩损伤,其次是腹内压力增加、体质因素的影响。

(二)阴道前壁膨出分度

Ⅰ度(轻度):阴道前壁膨出已接近处女膜缘,尚未膨出阴道外。

Ⅱ度(中度):部分阴道前壁膨出阴道外。

Ⅲ度(重度):阴道前壁全部膨出阴道外。

上述分度的确定应以患者站立、行走或劳动时,生殖道下降最低者为准。当患者仰卧位时,应以加腹压的膨出度为准。

(三)临床表现

常有尿频、尿急症状,此乃由于阴道前壁膨出,膀胱及尿道变位所致,尿频最初只在日间发生,原因是膀胱三角区受到激惹,但当合并有膀胱炎时则兼有夜间尿频及灼热感,膀胱膨出严重者常有排尿困难,愈用力则排尿愈困难,不用力时立即又复有尿意。此时患者须用手把脱垂的膀胱推回阴道内,并加以托持,方能排尿。如果同时伴有子宫脱垂,则膀胱位置低于尿道水平,膀胱与尿道呈锐角屈曲而发生尿潴留,此时极易引起尿路感染,患者有尿频、尿急现象。若输尿管变成屈曲状而妨碍尿液流通时,则会发生输尿管积液及肾盂积液,或继发感染,严重者可使肾脏受到损害。

膀胱膨出另一常见症状为压力性尿失禁,即咳嗽、大笑或用力时,有少量尿液溢出。如合并尿道膨出,则尿失禁症状更明显。其原因是膀胱膨出与尿道间的角度消失,尿道因肌紧张力松弛而失去正常括约功能。严重尿失禁时经常有少量尿液刺激外阴而瘙痒,影响日常生活和劳动。

患者常有腹部下坠感、腰酸、久立后加重,感觉有物自阴道脱出,劳动时肿物增大,休息后肿物缩小。

(四)诊断

患者有尿频、尿失禁症状。检查外阴时,阴道前壁呈不同程度球形膨出,平卧时缩小,用力时增大或下移。注意有无尿道膨出。阴道前壁膨出应与阴道前壁囊肿鉴别,用金属导尿管插入膀胱,在膨出部位触到导尿管顶端即为膀胱膨出,如果在阴道内的指诊触不到导尿管顶端即为阴道前壁囊肿。此外还应与尿道或膀胱憩室鉴别。

(五)治疗

轻症者不需特殊治疗。有症状者或Ⅱ度、Ⅲ度膨出者可行阴道前壁修补术,将耻骨筋膜缩紧,或行前盆底网片悬吊术;如果并发尿道膨出应同时修补。

(六)预防

正确处理滞产,及时施行助产手术,会阴、阴道及宫颈有裂伤时应及时缝合。产时及产后勿使膀胱过度充盈,及时排尿。注意产后保健,使生殖器官按期恢复正常。

二、阴道后壁膨出

阴道后壁膨出多表现为直肠膨出,又称直肠膨出,偶尔伴有子宫直肠窝疝。常与阴道前壁膨出和子宫脱垂同时存在。

(一)病因

阴道后壁是由直肠与阴道两侧的耻骨尾骨肌及其在直肠与阴道筋膜间交叉的肌纤维及生殖膈等盆底支持组织组成。由于分娩,盆底组织过度伸展,甚至撕裂,未能得到恢复,使直肠前壁向阴道后壁凸起,即直肠膨出。

(二)阴道后壁膨出分度

Ⅰ度(轻度):阴道后壁膨出接近处女膜缘,尚未膨出阴道外。

Ⅱ度(中度):部分阴道后壁膨出阴道外。

Ⅲ度(重度):阴道后壁全部膨出阴道外。

(三)临床表现

轻度膨出时无症状,明显膨出时有下坠感、腰酸及大便困难,需用手指向内向后压迫会阴方能排便。

(四)诊断

在阴道后壁可见膨出的球形物。肛门检查时手指向前方可进入直肠膨出的盲袋中。应与子宫直肠窝疝鉴别。后者在阴道上端近后穹隆处凸起。

(五)治疗

轻症者不需治疗,重症者应行阴道后壁及会阴修补术或行后盆底网片悬吊术。

(六)预防

与阴道前壁膨出相同。产时应及时修补会阴裂伤。

第二节　子宫脱垂

子宫从正常位置沿阴道下降,子宫颈外口达坐骨棘水平以下,甚至全部脱出于阴道口外,称子宫脱垂,常伴发阴道前后壁膨出,而以并发阴道前壁膨出多见,因子宫前壁与膀胱紧密相连,子宫下降时将阴道前壁上部向下牵拉。在正常情况下。膀胱子宫窝与阴道前穹隆的距离约2cm,子宫脱垂时由于子宫颈延长,该段距离增加,有时可达4～5cm以上,同时子宫直肠窝腹膜与阴道后穹隆的距离也增大,可达2～3cm。

一、病因

分娩时造成宫颈、主韧带、子宫骶韧带、筋膜及肌肉损伤,产后未能恢复是主要原因。

(一)产伤

分娩时,子宫口未开全产妇即用力屏气,急产、滞产、手术产都能使子宫支持组织松弛或撕裂,如未及时修复裂伤,则为日后子宫脱垂创造了条件。

(二)骨盆支持组织张力减退

老年人及长期哺乳妇女雌激素下降,生殖系统萎缩,或生育过多、过密,或年轻妇女盆底组织先天性发育不良等,均可发生子宫脱垂。

(三)腹腔内压力增加

产后过早参加重体力劳动,或有慢性咳嗽、习惯性便秘、长期从事蹲位、站位的劳动,可使后位子宫发生脱垂。

二、子宫脱垂的分度

Ⅰ度(轻度):宫颈外口低于坐骨棘水平,但不露于阴道口,未达处女膜缘。

Ⅰ度(重度):宫颈外口露于阴道口,但未突出处女膜缘外。

Ⅱ度(轻度):宫颈部分或全部脱出阴道外,但宫体尚在阴道内。

Ⅱ度(重度):宫颈及部分宫体脱出阴道外。

Ⅲ度:宫颈及宫体全部脱出阴道外,阴道壁向外翻出。

以上分度的准则与阴道前壁膨出分度的准则相同,以分度较重者为标准。

关于盆腔脏器膨出程度的评价标准,国内外尚不统一。国外有盆腔器官脱垂定量(POP-

Q)分度法。因其客观、细致,经论证有良好的可靠性和重复性,所以在 1995 年被国际尿控协会(ICS),1996 年被美国泌尿妇科协会(AUGS)和妇科外科协会(SGS)认可、接纳并推荐在临床、科研中使用,至今已成为国外应用最广泛的脱垂评价体系。

　　POP-Q 分期系统是利用阴道前壁、阴道顶端、阴道后壁上 6 个点为指示点,与参照(O 点)处女膜的关系来界定盆腔器官的脱垂程度。位于处女膜以上用负数表示,处女膜以下则用正数表示阴道前壁上的 2 个点分别为 Aa 和 Ba 点;阴道顶端的 2 个点分别为 C 和 D 点;阴道后壁的 Ap、Bp 两点与阴道前壁 Aa、Ba 点是对应的。另外包括阴裂(gh)的长度即为尿道外口中线到处女膜后缘的中线距离,会阴体(pb)的长度即为阴裂的后端边缘到肛门中点距离,以及阴道的总长度(TVL)。测量值均为厘米表示。

　　POP-Q 通过 3×3 格表记录以上各测量值,客观地反映盆腔器官脱垂变化的各个部位的具体数值(表 11-1～表 11-3)。

表 11-1　盆腔器官脱垂评估指示点(POP-Q)

指示点	内容描述	范围
Aa	阴道前壁中线距处女膜 3cm 处,相当于尿道膀胱沟处	-3 至+3cm 之间
Ba	阴道顶端或前穹隆到 Aa 点之间阴道前壁上段中的最远点	在无阴道脱垂时,此点位于-3cm,在子宫切除术后阴道完全外翻时,此点将为+TVL
C	宫颈或子宫切除后阴道顶端所处的最远端	-TVL 至+TVL 之间
D	有宫颈时的后穹隆的位置,它提示了子宫骶骨韧带附着到近端宫颈后壁的水平	-TVL 至+TVL 之间或空缺(子宫切除后)
Ap	阴道后壁中线距处女膜 3cm 处,Ap 与 Aa 点相对应	-3 至+3cm 之间
Bp	阴道顶端或后穹隆到 Ap 点之间阴道后壁上段中的最远点,BP 与 Ap 点相对应	在无阴道脱垂时,此点位于-3cm,在子宫切除术后阴道完全外翻时,此点将为+TVL

表 11-2　盆腔器官脱垂分度(POP-Q 分类法)

分度	内容
0	无脱垂 Aa、Ap、Ba、Bp 均在-3cm 处,C、D 两点在阴道总长度和阴道总长度-2cm 之间,即 C 或 D 点量化值<[TVL-2]cm
I	脱垂最远端在处女膜平面上>1cm,即量化值<-1cm
II	脱垂最远端在处女膜平面上<1cm,即量化值>-1cm,但<+1cm
III	脱垂最远端超过处女膜平面>1cm,但<阴道总长度-2cm,即量化值>+1cm,但<[TVL-2]cm
IV	下生殖道呈全长外翻,脱垂最远端即宫颈或阴道残端脱垂超过或阴道总长-2cm,即量化值>[TVL-2]cm

表 11-3　POP-Q 的记录方法

前壁 Aa	前壁 Ba	子宫颈或口 C
生殖道裂孔 gh	会阴 pb	阴道总长 tvl
后壁 AP	后壁 BP	后穹窿 D

POP-Q 的操作细节：POP-Q 的评价前提是患者在检查时处于最大脱垂状态。最大脱垂状态的判定必须符合以下一项或多项：①屏气时脱垂物变紧张。②牵引膨出物并不能导致脱垂进一步加重。③检查时膨出物的大小、紧张度应与患者病史中的最大膨出程度相似，必要时使用一面小镜子以便清楚观察膨出的情况。④屏气时站立位是确保脱垂处于最大状态的方法。

三、临床表现

(一)阴道脱出肿块

当行走或增加腹压时有肿块自阴道脱出，卧床休息后能自行回缩。病情发展严重时则不能回缩，须用手推进阴道。长期暴露于阴道外的宫颈或阴道前后壁，因摩擦可发生局部黏膜角化、溃烂、出血及分泌物增多。

(二)腰背酸痛及下坠感

由子宫颈旁组织及子宫骶骨韧带受到下垂子宫的牵引而感腰背酸痛及下坠，走路及劳累后加重。

(三)泌尿系症状

常发生尿频、尿急症状，重症者有排尿困难、尿潴留，经常有残余尿或压力性尿失禁，易引起尿路感染。

输尿管随子宫脱垂向下移位、弯曲，易发生输尿管积水，特别是重度子宫脱垂时，输尿管扭曲更重，反复发生泌尿系感染，易导致肾衰竭。

(四)性欲及生育能力减退

子宫脱垂患者有性欲减退，性交时感阴道深部疼痛。有的患者生育能力减退，甚至继发不孕。

四、诊断

根据症状及体征，一般不难诊断。阴道检查时令患者向下屏气，如果子宫颈达坐骨棘水平以下，或露于阴道口外，诊断即可确立。检查时须注意下列各项。

(1)子宫是否脱垂，脱垂程度如何。

(2)子宫脱垂是否并发子宫颈延长，抑或仅有子宫颈延长而无脱垂。

(3)有无膀胱膨出或尿道膨出。

(4)有无直肠膨出或子宫直肠陷窝疝。

(5)会阴裂伤情况，肛提肌解剖情况，肌肉收缩张力。

（6）有无膀胱炎、局部溃烂及输尿管积水。

（7）患者体质情况，有无长期引起腹压增加的因素存在。

五、治疗

轻度患者多采用子宫托、药物等方法，中、重症者则采用手术治疗。

（一）子宫托

子宫托是一种支持子宫、子宫颈及盆底组织的用具，能支持阴道壁，使组织不致因松弛而下垂，同时利用肛提肌的耻骨尾骨肌将子宫托支撑于阴道穹隆部，维持子宫颈在坐骨棘水平，使子宫及阴道壁不致下垂，可以减轻或消除症状。近年来由于手术技术的改进，使用子宫托者显著减少。

（二）药物治疗

常用药物为补中益气汤加减，对轻症者起一定作用。有学者认为服用雌激素替代疗法有助于改善盆底支持力和增加阴道上皮组织的抵抗力，对这方面的实际效果，尚有待观察总结。

（三）盆底肌肉收缩运动

主要是锻炼肛提肌，加强此肌的收缩力。方法为：患者平卧屈膝，两足靠近臀部，用足与肩胛做支点，将臀部自床上抬起，同时吸气，将肛门收紧，然后放下臀部，呼气将肛门放松，一吸一呼反复锻炼，每日2～3次，每次5～15分钟，或患者坐、卧、立均可用力紧缩肛门，继而放松，反复动作。

（四）手术治疗

自阴道进行手术，同时修补阴道前后壁膨出，效果好，手术的目的是矫正并恢复骨盆底组织的支持功能。

1.手术治疗要求

（1）缩短已延长及松弛的主韧带。

（2）改进肛提肌功能：修补阴道后壁时，将已松弛的肛提肌内缘及其筋膜缝合于直肠前方，以缩小肛提肌裂隙。修补阴道前壁时，将耻骨直肠肌部分的内缘及其内侧的筋膜缝合于尿道与阴道之间，以缩小泌尿生殖裂隙。

（3）加强筋膜的支持功能：手术时缩短耻骨膀胱筋膜，加强阴道前壁及膀胱的支持力。缝合耻骨尾骨肌裂隙及直肠筋膜，重新建立功能完好的会阴体，矫正直肠膨出。将两侧子宫骶骨韧带向正中相对缝合，以矫正子宫直肠窝疝。

（4）将两侧子宫骶骨韧带向正中相对缝合，以矫正子宫直肠窝疝。

（5）子宫颈肥大或延长时，应切除部分宫颈。

子宫Ⅰ度脱垂需保存生育功能者，一般采用非手术治疗，不需保存生育功能者，可采用曼彻斯特式手术及经阴道结扎输卵管。子宫Ⅱ度脱垂尚需保存生育功能者，无子宫颈延长时，可行阴道前后壁及会阴修补术；有子宫颈延长时，可行曼彻斯特式手术。子宫重Ⅱ度及Ⅲ度脱垂时可经阴道切除子宫并行阴道前后壁修补术。其他手术如腹壁筋膜子宫悬吊术、阴道闭合术等，效果不佳，现已不采用。

2.近年来常用的盆底重建手术

近年来鉴于国内外学者提出以最大程度地恢复解剖、恢复功能，并要微创为原则，开展了围绕解剖的维持(保留子宫)或缺损修复、结构重建以及替代物(mesh)应用的各种手术。

(1)经阴道骶棘韧带固定术(SSLF):1958年由Sederl首次提出,经多次改良后,现已成为较常用的术式,成功率85%~90%,略低于经腹骶骨阴道固定术,但安全性高。可行单侧或双侧固定,多行右侧固定法,但术后膀胱膨出的复发率较高(11%)。使用辅助缝合器可以避免分离组织所造成的损伤并且定位准确,但其价格昂贵,无法推广。对于阴道短缩的患者,难以进行骶棘韧带固定术,大约4%的患者难以完成手术,据文献报道,骶棘韧带固定术后,由于阴道狭窄引起性交困难的患者可达10%。

(3)骶骨阴道固定术:骶骨固定术对阴道穹隆膨出的治愈率为90%~100%,是一种治愈率很高的手术,但57%的患者术后有排便困难等问题。1950年Shuguier和Scali首次报道了经腹途径,随着腔镜外科的发展,开创了经腹腔镜途径。目前认为,经开腹优于经腹腔镜途径,但开腹手术的创伤大,住院时间长。而腹腔镜具有创伤小、伤口美观、住院时间短、并发症少、患者满意率高的优点,主要并发症有骶前静脉出血,发生率1.12%~2.16%。

(3)经腹或经腹腔镜子宫骶韧带阴道顶悬吊术:手术时首先寻找阴道顶和子宫骶韧带的近端,然后切开阴道顶上的腹膜,以暴露前方的耻骨宫颈筋膜和后方的直肠阴道筋膜,将这两个筋膜互相靠拢缝合后,形成新的阴道顶,并将其悬吊子宫骶韧带上。近期效果尚可,但远期复发率较高。

(4)经阴道后路悬吊带术(P-IVS):1997年由澳大利亚Petros首次报道,并取得令人满意的效果。操作用IVS导杆经直肠旁隙进入,由阴道顶穿出,在会阴体和阴道穹隆间送入一8mm宽的聚丙烯吊带,形成新"韧带"以加强萎缩的宫骶韧带力量。该术式创伤少、安全、有效,总体治愈率为91%,术后24小时就能出院,术中无需输血。并发症主要有直肠损伤、血肿、感染、悬吊带排异反应等,发生率很低。

(5)改良的经后路阴道壁悬吊(PVWH,又被称之为"童式后路悬吊术"):该手术是童晓文于2003年设计的,优点是利用聚丙烯吊带形成上下两个U字形,上U字形使子宫拉长的主骶韧带部分或全部得到恢复,后穹隆变深变宽;下U字形在宫骶韧带水平形成新的肛提肌筋膜和子宫骶骨韧带。但由于未对阴道前壁进行修复,使阴道前壁相对薄弱,部分患者可再发阴道前壁脱垂或宫颈延长。

(6)PROLIFT盆底修复装置:1998年法国的盆底外科医生开始开发一种单一置入合成网片以同时支撑前壁、后壁和顶部膨出器官的方法,即Prolift网片。该项改进的技术采用一种特殊尺寸和形状的聚丙烯网片,通过网片的延长臂无张力地固定以达到解剖学修补的目的,包括穿过盆腔筋膜腱弓经闭孔在前部固定和穿过骶棘韧带经臀肌在后部固定。最近一项多中心的687例患者应用Prolift网片的回顾性研究表明,盆底器官膨出经阴道Prolift网片技术治疗(TVM)的安全性高,短期并发症发生率低。器官膨出复发(OPR)及压力性尿失禁(SUI)复发的发生率分别为5.3%和5.4%。但令人担忧的是OPR复发以后的临床难处理及SUI复发仍需后续的尿道下吊带悬吊术,需要手术治疗的肉芽肿形成和阴道侵蚀(GF&VE)的发生率为6.7%,并且该盆底修复装置价格昂贵,推广受到很大的限制。

(7)聚丙烯网片全盆底悬吊术:该手术是童晓文在2005年结合中国国情设计的一种微创而又经济的术式,又称之为同济术式。利用一张10cm×15cm聚丙烯网片耗材即可完成保留子宫的全盆底重建术。该术式强调盆底作为一个整体,保持其完整性及解剖复位的重要性,采用聚丙烯网片悬吊双侧子宫主韧带、骶韧带,并将网片的体部放置在盆底前腔室(阴道膀胱间隙)和盆底后腔室(直肠阴道间隙)内,将自行裁剪的蝶形聚丙烯网片用牵引线将网片的翼部通过专用穿刺锥经闭孔和坐骨直肠窝在适当的位置对这些腔室进行支撑,同时进行肛提肌及会阴体的修复,从而完成盆底三个平面的重建,如伴 SUI 的患者则同时行压力性尿失禁的治疗。它使损伤的盆底组织连成整体,使承受压力的面积增大,而单位面积承受的压力减小。不仅加强了宫骶韧带及阴道后壁,子宫拉长的主、骶韧带部分或全部得以恢复,后穹隆变深、变宽,避免传统手术造成的生殖器官扭曲、解剖移位所造成的一系列临床症状。对子宫主韧带、膀胱宫颈韧带也给予加固,避免了因后路悬吊造成子宫相对前倾前屈,间接增加阴道前壁的压力,而导致的宫颈在较短时间内快速延长和明显的阴道前壁膨出。

3.手术治疗的适应证与禁忌证

适应证:①严重生殖道脱垂而有显著症状者。②子宫脱垂伴有重度会阴裂伤。③曾经非手术治疗无效者。④子宫脱垂并有明显子宫颈延长、肥大。

禁忌证:①有外阴炎、阴道炎、盆腔炎者,须先治炎症,然后手术。②子宫颈及阴道有溃疡者,治愈后再手术。③有严重心脏病、高血压病、肾炎、糖尿病、肝功能损害、活动性肺结核、慢性支气管炎、恶性肿瘤及出血性疾病等,暂不宜手术,待病情好转后再考虑。④子宫颈或子宫体有恶性病变者。⑤月经期、妊娠期不宜手术。

4.手术时可能发生的损伤及出血

(1)膀胱损伤:多发生在修补阴道前壁分离阴道壁与膀胱时,特别是当阴道壁曾有慢性溃疡,愈合后局部形成瘢痕,手术分离困难,易损伤膀胱。损伤后,可见尿液溢出,此时可用"00"号肠线缝合漏孔,切勿穿过膀胱黏膜,再在膀胱肌层用细丝线缝合一层或二层,术后留置导尿管5～7天。

(2)输尿管损伤:手术时未将膀胱向上及向侧旁(包括输尿管)充分推开,或钳夹宫旁组织过宽、过多时,有可能损伤输尿管。一般输尿管损伤多在手术后数日内发现,患者诉一侧腰胀痛,尿量少,患者腰部有叩击痛,确诊后立即行外科处理。

(3)直肠损伤:手术分离阴道后壁与直肠间组织时,如果层次不清,阴道后壁过厚或粘连,易发生直肠损伤。发现损伤应立即修补,用"00"号铬肠线缝合直肠壁,不要穿透直肠黏膜,然后用1号丝线间断缝合阴道黏膜下组织。术后服流质饮食5天。

(4)出血:手术时对血管或残端结扎不牢,或牵拉残端,致使残端线结滑脱而出血,或分离阴道前壁黏膜两侧过宽,或分离阴道后壁两侧肛提肌过宽时均可引起大量出血。术者应熟悉主要血管部位,牢固结扎,熟悉局部解剖,按层次分离,可减少出血。

(5)休克:手术时失血过多,手术时间过长,过度牵拉盆腔脏器等,均可能发生休克。术者在手术操作时,动作应轻柔、准确,尽量缩短手术时间,贫血及体质虚弱者更应加以注意选择手术方式。

5.手术后并发症

(1)出血或血肿形成:手术时血管残端结扎不牢固,术后1～2日内阴道内可发生渗血或血肿形成,如为少量阴道渗血,用纱布卷填塞阴道加压止血。止血无效或出血严重时,应拆开阴道壁缝线,寻找出血部位,再次缝扎出血点。

(2)伤口感染、裂开:由于手术时消毒不严密,或术后外阴清洁注意不够,可以发生感染。轻症者伤口感染化脓,重症者可发热,局部伤口愈合不良或坏死。此时应给予引流,并使用抗生素治疗。

(3)排尿困难:手术后拔除导尿管后,有些患者不能自然排尿。这是由于术时分离膀胱过广泛,使骨盆底的交感神经受到损伤,或由于尿道括约肌痉挛,致术后不能自然排尿。此时应协助患者坐起排尿,如仍不能排尿,可放留置导尿管,每4小时放尿一次,避免膀胱过度膨胀。

(4)尿失禁:手术后尿失禁可能由于尿道括约肌或其周围瘢痕形成,或由于分离膀胱膨出时神经受损害所致。主要应在手术时适当修复膀胱颈,避免尿失禁发生。

(5)膀胱炎:常由术时及术后多次导尿引起膀胱感染,应给予抗生素治疗。

(6)性交困难及性交疼痛:阴道修补术时切除过多阴道黏膜,或会阴修补过高使阴道口狭窄,或肛提肌缝合过紧过深,导致阴道过短或狭窄。手术时应避免以上过度修补,以适中为宜。

(7)网片的外露或侵蚀:与个人反应、网片包埋的深浅及排异作用有关,多发生于术后半年。

6.手术失败或复发的处理

手术后大部分患者疗效好,有少数患者失败或复发脱垂,大致有以下几种原因:①重度子宫脱垂及阴道前后壁膨出患者,其盆底组织损伤严重,肛提肌萎缩。②手术方式选择不当,或手术时未按解剖层次分离缝合,或手术修补做得不彻底。③手术后未充分休息而过早行重体力劳动。④手术后慢性咳嗽、便秘等增加了腹压。⑤手术后再度妊娠分娩者,复发率高。

术后复发的处理方法如下。

(1)手术后膀胱及直肠膨出程度轻,无明显症状者,可不必再手术。应避免重体力劳动,增强体质。

(2)术后子宫发生重度脱垂者,尤其伴有压力性尿失禁、子宫直肠陷窝疝时,可以考虑再次手术,手术方式有:阴道前、后壁修补术,子宫颈切除术,阴道直肠陷窝疝修补,部分阴道闭合术或外阴修补术等。可经腹行子宫固定术(将子宫底固定在骶骨前方),或经腹行阴道顶端悬吊术(将阴道顶部悬吊在腹直肌前筋膜),或行全盆底网片悬吊术。

六、预防

由于开展了妇女保健及计划生育措施,子宫脱垂已逐年减少。接产时及时缝合会阴及阴道裂伤,正确处理难产;产后不久蹲,不做重体力劳动,避免便秘、慢性咳嗽等增加腹压的疾病;哺乳期以不超过一年为宜。老年期妇女应多户外活动与锻炼,以加强全身肌肉及盆底支持组织的弹力。

第三节　子宫直肠陷窝疝

阴道后壁膨出可发生于阴道后壁的上段或下段,发生于下段时称为直肠膨出,发生于上段时称为子宫直肠陷窝疝,又称道格拉斯腔疝、肠膨出、肠疝或阴道后疝。是指腹膜腔向子宫直肠陷凹方向疝出,以致小肠或乙状结肠下降压迫直肠及盆底器官的情况,多由盆底组织支持不良造成,为妇科一种少见疝。常在妇科检查时被忽略或不被识别而误诊为阴道后壁膨出(即直肠膨出)。肠膨出可单独出现,也有时与直肠膨出并存。

一、病因

发生原因是子宫直肠间筋膜及包绕直肠之耻尾肌纤维松弛或断裂。子宫骶骨韧带也松弛,使子宫直肠陷窝经阴道后穹隆部膨出,可分为原发性与继发性两种。原发性与高龄、多产、肥胖、便秘及腹压增高等因素有关。继发性多因妇科手术,如子宫切除术引起,道格拉斯腔变宽变深,陷凹缺乏足够支持,肠襻垂入窝内,对直肠造成压迫。Nicholls 根据病因将道格拉斯腔痛分为 4 类:即先天性、推出性、牵拉性和医源性。推出性是由于阴道穹隆外翻;牵拉性由于膀胱膨出造成前突下端外翻牵拉所致。

二、分度

根据临床检查分度,轻度:疝囊底部超过宫颈平面,达阴道下 1/3 处以上;中度:疝囊底部已达处女膜缘,分开小阴唇即可看见;重度:疝囊底部已脱出阴道口外。根据排粪造影分为 3 级:Ⅰ级:道格拉斯腔疝在直肠阴道隔的上半部;Ⅱ级:道格拉斯腔疝在直肠阴道隔下半部;Ⅲ级:道格拉斯腔疝在盆底部。

三、临床表现

明显下腹下坠感,如不合并直肠膨出则无大便困难。阴道窥诊可见阴道后穹隆部呈球状膨出,而阴道后壁无膨出。咳嗽及增加腹压时,球状物增大。阴道检查可在膨出部位扪到疝孔。

三、治疗

需手术治疗。常用的方法是经腹或阴道关闭远端腹膜囊,缝合直肠前凹陷,利用韧带和筋膜加强盆腔支持组织的强度,对孤立性肠疝倾向于经腹手术,若肠疝与阴道穹隆脱垂有关,可行经阴道手术,必要时加用聚丙烯网片修复。

四、预防

子宫直肠陷窝疝多与直肠膨出同时存在,修补直肠膨出时应注意修补。

第四节　尿失禁

尿失禁是指客观上的不自主漏尿,可引起社会或卫生健康问题。液体流动的规律是从高压处流向低压处。排尿期膀胱压大于尿道压,尿液得以排出。同理,若储尿期出现膀胱压大于尿道压的现象,则将发生尿失禁,各种尿失禁都具有这一基本特征。

一、压力性尿失禁

由于各种原因引起盆底肌肉及筋膜组织松弛,膀胱和尿道解剖位置改变及尿道阻力减低,致使排尿功能发生障碍。其特点是在正常状态下无尿失禁,而在腹压增加时则尿液自动流出。

(一)病因

(1)妊娠、分娩或手术损伤,影响盆底组织复旧,致使尿道膨出,尿道内压力减低,膀胱颈下降,后尿道膀胱角消失,使尿道变得短而宽。另外由于泌尿生殖膈及浅层肌肉的损伤,外括约肌失去功能,发生尿失禁。

(2)子宫脱垂及阴道前壁膨出时,由于膀胱过度下垂,膀胱尿道角度消失,尿道内括约肌受牵拉而关闭不全,发生压力性尿失禁,如合并尿道膨出,则尿失禁症状更加明显。子宫脱垂患者中约 39%合并尿失禁。

(3)老年性尿失禁。约 50%左右的老年妇女有尿失禁。雌激素对维持女性尿道平滑肌紧张度和尿道长度起重要作用,当雌激素缺乏时,尿道张力明显减退,尿道内压力下降,以致膀胱内压力远远超过尿道内压力,而出现尿失禁。此外由于泌尿道发生退行性改变,尿道黏膜萎缩,尿道长度变短,尿道阻力进一步下降而加剧尿失禁。

(4)会阴部及尿道损伤。

(5)盆腔内肿物压迫致使腹压增高,膀胱颈位置降低。

(二)发生机制

女性的不自主(括约肌)排尿功能,由膀胱外下部与尿道上部肌肉相互作用而成,在尿道膀胱连接处最明显,有其他盆底组织相互联合作用。正常静止时,不自主的膀胱肌与尿道环状肌关闭尿道膀胱口,阻止尿流,当不自主膀胱肌与尿道肌收缩时,尿道后部张开,尿道近端与膀胱呈漏斗状,尿液流入尿道。压力性尿失禁患者:①膀胱底部下降,近端尿道也下降至腹内压作用范围以外,当腹内压增加时,压力只能向膀胱,而不能传至尿道,使尿道阻力不足以对抗膀胱的压力而尿外流。②正常尿道膀胱后角为 90°~100°,压力性尿失禁患者的膀胱底部向下向后移位,使尿道膀胱后角消失,尿道缩短,一旦腹压增加,即可诱发尿失禁。③尿道轴发生旋转,使其倾斜角从正常的 10°~30°增至 90°,导致尿失禁。

(三)临床表现及分度

患者平时不漏尿,在腹压突然增加时发生漏尿。多发生在咳嗽、打喷嚏、大笑、提重物、便秘加腹压时。在各年龄妇女中均有轻微以至较明显的尿失禁。最常见于 45 岁以上曾有分娩创伤的妇女,约 50%的老年妇女有尿失禁。

尿失禁程度轻重不一,由偶发几滴漏尿到全部尿不能控制流出。常依症状的轻重分为 4度。Ⅰ度:腹压增加时偶有尿失禁;Ⅱ度:腹压增加时常有尿失禁;Ⅲ度:直立时即有尿失禁;Ⅳ度:平卧时即有尿失禁。Nario 等根据尿失禁的状态、频率、数量给予临床评分。如尿失禁发生在咳嗽、打喷嚏、举重物、跑步时,评 1 分;如发生在上楼梯、行走、大笑、性交时,评 2 分。在尿失禁的频率上,如每周发生,评 1 分;如每日发生,评 2 分。在尿失禁的数量上,如每天少于一张卫生巾,评 1 分;如每天多于两张卫生巾,评 2 分。累计总分 1~3 分为轻度,4~7 分为中度,多 8 分为重度。

(四)诊断

详细询问病史,鉴别是压力性尿失禁还是急迫性尿失禁;有无尿频、尿急、尿痛及脓尿,与膀胱炎及尿道炎鉴别;注意询问尿失禁与增加腹压的关系;神经性尿失禁多伴有其他神经支配障碍。妇科检查注意有无尿瘘、子宫脱垂、膀胱膨出、尿道膨出及盆腔肿物等。可进行以下实验和检查。

1.诱发试验

患者仰卧位,双腿屈曲外展,检查者压患者腹壁,如有尿液溢出,而患者无排尿感,腹压解除后溢出停止,即为阳性。

2.膀胱颈抬高试验

检查者右手伸入阴道,中、示指置阴道壁尿道的两侧,指尖位于膀胱及尿道交接处,向前上方将膀胱颈抬高,再行诱发试验,如无尿液溢出,即为阳性。

3.膀胱尿道造影

可发现尿道后角消失伴尿道倾斜角>45°;膀胱尿道位置下移,膀胱颈位置为膀胱的最下缘,膀胱颈开放如锥状。

4.尿道压力测定

用测压导尿管测定。正常人最大尿道压平均为 6.86kPa,最大尿道关闭压一般在4.90kPa以上。尿失禁患者最大尿道压明显下降,最大尿道关闭压低于 4.96kPa。

5.超声波检查

阴道超声波诊断张力性尿失禁的标准为:①休息状态的膀胱角≥90°。②膀胱角至耻骨弓的距离≥2.3cm。③膀胱颈的活动度≥20°。符合以上标准的 2 项即可诊断。

(五)治疗

1.药物治疗

凡合并慢性咳嗽、尿道感染、阴道炎者应对症治疗。有老年性萎缩性、阴道炎者多合并尿道黏膜萎缩,可用雌激素口服或阴道栓剂。Stother(1998)报道,用雌二醇阴道栓治疗 62～72岁绝经妇女尿失禁 3 个月,80%妇女尿急、尿痛缓解,尿失禁次数减少一次以上,而采用安慰剂者仅 14%缓解。雌二醇栓每日释放 2mg 剂量。雌二醇可增加泌尿道血运供给和增强盆底部肌力,同时还可避免泌尿道感染。有些妇女害怕口服雌激素的不良反应,或害怕乳腺癌的发生,或有其他禁忌证而不能服用雌激素时,雌激素阴道栓是治疗绝经妇女尿失禁的较好选择,因阴道栓的雌激素量很小。但不能治疗及预防骨质疏松症及心血管疾病等其他老年疾病。

口服普鲁苯辛 15～30mg,每日 3 次,或托特罗定 2mg,每日 2 次,可抑制逼尿肌对刺激的反射,使膀胱容积增大,缓解尿频和尿急。中药补中益气汤、六味地黄丸等,配合针灸也能取得一定疗效。

2.肛提肌锻炼

因盆底组织松弛的压力性尿失禁,可行肛提肌运动,即每日 3 次行缩肛门及阴道的动作,每次 20min 左右,持续 6～8 周为 1 个疗程。

3.电刺激

对盆壁组织行电刺激治疗,每日 2 次,共 12 周,对肌肉张力、漏尿及诱发试验有明显改善,有效率达 35%～70%。

4.手术治疗

手术原则为修补膀胱颈及尿道的支持力量,重建尿道膀胱后角,增加尿道长度。子宫脱垂手术时应注意修补阴道前壁膨出及尿道膨出。手术多应用于保守治疗无效者。按手术原理和术式可分四组:①泌尿生殖膈成形术:包括阴道前壁修补术、尿道折叠术等。②耻骨后固定术:包括固定尿道旁组织于耻骨联合的术式(MMK 术)和固定尿道旁组织于 Cooper 韧带术式(Burch 术)。③尿道中段悬吊术:包括筋膜悬吊术和复合医用材料吊带术(Sling、TVT、In

Fast、IVS、SPARC、TVT-O、MONARC 术等)。④针刺悬吊术,包括 Peregra、Stamey、Gittes、Raz 等术式或联合手术。此外,尿道旁硬化剂注射术可作为一种保守性手术应用于临床。目前常用的有以下四种:尿道膀胱筋膜缝合术、耻骨后膀胱尿道固定术、腹直肌筋膜悬吊术、复合医用材料阴道悬吊术。

随着现代生物技术的发展,吊带的材质有了很大改进,使尿失禁手术发生了革命性的变化,各种微创手术相继出现,1996 年 Ulmstern 等提出了经阴道无张力尿道悬吊术(TVT),几乎同时 Petros 提出经阴道吊带成形术(IVS),随之又出现了经耻骨上无张力悬吊带术(SPARC)、经闭孔尿道悬吊术(TOT)、逆向经闭孔尿道悬吊术(TVT-O)等。根据吊带放置位置和穿刺路径的不同,可将手术分为以下两类。

(1)耻骨后无张力尿道中段悬吊术:主要有 TVT、前路 IVS 和 SPARC 3 种:①TVT 手术经耻骨联合上穿出,将尿道中段抬高。术中出血、感染等并发症少,术后留置导尿和住院时间短,康复快。采用的吊带为非吸收性,持久耐用,排斥反应小。手术主要治疗作用是加强尿道中段支撑,增加尿道阻力。手术最大的进步是提出了吊带无张力置放的新观念,降低了术后排尿困难、尿道侵蚀等并发症,提高了手术治愈率。②前路 IVS 术与 TVT 一样,也是通过阴道前壁的切口向耻骨联合上方的两个小切口穿刺,在中段尿道下置入吊带,恢复尿道的吊床支持。与 TVT 手术的区别是 TVT 术穿刺针较尖锐,而 IVS 的穿刺针头为钝性,膀胱损伤的可能性似乎小些。③SPARC 术与 TVT、前路 IVS 术的原理一样,也是采用合成的聚丙烯吊带加强中段尿道支持,但穿刺方向与前两者相反,系从耻骨联合上的小切口向阴道方向穿刺。在吊带采用的材质上,TVT 术的吊带具有许多倒刺样微小结构,术后可立即固定于组织,与纤维上皮一起生长。而前路 IVS 与 SPARC 的吊带较为光滑而致密,与上皮的亲和性似乎弱一些。

(2)经闭孔无张力尿道悬吊术:包括 TOT 与 TVT-O 两种术式。TOT 手术在 2002 年首次由法国医生 Emmanuel 报道,此手术的主要优点是无腹部切口,完全经外阴和阴道完成,是迄今报道的创伤最小的压力性尿失禁术式。其穿刺路径不经耻骨后间隙,而是经闭孔的耻骨降支,将吊带同样置于尿道中段下形成支撑。与 TVT、SPARC 和 IVS 等手术相比,穿刺路径更远离膀胱和尿道,减少了损伤、出血和血肿等并发症的发生。

(3)改良 TVT-O 及"童氏前路悬吊术":是同济大学童晓文设计的符合中国国情的改良的两种治疗女性压力性尿失禁的术式,近期效果良好,改良 TVT-O 手术入路与 TVT-O 相同,是将丝线缝扎于 1.5cm×10cm 聚丙烯网片的两端替代 TVT-O 的网带。"童氏前路悬吊术"方法则是将一块蝶形聚丙烯补片(长度根据骨盆大小及耻骨弓夹角计算),将其 4 角悬吊于两耻骨降支骨膜前组织上,于尿道中段下方形成"吊床",调整适当松紧,至没有尿液漏出为止,童氏前路悬吊术的改良之处主要在于简化了手术路径,简化了以往需要进腹悬吊或经阴道做远距离穿刺的手术步骤,而其作用机制完全符 Ulmsten 和 Petros 等提出的尿道关闭的"吊床"理论,选择的悬吊作用点并非膀胱或尿道旁筋膜,而是部分骨膜组织,作用点稳定牢固,悬吊部位的组织随年龄等因素的变化影响小,从而确保疗效的长期性。手术完全可以在局麻下完成,而类似术式的手术路径复杂,有的需要进腹手术,有的要用金属钉固定于耻骨,有的要用专用穿刺设备等,不能做到真正的微创,且麻醉及手术操作要求高,并发症较多,一旦出现并发症术后处理麻烦。童氏前路悬吊术基本克服了这些缺点,特别对一些年老体弱伴有并发症的患者,没有手术禁忌证,是一种值得推广的方法。

（六）预防

正确处理分娩,临产时定时排尿,及时处理第二产程滞产,避免困难的或不适当的产时助产。产后进行保健运动锻炼,特别避免增加腹压的重体力劳动,治疗慢性咳嗽、便秘等。

二、急迫性尿失禁

急迫性尿失禁指有强烈尿意,有意识性抑制排尿但不能控制而尿液经尿道漏出者。男女均可发生,女性高于男性。1997 年 Abrams 统计,急迫性尿失禁在女性人群中的发病率 20～30 岁为 15%,40～50 岁为 16%,60～70 岁为 20%。急迫性尿失禁中约 90% 为运动急迫性尿失禁,只有少数为感觉急迫性尿失禁。

（一）分类及病因

1.感觉急迫性尿失禁

仅有急迫性尿失禁,而无逼尿肌无抑制性收缩,没有不稳定膀胱,称为感觉急迫性尿失禁。见于各种原因引起的膀胱炎症刺激,如各种膀胱炎、膀胱肿瘤的浸润、膀胱结石、膀胱异物、尿道综合征等。中年女性感觉急迫性尿失禁较常见。

2.运动急迫性尿失禁

尿失禁原发于逼尿肌无抑制性收缩,称为运动急迫性尿失禁。各种逼尿肌无抑制性收缩统称为不稳定膀胱。虽然并非所有的不稳定膀胱均发生尿失禁,但运动急迫性尿失禁的原因与不稳定膀胱的原因完全相同,故运动急迫性尿失禁是不稳定膀胱的一种特殊的临床表现。见于膀胱以下尿路梗阻、神经系统疾病、原因不明的原发性运动急迫性尿失禁。儿童及老人运动急迫性尿失禁较常见。

区分压力性尿失禁和急迫性尿失禁很重要,因为它们的治疗方法不同。急迫性尿失禁能成功地用抗胆碱能药物治疗,而压力性尿失禁,除了轻度可以通过骨盆底部肌肉锻炼或理疗得以改善外,通常需要外科手术。

（二）鉴别诊断

鉴别诊断见表 11-4。

表 11-4　急迫性尿失禁与压力性尿失禁症状鉴别要点

症状	急迫性尿失禁	压力性尿失禁
尿急(强烈的、突然的排尿需求)	有	无
尿急的频次(大于 8 次/24h)	有	无
体力活动(如咳嗽、喷嚏、举重物等)时发生漏尿	无	有
及时到达厕所的能力(伴随尿急)	无	有
夜间醒来排尿	经常	很少

（三）治疗

1.原发病治疗

神经系统疾病引起者,则根据其不同病因和病变部位,采取不同的治疗方法。膀胱以下尿路梗阻有排尿困难、膀胱激惹和剩余尿,半数以上有不稳定膀胱。所以首先应解除梗阻,然后再对症治疗,否则会带来严重后果。感觉急迫性尿失禁为疾病的一种症状,在对症治疗的同时,应对原发病进行治疗。如各种膀胱炎、结石、肿瘤等,原发性疾病治愈后,感觉急迫性尿失禁亦随之消失。

2. 药物治疗

目的是抑制逼尿肌收缩,降低膀胱内压,增加膀胱容量,降低膀胱的敏感性。常用药物有如下几类:①抗胆碱药如溴丙胺太林等,注意若有下尿路梗阻,应先解除梗阻,否则不能应用此类药物。②逼尿肌松弛药如黄酮哌酯(渡洛捷、津源灵)、托特罗定(舍尼亭)、奥昔布宁(奥宁)等。③钙拮抗剂如维拉帕米、硝苯地平等。④前列腺素合成抑制剂如吲哚美辛等。⑤α受体阻滞剂如特拉唑嗪(高特灵)等。

3. 膀胱训练

通过膀胱训练,抑制膀胱收缩,增加膀胱容量。方法是白天多饮水,尽量憋尿,延长排尿间隔时间。夜晚不再饮水,可适量服用镇静安眠药物,使能安静入睡。治疗期间应记录排尿日记,增强治愈信心。膀胱训练的疗效是肯定的,特别是对原因不明的原发性运动急迫性尿失禁的疗效更佳。

4. 生物反馈治疗

这是行为治疗的一种形式。方法是置入阴道内的反馈治疗仪以声、光、图像等形式,表达膀胱的活动,当患者出现逼尿肌无抑制性收缩或不稳定膀胱时,仪器即发出特定的声、光、图像等信号,使患者能直接感知膀胱活动并有意识的逐渐学会自我控制,达到抑制膀胱收缩的目的。

5. 电刺激治疗

通过对储尿和排尿的各反射通路或效应器官(逼尿肌、盆底肌、括约肌)施以适当的电刺激,达到治疗目的。近年来,电刺激治疗排尿功能障碍取得了重大进展,特别是对急迫性尿失禁及压力性尿失禁,都取得了明显的疗效。电刺激器分外置式及内置式两种。内置式骶神经根电刺激疗法已获美国 FDA 认证并应用于临床,主要用于治疗急迫性尿失禁、严重尿频尿急及非梗阻性尿潴留。通过脉冲电刺激骶 3 神经,调节与排尿相关的逼尿肌、括约肌和盆底肌的神经反射,能显著改善症状,提尚生活质量。

6. 手术治疗

对以上治疗无效,病情特别严重,有上尿路扩张导致肾脏损害的患者可慎重考虑手术治疗,如膀胱扩大术、选择性骶 2~4 神经根切除术、尿路改道术等。

三、混合性尿失禁

混合性尿失禁是指压力性尿失禁和急迫性尿失禁同时存在,并伴随着膀胱括约肌功能不全。诊断急迫性尿失禁对治疗很重要,因为在对压力性尿失禁进行任何手术尝试前,逼尿肌不稳定性必须得到药物治疗,以免影响或危及随后的(手术)疗效。

四、充溢性尿失禁

充溢性尿失禁指膀胱内尿液过度充盈,致使膀胱内压力超过尿道关闭能力而发生尿液漏出者。

五、反射性尿失禁

反射性尿失禁指骶髓以上排尿中枢及其相关神经通路病变或损害,引起以逼尿肌反射亢进为主要动力的尿失禁。此类尿失禁多伴有其他膀胱尿道功能异常。

六、不稳定性尿道

不稳定性尿道指储尿期尿道括约肌自发性或诱发性松弛而引起尿失禁者,一般仅见于女性。

七、完全性尿道关闭功能不全

完全性尿道关闭功能不全指尿道括约肌功能严重损害,尿道关闭压呈持续负值,即使无腹压增加亦可出现漏尿。

第十二章　女性生殖系统损伤性疾病

第一节　外阴、阴道损伤

外生殖器损伤主要指外阴(包括会阴)和阴道损伤,以前者为多见。

一、外阴损伤

(一)临床类型

1.膜裂伤

处女膜由黏膜组织所构成,其内、外两面均为鳞状上皮覆盖,中层含结缔组织、血管及神经末梢。结缔组织的多少决定处女膜的厚薄程度。肥厚者多富有弹性,不易破裂;菲薄者易于裂伤。处女膜的破裂一般发生于初次性交时。破裂多在膜的后半部,裂口呈对称的两条,由膜的游离缘向基底部延伸。破裂时患者有突发性剧痛,伴有少量流血,一般出血能自止,无需处理。数日后裂口边缘修复,但不复合拢,因而残留有清晰裂痕。但也有极少数妇女的处女膜弹性好,有一定扩张性,性交后仍保持完整而无出血。强奸或暴力性交,偶可导致处女膜过度裂伤,以致伤及周围组织而大量出血。幼女的处女膜位于前庭深处,且阴道亦狭小,故处女膜损伤较少见。奸污时一般仅导致前庭部擦伤。但如用暴力强行插入阴茎,则可引起外阴部包括处女膜、会阴、阴道、甚至肛门的广泛撕裂伤。

2.外阴裂伤或血肿

外阴裂伤多发生于未成年少女。当女孩骑车、跨越栏杆或坐椅,沿楼梯扶手滑行,或由高处跌下,以致外阴部直接触及硬物时,均可引起外阴部软组织不同形式和不同程度的骑跨伤,受伤后患者当即感到外阴部疼痛,伴有外阴出血。检查可见外阴皮肤、皮下组织,甚至肌肉有明显裂口及活动出血。

由于外阴部富于血供,而皮下组织疏松,当局部受到硬物撞击,皮下血管破裂而皮肤无裂口时,极易形成外阴血肿。血肿继续增大时,患者扪及肿块外,还感剧烈疼痛和行动不便,甚至因巨大血肿压迫尿道而导致尿潴留。检查可见外阴部有紫蓝色块物隆起,压痛显著。如外阴为尖锐物体所伤,可引起外阴深部穿透伤,严重者可穿入膀胱、直肠或腹腔内。

(二)防治

初次性交时应避免使用暴力。性交后如流血不止或外阴有任何撕裂伤时,均应及时缝合止血。外阴血肿的治疗应根据血肿大小,是否继续长大以及就诊的时间而定。血肿小无增大可暂保守治疗。嘱患者卧床休息,最初 24h 内宜局部冷敷(冰敷),以降低局部血流量和减轻外阴疼痛。24h 后可改用热敷或超短波、远红外线等治疗,以促进血肿吸收。血肿形成 4~5 天后,可在严密消毒情况下抽出血液以加速血肿的消失。但在血肿形成的最初 24h 内,特别是最初数小时内切忌抽吸血液,因渗出的血液有压迫出血点而达到防止继续出血的作用,早期抽吸可诱发再度出血。凡血肿巨大,特别是有继续出血者,应在良好的麻醉条件下切开血肿,排除积血,结扎出血点后再予缝合。术毕应在外阴部和阴道同时用纱布加压以防继续渗血,同时安置保留尿管开放引流。

二、阴道损伤

(一)性交损伤

一般均为暴力性交或强奸所致。导致性交损伤的诱因有:妊娠期阴道充血,产后或绝经后阴道萎缩,阴道手术瘢痕,阴道畸形或狭窄,性交时位置不当以及男方酒后同房等。损伤部位一般多位于后穹隆。因右侧穹隆较宽敞,男子龟头多活动于该侧,故右侧裂伤多于左侧。损伤可为单一或多发性,多环绕宫颈呈“一”字形横裂或新月形裂口。阴道组织血供丰富,性交引起撕裂后立即出现阴道流血,有时甚至因流血过多而致休克。严重撕裂还可以导致腹膜破裂,以致引起气腹而出现腹胀痛症状。

患者就诊时常隐瞒性生活史。故凡有阴道出血者应警惕有性交损伤的可能,除详细咨询有关病史外,应先用窥阴器扩开阴道,用棉球拭净阴道内积血后,仔细检查出血来源,注意有无阴道壁裂伤,裂伤是否波及腹膜、直肠或膀胱。在紧急情况下,若系阴道壁出血可暂用纱布压迫止血,然后做好充分准备下,经阴道用人工合成可吸收线缝合止血。注意避免缝线穿透直肠黏膜。

(二)药物损伤

局部用消炎杀菌药治疗阴道炎时,可因剂量过大、用法不当或误用腐蚀药物而造成阴道损伤。如冲洗阴道时采用的高锰酸钾溶液浓度过高或有颗粒未溶化时,可因形成的氢氧酸钾腐蚀阴道黏膜引起阴道溃疡和出血。往年各地采用氯己定治疗阴道炎症而引起的阴道壁广泛溃疡亦屡有所见。

药物性损伤表现为用药后阴道分泌物增多,呈脓血性,甚至有鲜血流出,伴阴道外阴灼热疼痛感。检查可见阴道广泛充血,并有散在溃疡。高锰酸钾烧灼所致溃疡有黑色糊状物(二氧化锰)覆盖。药物损伤后如不及时治疗,阴道黏膜坏死、剥脱,最后可引起阴道粘连和狭窄。

凡药物治疗引起阴道炎症时,应遵医嘱,切勿乱用药,忌用任何腐蚀性药物纳入阴道。放入药物后如出现任何不适应应立即取出,并用 1:5000 高锰酸钾溶液冲洗干净。局部可涂擦紫草油,或用紫草油纱布覆盖以促进溃疡愈合和防止继发粘连,一般每日更换纱布一次,直至创面痊愈为止。如因药物经过黏膜吸收引起全身中毒反应者,应检测肝、肾功能,有肾衰竭时应尽早给予肾透析治疗。

(三)卫生栓损伤

国外妇女使用卫生栓者较多。卫生栓导致阴道溃疡陆续有所发生。据认为导致溃疡的原因可能为:①卫生栓放置位置不当引起的压迫坏死。②使用者对栓中除臭剂过敏反应。③栓中所含高吸附纤维素能改变阴道黏膜上皮结构,破坏细胞间桥,致使细胞间的间隙扩大和形成微溃疡;如非月经期仍继续使用以吸附血液时,则微溃疡可发展为肉眼可见的阴道溃疡。若使用具有送栓器的卫生栓,甚至在放入时即可直接导致阴道黏膜线形撕裂伤;栓放入后虽可暂时压迫止血,但将造成裂口延期不愈,因而当栓取出后反而出现血性白带。检查时可见阴道上段黏膜有明显的红色颗粒状斑块区。一般在停止使用卫生栓后能逐渐自愈。

(四)阴道水蛭咬伤

见于 3~14 岁农村幼女,多在 5~9 月炎热季节发病。发病前有接触河、湖水史。其主要症状为阴道出血和发热,失血多者可出现休克。出血可能与水蛭咬伤后分泌的一种水蛭素的抗凝作用有关。广东佛山人民医院报告 22 例,在阴部找到水蛭者 9 例。治疗采用 10% 高渗盐水 500~1000mL 冲洗阴道,一般可迅速止血。

三、异物残留

生殖器官异物残留包括阴道内、盆腔内和宫腔内异物,以前者多见,后两者均为医源性异物,应可避免。

(一)原因

1.幼女无知或出于好奇心

自己或由其他小孩将纽扣、豆子、果核或回形针等塞入阴道内。精神病妇女亦可发生类似情况。

2.医源性异物

医源性异物是由于医务人员手术时遗留或向患者交代不清所致。最常见的为宫颈活组织检查或会阴、阴道修补手术后阴道内留置的纱布或棉球未及时取出或未全部取出所造成的阴道异物残留,特别严重的是经腹手术时将纱布、纱布垫,甚至器械遗忘在腹腔内而形成的腹腔或盆腔异物。此外,也曾发生在剖宫产时,将纱布遗忘在宫腔而形成的宫腔内异物。

3.宫腔内节育器嵌入子宫肌层或进入腹腔内

虽属异物残留,但它是安放宫内节育器的并发症之一。长期放置子宫托治疗子宫脱垂可导致其嵌顿在阴道壁内,也属异物残留。

(二)临床表现及诊断

阴道异物的主要症状为阴道有脓性或脓血性分泌物排出。如为纱布或棉球,分泌物呈恶臭。成人大多有阴道手术史,一般通过阴道窥诊即能确诊。对幼女则需详细询问有无放入异物史,肛查多可触及有一定活动度的物体,其大小、形状及硬度因异物种类而异。如留置的为硬物体,用金属探针放入阴道内即可探得异物的存在。应注意将阴道内异物与阴道或宫颈葡萄状肉瘤相鉴别,必要时可在全麻下用宫腔镜或鼻镜窥视并行活组织检查加以确诊。腹腔内有异物遗留时,术后多有持续腹痛、发热和腹部包块,严重者并发肠梗阻、感染,甚至肠瘘。凡术后出现上述现象,特别是有腹部包块形成时,应考虑腹腔内异物残留可能。金属异物如手术缝针留置腹腔时,可能除腹痛外,并无其他症状,但腹部透视即可确诊。剖宫产后宫腔内有纱布残留时,患者术后长期发热、腹痛,宫腔内有大量分泌物排出,子宫复旧不佳。当纱布经阴道排出或取出后,症状随之消失。

(三)预防

医务人员应加强责任心,并严格执行剖腹术前及关腹前的器械、敷料清点制度,以确保无异物遗留。做会阴切开缝合术时,宜采用有带的纱布卷。术时将带子的游离端置于阴道口外以避免遗忘。凡阴道手术后需保留纱布塞者,应将每条纱布塞的一角留在阴道口外,术后医嘱中写明纱布数目和应取出时间或向患者本人交代清楚,并记入病程记录中。为幼女或未婚妇女取阴道分泌物检查时,应旋紧棉絮以防脱落,发现脱落应立即设法取出。

对儿童应加强教育与监督,严防将异物塞入阴道。对精神病患者应严加管理并给予相应治疗。

(四)治疗

成年妇女阴道内异物可随手取出。幼女阴道内有异物时可用长钳轻轻夹出,或在麻醉下用宫腔镜或鼻镜扩开阴道取出。有炎症者取出异物后以0.5%醋酸低压冲洗阴道。

腹腔异物应尽早剖腹探查取出。如已形成肠瘘或术时分离粘连而形成肠瘘者,一般应根据当时情况做肠切除吻合术或肠瘘修补术。

第二节 生殖道瘘

一、尿瘘

尿瘘是指人体泌尿系统与其他系统或部位之间有异常通道,表现为小便淋漓、不能控制。尿瘘包括的范围很广,诸如膀胱阴道瘘、输尿管阴道瘘、尿道阴道瘘以及膀胱肠瘘和膀胱腹壁瘘。但由于妇女生殖系统在分娩期间或妇科手术时发生损伤的机会较多,而生殖系统与泌尿系统均同源于体腔上皮,两者紧密相邻,故临床上以泌尿生殖瘘最为常见。本节所述尿瘘亦仅限于泌尿生殖瘘。

(一)病因

绝大多数尿瘘均为损伤所致。在我国广大农村,特别是边远山区,产伤是引起尿瘘的最主要原因。根据1978—1981年国内5省资料共5140例统计,分娩损伤的尿瘘高达90.7%。但目前在发达国家和我国各大、中城市,由于产前保健和新法接生的推广和普及,分娩损伤所致的尿瘘已极罕见,而妇科手术所致者则相对有所增加。Mayoclinic近30年共收治800例尿瘘,仅5%是由于分娩损伤,而盆腔手术引起者则高达85%,放射治疗引起者为10%。此外,非损伤性如生殖道疾病或先天性畸形致的尿瘘,其漏尿症状相同,将在本节中一并予以介绍。

1. 产伤

产伤尿瘘多为难产引起,根据其发病机制不同,可分为坏死和创伤两型。

(1)坏死型:在分娩过程中,如产妇骨盆狭窄或胎儿过大、胎位不正,引起胎先露下降受阻时,膀胱、尿道和阴道壁等软组织长时间被挤压在胎先露和母体耻骨联合之间,可因缺血、坏死而形成尿瘘。组织压迫可发生在骨盆的不同平面;若在骨盆入口平面,常累及子宫颈、膀胱三角区以上部位或输尿管,导致膀胱宫颈瘘、膀胱阴道瘘或输尿管阴道瘘;挤压在中骨盆平面时,多累及膀胱三角区及膀胱颈部,导致低位膀胱阴道瘘或膀胱尿道阴道瘘;挤压发生在骨盆底部达骨盆出口平面时,多累及尿道,导致尿道阴道瘘及阴道环状疤痕狭窄。

坏死型尿瘘具有以下临床特点。

1)多发生在骨盆狭窄的初产妇,但亦见于胎儿过大或胎位不正的经产妇。

2)胎先露部分或全部入盆、胎膜早破、膀胱过度充盈和膀胱壁变薄以及滞产是形成尿瘘的条件,其中尤以滞产或第二产程过度延长是发病的决定性因素。

3)尿漏大多出现在胎儿娩出后3~5天,但如产程过长,母体局部坏死组织可随手术产取出胎儿而脱落,以致产后立即漏尿。因而此类尿瘘实际上并非由于手术不当或器械直接损伤的结果,而是由于结束分娩过晚所导致的损伤。也有个别坏死型尿瘘延迟至产后20~40天才漏尿,但其瘘孔直径多在1cm以内,甚至仅针孔大小。

4)滞产并发的生殖道感染,往往又促进和加剧瘘孔周围疤痕组织的形成。

(2)创伤型:在分娩过程中,产道及泌尿道撕裂伤引起的尿瘘为创伤型,一般多发生在因滞产及(或)第二产程延长而采用手术结束分娩的产妇。其形成的原因有以下几种。

1)违反正常操作常规,如宫颈未开全或膀胱充盈时即行臀位牵引或产钳助产,或在阴道内盲目暴力操作等,均可导致损伤。

2)胎儿娩出受阻而宫缩极强,特别是产前滥用缩宫素所致过强宫缩,可引起子宫破裂合并膀胱撕裂。

3)子宫下段剖宫产术或同时加做子宫切除术时,如膀胱子宫间有粘连、膀胱未充分往下游离,可损伤膀胱或盆段输尿管。

4)尿瘘修补愈合后,如再度经阴道分娩,原瘘口疤痕可因承压过大而裂开,以致尿瘘复发。

创伤型尿瘘临床特点有以下几种。

1)绝大多数有手术助产史。

2)胎儿娩出后即开始漏尿。

3)一般组织缺失不多,周围瘢痕组织较少。

2.妇科手术损伤

由于近三十年来经腹全子宫切除术的普遍采用和广泛性全子宫切除术的逐步开展,手术损伤引起的尿瘘时有所闻。凡子宫内膜异位症或输卵管卵巢囊肿引起盆腔广泛粘连,或子宫颈巨大肌瘤导致盆腔器官移位而行子宫切除时,如果术者不熟悉异常解剖即可能误伤输尿管,以致形成输尿管阴道瘘。因宫颈癌而行广泛性子宫切除术时还可能由于输尿管末端游离过度或其鞘膜受损,致使该处输尿管缺血、坏死而形成输尿管阴道瘘。我国上海、北京、广州等几大城市各医院1978—1979年统计的2595例宫颈癌切除手术中,共发生输尿管阴道瘘30例,平均发生率为1.16%(0.76%~2.2%)。此外,经阴道妇科手术,如经阴道切除子宫、阴道成形术或尿道憩室切除术等均可损伤膀胱、输尿管或尿道而形成尿瘘。

3.膀胱结核

膀胱结核均继发于肾结核,患者有低热、消瘦、尿频、尿急和血尿等症状。早期膀胱黏膜水肿、充血,出现结核结节和溃疡;晚期膀胱挛缩、容量减小,当溃疡穿透膀胱全层及阴道壁时,则形成膀胱阴道瘘。结核性瘘孔一般仅数毫米,甚至仅针尖大小。

4.外伤

外阴骑跨伤或骨盆骨折甚至粗暴性交均可损伤尿道或膀胱而形成尿瘘。偶见子宫脱垂或先天性无阴道患者,用刀剪自行切割,企图进行治疗而引起尿瘘。

5.放射治疗

采用腔内放射治疗子宫颈癌或阴道癌时,可因放射源安放不当或放射过量,以致局部组织坏死而形成尿瘘。此类尿瘘多在放疗后1~2年内发生,但亦可因组织纤维化和进行性缺血而晚至十余年后始出现。

6. 局部药物

注射采用无水酒精或氯化钙等药物注射至子宫旁组织治疗子宫脱垂时，如不熟悉盆腔局部解剖，误将药物注入膀胱壁或尿道壁时可引起组织坏死，以致形成尿瘘。但现因注射药物引起的尿瘘已极罕见。

7. 阴道内子宫托

安放子宫托治疗子宫脱垂时，应日放夜取，每日更换。如长期放置不取，可因局部组织受压坏死引起尿瘘或粪瘘。

8. 癌肿

子宫颈癌、阴道癌、尿道癌或膀胱癌晚期，均可因癌肿浸润、组织坏死脱落而引起尿瘘。

9. 膀胱结石

单纯女性膀胱结石引起尿瘘者罕见。但在膀胱阴道瘘修补术后，膀胱内丝线残留或因膀胱憩室的形成继发膀胱结石时，可因结石的磨损压挫伤导致尿瘘复发。

10. 先天畸形

临床上少见，主要有输尿管开口异位和先天性尿道下裂两种。前者为一侧输尿管开口于阴道侧穹隆或前庭等部位，患儿出生后既有漏尿，亦能自行解出部分尿液。后者为尿道开口于阴道口或阴道内，轻者多无明显症状，重者尿道后壁缺如，膀胱直接开口于阴道，以致排尿完全不能控制。有些尿道开口在尿道下 1/3 段的尿道下裂患者，产前能控制小便，但产后由于盆底肌肉松弛和阴道前壁膨出而出现漏尿，临床上可因此而误诊为产伤性尿瘘。

（二）分类

迄今尚无公认的统一标准。目前多根据解剖部位分类为以下几种。

1. 尿道阴道瘘

尿道与阴道间有瘘道相通。视损伤的范围不同又可分为：①尿道阴道瘘：尿道瘘孔直径在 1cm 以内。②尿道横断：尿道两断端完全分离，甚至远端完全闭锁。③尿道完全缺失仅留有尿道前壁残痕。④尿道纵裂。

2. 膀胱阴道瘘

膀胱与阴道间有瘘道相通。

3. 膀胱尿道阴道瘘

瘘孔位于膀胱颈部，累及膀胱和尿道，可能伴有尿道远侧断端完全闭锁，亦可能伴有膀胱内壁部分外翻。

4. 膀胱宫颈阴道瘘

膀胱、宫颈及与之相邻的阴道前壁均有损伤，三者间形成共同通道。

5. 膀胱宫颈瘘

膀胱与子宫颈腔相沟通。

6. 膀胱子宫瘘

膀胱与子宫腔相通。

7. 输尿管阴道瘘

输尿管与阴道间有瘘道相通。

8. 多发性尿瘘

同时有尿道阴道瘘和膀胱阴道瘘或输尿管阴道瘘两种或以上。

9.混合瘘

尿瘘与粪瘘并存。

(三)临床表现

1.漏尿

漏尿为尿瘘的主要症状。患者尿液不断经阴道流出，无法控制。但漏尿的表现往往随瘘孔的部位和大小不同而略异：①瘘孔位于膀胱三角区或颈部，尿液日夜外溢，完全失去控制。②位于膀胱三角区以上的高位膀胱阴道瘘或膀胱子宫颈瘘等，站立时可暂无漏尿，平卧则漏尿不止。③膀胱内瘘孔极小，周围有肉芽组织增生，或瘘孔经修补后仍残留有曲折迂回小瘘道者，往往仅在膀胱充盈时方出现不自主漏尿。④位于膀胱侧壁的小瘘孔，取健侧卧位时可暂时无漏尿，平卧或患侧卧位时则漏尿不止。⑤接近膀胱颈部的尿道阴道瘘，当平卧而膀胱未充盈时可无漏尿，站立时尿液即外漏。⑥位于尿道远1/3段的尿道阴道瘘，一般能控制排尿，但排尿时，尿液大部或全部经阴道排出。⑦单侧输尿管阴道瘘，除能自主排尿外，同时有尿液不自主地自阴道阵发性流出。⑧未婚或无阴道分娩史的部分尿瘘患者，平卧且紧夹大腿时，由于肛提肌的收缩和双侧小阴唇的闭合，尿液可暂时储存在被扩张的阴道内，但当分开大腿或站立时，尿液迅即自阴道内溢出。

2.外阴瘙痒和烧灼痛

由于外阴部、大腿内侧、甚至臀部皮肤长期被尿液浸润刺激而发红、增厚，并可能有丘疹或浅表溃疡等尿湿疹改变。患者感外阴瘙痒和灼痛，严重影响日常活动。

3.闭经

10%～15%患者有长期闭经或月经稀少，但闭经原因不明，可能与精神创伤有关。

4.精神抑郁

由于尿液淋漓，尿臭四溢，患者昼间难与人为伍，离群索居；夜间床褥潮湿，难以安寐，以致精神不振，抑郁寡欢；更可因性生活障碍或不育等原因而导致夫妻不和，甚者为丈夫所遗弃。个别患者不堪长期肉体上的折磨和精神上的打击而萌发自杀之念。

5.其他表现

有膀胱结石者多有尿频、尿急、下腹部疼痛不适。结核性膀胱阴道瘘患者往往有发热、肾区叩痛。巨大膀胱尿道阴道瘘患者，膀胱黏膜可翻出至阴道内甚至阴道口，形似脱垂的子宫，翻出的黏膜常因摩擦而充血、水肿，甚至溃破出血。

(四)诊断

通过病史询问和妇科检查，一般不难确诊。但对某些特殊病例，尚需进行必要的辅助检查。

1.病史

出生后即漏尿者为先天性泌尿道畸形。年轻妇女，特别是未婚、未育者出现漏尿，且在发病前有较长期发热、尿频、尿痛、尿急者，一般均系结核性膀胱阴道瘘。难产后漏尿应区别其为坏死型或创伤型，个别产后数十天出现漏尿者亦应警惕结核性膀胱炎所致膀胱阴道瘘的可能。广泛性子宫切除后，因输尿管缺血坏死所致尿瘘多在术后14天左右出现漏尿，而其他妇科手术直接损伤输尿管者一般在术后当日或数天内即有漏尿，但漏尿前患者往往先有腹胀痛、腰痛、腹块和发热等腹膜后尿液外渗症状，当漏尿出现后，上述先驱症状可逐渐缓解和消失。其他如妇科癌肿、放疗、外伤、子宫托等原因所导致的尿瘘均有明确的病史,应详加询问。

2.体格检查

(1)全身检查:进行一般内科检查,注意心、肝、肾有无异常和有无贫血、发热等手术禁忌。

(2)妇科检查:先取膀胱截石位,行阴道窥镜及双合诊和三合诊检查,了解阴道、宫颈形态、子宫大小、活动度和其附件情况,特别是瘘孔位置、大小和其周围瘢痕程度。如瘘孔位于耻骨联合后方难以暴露,或瘘孔极小,无法找到时,应嘱患者取膝胸卧位,并利用单叶阴道直角拉钩,将阴道后壁向上牵引,在直视下进一步明确瘘孔及其与邻近组织或器官的解剖关系。一般应常规用子宫探针或金属导尿管探测尿道,以了解其长度和有无闭锁、狭窄、断裂等;并可利用探针探触膀胱内有无结石,粗略估计膀胱的扩展度和容积大小,警惕结核性挛缩膀胱的可能。应注意近侧穹隆的小瘘孔常为输尿管阴道瘘。巨大尿瘘或接近宫颈部的瘘孔,有时可在瘘孔边缘的膀胱黏膜上找到输尿管开口,并见到有尿液自开口处阵发性喷出。自幼漏尿者多为输尿管开口异位,诊断的关键在于耐心细致地观察和寻找阴道前庭、侧壁或穹隆处有无阵发性喷尿的小裂隙。

3.辅助检查

(1)亚甲蓝试验:此试验目的在于鉴别膀胱阴道瘘与输尿管阴道瘘,同时亦可用于辨识肉眼难以看到的极小的膀胱阴道瘘孔。方法如下:通过尿道导尿管将稀释消毒亚甲蓝溶液100～200mL注入膀胱,然后夹紧尿管,扩开阴道进行鉴别。凡见到蓝色液体经阴道壁小孔流出者为膀胱阴道瘘,自宫颈口流出者为膀胱子宫颈瘘或膀胱子宫瘘;如流出的为清亮尿液则属输尿管阴道瘘。在注入稀释亚甲蓝后未见液体经阴道流出时,可拔除尿管,如此时注入的蓝色液体立即从尿道口溢出,则压力性尿失禁的可能性大;如无液体流出,可在阴道内上下段先后放入两只干棉球塞,让患者喝水并下床走动15～20min,再行检视。如阴道上段棉塞蓝染则为膀胱阴道瘘,棉塞浸湿但无蓝色时提示为输尿管阴道瘘。

(2)靛胭脂试验:亚甲蓝试验时瘘孔流出的为清亮液体,即可排除膀胱阴道瘘,应考虑为输尿管阴道瘘或先天性输尿管口异位,可进一步行靛胭脂试验加以确诊。方法为:由静脉推注靛胭脂5mL,5～7min后可见蓝色液体由瘘孔流出。经由瘘孔排出蓝色液体的时间距注入的时间愈久,说明该侧肾积水多较严重。

(3)膀胱镜检查:可了解膀胱容量、黏膜情况,有无炎症、结石、憩室,特别是瘘孔数目、位置、大小以及瘘孔与输尿管口和尿道内口的关系等。若诊断为输尿管阴道瘘,可在镜检下试插输尿管导管。一般健侧输尿管可顺利放入导管无阻,而患侧则受阻,受阻处即为瘘孔所在部位。若膀胱黏膜水肿,镜检下不易找到输尿管口,可经静脉注入靛胭脂5mL,注入后5～7min即可见蓝色尿液由输尿管口溢出。此法既可帮助确定输尿管口的部位和瘘口侧别,亦可根据排出蓝色尿液的时间了解肾脏功能。若镜下见某一侧无蓝色尿溢出,而阴道有蓝尿液出现时,则证明输尿管瘘位于该侧。对巨大膀胱阴道瘘或明确的尿道阴道瘘,一般均无必要且往往亦不可能进行膀胱镜检查。

(4)肾图:通过肾图分析,可了解双侧肾脏功能和上尿路通畅情况。若尿瘘并发一侧肾功能减退和尿路排泄迟缓,即表明为该侧输尿管阴道瘘;如双肾功能皆受损提示有尿路结核或双侧输尿管损伤可能。

(5)排泄性尿路造影:从静脉注入泛影酸钠后摄片,可根据肾盂、输尿管及膀胱显影情况,了解双侧肾功能,以及输尿管有无梗阻和畸形等。此法一般适用于诊断输尿管阴道瘘、结核性尿瘘或先天性输尿管异位。在诊断尿瘘时很少采用经膀胱逆行尿路造影。

(五)鉴别诊断

漏尿为尿液从不正常的途径不自主地流出,仅见于尿瘘和先天性尿路畸形患者,但应与尿从正常途径不自主流出如压力性尿失禁、结核性膀胱挛缩、充溢性尿失禁和逼尿肌不协调性尿失禁等相鉴别。

1.压力性尿失禁

我国妇女压力性尿失禁的发病率远较欧美妇女为低。压力性尿失禁的主要病变可能是在于尿道内口、尿道括约肌和盆底肌肉松弛、尿道过短或膀胱尿道后角消失,因而当腹压增加时,膀胱内压力高于尿道内压力所致(在正常妇女当腹压增加时,压力可同时传递至膀胱和尿道近2/3段)。临床上表现为当患者咳嗽、喷嚏、大笑或站立时,尿液立即外流,严重者甚至平卧亦有尿溢出,一般仅见于有阴道分娩史的妇女,但巨大膀胱尿道阴道瘘修补痊愈后亦常后遗此病。检查无瘘孔发现,但嘱患者咳嗽时即见尿从尿道口溢出;此时如用示、中两指伸入阴道内,分别置于尿道两旁(注意不能压迫尿道),用力将尿道旁组织向耻骨方向托起,以恢复膀胱和尿道间的正常角度和尿道内阻力,然后嘱患者咳嗽,若此时尿液不再溢出,不但可确诊为压力性尿失禁,亦提示有手术治愈的可能。

2.膀胱挛缩

膀胱挛缩为结核性膀胱炎所引起,患者膀胱容量在50mL以下,甚者仅容数毫升,膀胱颈部也因挛缩而失去收缩功能,以致尿液无法控制而不断外溢。结核性膀胱挛缩患者一般均曾有发热、长期尿频、尿急、尿痛甚至有血尿史,尿常规可见大量脓细胞。如用金属尿管探查可感到膀胱缩窄,壁实无伸张性。肾图多显示一侧甚至双肾功能减退,尿路造影可予确诊。

3.充溢性尿失禁

一般是由于膀胱调节功能障碍所致,可见于脊髓外伤、炎症、肿瘤、隐性脊柱裂等中枢神经疾病,和子宫颈癌根治术或分娩时胎头滞压过久后膀胱麻痹等周围神经疾病。临床表现为逼尿肌收缩乏力引起尿潴留,当膀胱过度充盈后仅少量或点滴尿液经由尿道口不自主断续溢出。检查见膀胱显著扩大,虽嘱患者用力下摒,亦无尿排出,但将导尿管放入膀胱后仍可导出大量尿液。

4.逼尿肌不协调性尿失禁

由于逼尿肌出现不自主的阵发性收缩所致。此类不自主收缩亦可因腹内压突然增高而激发,其表现与压力性尿失禁相似。但患者并无器质性病变,其尿液外流不是在压力增高时立即出现而是在数秒钟后才开始,且当压力解除后仍可继续排尿10~20s。除尿失禁外,此类患者仍有正常排尿功能。膀胱测压时,可测出逼尿肌的异常收缩。

(六)预防

绝大多数尿瘘是可以预防的,而预防产伤性尿瘘尤为重要。在预防产伤尿瘘方面,应强调计划生育,生少生好。产前要定期做孕期检查,发现骨盆狭小、畸形或胎位不正者,应提前住院分娩。治愈后的尿瘘患者,再次分娩时一般应做剖宫产。对产妇要加强产程观察。产程图是一种判断产程是否正常的简单可靠手段。凡产程图异常或第二产程延长者均应及时处理,尽早结束分娩以避免形成滞产。经阴道手术分娩时,术前先导尿,术时严格遵守操作规程,小心使用各种器械。术后常规检查生殖道及泌尿道有无损伤,发现损伤时立即予以修补。凡产程过长、产前有尿潴留及血尿史者,产后应留置导尿管 10 天左右,以预防尿瘘形成。妇科全子宫切除手术时,如遇盆腔内器官有解剖变异或广泛粘连,最好首先在病变的以上部位暴露输尿管,然后沿其行径,向下追踪至盆腔段;次之应将膀胱自宫颈和阴道上段处向下游离,至少达阴道两侧角部的侧方和下方为止。因宫颈癌行广泛性子宫切除,当处理骨盆漏斗韧带时,应先切开后腹膜,仔细游离卵巢动静脉,再行高位缝扎;子宫动脉可在输尿管内侧切断结扎,以保留子宫动脉输尿管支的血供;输尿管不可广泛游离,同时要避免损伤输尿管外鞘膜。术中出血时,应冷静对待。如为动脉出血,应在血管近端加压,并用吸管吸净积血后,认清出血点,钳夹后缝扎止血。切忌在出血点盲目大块钳夹或缝扎。如为盆底静脉丛出血,应用纱布压迫 10～15min,一般出血能停止。宫颈癌放射治疗时应严格掌握剂量,后装应选择合适的施源器。使用子宫托治疗子宫脱垂时,必须日放夜取,不得长期放置不取。

(七)治疗

尿瘘一般均需手术治疗,但在个别情况下可先试行非手术疗法,若治疗失败再行手术;此外,对不宜手术者则应改用尿收集器进行治疗。

1. 非手术治疗

适用于下列情况。

(1)分娩或手术一周后出现的膀胱阴道瘘,可经尿道安放直径较大的保留导尿管,开放引流,并给予抗生素预防感染,4～6 周后小的瘘孔有可能愈合,较大者亦可减小其孔径。

(2)手术一周后出现的输尿管阴道瘘,如能在膀胱镜检下将输尿管导管插入患侧输尿管损伤以上部位(非插入假道),并予保留,两周后瘘孔有自愈可能。

(3)对针头大小瘘孔,在经尿道安放保留导尿管的同时,可试用硝酸银烧灼使出现新创面,瘘孔有可能因组织增生粘连而闭合。

(4)结核性膀胱阴道瘘,一般不考虑手术,均应先行抗结核治疗。治疗半年至一年后瘘孔有可能痊愈。只有经充分治疗后仍未愈合者方可考虑手术修补。

(5)年老体弱,不能耐受手术或经有经验的医师反复修补失败的复杂膀胱阴道瘘,可使用尿收集器,以避免尿液外溢。目前国内试制的尿收集器类型甚多,其区别在于收集器的收尿部分有舟状罩型、三角裤袋型和内用垫吸塞型的不同,而行尿部分和储尿部分则均大同小异。其共同缺点是在患者睡卧时,尿液仍难以达到密闭而有漏溢现象,故仍有待改进。

2. 手术治疗

(1)手术治疗时间的选择。

1)尿瘘修补的时间应视其发病原因和患者局部和全身情况不同而异。术时或术后立即发现的直接损伤性尿瘘应争取时间及时修补,否则手术修补时间与缺血坏死性尿瘘相同,即等待 3～6 个月待组织炎症消失,局部血供恢复正常后再行手术。有人主张服用泼尼松促使组织软化,加速水肿消失,可将手术提前至损伤后 1 个月进行。但泼尼松类药物亦将影响伤口愈合,故多数学者仍认为提前手术是不适当的。瘘管修补术失败后亦宜等待 3 个月后再行手术。在等待期间如发现瘘口处有未吸收的缝线应尽早拆除。

2)放射治疗癌肿引起的尿瘘多在治疗结束后数月出现,且常需要一个较长时间才能完成其坏死脱落过程。一般而言,应在漏尿出现后一年,甚至 2～3 年瘘孔完全稳定,膀胱黏膜基本恢复正常,且无癌症复发时才考虑修补。

3)膀胱结核引起的尿瘘应在抗结核治疗一年以上仍未愈合,局部无活动性结核病变后考虑手术。

4)尿瘘合并膀胱结石,手术应视膀胱黏膜有无水肿、感染而定。凡结石大者宜先经腹膀胱结石,待黏膜炎症消失后再行手术修补。结石小且膀胱黏膜正常时,可在取石同时进行修补术。

5)尿瘘合并妊娠,虽然妊娠期局部血良好有利于愈合,但妊期手术易并发流血,故一般仍以产后月经恢复后修补为宜。但若为高位尿瘘,亦可考虑在行剖宫产时行修补术。

6)尿瘘合并闭经者,阴道黏膜及膀胱黏膜均菲薄,应先用雌激素准备,可口服孕马雌酮1.25mg×20天或戊酸雌二醇 2mg×20 天再行手术。亦可用己雌酚 1mg×20 天再行手术。

7)月经定期来潮者,应选择在月经干净后 3~7 天内手术。

(2)术前准备。

1)术前加强营养,增强体质,有贫血者应予纠正。

2)做好病员思想工作,交代术时及术后注意事项,以争取其主动配合:如术时应做好耐受不适体位的思想准备;术后因较长期卧床休息和每日大量饮水,以保持尿管畅流无阻等。

3)术前常规用 1:5000 高锰酸钾溶液,坐浴 3~5 天。有外阴皮炎者在坐浴后,可用氧化锌油膏涂擦患部,直至皮炎痊愈后方可手术。

4)术前尿液常规检查以保证无尿路感染或膀胱结石的存在。尿常规有红、白细胞者应进一步检查确诊和治疗。

5)术前两日进清淡少渣饮食,术前晚及手术日清晨各灌肠一次,一般无须清洁灌肠。

(3)手术途径的选择:手术有经阴道、经腹和经阴腹联合途径之分。原则上应根据瘘孔部位和发生原因选择不同途径,但绝大多数产科损伤尿瘘应首选经阴道修补为宜。

1)经阴道手术:其优点有:①操作较简便,可直接、迅速暴露瘘孔,不损伤身体其他正常组织。②对患者全身干扰小,术后较舒适,并发症少,恢复迅速,腹部无任何瘢痕残留。③术时出血少,特别是操作均在膀胱外进行,膀胱组织无损伤和出血,故术后膀胱内无血凝块堵塞,尿流一般畅通无阻。④凡损伤波及尿道者,非经阴道无法修补。⑤有利于各种辅助手术的进行,如利用阴道壁替代缺损的膀胱,阴道皮瓣移植或球海面体肌填充等。⑥阴道内局部瘢痕组织一般并不致因修补而增多,故经阴道修补可反复多次进行。

2)经腹途径:适用于:①膀胱高位瘘孔。②输尿管阴道瘘。③反复经阴道手术失败,特别是修补后瘘孔变小,但瘘道迂回曲折者,其特点是在游离阴道黏膜后仍无法直接暴露膀胱黏膜。④阴道狭窄,疤痕严重,经阴道无法暴露瘘孔者。⑤全子宫切除术后的膀胱阴道瘘。

经腹手术又有下列几种不同途径:①腹膜外膀胱外:适用于单纯的高位膀胱阴道瘘。②腹膜外膀胱内:适用于瘘孔接近输尿管并口,或合并有膀胱结石者。③腹膜内膀胱外:适用于高位瘘,瘘孔周围疤痕多,或子宫有病变需切除者;特别是宫颈有严重撕裂伤,非切除子宫,膀胱不能完全松解者。④腹膜内膀胱内:适用于膀胱有广泛粘连不易分离,或子宫已切除的膀胱阴道瘘。

3)经阴腹联合途径:适用于瘘孔极大,瘘孔边缘既高又低,特别是尿道有损伤不易从单途径进行分离缝合的复杂尿瘘。

一般而言,经阴道手术简单、安全,凡经阴道可以暴露者,都应优先选用阴道途径。但就医生而言,应熟悉各种手术方法,不能拘泥于单一途径。

(4)术时麻醉、体位和消毒:手术的成功与否与麻醉的配合有密切关系。术时麻醉应达到无痛和肌肉完全松弛,并能根据手术需要而延长麻醉时间。一般连续硬膜外麻醉能满足手术要求。

为了充分暴露手术野,体位的选择至为重要。经腹手术取平仰卧位,如有可能,最好将双下肢用脚架略抬高分开,以便随时用手放入阴道协助手术。经阴道手术有膀胱截石位、俯卧位、侧卧位等不同。一般多采用前两种。凡子宫活动即用鼠齿钳夹住宫颈能将子宫往下牵引无困难者,均可采取膀胱截石位;子宫固定特别是瘘孔位于耻骨后方,不易暴露者,应采取俯卧位。

消毒:不论经阴道或经腹手术,均应首先用肥皂水擦洗阴道、外阴,然后用生理盐水冲净,拭干后再用碘附消毒。消毒不彻底往往是手术失败的原因之一。

(5)手术基本要求和方法:为使手术修补取得成功,应尽量满足下列手术要求。

1)充分游离瘘孔周围组织:一般均用小弯镰刀做切口。在切开阴道黏膜前,最好先围绕预定的切口四周注射肾上腺素稀释液(1∶1000 肾上腺素 1mL 加入 300mL 生理盐水)至阴道壁与膀胱间的疏松筋膜间隙,直至阴道黏膜隆起变白为止。注射液体后可减少术野渗血,便于找到正确的分离间隙和避免分离的黏膜瓣撕裂。经阴道修补时有两种分离瘘孔法,即离心分离法和向心加离心分离法。离心法在距瘘口缘仅 2～3mm 做环形切口,切开阴道黏膜层后,用刀或弯剪向外游离阴道黏膜,以便膀胱获得松解。此法适合于中、小瘘孔。向心加离心分离法是在距切口缘 2cm 以上处做切口,先往内向心分离阴道黏膜至距瘘缘 0.5cm 为止,再从原阴道黏膜切口向外做离心分离,以缓解瘘孔缝合缘的张力。向心加离心法特别适用于巨大膀胱阴道瘘,其优点:①可利用部分阴道壁代替膀胱壁覆盖瘘孔,因而有利于巨大瘘孔的闭合。②如输尿管开口接近瘘孔缘时,可避免损伤输尿管口。③瘘孔周围瘢痕较多时,切缘位于瘢痕组织之外,血供多良好,有利于切口愈合。④膀胱黏膜本身未受干扰,膀胱内无出血和血凝块积聚,术后尿道引流通畅。无论离心法或向心加离心分离法,阴道黏膜游离的范围要充分,原则上应使瘘孔缘游离后自行横向靠拢,或估计缝合无张力方可。如为巨大瘘孔,一般应分离膀胱宫颈间隙到膀胱腹膜反折处;瘘孔缘紧贴盆壁和耻骨时,须将膀胱组织从骨膜上游离,或游离长约 1cm 的骨膜片,以便将骨膜片代替膀胱侧缘与瘘孔其余部分缝合;如患者为膀胱尿道瘘,应将尿道远端阴道黏膜广泛游离,以便使瘘孔上缘游离的阴道黏膜瓣能毫无张力地覆盖在尿道远端的尿道壁上,从而将尿道断端包埋在膀胱内。原则上应避免将尿道远侧断端直接与膀胱吻合。

2)严实分层缝合瘘孔:共缝合 3 层。第 1 层用 5-0 人工合成可吸收缝线连续或间断缝合膀胱筋膜及肌层,缝针要带够组织,但不应穿透膀胱黏膜,以便使瘘孔缘连同其四周瘢痕组织向内翻转而加强瘘孔屏障,从而有利于瘘缘的愈合,在瘘孔两侧角部的缝合应从角的外侧开始。连续缝合时,每缝合一针应注意随手将缝线拉紧。第 1 层缝合妥当后,即通过尿道导尿管注入生理盐水试漏,肯定无漏尿并用生理盐水洗清局部术野后,再用 5-0 人工合成可吸收缝线或 0 号丝线连续或间断缝合第 2 层(即膀胱筋膜层与部分膀胱肌层)以加固之。但两侧角部缝线应从第 1 层缝线的外方开始。最后用 2-0 号可吸收缝线缝合第三层(即阴道黏膜层),黏膜的糙面宜翻向阴道腔。阴道黏膜应紧贴膀胱筋膜,其间不能遗留无效腔,否则可因创口分泌物在该处积聚、感染而导致手术失败。

3)有助于提高疗效的辅助手术:对一般尿瘘而言,采用上述修补方法可获满意效果,但在极复杂的尿瘘患者中,有时加用某些辅助手术是必要的。辅助手术基本上可分为两大类:一类是扩大术野,有助于暴露瘘孔,以利于手术的顺利进行,其中包括会阴扩大侧切术、耻骨联合切除术、耻骨支开窗术等;另一类是利用异体或自身组织替代、填充和加强缺损处的膀胱、尿道或阴道黏膜以促进瘘孔的愈合。临床上采用的异体移植有胎儿膀胱组织、羊膜、牛心包等。如某医院采用胎儿膀胱修补缺损 8 例,6 例成功。临床上目前较常采用的为自身带蒂组织有:①球海绵体脂肪垫填充术:即在大阴唇内侧做纵形切口,游离中指大小一段皮下脂肪组织,通过侧方阴道,将游离端拉入瘘孔创面覆盖膀胱,并间断固定缝合,以消灭膀胱与阴道黏膜间无效腔和增强局部血供,并有可能加强膀胱颈和尿道控制排尿的能力。②大、小阴唇皮瓣移植术:可用于覆盖缺损的阴道创面。③宫颈瓣移植修补术:适用于紧靠宫颈位于前穹隆部的膀胱阴道瘘。④股薄肌移植术:用以加强瘘口缝合缘。⑤阴道壁组织填充术:取长方形带蒂阴道黏膜覆盖在瘘孔缘,使瘘孔处有两层阴道黏膜覆盖。⑥采用其他经腹修补术时有用大网膜、腹直肌作为填充材料者。

(6)术后处理。

1)一般护理:术后应较长期卧床,但体位可不受限制。术后 2～3 天静脉补液,进少渣饮食,以后宜大量饮水,每日至少 3000mL 以保持膀胱自净。

2)留置导尿管引流:凡经阴道修补的尿瘘,一般均置保留气囊导尿管开放引流,以保持膀胱较长时间处于空虚休息状态。保留时间以 14 天为宜,但可根据瘘孔大小和修补难易而有所不同。孔小、缝合无张力、修补满意的瘘孔保留 3～4 天即可。保留导尿管期间,应每小时记录排出尿量。若出现尿或保留尿管 14 天仍有尿漏时,可再继续保留导尿管 7～10 天(注意此时切忌用阴道窥器或手指进行阴道检查),偶尔尿瘘仍有愈合可能。术后如发现无尿液排出和(或)患者自觉下腹胀满时,应及时检查导尿管有无阻塞或脱落。尿管畅通时不需更换,但连接导尿管的橡皮管及储尿袋,需每日置换。

3)外阴及阴道护理:每日擦洗外阴 1 次,大便后应立即增擦 1 次。除阴道有出血外,应尽量避免做阴道检查或阴道上药。

4)抗生素的应用:从手术日晨开始,即应给予预防性抗生素。

5)雌激素的应用:凡术前已服用雌激素者,术后仍应继续服用 1 个月左右。

6)出院注意事项:①出院时如观察无尿失禁、尿潴留等异常情况,一般不做阴道检查。②术后 3 个月内禁性交,以免引起缝合口裂开和感染。③如再次妊娠,嘱临产前住院,及早剖宫产结束分娩。

二、粪瘘

粪瘘是指人体肠道与其他系统或部位之间有异常沟通,其中与妇产科有关者多为直肠阴道瘘,且可与尿瘘并存。

(一)病因

分娩时胎头长期停滞在阴道内,直肠受压坏死是形成粪瘘的最主要原因。会阴Ⅲ度撕裂,修补后直肠未愈合,或修补会阴撕裂时,缝线透过直肠黏膜而未及时发现拆除,也可引起阴道直肠瘘;长期安放子宫托不取出,阴道内放射源安放不当或过量时亦可导致直肠阴道瘘。此外,晚期生殖道癌肿可并发粪瘘;先天性生殖器发育畸形患者,可为伴有先天性直肠阴道瘘,且常与先天性肛门闭锁并存。

（二）临床表现及诊断

凡直肠阴道瘘瘘孔较大者,粪便皆经阴道排出,便稀溏时更为明显;若瘘孔小,粪便干结成形时,虽无明显粪便自阴道排出,但阴道内不时有分泌物和排气现象。

诊断较尿瘘简单,除先天性粪瘘外,一般均有明显发病原因。大的粪瘘可在阴道窥器暴露下直接窥见瘘孔,瘘孔极小者往往仅在阴道后壁见到一处鲜红的小肉芽组织,如从此处用探针探测,而同时用另一手放入直肠内直接触及探针即可确诊。小肠或结肠阴道瘘需经钡剂灌肠方能确诊。

（三）预防

预防粪瘘的基本原则与尿瘘相同。产时应注意缩短第二产程,避免会阴严重撕裂,并在缝合会阴后常规肛查,发现有缝线穿透直肠黏膜者应即拆除重缝。此外,应避免长期安放子宫托不取。妇女生殖道癌肿进行放疗时,应注意掌握后装放射量和放射源安放位置。

（四）处理

任何粪瘘均需手术治疗,但高位巨大直肠阴道瘘、阴道疤痕严重、暴露困难者,或同时合并有尿瘘者,均应先做暂时性乙状结肠造瘘,待间隔 4 周,阴道无粪便排出后再行粪瘘修补术。

1. 术前准备

(1)术前 3 日软食,术前一日进流质,术前 4 小时禁饮水。

(2)术前 3 日每日口服卡那霉素 1.0g,每日 2 次和甲硝唑 0.4g,每日 3 次。

(3)术前晚用肥皂水清洁灌肠。为减轻患者反复多次灌肠之苦,目前多主张在术前日口服 25%硫酸镁 200mL 或聚乙二醇 2 盒,同时饮水 2L,以加速排净粪便。

2. 手术原则

(1)粪瘘的治疗与尿瘘相同,手术创伤或外伤的瘘孔应立即修补;压迫坏死粪瘘应待产后 4~6 个月炎症消失后,再行修补。

(2)近肛门的粪瘘应从正中剪开肛门与瘘孔间的阴道直肠隔,使变成产后会阴Ⅲ度撕裂。其修补方法同Ⅲ度会阴撕裂。

(3)稍高位粪瘘的手术切口、分离和缝合等步骤与尿瘘修补法相同,共分三层缝合,先用 5-0 人工合成可吸收缝线连续或间断缝合肠壁肌层,不透过肠黏膜,以使瘘缘翻转至肠腔内,第二层同法加固,将第一层包埋,最后缝合阴道黏膜层。

(4)粪瘘与尿瘘并存时,一般先缝合尿瘘,再缝粪瘘。

(5)如确系无法修补的巨大粪瘘,可径直行永久性结肠造瘘。

3. 术后处理

(1)术后 5 天内进少渣饮食。

(2)术后 3 天每日口服甲硝唑,方法同术前。

(3)保持外阴部清洁,每日擦洗一次。

(4)术后 5 天无大便时,每晚服液状石蜡 30mL×3 日,以润滑大便。

第三节　输尿管损伤

输尿管损伤多由妇科手术引起,其中绝大多数均能在损伤后立即发现和修补预后良好;但若术时未能察觉或修补失败,则将在术后形成输尿管阴道瘘。

由于输尿管损伤或形成的输尿管阴道瘘在诊断和治疗方面不同于膀胱阴道瘘,故在本节另行介绍。

一、病因

80%～90%输尿管是由于妇科手术,特别是经腹全子宫切除或广泛性全子宫切除术所引起。损伤的部位多见于子宫动脉、主韧带、阴道侧穹隆或骨盆漏斗韧带等部位。损伤的方式包括钳夹伤结扎、切开、切断、扭曲成角、缺血坏死。近年更有腹腔镜手术所导致的烧灼伤,输尿管广泛游离引起输尿管瘘等报告。输尿管从沿途经过的每一个血管获得血供,营养输尿管的小血管在输尿管外膜内相互间组成血供丰富的血管吻合网络,就是这种有力的多器官来源的血供帮助输尿管抵抗血供阻断。在广泛子宫切除术中输尿管不可广泛游离,以尽量保留输尿管的血供,防止缺血坏死引起输尿管瘘。

二、临床表现及诊断

任何盆腔手术过程中,如发现术野有"水液"阵发性渗出或发现有管腔的索状物被切断而无血液流出时,则提示为输尿管损伤。术时出血多而盲目大块钳夹和缝扎出血点亦有可能伤及输尿管。此时应用拇指和示指由上向下扣触输尿管进入膀胱的行径。如扣触到钳夹或缝扎部位紧靠输尿管时,应将该段输尿管游离,以便确认有否钳夹,缝扎或其他损伤可能。如输尿管损伤未能在术时发现,术后可因损伤方式和程度不同而有不同表现。双侧输尿管结扎术后即无尿;一侧输尿管结扎多表现为术后3天该侧腰痛,肾区叩痛伴畏寒、发热;输尿管切断或钳夹伤多在术后1～3天内出现阴道漏尿。由于输尿管被结扎或剥离缺血所引起的尿瘘可晚至术后1～3周出现漏尿。排泄性尿路造影和膀胱镜检查有助于诊断患侧肾盂积水程度和输尿管损伤的部位,从而选择适当的治疗方案。

三、治疗

术中发现输尿管损伤当即治疗,效果良好。输尿管完全断裂应做端端吻合术或输尿管膀胱吻合术。部分断裂者可将创缘修整后进行缝合,此时应注意保护好尚未断裂的管壁,防止撕裂为完全断裂。单纯钳夹或缝扎可在去除钳夹或松解缝扎线结后,打开膀胱,逆行插入输尿管导管,留置72小时以促进愈合。如损伤严重,输尿管结扎处活力差,处理方法同输尿管断裂。

术后发现输尿管损伤应尽早手术修复,现多认为只要患者全身情况良好,虽然技术操作较难,早期修复效果良好。由于B超和CT技术的进步,也有人主张先做经皮肾穿刺造瘘术以避免肾功能进一步损害,等待3～4个月后再进行延期修复。

目前妇产科采用的修复方法,主要有下列几种。

(一)输尿管端端吻合术

适用于位置较高、距输尿管远端5cm以上而缺损较少的输尿管损伤。操作要点如下。

(1)适当游离输尿管邻近的损伤部位上下段,以期吻合后吻合口无张力。

(2)切除输尿管损伤段后,将两断端分别剪开2～3mm,从而修整成铲形但方向相反的斜面。

(3)将双"T"管插入输尿管作为支架和引流上端进入肾盂,下端进入膀胱,2～3周后拔出。

（4）用 5-0 人工合成可吸收缝线缝合输尿管一端斜面尖端与另一端斜面底部缺口,分别打结;再分别用两端的缝线以 2mm 间距连续缝合缺口两侧,关闭缺口,缝合时缝及的外面鞘膜层和肌层要多于黏膜,缝完一侧缺口后和另一端尾线打结。

（5）取脂肪或大网膜覆盖吻合口。

（6）在吻合口处置腹膜外引流,由侧腹壁引出腹壁外。3 天后无渗液即拔除。

（二）输尿管膀胱吻合术

输尿管膀胱吻合术适用于输尿管远端 5cm 以内的损伤。妇产科手术导致该处损伤最为多见,且采用此吻合法治疗的效果最好,操作要点如下。

（1）游离输尿管,切除受损段后。切除的远端用 7 号丝线结扎,近端剪开 2～3mm,并修整成铲形斜面。暂用两根细丝线缝于近端斜面以备牵引。

（2）适当游离膀胱外疏松结缔组织,使膀胱能稍上移以减少吻合后输尿管张力。

（3）切开膀胱,在原输尿管膀胱内开口处稍上方打洞贯通膀胱壁,利用输尿管牵引丝线将输尿管近端引入膀胱内,拆去牵引线。

（4）用 5-0 人工合成不吸收缝线间断缝合输尿管全层与膀胱黏膜层,一般缝 6 针。注意防止输尿管扭曲。

（5）在膀胱外用细丝线间断缝合,将输尿管鞘膜和浅肌层固定于膀胱肌壁,前后左右共缝四针,以缓解输尿管吻合口张力和促进其愈合。

（6）安置耻骨上膀胱内导尿管引流,开放引流 14 天。

（7）缝合膀胱切口,黏膜层用 2-0 可吸收缝线连续或间断缝合,肌层和其外筋膜层可用细丝线间断缝合。

（8）耻骨后膀胱外置烟卷引流,3 天后无渗出物拔除。

（三）输尿管膀胱瓣吻合术

如输尿管损伤位置较高,可采用部分膀胱壁替代部分输尿管,但目前已极少采用此手术。方法如下:在膀胱前壁做宽 3cm,长 4～5cm 的梯形切口,底部保持与膀胱联系。将已游离的膀胱瓣用人工合成 5-0 可吸收缝线分两层缝合形成膀胱瓣管。在输尿管导管插入膀胱瓣管和输尿管后,将输尿管断端与膀胱瓣管上端吻合。

（四）输尿管回肠、回肠膀胱吻合术

如输尿管下段坏死,粘连不易分离,可采用此吻合法,即游离一段回肠替代输尿管下段,再将回肠与膀胱吻合。但就妇产科而言,目前很少有采用此法的必要。

四、临床特殊情况的思考和建议

（一）妇科手术引起的尿瘘的术中预防和处理

妇科手术引起的输尿管损伤的发生率为 0%～1.46%,平均为 0.16%;膀胱损伤的发生率为 0.02%～1.95%,平均为 0.26%。损伤多见于严重的盆腔子宫内膜异位症、大的子宫肌瘤（尤其是子宫阔韧带下部肌瘤或宫颈肌瘤）、大的附件区肿块、盆腔炎致密粘连、恶性肿瘤等存在盆腔内广泛粘连和解剖结构不清的患者。随着近年来腹腔镜下广泛子宫切除术的逐渐开展,缺血坏死引起的输尿管瘘逐渐增多,据报道,腹腔镜下广泛子宫切除术的输尿管瘘的比例高达 4%,其发生与腹腔镜对输尿管血供的影响大于开腹手术时的钳夹结扎有关。

每位进行盆腔手术的产科和妇科医生应了解如何进入腹膜后隙和辨认输尿管。从圆韧带开始,于骨盆入口处向两侧切开卵巢血管外侧的腹膜直至结肠。此区域不会损伤任何组织或引起出血。向内侧钝性分离卵巢及其血管,进入腹膜后隙。大血管和盆侧壁在外侧,可以很容易地触摸到或直接看到,可看到输尿管疏松地附在内侧腹膜上。输尿管总是在骨盆入口髂内动脉起始处跨过髂血管,以吸引器或器械轻柔地触摸输尿管,输尿管会进行蠕动,以帮助辨认。对非常肥胖、暴露不佳的妇女,将示指放在腹膜后隙、拇指放在腹膜表面,通过两个手指间滑动感或咔嚓感辨认输尿管。一旦辨认,可以很容易用直角钳钝性分离,暴露输尿管至子宫动脉。开腹手术时在子宫动脉和膀胱间,可以用前述触摸和滑动感技术辨认输尿管。腹腔镜手术时,通常输尿管可以通过腹膜看到和一路跟踪,当不能看到时,可以用超声刀锐性分离,后腹膜辨认出输尿管并跟踪至手术部位。当腹腔镜术中使用向组织发送能量的器械时(如单极或双极电凝、超声刀、激光),手术医生应了解该器械的热损伤范围。虽然多数器械的平均热损伤范围约为 2mm,但可能会达到 5mm,所以,在输尿管附近使用这些能量器械具有引起未发现的损伤和延期坏死的潜在可能性。

没有数据表明术前静脉肾盂造影、CT 或预防性放置输尿管支架可减少输尿管损伤的风险。

在妇科手术中,医生要对泌尿系统的损伤保持高度的警惕,了解输尿管的解剖,如遇盆腔内器官有解剖变异或广泛粘连,最好首先在髂血管分叉处暴露输尿管,然后沿其行径,向下追踪至盆腔段;下推膀胱时应注意解剖界限,避免损伤;当高位结扎骨盆漏斗韧带时,应先切开后腹膜,仔细游离卵巢动静脉,暴露输尿管,再行高位缝扎;输尿管不可广泛游离,以尽量保留输尿管的血供,同时要避免损伤输尿管外鞘膜。术中出血时,应冷静对待切忌在出血点盲目大块钳夹或缝扎。如为动脉出血,应在血管近端加压,并用吸管吸净积血后,认清出血点,钳夹后缝扎止血。

对可疑的膀胱损伤,术中亚甲蓝充盈膀胱检查或膀胱镜检查,有利于及时发现和处理,避免术后出现尿瘘。对可疑的输尿管损伤和缺血,术中置入输尿管支架有利于预防术后输尿管瘘的发生。

(二)术后尿瘘的诊断和处理

术后出现阴道大量排液、大量腹腔引流液、腹膜刺激征时,应立即检查腹腔引流液或阴道排液的肌酐水平,当肌酐水平比血液中的水平明显增加,接近尿肌酐水平时,可以诊断尿瘘。膀胱镜、亚甲蓝试验、静脉肾盂造影有助于了解瘘口位置、有无肾盂积水、输尿管瘘。在保护肾脏功能的前提下,可以首先尝试保守治疗。输尿管瘘在膀胱镜下置入输尿管双 J 管,膀胱瘘保持尿管持续开放,一般可以自行愈合。输尿管双 J 管一般在术后 2～3 个月取出。但对于成功置入输尿管支架的患者,术后有发生继发输尿管狭窄的可能。需随访泌尿系统的 B 超和肾功能,以及时发现和处理,避免发生肾积水、肾功能受损和肾无功能。当双 J 管置入困难,置入后症状不能缓解,保守治疗无效时,需手术治疗。

(三)输尿管瘘的外科手术修复时机

目前存在争论,有人主张早期修复,亦有人建议最好于瘘发生 3 个月后进行修复。主张延迟修复的理由包括输尿管血循环状况改善和瘘可能自行愈合。非手术处理及过久延迟手术的潜在危险是引流不畅或完全的输尿管梗阻而导致肾功能的丧失。有作者主张早期修复,即发现后立即修复,认为延迟修复与早期修复的成功率相等,而患者在等待修复期间存在患侧肾功能受损的危险,在等待期间,阴道漏尿通常带来不必要的心理痛苦和经济损失。手术时机还取决于手术范围、输尿管损伤的时间、部位和程度,盆腔组织情况及患者一般状态。如存在梗阻,且不能及时手术,放置输尿管支架不成功,行肾造瘘是避免肾功能损害和丧失的有效措施。由妇科手术引起的输尿管阴道瘘多发生于输尿管的下 1/3,髂血管下方,对这种部位瘘的处理多数采用输尿管膀胱再吻合及抗反流技术。

第四节　子宫损伤

一、子宫穿孔

子宫穿孔多发生于流产刮宫,特别是钳刮人工流产手术时,但诊断性刮宫、安放和取出宫腔内节育器(IUD)均可导致子宫穿孔。

(一)原因

1.术前未做盆腔检查或判断错误

刮宫术前未作盆腔检查或对子宫位置、大小判断错误,即盲目操作,是子宫穿孔的常见原因之一,特别是当子宫前屈或后屈,而探针、吸引头或刮匙放入的方向与实际方向相反时,最易发生穿孔。双子宫或双角子宫畸形患者,早孕时误在未孕侧操作,亦易导致穿孔。

2.术时不遵守操作常规或动作粗暴

初孕妇宫颈内口较紧,强行扩宫,特别是跳号扩张宫颈时,可能发生穿孔。此外,如在宫腔内粗暴操作,过度搔刮或钳夹子宫某局部区域,均可引起穿孔。

3.子宫病变

以往有子宫穿孔史、反复多次刮宫史或剖宫产后疤痕子宫患者,当再次刮宫时均易发生穿孔。子宫绒癌或子宫内膜癌累及深肌层者,诊断性刮宫或宫腔镜检查时,可导致或加速其穿孔或破裂。

4.萎缩子宫

当体内雌激素水平低落,如产后子宫过度复旧或绝经后,子宫往往小于正常,且其肌层组织脆弱、肌张力低,探针很容易直接穿透宫壁,甚至可将 IUD 直接放入腹腔内。

5.强行取出嵌入肌壁的 IUD

IUD 已嵌入子宫肌壁,甚至部分已穿透宫壁时,如仍强行经阴道取出,有引起子宫穿孔的可能。

(二)临床表现

绝大多数子宫穿孔均发生在人工流产手术,特别是大月份钳刮手术时。子宫穿孔的临床表现可因子宫原有状态、引起穿孔的器械大小、损伤的部位和程度,以及是否并发其他内脏损伤而有显著不同。

1.探针或 IUD 穿孔

凡探针穿孔,由于损伤小,一般内出血少,症状不明显,检查时除可扪及宫底部有轻压痛外,余无特殊发现。产后子宫萎缩,在安放IUD时,有时可穿透宫壁将其直接放入腹腔而未察觉,直至以后B型超声随访IUD或试图取出IUD失败时方始发现。

2.卵圆钳、吸管穿孔

卵圆钳或吸管所致穿孔的孔径较大,特别是当穿孔后未及时察觉仍反复操作时,常伴急性内出血。穿孔发生时患者往往感突发剧痛。腹部检查,全腹均有压痛和反跳痛,以下腹部最为明显,但肌紧张多不显著,如内出血少,移动性浊音可为阴性。妇科检查宫颈举痛和宫体压痛均极显著。如穿孔部位在子宫峡部一侧,且伤及子宫动脉的下行支时,可在一侧阔韧带内扪及血肿形成的块物;但也有些患者仅表现为阵发性颈管内活跃出血,宫旁无块物扪及,宫腔内亦已刮净而无组织残留。子宫绒癌或葡萄胎刮宫所导致的子宫穿孔,多伴有大量内、外出血,患者在短时间内可出现休克症状。

3.子宫穿孔并发其他内脏损伤

人工流产术发生穿孔后未及时发现,仍用卵圆钳或吸引器继续操作时,往往夹住或吸住大网膜、肠管等,以致造成内脏严重损伤。如将夹住的组织强行往外牵拉,患者顿感刀割或牵扯样上腹剧痛,术者亦多觉察往外牵拉的阻力极大,有时可夹出黄色脂肪组织、粪渣或肠管,严重者甚至可将肠管内黏膜层剥脱拉出。因肠管黏膜呈膜样,故即使夹出亦很难肉眼辨认其为何物。肠管损伤后,其内容物溢入腹腔,迅速出现腹膜炎症状。如不及时手术,患者可因中毒性休克死亡。

如穿孔位于子宫前壁,伤及膀胱时可出现血尿。当膀胱破裂,尿液流入腹腔后,则形成尿液性腹膜炎。

(三)诊断

凡经阴道宫腔内操作出现下列征象时,均提示有子宫穿孔的可能。

(1)使用的器械进入宫腔深度超过事先估计或探明的长度,并感到继续放入无阻力时。

(2)扩张宫颈的过程中,如原有阻力极大,但忽而阻力完全消失,且患者同时感到有剧烈疼痛时。

(3)手术时患者有剧烈上腹痛,检查有腹膜炎刺激征,或移动性浊音阳性;如看到夹出物有黄色脂肪组织、粪渣或肠管。更可确诊为肠管损伤。

(4)术后子宫旁有块物形成或宫腔内无组织物残留,但仍有反复阵发性颈管内出血者,应考虑在子宫下段侧壁阔韧带两叶之间有穿孔可能。

(四)预防

(1)术前详细了解病史和做好妇科检查,并应排空膀胱。产后三个月哺乳期内和宫腔小于6cm者不放置IUD。有剖宫产史、子宫穿孔史或哺乳期受孕而行人工流产术时,在扩张宫颈后即予注射子宫收缩剂,以促进子宫收缩变硬,从而减少损伤。

(2)经阴道行宫腔内手术是完全凭手指触觉的"盲目"操作,故应严格遵守操作规程,动作轻柔,安全第一,务求做到每次手术均随时警惕有损伤的可能。

(3)孕12~16周而行引产或钳刮术时,术前2天分4次口服米非司酮共150mg,同时注射利凡诺100mg至宫腔,以促进宫颈软化和扩张。一般在引产第3天,胎儿胎盘多能自行排出。如不排出时,可行钳刮术。钳刮时先取胎盘,后取胎体,如胎块长骨通过宫颈受阻时,忌用暴力牵拉或旋转,以免损伤宫壁。此时应将胎骨退回宫腔最宽处,换夹胎骨另一端则不难取出。

（4）如疑诊子宫体绒癌或子宫内膜癌而需行诊断性刮宫确诊时，搔刮宜轻柔。当取出的组织足以进行病理检查时，则不应再做全面彻底的搔刮术。有条件时最好在宫腔镜直视下取可疑部位组织进行活检。

（五）处理

手术时一旦发现子宫穿孔，应立即停止宫腔内操作。然后根据穿孔大小、宫腔内容物干净与否、出血多少和是否继续有内出血、其他内脏有无损伤，以及妇女对今后生育的要求等而采取不同的处理方法。

（1）穿孔发生在宫腔内容物已完全清除后，如观察无继续内、外出血或感染，三天后即可出院。

（2）凡穿孔较小者（用探针或小号张器所致），无明显内出血，宫腔内容物尚未清除时，应先给予角新碱或缩宫素以促进子宫收缩，并严密观察有无内出血。如无特殊症状出现，可在 7～10 天后再行刮宫术；但若术者刮宫经验丰富，对仅有部分宫腔内容物残留者，可在发现穿孔后避开穿孔部位将宫腔内容物刮净。

（3）如穿孔直径大，有较多内出血，尤其合并有肠管或其他内脏损伤者，则不论宫腔内容物是否已刮净，应立即剖腹探查，并根据术时发现进行肠修补或部分肠段切除吻合术。子宫是否切开或切除，应根据有无再次妊娠要求而定。已有足够子女者，最好做子宫次全切除术；希望再次妊娠者，在肠管修补后再行子宫切开取胎术。

（4）其他辅助治疗：凡有穿孔可疑或证实有穿孔者，均应尽早经静脉给予抗生素预防和控制感染。

二、子宫颈撕裂

（一）原因

多因宫缩过强但宫颈未充分容受和扩张，胎儿被迫强行通过宫颈外口或内口所致。一般见于无足月产史的中孕引产者。加用缩宫素特别是前列腺素引产者发生率更高。

（二）临床表现

临床上可表现为以下三种不同类型。

1.宫颈外口撕裂

一般足月分娩时撕裂相同，多发生子宫颈 6 或 9 点处，长度可由外口处直达阴道穹隆部不等，常伴有活跃出血。

2.宫颈内口撕裂

宫颈内口尚未完全扩张，胎儿即强行通过时，可引起宫颈内口处黏膜下层结缔组织撕裂，因黏膜完整，故胎儿娩出后并无大量出血，但因宫颈内口闭合不全以致以后出现习惯性流产。

3.宫颈破裂

凡裂口在宫颈阴道部以上者为宫颈上段破裂，一般同时合并有后穹隆破裂，胎儿从后穹隆裂口娩出。如破裂在宫颈的阴道部为宫颈下段破裂，可发生在宫颈前壁或后壁，但以后壁为多见。裂口呈横新月形，但宫颈外口完整，患者一般流血较多。窥阴器扩开阴道时即可看见裂口，甚至可见到胎盘嵌顿于裂口处。

(三)预防和治疗

(1)凡用利凡诺引产时,不应滥用缩宫素特别是不应采用米索前列醇加强宫缩。引产时如宫缩过强,产妇诉下腹剧烈疼痛,并有烦躁不安,而宫口扩张缓慢时,应立即肌肉注射哌替啶(杜冷丁)100mg 及莨菪碱 0.5mg 以促使子宫松弛,已加用静注缩宫素者应停止滴注。

(2)中孕引产后不论流血多少,应常规检查阴道和宫颈。发现撕裂者立即用人工,合成可吸收缝线修补。

(3)凡因宫颈内口闭合不全出现晚期流产者,可在非妊娠期进行手术矫正,但疗效不佳。现多主张在妊娠 14～19 周期间用 10 号丝线前后各套 2cm 长橡皮管绕宫颈缝合扎紧以关闭颈管。待妊娠近足月或临产前拆出缝线。

第十三章 女性生殖内分泌疾病

第一节 功能失调性子宫出血

调节女性生殖的神经内分泌功能紊乱引起的异常子宫出血称为功能失调性子宫出血（DUB），简称功血。根据有无排卵功血可分为两类：有排卵的称为排卵型功血，无排卵的称为无排卵型功血。临床上以无排卵型功血为主，约占总数的85%，而排卵型功血只占15%。排卵型功血包括黄体功能不足、子宫内膜不规则脱落和排卵期出血等。本节主要介绍无排卵型功血和黄体功能不足。

一、无排卵型功能失调性子宫出血

（一）病理生理机制

无排卵功血多发生在青春期和围绝经期，前者称为青春期功血，后者称为围绝经期功血。虽然青春期功血与围绝经期功血均为无排卵型功血，但它们的发病机制不同。青春期功血不排卵的原因在于患者体内的下丘脑-垂体-卵巢轴尚未成熟；围绝经期功血不排卵的原因是衰老的卵巢对促性腺激素不敏感，卵泡发育不良，卵泡分泌的雌激素达不到诱发雌激素正反馈的阈值水平。

由于不排卵，卵巢只分泌雌激素，不分泌孕激素。在无孕激素对抗的雌激素长期作用下，子宫内膜增生变厚。当雌激素水平急速下降时，大量子宫内膜脱落，子宫出血很多，这种情况称为雌激素撤退性出血。在雌激素水平下降幅度小时，脱落的子宫内膜量少，子宫出血也少，这种出血称为雌激素突破性出血。另外，当增生的内膜需要更多的雌激素而卵巢分泌的雌激素却未增加时也会出现子宫出血，这种出血也属于雌激素突破性出血。

由于没有孕激素的作用，子宫螺旋动脉比较直，当子宫内膜脱落时螺旋动脉也不发生节律性收缩，血窦不容易关闭，因此无排卵型功血不容易止住。雌激素水平升高时，子宫内膜增生覆盖创面，出血才会停止。孕激素可以使增生的内膜发生分泌反应，子宫内膜间质呈蜕膜样改变，这是孕激素止血的机制。

（二）临床表现

临床上主要表现为月经失调，即月经周期、经期和月经量的异常变化。

1.症状

无排卵型功血多见于青春期及围绝经期妇女，临床上表现为月经周期紊乱，经期长短不一，出血量时多时少。出血少时患者可以没有任何自觉症状，出血多时会出现头晕、乏力、心悸等贫血症状。

2.体征

体征与出血量多少有关,大量出血导致继发贫血时,患者皮肤、黏膜苍白,心率加快;少量出血时无上述体征。妇科检查无异常发现。

(三)诊断

无排卵型功血为功能性疾病,因此只有在排除了器质性疾病时才能诊断。超声检查在功血的诊断中具有重要意义,如果超声发现有引起异常出血的器质性病变,则可排除功血。另外,超声检查对治疗也有指导意义。如果超声提示子宫内膜厚,那么孕激素止血的效果可能较好;如果内膜薄,雌激素治疗的效果可能较好。

(四)鉴别诊断

无排卵型功血需与各种器质性疾病引起的异常子宫出血相鉴别,具体见表13-1。

表 13-1 功血的鉴别诊断

全身性原因	血液病
	肝脏疾病
	肾脏疾病
	医源性出血
子宫卵巢疾病	子宫肌瘤
	子宫肌腺瘤
	子宫内膜或宫颈息肉
	感染
	宫内节育器
	卵巢功能性肿瘤
	子宫内膜癌
子宫颈癌	
妊娠相关疾病	流产
	异位妊娠
	葡萄胎
	绒毛膜细胞癌
	胎盘部位滋养细胞肿瘤
其他内分泌疾病	甲状腺功能失调
	糖尿病
	肾上腺疾病
	高泌乳素血症
功血	无排卵型功血
	黄体功能不足
	子宫内膜不规则脱落
	排卵期出血

（五）处理

1.一般治疗

功血患者往往体质较差,因此应补充营养,改善全身情况。严重贫血者(Hb<6g/dL)往往需要输血治疗。

2.药物止血

药物治疗以激素治疗为主,青春期功血的治疗原则是止血、调整周期和促进排卵。更年期功血的治疗原则是止血、调整周期和减少出血。

激素止血治疗的方案有多种,应根据具体情况如患者年龄、出血时间、出血量和子宫内膜厚度等来选择激素的种类和剂量。在开始激素治疗前必须明确诊断,排除器质性疾病,尤其是绝经前妇女更是如此。诊刮术和分段诊刮术既可以迅速止血,又可进行病理检查以了解有无内膜病变。对年龄较大的女性来说,建议选择诊刮术和分段诊刮术进行治疗。

(1)雌激素止血:机制是使子宫内膜继续增生,覆盖子宫内膜脱落后的创面,起到修复作用。另外雌激素还可以升高纤维蛋白原水平,增加凝血因子,促进血小板凝集,使毛细血管通透性降低,从而起到止血作用。雌激素止血适用于内膜较薄的大出血患者。

1)己烯雌酚(DES):开始用量为1～2mg/次,每8小时一次,血止3天后开始减量,每3天减一次,每次减量不超过原剂量的1/3。维持量为0.5～1mg/d。止血后维持治疗20天左右,在停药前5～10天加用孕激素,如醋酸甲羟孕酮10mg/d。停用己烯雌酚和醋酸甲羟孕酮3～7天后会出现撤药性出血。由于己烯雌酚胃肠道反应大,许多患者无法耐受,因此现在多改用戊酸雌二醇或结合雌激素。

2)戊酸雌二醇:出血多时口服2～6mg/次,每6～8小时一次。血止3天后开始减量,维持量为2mg/d。具体用法同己烯雌酚。

3)苯甲酸雌二醇:为针剂,2mg/支。出血多时每次注射1支,每6～8小时肌肉注射一次。血止3天后开始减量,具体用法同己烯雌酚,减至2mg/d时,可改口服戊酸雌二醇。由于肌肉注射不方便,因此目前较少使用苯甲酸雌二醇止血。

4)结合雌激素片剂:出血多时采用1.25～2.5mg/次,每6～8小时一次。血止后减量,维持量为0.625～1.25mg/d。具体用法同己烯雌酚。

在使用雌激素止血时,停用雌激素前一定要加孕激素。如果不加孕激素,停用雌激素就相当于人为地造成了雌激素撤退性出血。围绝经期妇女是子宫内膜病变的高危人群,因此在排除子宫内膜病变之前应慎用雌激素止血。子宫内膜比较厚时,需要的雌激素量较大,使用孕激素或复方口服避孕药治疗可能更好。

(2)孕激素止血。

孕激素的作用机制主要是转化内膜,其次是抗雌激素。临床上根据病情,采用不同方法进行止血。孕激素止血既可以用于青春期功血的治疗,也可以用于围绝经期功血的治疗。少量出血和中量出血时多选用孕激素;大量出血时既可以选择雌激素,也可以选择孕激素,它们的疗效相当。一般来讲内膜较厚时,多选用孕激素,内膜较薄时多选雌激素。

临床上常用的孕激素有醋酸炔诺酮、醋酸甲羟孕酮、醋酸甲地孕酮和黄体酮,止血效果最好的是醋酸炔诺酮,其次是醋酸甲羟孕酮和醋酸甲地孕酮,最差的是黄体酮,因此大出血时不选用黄体酮。

1)少量子宫出血时的止血:孕激素使增殖期子宫内膜发生分泌反应后,子宫内膜可以完全脱落。通常用药后阴道流血减少或停止,停药后产生撤药性阴道流血,7～10天后出血自行停止。该法称为"药物性刮宫",适用于少量长期子宫出血者。方法:黄体酮 10mg/d,连用 5 天;或用甲羟孕酮(甲羟孕酮)10～12mg/d,连用 7～10 天;或甲地孕酮(妇宁片)5mg/d,连用 7～10 天。

2)中多量子宫出血时的止血:炔诺酮属 19 -去甲基睾酮类衍生物,止血效果较好,临床上常用。每片剂量为 0.625mg,每次服 5mg,每 6～12 小时一次(大出血每 6～8 小时 1 次,中量出血每 12 小时 1 次)。阴道流血多在半天内减少,3 天内血止。血止 3 天后开始减量,每 3 天减一次,每次减量不超过原剂量的 1/3,维持量为 5mg/d,血止 20 天左右停药。如果出血很多,开始可用 5～10mg/次,每 3 小时一次,用药 2～3 次后改 8 小时一次。治疗时应叮嘱患者按时、按量用药,并告知停药后会有撤药性出血,不是症状复发,用药期间注意肝功能。

甲地孕酮:属孕酮类衍生物,1mg/片,中多量出血时每次口服 10mg,每 6～12 小时一次,血止后逐步减量,减量原则同上。与炔诺酮相比,甲地孕酮的止血效果差,对肝功能的影响小。

醋酸甲羟孕酮:属孕酮衍生物,对子宫内膜的止血作用逊于炔诺酮,但对肝功能影响小。中多量出血时每次口服 10～12mg,每 6～12 小时一次,血止后逐渐减量,递减原则同上,维持量为 10～12mg/d。

(3)复方口服避孕药。

复方口服避孕药是以孕激素为主的雌孕激素联合方案。大出血时每次口服复方口服避孕药 1～2 片,每 8 小时一次。血止 2～3 天后开始减量,每 2～3 天减一次,每次减量不超过原剂量的 1/3,维持量为 1～2 片/天。

大出血时国外最常用的是复方口服避孕药,24 小时内多数出血会停止。

(4)激素止血时停药时机的选择。

一般在出血停止 20 天左右停药,主要根据患者的一般情况决定停药时机。如果患者一般情况好、恢复快,就可以提前停药,停药后 2～5 天,会出现撤药性出血。如果出血停止 20 天后,贫血还没有得到很好地纠正,可以适当延长使用激素时间,以便患者得到更好的恢复。

(5)雄激素。

既不能使子宫内膜增殖,也不能使增生的内膜发生分泌反应,因此它不能止血。虽然如此,可是雄激素可以减少出血量。雄激素不可单独用于无排卵型功血的治疗,它需要与雌激素或(和)孕激素联合使用。临床上常用丙酸睾酮,25mg/支,在出血量多时每天 25～50mg 肌肉注射,连用 2～3 天,出血明显减少时停止使用。注意为防止发生男性化和肝功能损害,每月总量不宜超过 300mg。

(6)其他止血剂。

如巴曲酶、6 -氨基己酸、氨甲苯酸、氨甲环酸(止血环酸)和非甾体类抗炎药等。由于这些药不能改变子宫内膜的结构,因此只能减少出血量,不能从根本上止血。

大出血时静脉注射巴曲酶 1kU 后的 30min 内,阴道出血会显著减少,因此巴曲酶适于激素止血的辅助治疗。6 -氨基己酸、氨甲苯酸和氨甲环酸属于抗纤维蛋白溶解药,它们也可减少出血。

3.手术治疗

围绝经期妇女首选诊刮术,一方面可以止血,另一方面可用于明确有无子宫内膜病变。怀疑有子宫内膜病变的妇女也应做诊断性刮宫。

少数青春期功血患者药物止血效果不佳时,也需要刮宫。止血时要求刮净,刮不干净就起不到止血的作用。刮宫后 7 天左右,一些患者会有阴道流血,出血不多时可使用抗纤维蛋白溶解药,出血多时使用雌激素治疗。

由于刮宫不彻底造成的出血则建议使用复方口服避孕药治疗,或者选择再次刮宫。

4.调整周期

对无排卵型功血来说,止血只是治疗的第一步,几乎所有的患者都还需要调整周期。青春期功血发生的根本原因是下丘脑-垂体-卵巢轴功能紊乱,正常的下丘脑-垂体-卵巢轴调节机制的建立可能需要很长的时间。在正常调节机制未建立之前,如果不予随访、调整周期,患者还会发生大出血。

围绝经期功血发生的原因是卵巢功能衰退,随着年龄的增加,卵巢功能只能越来越差。因此,理论上讲围绝经期功血不可能恢复正常,这些患者需要长期随访、调整周期,直到绝经。

目前常用的调整周期方法如下。

(1)序贯疗法:适用于青春期和生育期妇女。月经周期(或撤退性出血)的第 3～5 天开始服用雌激素(戊酸雌二醇 1～2mg/d 或炔雌醇 0.05mg/d),连用 22 天,在服药的最后 7～10 天加用孕激素(甲羟孕酮 10mg/d、黄体酮 10mg/d 或甲地孕酮 5mg/d)。停药 3～7 天会出现撤药性出血。

(2)联合疗法:适用于雌激素水平偏高或子宫内膜较厚者。可服用短效口服避孕药如妈富隆、敏定偶、复方炔诺酮片、避孕Ⅰ号、复方甲地孕酮片避孕Ⅱ号等。此类复合制剂含有雌、孕激素,长期使用使子宫内膜变薄,撤退性流血减少。月经周期(撤退性流血)的第 3～5 天开始服用,连用 21 天。

有高雄激素血症的患者也选择雌、孕激素联合疗法,因为雌、孕激素联合使用可抑制卵巢雄激素的合成。疗效最好的是达英-35。

(3)孕激素疗法:适用于各个年龄段的妇女,但多用于围绝经期妇女。传统的孕激素疗法称为孕激素后半周期疗法,从月经周期的第 14 天开始,每天口服醋酸甲羟孕酮 10mg,连用 10 天左右。作者认为孕激素后半周期疗法太死板,无法满足不同患者的需要,不符合个体化用药的原则。对大多数患者来说,每 1～2 个月来一次月经就可以避免发生大出血和子宫内膜病变。用法:从月经周期的第 14～40 天开始,每天口服醋酸甲羟孕酮 10mg,连用 10 天左右。

对青春期和生育年龄的女性来说,一般使用 3～6 个周期后停药观察。如果月经还不正常,需要继续随访治疗。围绝经期妇女应一直随访治疗到绝经。

5.促卵泡发育和诱发排卵

仅适用于有生育要求的妇女,不主张用于青春期女性,不可用于围绝经期妇女。氯米芬(克罗米芬)是经典促排卵药,月经周期(或撤药性出血)的第 3～5 天起给予 50～150mg/d,连用 5 天。其他药物还有 HCG 和 HMG,在卵泡发育成熟时肌肉注射 HCG 5000～10000U 诱发排卵;HMG,一支含有 FSH 和 LH 各 75U,可与氯米芬联合使用,也可单独使用。

二、黄体期缺陷

排卵后,在黄体分泌的孕激素的作用下子宫内膜发生分泌反应。在整个黄体期,子宫内膜的组织学形态(子宫内膜分泌反应)是持续变化的;与分泌期时不同,子宫内膜组织学形态也不同。若排卵后子宫内膜组织学变化比黄体发育晚 2 天以上,则称为黄体期缺陷(LPD)。目前,国内常把黄体期缺陷称为黄体功能不足或黄体功能不全。导致黄体期缺陷的原因有两个:黄体内分泌功能不足和子宫内膜对孕激素的反应性下降。前者是名副其实的黄体功能不足,后者又被称为孕激素抵抗。

(一)发病机制

目前认为黄体期缺陷的发病机制如下。

1.卵泡发育不良

黄体是由卵泡排卵后演化而来的,卵泡的颗粒细胞演变成黄体颗粒细胞,卵泡膜细胞演变成黄体卵泡膜细胞。当促性腺激素分泌失调或卵泡对促性腺激素的敏感性下降时,卵泡发育不良,颗粒细胞的数量和质量下降。由发育不良的卵泡生成的黄体质量也差,其分泌孕激素的能力下降。

2.黄体功能不良

黄体的形成和维持与LH有关。当LH峰和黄体期LH分泌减少时,会发生黄体功能不足。另外,如前所述即使LH峰和LH分泌正常,如果卵泡发育不良也会出现黄体功能不足。黄体功能不足体现在两个方面。

(1)黄体内分泌功能低下,分泌的孕酮减少。

(2)黄体生存时间缩短,正常的黄体生存时间为12~16天,黄体功能不足时≤11天。

3.子宫内膜分泌反应不良

黄体功能不足时孕激素分泌减少,子宫内膜分泌反应不良,子宫内膜形态学变化比应有的组织学变化落后2天以上。子宫内膜存在孕激素抵抗时,虽然孕激素水平正常,但由于子宫内膜对孕激素的反应性下降,因此也将出现子宫内膜分泌反应不良。

(二)临床表现

黄体期缺陷属于亚临床疾病,其对患者的健康危害不大。患者往往因为不孕不育来就诊。

1.月经紊乱

由于黄体生存期缩短,黄体期缩短,所以表现为月经周期缩短、月经频发。如果卵泡期延长,月经周期也可在正常范围。

2.不孕或流产

由于黄体功能不足,患者不容易受孕。即使怀孕,也容易发生早期流产。据报道3%~20%的不育症与黄体期缺陷有关,另外诱发排卵时常出现黄体功能不足。

(三)辅助检查

临床表现只能为黄体期缺陷的诊断提供线索,明确诊断需要一些辅助检查。

1.子宫内膜活检

子宫内膜活检是诊断黄体期缺陷的金标准。Noyes和Shangold对排卵后每日的子宫内膜特征进行了描述,如果活检的内膜比其应有的组织学变化落后2天以上,即可诊断。活检的关键是确定排卵日,有条件者可通过B超监测和LH峰测定确定排卵日。临床上多选择月经来潮前1~3天活检,但该方法的误差较大。

2.基础体温(BBT)测定

孕激素可以上调体温调定点,使基础体温升高。一般认为基础体温升高天数≤11天、上升幅度≤3℃或上升速度缓慢时,应考虑黄体功能不足。需要注意的是,单单测定基础体温对诊断黄体功能不足是不够的。

　　3.孕酮测定

　　孕酮是黄体分泌的主要激素,因此孕酮水平可反映黄体功能。黄体中期血孕酮水平<10ng/mL时,可以诊断黄体功能不足。由于孕酮分泌变化很大,因此单靠一次孕酮测定进行诊断很不可靠。

　　4.B超检查

　　可以从形态学上了解卵泡的发育、排卵情况和子宫内膜的情况,对判断黄体功能有一定的帮助。

　　(四)诊断和鉴别诊断

　　明确诊断需要子宫内膜活检。另外,根据常规检查很难明确诊断子宫内膜对孕激素的反应性下降。

　　(五)处理

　　目前的处理仅仅针对黄体功能不足。如果子宫内膜对孕激素的反应性下降,则没有有效的治疗方法。

　　1.黄体支持

　　因为人绒毛膜促性腺激素(HCG)和LH的生物学作用相似,因此可用于黄体支持治疗。用法:黄体早期开始肌肉注射HCG,1000IU/次,每天1次,连用5~7天;或HCG 2000IU/次,每2天1次,连用3~4次。

　　在诱发排卵时,如果有发生卵巢过度刺激综合征(OHSS)的风险,则应禁用HCG,因为HCG可以引起OHSS或使OHSS病情加重。

　　2.补充孕酮

　　治疗不孕症时选用黄体酮制剂,因为天然孕激素对胎儿最安全。如果不考虑生育,而是因为月经紊乱来治疗,可以选择人工合成的口服孕激素,如醋酸甲羟孕酮和醋酸甲地孕酮等。

　　(1)黄体酮针剂:在自然周期或诱发排卵时,每日肌肉注射黄体酮10~20mg;在使用GnRH激动剂和拮抗剂的周期中,需要加大黄体酮剂量至40~80mg/d。

　　(2)微粒化黄体酮:口服利用度低,因此所需剂量大,根据情况每天口服200~600mg。

　　(3)醋酸甲羟孕酮:下次月经来潮前7~10天开始用药,每天8~10mg,连用7~10天。

　　(4)醋酸甲地孕酮:下次月经来潮前7~10天开始用药,每天6~8mg,连用7~10天。

　　3.促进卵泡发育

　　首选氯米芬,从月经的第3~5天开始,每天口服25~100mg,连用5天,停药后监测卵泡发育情况。氯米芬疗效不佳者,可联合使用HMG和HCG治疗。

三、临床特殊情况思考和建议

　　(一)青春期功血大出血的治疗

　　一般来说选择的药物品种和剂量与出血量有关,青春期女孩出血量不是特别多时,可以单独选择性激素来治疗。

　　青春期女孩大出血时,为迅速减少出血,可同时使用雌激素和孕激素(如复方口服避孕药)、雄激素、巴曲酶和抗纤维蛋白溶解药;出血明显减少或停止时,停止使用一般止血药,仅用激素维持治疗。如果药物治疗无效,将不得不行刮宫术。

（二）关于孕激素和复方口服避孕药在青春期女孩中使用的顾虑

许多人担心青春期女孩使用孕激素或复方口服避孕药后对将来恢复自发排卵有不良影响，事实上这种担心有点多余。因为青春期女孩无排卵的原因是体内的雌激素正反馈机制存在缺陷，而孕激素和复方口服避孕药对下丘脑-垂体-卵巢轴发挥的作用是负反馈作用，因此孕激素与复方口服避孕药的使用与否与将来是否有自发排卵之间没有明显的联系。

（三）PCOS 患者的功血问题

PCOS 患者也无排卵，但是临床上发现即使较长时间不来月经（3 个月以上），PCOS 患者通常也不会出现大出血。目前认为，这与过多的雄激素有关。雄激素能对抗雌激素刺激子宫内膜增殖的作用，在高雄激素环境下，子宫内膜往往生长缓慢，很少出现大出血。

第二节　痛　经

痛经是指伴随着月经的疼痛，疼痛可以出现在行经前后或经期，主要集中在下腹部，常呈痉挛性，通常还伴有其他症状，包括腰腿疼、头痛、头晕、乏力、恶心、呕吐、腹泻、腹胀等。痛经是育龄期妇女常见的疾病，发生率很高，文献报道为 30%～80% 不等，每个人的疼痛阈值差异及临床上缺乏客观的评价指标使得人们对确切的发病率难以评估。我国 1980 年全国抽样调查结果表明：痛经发生率为 33.19%，其中原发性痛经占 36.06%，其余为继发性痛经。不同年龄段痛经发生率不同，初潮时发生率较低，随后逐渐升高，16～18 岁达顶峰，30～35 岁时下降，生育期稳定在 40% 左右，以后更低，50 岁时约为 20%。

痛经分为原发性和继发性两种。原发性痛经是指不伴有其他明显盆腔疾病的单纯性功能性痛经；继发性痛经是指因盆腔器质性疾病导致的痛经。

一、原发性痛经

青春期和年轻的成年女性的痛经大多数是原发性痛经，是功能性的，与正常排卵有关，没有盆腔疾患；但有大约 10% 的严重痛经患者可能会查出有盆腔疾患，如子宫内膜异位症或先天性生殖道发育异常。原发性痛经的发病原因和机制尚不完全清楚，研究发现原发性痛经发作时有子宫收缩的异常，而造成收缩异常的原因有局部前列腺素、白三烯类物质、血管加压素、催产素的增高等。

（一）病因和病理生理

1.子宫收缩异常

正常月经期子宫的基础张力<1.33kPa，宫缩时可达 16kPa，收缩频率为 3～4 次/分钟。痛经时宫腔的基础压力提高，收缩频率增高且不协调。因此原发性痛经可能是子宫肌肉活动增强、过度收缩所致。

2.前列腺素（PG）的合成和释放过多

子宫内膜是合成前列腺素的主要场所，子宫合成和释放前列腺素过多可能是导致痛经的主要原因。PG 的增多不仅可以刺激子宫肌肉过度收缩，导致子宫缺血，并且使神经末梢对痛觉刺激敏感化，使痛觉阈值降低。

3.血管紧张素和催产素过高

原发性痛经患者体内的血管紧张素增高,血管紧张素可以引起子宫肌层和血管的平滑肌收缩加强,因此,被认为是引起痛经的另一重要因素。催产素是引起痛经的另一原因,临床上应用催产素拮抗剂可以缓解痛经。

4.其他因素

主要是精神因素,紧张、压抑、焦虑、抑郁等都会影响对疼痛的反应和主观感受。

（二）临床表现

原发性痛经主要发生在年轻女性身上,初潮或初潮后数月开始,疼痛发生在月经来潮前或来潮后,在月经期的48～72h持续存在,疼痛呈痉挛性,集中在下腹部,有时伴有腰痛,严重时伴有恶心、呕吐、面色苍白、出冷汗等,影响日常生活和工作。

（三）诊断与鉴别诊断

诊断原发性痛经,首先要排除器质性盆腔疾病的存在。全面采集病史,进行全面的体格检查,必要时结合辅助检查,如B超、腹腔镜、宫腔镜、子宫输卵管碘油造影等,排除子宫器质性疾病。鉴别诊断主要排除子宫内膜异位症、子宫腺肌症、盆腔炎等疾病,并区别于继发性痛经,还要与慢性盆腔痛相区别。

（四）治疗

1.一般治疗

对痛经患者,尤其是青春期少女,必须进行有关月经的生理知识教育,消除其对月经的心理恐惧。痛经时可卧床休息,热敷下腹部,还可服用非特异性的止痛药。研究表明,对痛经患者施行精神心理干预可以有效减轻症状。

2.药物治疗

(1)前列腺素合成酶抑制剂:非甾体类抗炎药是前列腺素合成酶抑制剂,通过阻断环氧化酶通路,抑制前列腺素合成,使子宫张力和收缩力下降,达到止痛的效果。有效率60％～90％,服用简单,副作用小,还可以缓解其他相关症状,如恶心、呕吐、头痛、腹泻等。用法:一般于月经来潮、痛经出现前开始服用,连续服用2～3天,因为前列腺素在月经来潮的最初48h释放最多,连续服药的目的是减少前列腺素的合成和释放。因此疼痛时临时间断给药效果不佳,难以控制疼痛。

常用于治疗痛经的非甾体类药物及剂量见表13-2。

表13-2 常用治疗痛经的非甾体类止痛药

药物	剂量
甲灭菌	首次500mg,250mg/6h
氟灭酸	100mg～200mg/6～8h
消炎痛	25～50mg/6～8h
布洛芬	200mg～400mg/6h
酮基布洛芬	50mg/8h
芬必得	300mg/12h

布洛芬和酮基布洛芬的血药浓度 30～60min 达到峰值,起效很快。吲哚美辛等对胃肠道刺激较大,容易引起消化道大出血,不建议作为治疗痛经的一线药物。

(2)避孕药具:短效口服避孕药和含左炔诺孕酮的宫内节育器(曼月乐)适用于需要采用避孕措施的痛经患者,可以有效地治疗原发性痛经。口服避孕药可以使 50% 的患者疼痛完全缓解,40% 明显减轻。曼月乐对痛经的缓解的有效率也高达 90% 左右。避孕药的主要作用是抑制子宫内膜生长、抑制排卵、降低前列腺素和血管加压素的水平。各类雌、孕激素的复合避孕药均可以减少痛经的发生,它们减轻痛经的程度无显著差异。

(3)中药治疗:中医认为痛经是由于气血运行不畅引起,因此一般以通调气血为主,治疗原发性痛经一般用当归、川芎、茯苓、白术、泽泻等组成的当归芍药散,效果明显。

3.手术治疗

以往对原发性痛经药物治疗无效者的顽固性病例,可以采用骶前神经节切除术,效果良好,但有一定的并发症。近年来主要用子宫神经部分切除术。无生育要求者,可进行子宫切除术。

二、继发性痛经

继发性痛经是指与盆腔器官的器质性病变有关的周期性疼痛。常在初潮后数年发生。

(一)病因

有许多妇科疾病可能引起继发性痛经,包括以下两种。

1.典型周期性痛经的原因

处女膜闭锁、阴道横膈、宫颈狭窄、子宫异常(先天畸形、双角子宫)、子宫腔粘连(Asherman综合征)、子宫内膜息肉、子宫平滑肌瘤、子宫腺肌病、盆腔瘀血综合征、子宫内膜异位症、IUD 等。

2.不典型的周期性痛经的原因

子宫内膜异位症、子宫腺肌病、残留卵巢综合征、慢性功能性囊肿形成、慢性盆腔炎等。

(二)病理生理

研究表明,子宫内膜异位症和子宫腺肌症患者体内产生过多的前列腺素,可能是痛经的主要原因之一。前列腺素合成抑制制剂可以缓解该类疾病的痛经症状。环氧化酶(COX)是前列腺素合成的限速酶,在子宫内膜异位症和子宫腺肌症患者体内表达量过度增高。这些均说明前列腺素合成代谢异常与继发性痛经的疼痛有关。

宫内节育器(IUD)的副作用主要是月经过多和继发痛经,其痛经的主要原因可能是子宫的局部损伤和 IUD 局部的白细胞浸润导致的前列腺素合成增加。

(三)临床表现

痛经一般发生在初潮后数年,生育年龄妇女较多见。疼痛多发生在月经来潮之前,月经前半期达到高峰,此后逐渐减轻,直到结束。继发性痛经症状常有不同,伴有腹胀、下腹坠痛、肛门坠痛等。但子宫内膜异位症的痛经也有可能发生在初潮后不久。

(四)诊断和鉴别诊断

诊断继发性痛经,除了详细询问病史外,主要通过盆腔检查,相关的辅助检查,如 B 超、腹腔镜、宫腔镜及生化指标的化验等,找出相应的病因。

（五）治疗

继发性痛经的治疗主要是针对病因进行治疗,具体方法其参阅相关章节。

三、临床特殊情况的思考和建议

（一）痛经的严重程度与处理

疼痛是患者个人的一种主观感觉,除了疾病本身造成疼痛外,精神心理因素也会影响患者对疼痛的体验。另外,个人疼痛阈值的不同也会影响患者对疼痛程度的判断。对疼痛程度的判断与评估影响医生的治疗决策和疗效判断。由于疼痛无法用仪器检测,只能依靠患者描述,根据疼痛的部位、持续时间、是否需要休息、是否需要服药等因素将其分为4度。就痛经而言:0度,无痛经;1度,可以忍受,可以工作,轻度影响工作效率,不影响睡眠,不需要服药;2度,需休息1天或更长时间,中度影响工作,需要服用止痛药;3度,不能工作,需要卧床休息,需要服用强止痛药。

（二）止痛药的应用

非甾体类抗炎药是痛经治疗的首选药物,作用是通过抑制前列腺素合成达到止痛的效果。此类药是通过有效遏制前列腺素合成达到持续止痛的目的,往往需要数小时才能开始起效,因此,建议连续使用直至预期痛经结束的时间停药,否则就不能达到期望的效果。

（三）短效避孕药和曼月乐治疗痛经

随着对避孕药具的应用效果研究进展,发现短效避孕药和曼月乐具有避孕以外的益处——预防和治疗痛经,不仅可以用于治疗原发性痛经,对继发性痛经的疗效也非常好,如子宫腺肌症、子宫内膜异位症引起的痛经,都可以用避孕药具治疗,可以通过抑制前列腺素合成达到止痛目的,通过抑制内膜生长抑制疾病的发展。

第三节　闭　经

闭经为月经从未来潮或异常停止,闭经可分为生理性闭经和病理性闭经。本节仅介绍病理性闭经。

一、定义

闭经分为原发性和继发性闭经两种。

（一）原发性闭经

原发性闭经是指女性年满16岁尚无月经来潮,或14岁尚无第二性征发育,或第二性征发育已过两年而月经仍未来潮者为原发性闭经。此定义以正常青春期应出现第二性征发育和月经初潮的年龄退后两个标准差年龄为依据。

（二）继发性闭经

继发性闭经是指月经建立后月经停止,停经持续时间相当于既往3个月经周期以上的总时间或月经停止六个月者。

二、病因与分类

正常月经建立和维持的必要条件是：正常的下丘脑-垂体-卵巢轴的神经内分泌调节、靶器官子宫内膜对激素的周期性反应、生殖道的畅通。其中任何一个环节发生异常都会导致月经失调甚至闭经。闭经是妇科疾病中常见的症状，可由各种原因引起。闭经的原因可分为生理性和病理性两种。生理性闭经的原因有：青春前期、妊娠、哺乳、绝经。病理性闭经根据病因和发生部位进行分类如下。

(一)子宫或下生殖道病变性闭经

1.先天性子宫发育异常

先天性子宫发育异常包括先天性无子宫、始基子宫。先天性无子宫是米勒管未发育或在发育早期停止形成；始基子宫又称痕迹子宫，两侧米勒管早期发育正常，因受胚胎外环境的影响，进入中期后不久停止发育，留下一个条索状结构。患者均表现为原发闭经。

2.Asherman 综合征

Asherman综合征是继发性子宫性闭经中的最常见原因。因人工流产刮宫过度、诊刮刮宫过度、产后或引产后或流产后出血刮宫损伤内膜基底层，或伴有子宫内膜炎导致宫腔粘连或闭锁。宫腔完全粘连者无月经；颈管粘连者有月经产生但不能流出，造成周期性下腹痛。

3.子宫内膜炎

结核性子宫内膜炎时，子宫内膜遭受破坏易导致闭经。流产或产后感染所致的子宫内膜炎，严重时也可以导致闭经。

4.子宫切除

手术切除子宫导致闭经。

5.腔内放疗或内膜电灼

宫腔内放疗或子宫内膜损伤内膜导致闭经。

6.米勒管发育不全综合征(MRKH 综合征)

这是由于副中肾管发育障碍引起的先天畸形。近年来的研究发现该病与 Wnt4 基因异常有关。约 20% 的青春期原发性闭经伴有子宫阴道发育不全，表现为始基子宫或无子宫、无阴道，而外生殖器、输卵管、卵巢发育正常，女性第二性征正常，其中 30% 伴肾脏畸形、12% 患者伴有骨骼畸形。

7.阴道发育异常

阴道发育异常包括先天性无阴道、阴道横隔、阴道闭锁。先天性无阴道是米勒管发育不全或阴道腔化障碍所致；阴道横隔是由胚胎发育期阴道腔化障碍或不全，或已腔化的阴道局部过度增生，突入阴道腔形成；阴道闭锁是由于泌尿生殖窦未能形成阴道下端。阴道发育异常患者因经血排出困难会出现原发闭经、周期性下腹疼等症状。常常在初诊妇科检查时发现。

8.无孔处女膜

女性出生后处女膜先天性无孔称无孔处女膜，或处女膜孔出生后因炎症等原因形成粘连，将孔封闭，形成无孔处女膜。发病率约为 0.015%。该病临床上主要表现为月经初潮后因经血不能外流而积聚阴道，多次行经后逐渐形成阴道血肿，以后逐渐发展为宫腔积血。随着病情发展,临床症状逐渐出现,最早可感周期性下坠胀、腹痛,进行性加重。当血肿压迫尿道和直肠,可引起排尿及排便困难,肛门坠痛、尿频尿急等。当经血流入腹腔可出现剧烈腹疼。妇科检查时可以发现处女膜封闭无开口,有时可触及阴道血肿。

(二)卵巢性闭经

1.先天性性腺发育不全

先天性性腺发育不全性闭经占原发性闭经的35%左右,分为染色体异常和正常两类。

(1)特纳综合征:缺少一个X染色体或X染色体的一个片段,染色体核型为X染色体单体(45,XO)或嵌合体(45,XO/46,XX或45,XO/47,XXX)。表现为卵巢不发育、原发性闭经、第二性征发育不良。患者通常身材矮小、常有蹼颈、盾状胸、后发际低、肘外翻、腭高耳低、鱼样嘴等临床特征,部分患者伴有主动脉狭窄及肾、骨骼畸形。

(2)单纯性性腺发育不全:包括两种类型。

1)46,XX性腺发育不全:患者卵巢呈条索状无功能实质结构,内无生殖细胞,子宫发育不良,外生殖器女性型,第二性征发育差,体格发育正常。表现为原发闭经。激素治疗可促进第二性征发育及月经来潮。

2)46,XY性腺发育不全:又称Swyer综合征。主要表现为原发闭经、性腺呈条索状、体格发育正常。由于Y染色体存在,患者在10～20岁时发生性腺母细胞瘤或无性生殖细胞瘤的可能性增高。因此,一经确诊应立即切除条索状性腺。

2.卵巢早衰(POF)

40岁以前绝经者称为卵巢早衰。表现为继发闭经,常常伴有更年期症状,激素测定呈现低雌激素和高促性腺激素的特点。卵巢内无卵母细胞或虽有原始卵泡但对促性腺激素无反应。病因不明,常见有遗传因素、特发性、药物破坏、自身免疫因素等。

3.卵巢不敏感综合征/抵抗性卵巢综合征

该病表现与卵巢早衰相似,但病理却有不同。由于卵巢的包膜受体缺陷,导致对促性腺激素的反应低下或无反应,因此不能分泌性激素,也不能反馈抑制垂体。临床特征是卵巢形态饱满、内有多数始基卵泡极少数初级卵泡,第二性征不发育,出现闭经及促性腺激素升高。

4.卵巢功能性肿瘤

卵巢上出现的具有分泌功能的肿瘤皆可影响月经。产生雄激素的肿瘤,包括睾丸母细胞瘤、卵巢门细胞瘤等,由于产生过量的雄激素抑制H-P-O轴功能而引起闭经;分泌雌激素的肿瘤,如颗粒-卵泡膜细胞瘤,可持续分泌雌激素抑制排卵,导致子宫内膜过度增生而短暂闭经。

5.多囊卵巢综合征(PCOS)

PCOS是临床上常见的妇科内分泌紊乱性疾病,由于LH/FSH失调、雄激素产生过多、胰岛素抵抗等一系列内分泌紊乱,导致卵巢持续不排卵,造成闭经。

6.卵巢切除或组织破坏

双侧卵巢手术切除、经放疗破坏卵巢组织;药物破坏卵巢组织,如使用中药雷公藤半年即可永久性破坏卵巢功能,导致闭经。严重的卵巢炎症,也可以导致卵巢组织破坏造成闭经。

(三)垂体病变

垂体的器质性病变或功能失调均可导致月经紊乱或闭经。

1.垂体肿瘤

腺垂体包含多种具有分泌功能的细胞,这些腺细胞可产生催乳素腺瘤、生长激素腺瘤、促甲状腺激素腺瘤、促肾上腺皮质激素腺瘤及无功能垂体腺瘤,由于不同类型的肿瘤可分泌不同的激素,因此症状各不相同,但都会有闭经表现。

(1)催乳素腺瘤:约占垂体功能性肿瘤的45%,占闭经患者的15%左右。女性患者表现为闭经、溢乳、流产、不孕等,40%患者出现高雄激素症状,肿瘤增大可能出现压迫症状,如头疼、视力减退、视野缺损等。

(2)生长激素腺瘤:为垂体前叶嗜酸细胞瘤,瘤细胞分泌过多的生长激素而引发一系列症状,因发病年龄不同可表现为巨人症或肢端肥大症,前者发生在未成年人,有原发闭经;后者发生在成年人,常有继发闭经和性功能障碍。

(3)促甲状腺激素腺瘤:属嗜酸或嫌色细胞,瘤细胞分泌过量的促甲状腺激素,导致甲状腺激素水平过高,引起甲亢和闭经。

(4)促肾上腺皮质激素腺瘤:又称库欣综合征,该瘤细胞分泌大量的ACTH,致使皮质醇分泌量增高,从而导致向心性肥胖,女性患者出现闭经、多毛、痤疮等。

2.空蝶鞍综合征

先天发育不全、肿瘤、手术破坏、妊娠后等因素,导致脑脊液流入垂体窝,蝶鞍扩大,垂体受压缩小。临床上可无症状,部分患者出现头疼、视野改变、脑脊液鼻漏或颅内高压,并发下丘脑功能失调可导致内分泌功能紊乱出现闭经、溢乳等。

3.席汉综合征

由于产后大出血、休克导致垂体缺血梗死。一般垂体前叶最为敏感,可累及促性腺激素、促甲状腺激素及促肾上腺激素分泌细胞,因此出现闭经、无乳、性欲减退、毛发脱落等症状,还可以出现畏寒、贫血、嗜睡、低血压及基础代谢率低下等症状。垂体后叶功能受影响可导致尿崩症。

(四)下丘脑和中枢神经病变

下丘脑性闭经(HA)是指包括中枢神经系统、下丘脑疾病或功能紊乱引起的GnRH脉冲分泌异常导致的闭经。其原因分为先天性因素和后天性因素,先天性因素包括下丘脑先天性发育异常导致的功能低下,如Kallmann综合征、原发性低促腺素性腺功能低下;后天因素主要是环境因素、精神心理因素、营养、运动等导致的继发性低促性腺素性腺功能低下。

1.精神应激性闭经

精神刺激和社会环境创伤的应激反应,可导致下丘脑-垂体-卵巢轴功能失调,导致闭经。精神应激刺激可以使促肾上腺皮质激素释放激素增加,皮质激素分泌增加,内源性阿片肽增加,抑制垂体激素释放。

2.运动性闭经

剧烈运动刺激后,导致的体脂减少,产生的应激反应,导致瘦素下降等,都会引起下丘脑-垂体-卵巢轴功能失调,导致闭经。运动一旦引起闭经,提示患者存在能量分流、饮食不足、激素水平降低,可导致骨质丢失、骨密度降低。

3.神经性厌食

神经性厌食症(anorexianervosa)是一个种严重的进食障碍,多数由生物、社会、精神因素引起。该症的精神应激刺激和体重严重下降都会导致内分泌功能紊乱,引起闭经。该病不仅影响 H-P-O 轴,还影响下丘脑-垂体-肾上腺轴和下丘脑-垂体-甲状腺轴,因此患者不仅出现性激素水平低下,肾上腺皮质激素、甲状腺激素水平均有不同程度下降,导致除闭经以外的怕冷、乏力、皮肤干燥、血压降低等问题。

4. 器质性疾病

(1)Kallmann 综合征:是下丘脑先天性分泌促性腺激素释放激素缺陷、同时伴有嗅觉丧失或减退的一种疾病,因 Kallmann 于 1944 年首次报道而得名。女性发病率 1/5000。病变在下丘脑,先天性 GnRH 分泌不足与嗅觉神经发育不全。由于胚胎时期分泌 GnRH 的神经元和嗅觉神经元系自同一来源,移行途径相同,因此,本病的发生是嗅神经元向前脑移行未达嗅球,却终止于筛板和前脑之间,GnRH 神经元也终止于此,两种神经元部分或完全不发育,故导致闭经同时伴发嗅觉异常。患者表现为原发闭经、第二性征不发育,同时伴嗅觉缺失。可伴神经系统异常、眼球运动失常、凝视性眼球水平震颤、感觉神经性耳聋、可伴体格系统异常、唇裂、裂腭、单侧肾、弓形足等表现。激素测定 FSH、LH、E_2 均明显降低。

(2)特发性低促性腺功能闭经(IHH):是染色体隐性遗传疾病,为单纯的促性腺激素释放激素缺乏导致的性腺功能低下。表现为原发闭经、第二性征不发育或发育差。除了没有嗅觉缺失,其他表现与 Kallmann 综合征基本一致。

(3)颅咽管瘤:是先天性生长缓慢的一种肿瘤,位于蝶鞍上垂体柄漏斗部前方,肿瘤增大可压迫第三脑室,向上压迫视神经交叉,向下压迫下丘脑和垂体出现相应的压迫症状。导致颅内压增高、肥胖、视力障碍等压迫症状。发生在青春期可出现原发闭经、性幼稚、生长障碍;发生在青春期后表现为继发闭经、女性性征退化、生殖器官萎缩等。

(4)肥胖生殖无能综合征:属下丘脑性幼稚肥胖症,主要是下丘脑组织病变侵犯了释放 GnRH 的神经核群,同时也侵犯了与摄食有关的神经核群,导致性腺功能低下和肥胖。表现为闭经、第二性征发育差、内外生殖器发育不良,伴多食和肥胖。

5. 药物

很多药物可以干扰下丘脑和垂体的功能,导致闭经。如抗精神病药物氯丙嗪、奋乃静,通过阻断多巴胺受体引起 PRL 升高,从而抑制 GnRH 释放,导致闭经和溢乳;长效避孕药中的雌孕激素可以抑制 H-P-O 轴的功能可导致部分女性闭经;其他药物包括利血平、甲氧氯普胺(灭吐灵)、地西泮等药物也可以通过抑制下丘脑的催乳素抑制因子而产生溢乳和闭经症状。

(五)其他分泌腺病变

其他分泌腺病变包括甲状腺病变、肾上腺病变、胰岛素异常等。

1. 甲状腺病变

甲状腺和性腺的内分泌活动可以直接或间接地相互影响,因此,当甲状腺发生疾病时,其分泌的甲状腺激素水平的增加或减少都会影响到生殖系统的功能。甲状腺功能亢进(甲亢)中、重度患者对垂体功能反馈抑制,引起 TRH、TSH、GnRH 降低,导致无排卵月经或闭经。甲状腺功能低下患者可导致青春期前患者出现原发闭经、身材矮小、性幼稚等,成年患者出现月经过多、无排卵型功血。

2. 肾上腺病变

控制肾上腺和卵巢功能的下丘脑激素释放激素间存在交叉作用,因此肾上腺和卵巢关系密切,肾上腺疾病可影响卵巢功能,出现月经紊乱或闭经。

(1)肾上腺皮质功能充进:又叫 Cushing 综合征,是 ACTH 分泌过多或肾上腺肿瘤所致的肾上腺皮质功能亢进,表现为向心性肥胖、高血压、高血糖、多毛、痤疮、月经失调或闭经等一系列症状。

(2)肾上腺皮质功能低下:是由于肾上腺皮质功能低下导致患者出现虚弱、疲乏、厌食、恶心、心动微弱等症状为特点的一种疾病,于 1855 年由英国的 Thomass Adission 发现,故又名 Adission 综合征。引起肾上腺功能低下的原因包括:肾上腺结核、梅毒、肿瘤、出血等导致功能破坏;精神神经因素导致肾上腺功能减退;或自身免疫因素造成的同时合并卵巢、甲状腺等的多腺体自身免疫疾病。该病常出现卵巢功能低下,严重时表现为排卵障碍、月经过多、闭经、不育等。

3. 糖尿病

糖尿病是胰岛素缺乏或外周组织对胰岛素敏感性下降而引起的一种代谢性疾病。胰岛功能的失调可影响性腺轴功能,出现月经紊乱、闭经、不育等症状。1 型糖尿病的未经治疗控制的女性患者,闭经率高达 50%,说明糖尿病对生殖轴的影响还是十分明显的。

三、诊断

闭经的原因很多,是许多疾病的一种表现,其诊断要根据病史、体格检查和相关的辅助检查找出导致闭经的原发病因,才能最终诊断其类型、发生部位。因此,详细了解闭经患者的发病史、月经史、生育史、个人史十分重要。

(一)病史

现病史:了解末次月经时间,并区分是自然月经或激素治疗后的撤退性出血。了解发病前有无诱因,如环境改变、精神刺激、过度劳累、寒冷刺激等,精神心理因素、节制饮食或厌食所致的明显体重下降,消耗性疾病引起的严重营养不良等。

1. 月经史

原发性闭经患者应询问有无自然的乳房发育、性毛生长、身高增长;继发性闭经者应询问初潮年龄、周期、经期、经量等。闭经以来有无伴发症状,如早孕样反应、腹痛、溢乳、视力改变、体重增加、围绝经症状等。曾做过什么检查,用过哪些药物等。最近的两次月经日期要问清楚。

2. 婚育史

婚育史包括婚姻状况、结婚年龄、避孕方法、使用时间等。妊娠生育史包括妊娠次数、分娩次数,有无难产、大出血和手术产情况、有无产后并发症;流产次数、方法、有无并发症等;有无人流、取环等可能造成子宫内膜损伤的病史。

3. 既往史

幼年有无腮腺炎、结核、脑炎、脑部创伤史、生殖器官感染史。有无垂体肿瘤、垂体手术、垂体外伤等病史。有无其他内分泌疾病史,如甲状腺、肾上腺和胰腺等异常病史。

4. 个人史

个人生活习惯、学习工作压力、环境改变、运动强度、家庭关系等。

5.家族史

母亲、姐妹有无早绝经的病史,父母是否近亲结婚等。

(二)临床表现和体格检查

1.临床表现

16岁月经从未来潮,为原发闭经;原来月经正常,排除妊娠和哺乳,月经停止6个月以上,为继发闭经。

2.体格检查

(1)全身检查:包括全身发育状况、有无畸形;测量身高、体重、四肢与躯干的比例,五官特征,观察精神状态、智力发育、营养状等,对毛发分布和浓密程度进行评分,评估乳房发育情况并检查是否溢乳,腹股沟和小腹部有无肿块等。

(2)妇科检查:观察外生殖器发育情况,有无先天性畸形;检查子宫和卵巢的大小,有无肿块和结节,输卵管有无增粗和肿块等。

(三)辅助检查

1.激素试验

(1)孕激素试验:根据孕激素试验将闭经分为Ⅰ度闭经和Ⅱ度闭经,反映闭经的严重程度:卵巢具有分泌雌激素功能,有一定雌激素水平,用孕激素有撤退出血称Ⅰ度闭经;卵巢分泌雌激素功能缺陷或停止,雌激素水平低落,用孕激素无撤退出血,称Ⅱ度闭经。方法为黄体酮20mg,肌注,共3~5天;或甲羟孕酮8~10mg,每日一次,共5~7天;或达芙通10mg,每日两次,5~7天。停药后2~7日内有撤退性出血为阳性,即Ⅰ度闭经,表示生殖道完整,体内有一定水平的内源性雌激素,但有排卵障碍;如本试验为阴性,则为Ⅱ度闭经。

(2)雌激素试验:孕激素试验阴性者行雌激素试验以排除子宫性闭经。口服雌激素(己烯雌酚1mg,或炔雌醇0.05mg,或倍美力0.625mg,或补佳乐1mg)每日一次,共20天,于用药第16天开始用孕激素制剂(黄体酮20mg,肌注,每日一次;或甲羟孕酮8~10mg,每日一次;或达芙通10mg,每日两次)共5天。停药后2~7天内有撤退性出血者为阳性,表示子宫内膜正常,下生殖道无梗阻,病变系内源性雌激素缺乏引起;试验阴性表示病变在子宫,重复两个周期仍无出血,子宫或下生殖道梗阻可诊断。

(3)垂体兴奋试验:对于FSH低于正常者,需用此试验确定病变在垂体还是下丘脑。方法是静脉注射GnRH 50μg,于注射前及注射后15、30、60、120分钟分别采血测定LH,峰值为注射前2倍以上为阳性,说明病变可能在下丘脑。阴性者人工周期治疗1~3个月后重复试验仍无反应者表示病变在垂体。若FSH升高不明显,LH较基础值明显升高,伴有LH/FSH>3,提示可能是PCOS。

2.靶器官功能检查

(1)子宫功能检查:诊断性刮宫或内膜活检适用于已婚妇女,用以了解宫腔深度、颈管和宫腔有无粘连。刮取内膜活检可以了解子宫内膜对卵巢激素的反应,诊断内膜结核、内膜息肉等疾病。

(2)卵巢功能检查:包括基础体温测定、宫颈评分、宫颈脱落细胞检查等。

1)基础体温测定:孕酮通过体温调节中枢使体温升高,正常有排卵的月经周期后半周期体温较前半周期升高 0.3~0.5℃,因此体温呈双相型提示卵巢有排卵和黄体形成。

2)宫颈黏液检查:宫颈受雌、孕激素的影响会发生形态、宫颈黏液物理性状的改变。分为宫颈黏液评分和宫颈黏液结晶检查两种,前者是根据宫颈黏液的量、拉丝度、宫颈口张合的程度进行评分;后者根据黏液的结晶判断受雌激素影响的程度及是否受孕激素的影响。

3)阴道脱落细胞检查:通过观察阴道脱落中表、中、底层细胞的比例,判断雌激素水平,一般表层细胞的比例越高反映雌激素水平越高。卵巢早衰患者出现不同程度的雌激素低落状态。

3.内分泌测定

(1)生殖激素测定:促性腺激素 FSH、LH 测定适用于雌激素试验阳性者,以区别雌激素缺乏是卵巢性或中枢性。高促性腺激素性腺功能低落:FSH≥30IU/L,病变在卵巢;低促性腺激素性腺功能低落:FSH 或 LH<5IU/L,病变在中枢(下丘脑或垂体)。LH/FSH 比值增大可能患有 PCOS。E_2 测定可反映卵巢激素的水平,E≤50pg 卵巢功能低下,P≥15.9nmol/L 说明有排卵,T 高提示有 PCOS、卵巢男性化肿瘤、睾丸女性化疾病、肾上腺皮质疾病等可能。PRL 测定要在上午 9~11 时,空腹、安静状态下,避免应激因素影响。PRL>25~30ng/mL 为高泌乳素血症,要根据病史寻找相应的病因。

(2)其他激素:甲状腺激素、肾上腺激素、胰岛素等的测定可以确定闭经的原发病因。

4.其他辅助检查

(1)B 超:可了解盆腔有无肿块,了解子宫大小、内膜情况、宫腔内有无占位病变,卵巢的大小形态、卵泡大小数目、有无肿块,有无腹腔积液等。

(2)子宫输卵管造影(HSG):对于怀疑子宫疾病、结核、粘连者应行 HSG 检查,了解子宫是否有粘连、输卵管是否通畅等。

(3)宫腔镜检查:有助于明确子宫性闭经的病变性质,了解宫腔粘连的部位、程度、范围等,估计月经恢复的可能性;腹腔镜检查可以在直视下观察卵巢的外观、大小、形状等,明确闭经的病因,腔镜下可以行活检,卵巢活检有利于明确两性畸形的病因。

(4)电子计算机断层扫描(CT)或磁共振成像(MRI):可用于头部蝶鞍区的检查,有利于分析肿瘤的大小和性质,诊断空蝶鞍、垂体瘤等疾病。

(5)染色体检查:对于原发性闭经应常规进行外周血染色体检查,对鉴别先天性性腺发育不全的病因、两性畸形的病因有重要意义。

(6)自身免疫性抗体检测:与闭经有关的自身免疫性抗体包括抗肾上腺抗体、抗甲状腺微粒体抗体、抗卵巢抗体、抗胰岛细胞抗体等。

(7)其他:疑为结核者测定血沉、结核菌素试验、胸片;怀疑妊娠或相关疾病者应查 HCG。

四、诊断流程

诊断流程见图 13-1。

五、治疗

引起闭经的原因复杂多样,有先天和后天因素,更有功能失调和器质性因素之分,因此治疗上要按照患病病因制订出不同的治疗方案,全身治疗和病因治疗相结合。

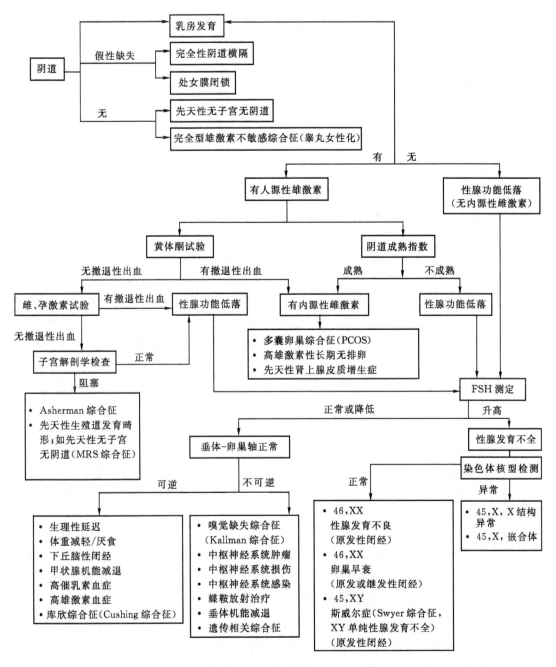

图 13-1　诊断流程图

(一)一般治疗

月经正常来潮受神经内分泌调节,精神心理、社会环境、饮食营养对其有重大影响。另外闭经本身也会影响患者的身心健康。因此,全身治疗和心理调节对闭经患者十分必要。对于因精神创伤、学习和工作压力导致的精神应激性闭经要进行耐心的心理疏导;对于盲目节食减肥或服药减肥导致的闭经要指导其正确认识和利用适当途径进行体重控制,并告知过度节食减肥的弊端;对于偏食引起的营养不良要纠正饮食习惯;慢性疾病导致的营养不良要针对病因进行治疗,并适当增加营养。若闭经患者伴有自卑、消极的心理问题,要鼓励其树立信心,配合治疗,有助于月经早日恢复。

(二)激素治疗

对于原发性闭经患者,激素应用的目的是促进生长和第二性征发育,诱导人工月经来潮;对于继发性闭经患者,激素应用的目的是补充性激素,诱导正常月经,防止激素水平低下造成的生殖器官萎缩、骨质疏松等影响。

1.单纯雌激素应用

(1)促进身高生长:Turner综合征患者及性腺发育不良患者缺乏青春期雌激素刺激产生的身高突增阶段,因此,这类患者在骨龄达到13岁以后,可以开始小剂量应用雌激素,如孕马雌酮(倍美力)0.300~0.625mg/d,戊酸雌二醇1mg/d,可增快生长速度。也可使用生长激素,剂量为每周0.5~1.0IU/kg,应用时间可早至5~6岁,但价格昂贵。

(2)促进第二性征和生殖器官发育:原发性闭经患者为低雌激素水平者,第二性征往往发育不良或完全不发育,应用小剂量雌激素模拟正常青春期水平,刺激女性第二性征和生殖器官发育,如孕马雌酮(倍美力)0.300~0.625mg/d,戊酸雌二醇1mg/d,使用过程中定期检测子宫内膜厚度,当子宫内膜厚度超过6mm时,开始定期加用孕激素,造成撤退性出血——人工月经。

(3)激素替代:当患者雌激素水平低下,而缺乏子宫或子宫因手术切除时,可单纯应用雌激素进行激素替代治疗,如孕马雌酮(倍美力)0.625mg/d、戊酸雌二醇1~2mg/d、炔雌醇0.0125mg/d等。

2.雌、孕激素联合

雌、孕激素序贯治疗:孕马雌酮(倍美力)0.625mg/d,或戊酸雌二醇1~2mg/d,从出血第5天开始应用,连续21~28天,最后10~14天加用孕激素,如甲羟孕酮8~10mg/d,或地屈孕酮10~20mg/d。

3.单纯应用孕激素

对于有一定雌激素水平的I度闭经,可以应用孕激素后半周期治疗,避免长期雌激素刺激缺乏孕激素抵抗造成子宫内膜过度增生。用药方法为:甲羟孕酮8~10mg/d,或地屈孕酮10~20mg/d,从出血第16天开始,连续应用10~14天。

(三)促孕治疗

对于有生育要求的妇女,有些闭经患者在进行数个周期的激素治疗后,排卵恢复,可自然孕育;但有些患者无法恢复自发排卵,要在周期治疗诱导生殖器官发育正常后,进行促排卵治疗。

1.小剂量雌激素

对于卵巢早衰患者,卵巢内尚有少量残余卵泡,这类患者不论对氯米芬或尿促性素都不敏感,可以用小剂量雌激素期待治疗,孕马雌酮(倍美力)0.625mg/d,或戊酸雌二醇1mg/d,定期监测卵泡生长情况,当卵泡成熟时可用hCG 5000~10000IU促排卵。

2.氯米芬(CC)

CC适应于有一定雌激素水平的闭经妇女。从撤退性出血第3~5天开始,50~200mg/d,

连续 5 天,从最低剂量开始试用,若无效,下一周期可逐步增加剂量。使用促排卵药物过程中要严密监测卵巢大小和卵泡生长情况。

3.尿促性素(HMG)

HMG 适应于中枢性闭经。自撤退出血 3～5 天开始,每天 75IU,连续 7 天,若无反应可逐渐增加剂量,每次增加 37.5～75IU,用药期间必需利用 B 超、宫颈评分、雌激素水平监测卵泡发育情况,随时调整剂量。当宫颈评分>8,优势卵泡>18mm 时,可以注射 hCG 促排卵,hCG 的注射剂量要根据卵泡的数量和卵巢的大小决定,以防引起卵巢过激反应。

4.纯促卵泡激素(FSH)

每支含纯化的 FSH 75IU,该制剂主要适应于 LH 不低的患者,如 PCOS 患者,使用方法同 HMG,在撤退性出血 3～5 天开始使用,每天 75IU,连续 7 天,之后通过定期监测卵泡发育情况调整用药量,直至卵泡成熟,停止应用 FSH。

5.hCG

促卵泡治疗过程中观察到卵泡直径或宫颈评分连续 2 天大于 8 分时,可以注射 hCG 2000～10000IU/d,诱使卵泡排出。hCG 的使用量要根据成熟卵泡的数量、卵巢的大小慎重选用,避免剂量使用不当造成卵巢过度刺激。

(四)对因治疗

引起闭经的原因很多,因此治疗闭经要结合其病因诊断,针对发病原因进行治疗。

1.子宫及下生殖道因素闭经

(1)下生殖道因素闭经:无孔处女膜可手术切开处女膜,有经血者进行引流,并用抗生素预防感染;小阴唇粘连者一经确诊应立即行钝性分离术,术后抗感染、局部应用雌激素预防术后再次粘连;阴道闭锁和阴道完全横膈需手术打通阴道,术后适当应用阴道模具避免粘连;阴道不全横膈可在孕育成功,分娩时予以切开;先天性无阴道无子宫者,可在婚前 3 个月进行阴道成形术,术后放置模具。

(2)宫腔粘连:宫腔粘连的处理要根据粘连的部位、面积、程度、有无生育要求决定是否处理。宫腔完全粘连或虽部分粘连但不影响经血外流者,若患者无生育要求者,无需处理;如有生育要求,宫腔部分粘连、或宫颈粘连影响经血流出有周期性腹痛,应分解粘连。方法有:用宫腔探针或宫颈扩张器分离粘连,或在宫腔镜直视下分离粘连。粘连分离后放置 IUD 3～6 个月,同时应用雌孕激素序贯治疗支持内膜的修复和生长,预防再粘连。

2.卵巢性闭经

不论是先天性卵巢发育不良,或是后天因素导致卵巢功能衰退、卵泡耗竭,均表现为促性腺激素增高,雌、孕激素水平低下。

(1)原发性卵巢性闭经:这类患者第二性征发育不良或不发育,因此,在骨龄达到 13 岁时应用小剂量雌激素促进生长和第二性征发育,当子宫内膜发育到一定程度开始使用雌、孕激素联合治疗诱发月经。该类患者由于卵巢内缺乏生殖细胞和卵泡,因此,不能孕育自己的孩子,如子宫发育正常,婚后可以借助他人供卵生育。

(2)继发性卵巢性闭经:这类闭经引起的原因不详,治疗上亦无法针对病因。对于无生育要求的,应进行雌孕激素联合替代治疗,维持月经、避免生殖器官萎缩、预防骨质疏松等疾病。对于有生育要求,而卵巢内又有残存卵泡者,雌孕激素序贯治疗数周期后,有部分患者可恢复排卵而受孕;若不能自发恢复可试用促排卵治疗,但这类患者的卵巢对促排卵药物的敏感性差,生育希望较小。继发性卵巢性闭经患者,闭经时间越短,治疗后排卵恢复率越高,反之,排卵恢复率极低。

3.垂体性闭经

垂体性闭经多为器质性原因引起的闭经,如垂体瘤、空蝶鞍综合征、希汉综合征,要针对病因治疗。

(1)垂体瘤:如前文所述,垂体瘤种类很多,各具不同的分泌功能,因此除了瘤体增大时的神经压迫症状外,对健康产生的影响依据其分泌的激素而不同。一般而言,垂体肿瘤通过手术切除可以根治,但近年来的研究和医学发展使垂体肿瘤的药物治疗成为可能。垂体催乳素瘤是引起闭经的主要原因之一,该病可以手术治疗,如开颅术、经蝶鞍术等,但垂体催乳素瘤手术常常造成肿瘤切除不全或正常垂体组织损伤,近年来药物治疗获得了巨大的进展,逐渐替代手术成为首选治疗方法。目前垂体催乳素瘤的首选治疗药物是溴隐亭,为多巴胺受体激动剂,每片2.5mg,可从1.25mg开始给药,2次/天,餐时或餐后给药,3天无不适可逐渐加量,最大剂量10mg/d。该药的主要副反应是胃肠道刺激症状,如不能适应,也可改用阴道给药,资料报道与口服生物利用度相似。另外,还有长效溴隐亭,每28天注射一次,一次50~100mg,最大剂量200mg,副作用小,疗效好,可用于对口服溴隐亭不能耐受的患者。还有一种是诺果宁,是非麦角碱类多巴胺受体D_2激动剂,为新一代高效抗PRL药,治疗初始剂量为$25\mu g/d$,第二、第三天为$50\mu g/d$,维持量为$75\sim150\mu g/d$,该药副反应小、使用安全,但目前国内市场尚无销售。由于PRL降为正常后可以立即恢复自发排卵,因此对于已婚妇女,如不避孕可能很快怀孕,但建议如果是垂体瘤患者,最好是PRL控制正常一年后怀孕。尽管目前尚无任何资料证明溴隐亭对胚胎有害,但慎重起见,推荐妊娠期,特别是三个月以内停用溴隐亭。妊娠过程中定期观察PRL变化,有无头痛、视力下降等症状,如有催乳素瘤复发或加重,可立即使用溴隐亭,能迅速控制症状,控制不住可以立即手术。

(2)希汉综合征:由于希汉综合征通常造成垂体分泌促性腺激素、促甲状腺素、促肾上腺素功能的损伤,因此根据患者的具体情况,需进行雌、孕激素、甲状腺素和肾上腺皮质激素三方面的补充替代治疗。雌、孕激素采用序贯治疗;肾上腺皮质激素采用泼尼松5~10mg/d或醋酸可的松25mg/d,晨服2/3,下午服1/3;甲状腺素片30~60mg/d。该病如果没有子宫和输卵管的损伤,如有生育要求,轻型者可用CC促排卵,重者可以用HMG/hCG促排卵治疗,排卵后建议使用黄体酮维持黄体功能。

4.中枢性闭经

中枢性闭经的病因多为精神心理、应激相关因素,因此针对诱因进行治疗十分重要;部分为先天性下丘脑神经元发育异常导致,主要是进行激素替代,有生育要求者进行促排卵助孕。

(1)Kallmann综合征:由于这种先天性的中枢异常无法纠正,因此;需用激素替代方法补充治疗及诱导月经来潮。而卵巢本身并无异常,只是缺乏促性腺激素的刺激使其功能处于静止状态,给予外源性促性腺激素可以诱导卵巢内卵泡的发育和成熟。因此,该病的治疗分两个阶段,首先是激素替代治疗,用小剂量雌激素治疗促进第二性征的发育和生殖器官的发育,到生殖器官发育到一定阶段时,单纯雌激素治疗改为雌、孕激素联合治疗诱导月经来潮;当患者结婚有生育要求时,可用HMG和hCG诱导排卵,或用GnRH脉冲法诱导排卵,后者由于操作困难使用较少。

（2）特发性低促性腺素性腺功能低下（IHH）：治疗同 Kallmann 综合征，用激素替代方法补充治疗及诱导月经来潮，有生育要求时，给予外源性促性腺激素诱导卵巢内卵泡的发育成熟和排卵。

（3）继发性低促性腺素性腺功能低下：用周期性治疗诱导月经来潮，连续 3~6 个月。

5. 其他原因性闭经

由于甲亢、甲低、肾上腺皮质功能亢进或低下、糖尿病等因素引起的闭经，要治疗原发疾病，治疗方法参见相关书籍。

六、临床特殊情况的思考和建议

（一）无第二性征发育的原发性闭经治疗的思考

原发性闭经分为无第二性征发育和有第二性征发育两种。无第二性征发育的闭经有两种可能：卵巢发育不良或下丘脑、垂体病变导致的卵巢无功能。对于无第二性征发育的闭经患者，应用激素治疗可促进其第二性征的发育，过早和剂量过大的激素使用会抑制身高生长。为了避免大剂量雌激素促进骨骺愈合、抑制身高的增长，治疗应当模拟女性的青春期，从小剂量激素开始，治疗开始时间为骨龄达到 13 岁，单纯雌激素应用的时间可以持续 1~2 年或更长，应用过程中子宫内膜厚度超过 6mm 时可加用孕激素撤退性出血。

（二）多囊卵巢综合征（PCOS）导致长期闭经需注意

PCOS 是引起闭经的常见原因，这种疾病的特点是长期不排卵或稀发排卵，患者子宫内膜长期受雌激素刺激而缺乏孕激素的对抗，常常会发生内膜增生症。因此，PCOS 引起的闭经就诊时如果病程长期发展没有得到有效的治疗，应注意患者的子宫内膜厚度、超声检查是否有异常，如有可疑病变倾向，建议行诊断性刮宫，排除内膜病变，以免延误治疗。

（三）跌重性闭经

跌重性闭经是指由于体重下降引起的下丘脑 GnRH 脉冲分泌功能障碍导致的闭经。引起体重降低的原因很多，有营养不良、精神心理因素、运动、使用减肥药物、节食等。一般而言，较原体重下降 25% 或降至标准体重 15%，可导致下丘脑-垂体-卵巢轴功能失调，下丘脑-垂体-肾上腺轴功能失调，下丘脑-垂体-甲状腺轴功能失调等。根据生殖轴功能被抑制的程度，可以造成黄体功能不全、月经不规则，严重者导致闭经。这类闭经的治疗方法中，精神心理调整、生活方式调整、体重恢复甚至比药物治疗更重要，如果患者不配合这些调整，药物治疗常常难以达到根治的目的。

（四）闭经激素治疗的思考

月经的周期性来潮是一个育龄妇女身体健康的标志，因此闭经常常会给妇女造成很大的困扰。为了让闭经患者恢复月经，除了子宫下生殖道性闭经外，其他任何原因引起的闭经，不论Ⅰ度或Ⅱ度闭经，应用雌孕激素都可以使月经来潮，但这并不意味着医生治疗目的的实现，闭经患者成功诊治是找到引起闭经的原发因素，依据病因治疗是关键，祛除病因治疗是根本。

（五）不同类型闭经对生育的影响

按照闭经的病理生理改变，将其划分为下丘脑性闭经、垂体性闭经、卵巢性闭经、子宫及下生殖道性闭经。下丘脑及垂体性闭经通称为中枢性闭经,是下丘脑或垂体的功能异常或器质性病变导致的 GnRH 和(或)FSH、LH 分泌减少,因此卵巢处于功能低下状态,不能排卵和正常分泌雌、孕激素,导致闭经、不孕,但这类患者只要给予外源性的 FSH、LH,卵巢功能就被激活,卵泡可以生长并排卵,因此,经治疗可以生育。卵巢性闭经病变在卵巢,如果是先天性性腺发育不良卵巢内先天缺乏卵泡,卵巢早衰患者则是卵泡耗尽,患者就不再具备生育自己孩子的可能,但采取他人供卵体外受精-宫内移植受孕可以孕育丈夫和供卵者的子代。当然,体细胞克隆技术可以解决因卵巢问题造成的不育问题,该项技术有待未来的成熟和应用。子宫是胎儿生长的宫殿,子宫内膜是孕育胎儿的温床,先天性无子宫、先天性子宫发育异常或后天炎症、手术造成子宫内膜严重损伤都会造成胚胎无处种植发育而不孕。目前国外报道有腹腔妊娠技术成功的病理,但该技术有待发展和普及。

第四节　多囊卵巢综合征

多囊卵巢综合征(PCOS)是常见的妇科内分泌疾病,以长期无排卵和高雄激素血症为基本特征,普遍存在胰岛素抵抗,临床表现异质性,约 50% 的 PCOS 患者超重或肥胖。育龄妇女中 PCOS 的患病率是 5%～10%,而在无排卵性不育症患者中的发病率高达 30%～60%。近年来的研究发现该疾病的功能紊乱远超出生殖轴,由于存在胰岛素抵抗,常发展为 2 型糖尿病、脂代谢紊乱及心血管疾病等;且 PCOS 患者的代谢综合征的患病率为正常人群的 4～11 倍。

一、病因

PCOS 的确切病因至今尚不是很清楚,现有的研究表明,PCOS 发病与遗传因素,如肥胖、2 型糖尿病、脂溢性脱发、高血压等家族史以及宫内环境、出生后的饮食结构、生活方式等密切相关,提示 PCOS 可能是遗传与环境因素共同作用的结果。

(一)遗传学因素

研究发现 PCOS 患者有明显的家族聚集性,如具有肥胖、2 型糖尿病、脂溢性脱发、高血压等家族史者,其 PCOS 的发生率较高。

目前发现可能与 PCOS 发生有关的基因主要有以下几类:①与甾体激素合成和作用相关的基因,如胆固醇侧链裂解酶 CYP11A、CYP17、CYP21 等。②与促性腺激素作用和调节相关的基因,如 LH 受体基因、卵泡抑素基因、β-FSH 基因等。③与糖代谢和能量平衡相关的基因,如胰岛素基因、胰岛素受体基因、IRS 基因、钙激活酶基因等。④主要组织相容性位点。

这些基因可出现表达水平或单核苷酸多态性变化。另外,研究还发现 PCOS 也存在某些基因 DNA 甲基化的异常,2002 年 Hickey 等首次对雄激素受体(AR)的 CAG 重复序列多态性、甲基化和 X 染色体失活进行了研究,认为 AR(CAG)n 位点甲基化类型可能影响 PCOS 的发生、发展。

(二)PCOS 的环境因素

近年来发现 PCOS 患者的高胰岛素或高血糖血症可能通过影响胎儿宫内环境导致子代出

生后生长发育及代谢异常;并且出生后饮食结构、生活方式也可以影响 PCOS 的发生、发展。

二、病理生理

PCOS 病理生理的基本特征有:①长期排卵功能障碍。②雄激素过多。③卵巢呈多囊样改变伴间质增生。④胰岛素抵抗(IR),PCOS 存在激素异常的交互影响,但始动因素至今尚未阐明。

以下讨论 PCOS 病理生理机制及相互关系。

(一)雄激素过多症

正常女性循环中的雄激素有雄烯二酮、睾酮、脱氢表雄酮及硫酸脱氢表雄酮,主要来源于卵巢和肾上腺,少部分来源于腺外转化;PCOS 患者的卵巢及肾上腺分泌的雄激素均增多,其机理如下。

1. 肾上腺功能初现亢进

早在 1980 年 Yen 就提出了 PCOS 起于青春期的肾上腺功能初现亢进,即 PCOS 患者肾上腺机能初现时,肾上腺产生的雄激素过多。但关于 PCOS 肾上腺功能初现时雄激素分泌过多的机制尚不清楚,可能与肾上腺 P450cl7α 酶系统活性增加有关。

2. 促性腺激素分泌异常

PCOS 患者垂体 LH 的合成量增加,其脉冲分泌的幅度和频率增加,使循环中黄体生成素(LH)水平增高,而卵泡刺激素(FSH)分泌正常或稍低于正常水平,从而使血中 LH/FSH 比值增加。过高的 LH 可促进卵巢内间质及卵泡膜细胞雄激素(包括睾酮和雄烯二酮)分泌过多;LH 也可促进卵巢内 IGF-I 的活性,而 IGF-I 与卵巢内卵泡膜 IGF-I 受体结合是促进卵巢雄激素产生的又一条途径。

但关于 PCOS 促性腺激素 LH 分泌异常的机制,尚未完全阐明。早期的理论认为,过多的雄烯二酮在外周转化为雌酮,后者能促进 LH 的分泌。但是近年的研究发现,给予正常女性及 PCOS 患者外源性雌酮并没有增加基础状态下及 GnRH 刺激下的 LH 的分泌。另外,给予外周芳香化酶抑制剂阻断雄烯二酮向雌酮的转化,未发现 LH 的脉冲频率降低;因此目前的研究资料尚不足以证实雌酮能引起 PCOS 促性腺激素分泌异常的说法。最近有研究显示,过多的雄激素本身能干扰下丘脑-垂体-卵巢轴的正负反馈机制,促进垂体 LH 的释放,从而引起 LH 的异常升高。

因此,LH 是促进 PCOS 卵巢分泌雄激素的主要激素之一;而过高的雄激素又可促进 LH 的释放,从而形成 PCOS 雄激素过多的恶性循环。

3. 性激素结合球蛋白(SHBG)

循环中的 SHBG 由肝脏产生,可与循环中的两种性激素即睾酮和雌二醇结合,从而调控这两种性激素的活性,只有不与 SHBG 结合的游离的性激素才具有生物活性。PCOS 循环中升高的雄激素可抑制肝脏产生 SHBG,从而降低循环中 SHBG,继而使游离睾酮和游离雌二醇水平均增高。PCOS 患者的高雄激素体征除了与雄激素产生过多有关,还与其活性形式——游离睾酮增加有关。因此,雄激素↑—SHBG↓—雄激素活性↑—SHBG↓↓—雄激素活性↑↑,是造成 PCOS 患者雄激素过多症及生物活性增加的又一恶性循环。

4. 高胰岛素血症

早在 1980 年 Burghen 等就发现 PCOS 患者的循环中胰岛素水平增高,之后又相继出现类似报道,究其原因胰岛素水平升高是由胰岛素抵抗引起的。在病情早期 PCOS 患者胰岛 B 细胞通过分泌过多的胰岛素以克服 IR,从而使 PCOS 患者血中的胰岛素水平升高,形成高胰岛素血症。胰岛素是调节糖代谢的激素,也是卵巢行使正常功能的重要激素。但是过高的胰岛素对卵巢和肾上腺两个内分泌腺的雄激素分泌具有促进作用,其机制是胰岛素对卵巢合成雄激素的酶(P450cl7α 酶系统)具促进作用,并上调卵巢内卵泡膜细胞的 LH 受体,从而增强 LH 促进雄激素生成的作用。另外,胰岛素也可抑制肝脏 SHBG 的合成,从而使循环中 SHBG 进一步降低,导致游离睾酮的生物学活性进一步升高。

5.IGF-Ⅰ/IGFBPI 系统

卵巢及循环中 IGF-Ⅰ的活性受其结合蛋白(IGFBP-Ⅰ)的调节。PCOS 患者卵巢中 IGF-Ⅰ活性的增加不仅与循环中 LH 过度刺激有关,同时也与高胰岛素血症有关;胰岛素可通过上调卵巢 IGF-Ⅰ受体数目而放大胰岛素自身及 IGF-Ⅰ的作用。胰岛素还可通过抑制卵巢和肝脏产生 IGFBP-Ⅰ,从而进一步导致卵巢局部和循环中游离 IGF-Ⅰ的升高;这样高胰岛素通过自身及 IGF-Ⅰ的作用而促进雄激素分泌。目前的研究显示 IGF-Ⅰ促进雄激素产生的可能机制包括:①IGF-Ⅰ可以促进 GnRH 基因的表达,增加基础的和 GnRH 刺激的促性腺激素的释放。②IGF-Ⅰ协同 LH 刺激雄激素的产生。③由于 IGF-Ⅰ/IGFBP 比率降低,IGF-Ⅰ生物利用度升高,起到类促性腺激素的作用。④促进雄激素合成关键酶细胞色素 P45017 酶 mRNA 和Ⅱ型 3-β 羟甾脱氢酶 mRNA 的表达,导致雄激素的合成增加。⑤IGF-Ⅰ能增强外周 5α-还原酶的活性,雄激素水平的升高也可以促进 5α-还原酶活性,从而造成外周双氢睾酮(DHT)生成增加,从而加重高雄激素体征。

(二)卵巢多囊样改变

正常卵泡从始基卵泡自主发育到窦前卵泡,再到窦腔卵泡以及最后发育到成熟卵泡的过程中,经历初始募集、自主生长,调控生长,分化及最终成熟的 4 个阶段;期间经历 2 次募集,即始基卵泡自主发育的初始募集和窦腔卵泡在 FSH 作用下的周期性募集。PCOS 患者初始募集阶段的卵泡较正常人群明显增多,约是正常者的 6 倍,而其卵泡进一步发育的周期性募集受到抑制。近来的研究发现雄激素在早期卵泡发育中起一定作用,过多的雄激素可刺激早期卵泡的生长,增加窦前卵泡及小窦状卵泡的发育,但是会抑制卵泡的周期募集和成熟。研究发现,超声下 2~4mm 卵泡数量增多与血清雄激素水平呈正相关。雄激素能加速始基卵泡自主发育,但抑制进一步发育的可能机制如下:①雄激素可通过增加卵泡内 Bcl-2 的表达,抑制 Bax 及 p53 的表达,从而抑制了卵泡的凋亡,使小卵泡数目增加。②雄激素可以降低卵泡内的生长分化因子 9(GDF-9)水平,增加循环中的 LH,通过促进卵泡抑素、抗米勒管激素及前列腺组织生长因子的生成,而最终抑制卵泡的生长。

另外,Durlinger 等发现,敲除 AMH 小鼠卵巢的始基卵泡比正常小鼠的始基卵泡过早耗尽;因此,提出始基卵泡的初始发育受到 AMH 的抑制。免疫组化的证据显示,PCOS 患者早期窦腔卵泡所产生的 AMH 显著低于正常排卵妇女;大量始基卵泡进入初期募集的多囊卵巢形态可能与缺少 AMH 对始基卵泡发育的抑制作用有关。

(三)胰岛素抵抗(IR)

研究表明,PCOS 患者 IR 主要的机制是丝氨酸磷酸化异常增加,一方面胰岛素受体丝氨酸残基异常升高的磷酸化导致胰岛素信号通路受到抑制,进而出现葡萄糖代谢异常,导致 IR;

另一方面,雄激素合成酶(P450c17α酶)丝氨酸磷酸化异常,引起卵巢及肾上腺合成的雄激素增多,导致高雄激素血症。

研究证实导致 PCOS 胰岛素抵抗可能与循环中某些炎症因子和脂肪细胞因子的异常有关。

1. 炎症因子

对 PCOS 患者的研究发现,一些炎性因子如血清 C-反应蛋白(CRP)、IL-6、IL-18 及 TNF-α 血清浓度升高,近年研究已经明确这些炎症因子可通过干扰胰岛素信号通路重要分子的表达及活性而引起 IR。

(1)IL-6:是一个多效能的细胞炎症因子,有研究表明,IL-6 与胰岛素抵抗有关,其与胰岛素水平保持着动态平衡,低水平的 IL-6 可以促进胰岛素分泌,而高水平则抑制其分泌。升高的 IL-6 通过以下机制引起 IR:①诱导 SOCS 蛋内的表达,从而通过抑制 IRS21 酪氨酸磷酸化,使胰岛素信号传导受阻。②能降低 GLUT-4mRNA 的表达,削弱胰岛素刺激的葡萄糖转运功能,升高血清游离脂肪酸,促进脂质氧化,抑制脂肪组织脂蛋白脂酶活性等途径对抗胰岛素作用。

(2)肿瘤坏死因子-α(TNF-α):是一种非糖基化蛋白,由多种炎症细胞合成或分泌,脂肪细胞也是其重要来源。多种机制调节组织释放 TNF-α,而 TNF-α 又通过多种作用机制影响胰岛素的敏感性。PCOS 患者 TNF-α 水平显著高于正常人群,且肥胖者升高更明显。升高的 TNF-α 通过以下机制引起 IR:①减少 IRS-1 的酪氨酸磷酸化,抑制胰岛素信号传导。②促进脂肪分解,增加游离脂肪酸,间接影响胰岛素敏感性。③下调脂肪细胞中多种重要的信号分子或蛋白表达,从而导致 IR。

(3)C 反应蛋白(CRP):是炎症急性期反应蛋白,主要受循环 IL-6 和 TNF-α 的调节。当 CRP 水平升高激活慢性免疫系统,则发生炎症反应。研究表明,PCOS 患者血 CRP 水平明显升高。CRP 导致 IR 的作用机制:主要是促进 TNF-α 释放,干扰胰岛素的早期信号转导;抑制脂肪合成,增加脂肪分解和纤溶酶原激活抑制因子(PAI-1)的分泌;抑制 GLUT4、PPARγ 的表达,加重 IR。

2. 脂肪细胞因子

近十多年以来,脂肪组织为内分泌器官已成为学术界的共识,许多脂肪细胞因子如瘦素、脂联素、抵抗素相继被发现与 IR 有关。近年研究发现这些脂肪因子在 PCOS 患者 IR 的发生中也起一定作用。

(1)瘦素:众多研究证实,瘦素与胰岛素之间具有双向调节作用,胰岛素可刺激体外培养的脂肪组织瘦素 mRNA 表达,瘦素可通过干扰胰岛素信号通路,而加重 IR。Remsberg 等也发现,PCOS 患者 IR、雄激素水平及体重指数(BMI)与瘦素水平有关系。肥胖患者瘦素分泌增加,因此肥胖患者瘦素是加重 IR 的重要因素。

(2)脂联素:通过干预机体糖脂代谢途径,参与了 IR 相关疾病的发生发展过程,低脂联素血症的程度与 IR 及高胰岛素血症具有显著相关性。Carmilla 等比较了年龄、BMI 相匹配的 52 名 PCOS 妇女与 45 名正常排卵的妇女性激素水平、IR 参数和脂联素水平,发现患者脂联素水平明显降低,这可能导致患者脂肪分布与功能异常。Ardawi 等认为,无论是肥胖的还是消瘦的 PCOS 患者只要有不同程度的 IR,她们就有低脂联素血症,这表明 PCOS 的 IR 或其他代谢紊乱影响脂联素浓度的调控。

3.雄激素

高胰岛素可引起高雄激素血症如上述,但是研究也证实,高雄激素血症亦可引起 IR。呈中枢性肥胖的女性体内的游离雄激素水平普遍高于正常对照组,且胰岛素抵抗的程度也较正常对照组明显加重。Cohen 等发现,滥用雄激素的女运动员普遍存在胰岛素抵抗。再生障碍性贫血的患者给予雄激素治疗后,可出现葡萄糖耐量异常以及胰岛素水平升高。Givens 等发现,分泌雄激素的肿瘤患者存在的黑棘皮症(胰岛素抵抗的重要的临床体征)在手术切除肿瘤后得以明显改善。近年有一项研究发现,高雄激素血症的患者给予螺内酯、氟他胺及 GnRH-a 等降雄激素药物治疗后,其胰岛素抵抗均得到明显改善。高雄激素血症引起 IR 可能机制为:①雄激素可能直接或间接影响体内葡萄糖的代谢而导致高胰岛素血症。②雄激素也可直接抑制外周及肝脏内胰岛素的作用而导致高胰岛素血症。Ciaraldi 等发现,PCOS 患者脂肪细胞上的胰岛素受体及其激酶活性并未见异常,而葡萄糖摄取能力明显下降;故推测 PCOS 患者的胰岛素抵抗是由胰岛素受体后环节缺陷引起的,并可能与雄激素水平升高有关;我院的研究表明,雄激素可通过抑制胰岛素受体后信号通路传导分子的表达而导致胰岛素抵抗。另外,雄激素还可以增加游离脂肪酸的生成,从而抑制肝脏胰岛素的清除而引起高胰岛素血症,进而导致胰岛素抵抗。高雄激素血症与高胰岛素的相互影响见图 13-2。

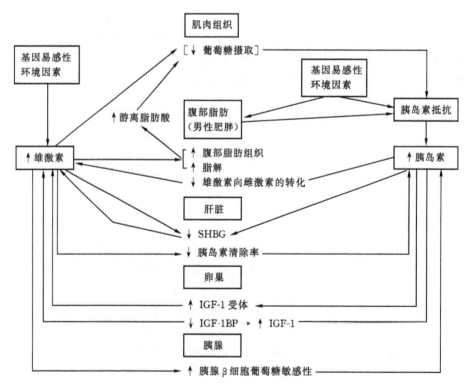

图 13-2 雄激素与胰岛素相互影响的关系图

(四)排卵障碍

PCOS 排卵障碍的机制包括卵巢的内分泌调控激素及卵巢局部因子的异常。

1. FSH 不足，LH 过高

PCOS 患者卵泡数量的增多，产生过多的抑制素 B(INH B)及其分泌的雌激素可抑制垂体 FSH 的释放。FSH 是卵泡进入周期募集和进一步发育的关键激素；卵泡不能有突破性生长的主要原因可能是 PCOS 患者循环中 FSH 偏低。另外，PCOS 患者循环中的 LH 持续升高，常促使已发育为窦腔期的卵泡闭锁或过早黄素化。

2. 卵巢局部因子比例失衡

研究发现，PCOS 对 FSH 的反应性较正常对照组降低与其卵巢局部产生一些抑制 FSH 作用的因子有关。目前研究比较多的是 AMH，AMH 是由生长卵泡的颗粒细胞分泌，可抑制 FSH 作用，但机制尚不清楚。正常情况下，FSH 与 AMH 之间存在着平衡。当循环中 FSH 水平上升时，FSH/AMH 比例增加，可增强芳香化酶的活性，促进卵泡正常发育及周期募集，最终发育成熟；成熟卵泡分泌的 INH B 反过来又抑制垂体 FSH 的分泌，这样周而复始。在 PCOS 患者体内，AMH 与 FSH 之间失去了这种平衡，使 FSH/AMH 比例降低，从而抑制了芳香化酶的作用，最终抑制卵泡的发育，导致排卵障碍。研究已证实，PCOS 患者血清中米勒管抑制因子(AMH)水平比正常人高出 2～3 倍(图 13-3)。

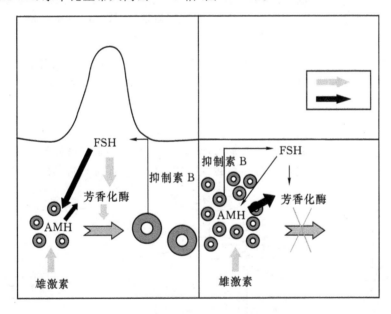

图 13-3 左图示为正常卵巢，右图示 PCOS 卵巢

另外，也有研究发现高胰岛素血症能影响颗粒细胞的分化。体外试验证实胰岛素能增加颗粒细胞对 LH 的反应能力，提示 PCOS 无排卵妇女的胰岛素升高可能也是卵泡期促进卵泡闭锁的主要原因之一。

（五）并发症

1. 代谢综合征(MS)

MS 包含肥胖、糖尿病、高血压、血脂异常四大组分。

PCOS 是发生 MS 的高风险人群，这主要与胰岛素抵抗有关；胰岛素抵抗是代谢综合征四大组分的中心环节。2005 年的一项回顾性研究发现，161 名 3 年以上病史的 PCOS 患者的代谢综合征的发生率高达 43%,而在年龄相匹配的普通人群中代谢综合征的发生率仅为 24%。该项研究发现 PCOS 患者的代谢综合征的各个组分的发生率如下:HDL-C 降低的发生率为 68%,BMI 增高的发生率 67%,高血压 45%、高 TG35%、高血糖 4%。

(1)IR 与糖尿病:IR 失代偿时,可导致糖耐量异常、糖尿病。研究发现,PCOS 患者 2 型糖尿病的发生率为 12.6%,较正常女性 2 型糖尿病的发生率(1.4%)明显增高。PCOS 患者表现为全身性 IR。高胰岛素血症时,肝糖原的产生及分泌增多,引起空腹血糖升高,导致肝抵抗;骨骼肌对胰岛素的敏感性下降,葡萄糖摄取减少,肌糖原生成、贮存减少,导致肌抵抗;脂解作用增强,游离脂肪酸(FFA)生成增多,使血浆中 FFA 浓度升高,增高的 FFA 可同时促进肝糖原异生,并抑制肌肉细胞胰岛素介导的葡萄糖转运脂活动;另外,在 IR 状态下,胰岛 B 细胞功能缺陷失代偿时,血糖升高。升高的血糖不仅抑制胰岛素分泌,同时也抑制肌肉细胞胰岛素刺激的葡萄糖转运和肌糖原的合成,进一步加重 IR,形成恶性循环。

(2)IR 与脂代谢异常:IR 可促进极低密度脂蛋白(VLDL)和中间密度脂蛋白(IDL)等富含 TG 脂蛋白(TRL)的生成,并抑制 VLDL 的清除,抑制高密度脂蛋白(HDL)的合成,促进 HDL 的分解,并增加肝脂肪酶(HL)的活性,促进脂解,引起 FFA 增多,后者刺激肝脏合成及分泌大量的 TG。故 PCOS IR 患者可出现高 VLDL 血症、低 HDL 血症及高 TG 血症等脂代谢紊乱。

(3)IR 与心血管疾病:IR 早期可使交感神经过度兴奋,心排出量增加,并能收缩外周血管;促进肾素-血管紧张素-醛固酮系统,引起水钠潴留,使血压升高;另外高胰岛素血症使 Na^+/K^+-ATP 酶的活性降低,造成细胞内高钠导致细胞水肿,同时 Ca^{2+}-ATP 酶活性降低,细胞内钙浓度增加,提高小动脉血管平滑肌对血管加压物质的反应。后期可由于胰岛素样生长因子刺激动脉壁平滑肌细胞的增生或肥大,使动脉内膜增厚,最终导致器质性动脉硬化性高血压。故 PCOS 患者发生高血压及冠心病的风险较正常女性明显增高(图 13-4)。

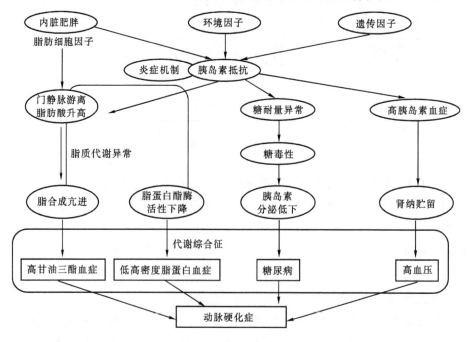

图 13-4 胰岛素抵抗引起代谢综合征的机制

2. PCOS 子宫内膜癌

PCOS 患者由于长期无排卵,子宫内膜在无孕激素保护的雌激素长期作用下,容易发生增生病变,甚至发生子宫内膜癌。研究发现,PCOS 患者发生子宫内膜癌的风险是正常人群的 4 倍,PCOS 患者中子宫内膜癌发生率为 19%～25%。近年发现 PCOS 患者的子宫内膜增生病变除了与上述的因素有关还与胰岛素作用下的局部 IGF-I 及其活性的增高有关。有些子宫内膜增生病变的 PCOS 患者对孕激素治疗不敏感,孕激素治疗不敏感的可能机制:局部生长因子尤其是 IGF-I,具很强的促有丝分裂作用,并可促进雌激素受体表达,使雌激素作用增强,导致子宫内膜细胞不断增生;另外局部生长因子抑制内膜细胞的凋亡,而且升高的胰岛素样生长因子能增加内膜细胞 VEGF 合成,促进 LHRH 和 LH 释放,降低体内脂联素水平等,因此能抑制孕激素对子宫内膜的保护作用。

三、临床表现

(一)月经失调

月经失调见于 75%～85% 的 PCOS 患者。可表现为月经稀发(每年月经次数≤6 次)、闭经或不规则子宫出血。

(二)不育症

一对夫妇结婚后同居、有正常性生活(未避孕)1 年尚未怀孕者称为不育。须检查排除男方和输卵管异常,并确认无排卵或稀发排卵。

(三)雄激素过多症

1. 痤疮

PCOS 患者中有 15%～25% 有痤疮,病变多见于面部,前额、双颊等,胸背、肩部也可出现。痤疮的分级为:轻-中度者以粉刺、红斑丘疹、丘脓疱疹为主;重度者以脓疱结节、囊肿、结疤炎症状态为主(表 13-3)。

表 13-3　痤疮评分标准

评分	类型	临床表现
0	无	无
1	轻微	痤疮≥2mm,面部或躯干<10 个
2	轻	痤疮 10～20 个
3	中	痤疮>20 个或脓疱<20 个
4	重	脓疱≥20 个
5	囊性	炎性病损≥5mm

2. 多毛症

性毛过多指雄激素依赖性体毛过度生长,PCOS 患者中患多毛症者有 65%～75%(图 13-5)。

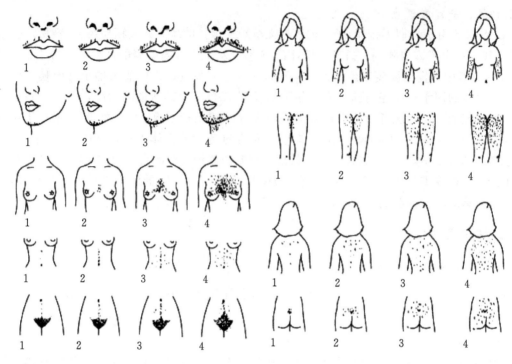

图 13-5　Ferriman 和 Gallway 评分

（四）肥胖

以腹型肥胖为主，临床上以腰围（WR）或腰臀比（腰围 cm/臀围 cm，WHR）表示肥胖的类型。若女性 WHR≥0.8，或腰围≥85cm 可诊断为腹型肥胖。

（五）黑棘皮症

黑棘皮症是严重胰岛素抵抗的一种皮肤表现，常在外阴、腹股沟、腋下、颈后等皮肤皱折处呈灰棕色、天鹅绒样片状角化过度，有时呈疣状。分为轻、中、重度：0. 无黑棘皮症；1＋. 颈部、腋窝有细小的疣状斑块，伴/不伴有受累皮肤色素沉着；2＋. 颈部、腋窝有粗糙的疣状斑块，伴/不伴有受累皮肤色素沉着；3＋. 颈部、腋窝及躯干有粗糙的疣状斑块，伴/不伴有受累皮肤色素沉着。

四、诊断

（一）PCOS 临床表现异质性

（1）不论症状还是生化异常都呈现种族和个体差异。多年来对 PCOS 的诊断一直存在争议，近二十年国际上陆续推出 3 个标准，1990 年美国国立卫生研究院（NIH）对 PCOS 诊断标准包括以下两项（按重要性排序）：①雄激素过多症及（或）高雄激素血症。②稀发排卵。但需排除以下高雄激素疾病，如先天性 21-羟化酶缺乏、库欣综合征、高泌乳素及分泌雄激素的肿瘤等；使标准化诊断迈出了重要的一步。该标准包括了三种基本表现型：①多毛、高雄血症及稀发排卵。②多毛及稀发排卵。③高雄血症及稀发排卵。

（2）随着诊断技术的进展、阴道超声的广泛应用，许多学者报道超过 50% 的 PCOS 患者具有卵巢多囊改变特征,2003年由美国生殖医学会(ASRM)及欧洲人类生殖与胚胎协会(ESHRE)在鹿特丹举办专家会对PCOS诊断达成新的共识,加入了关于卵巢多囊改变的标准,并提出PCOS需具备以下三项中两项:①稀发排卵及(或)无排卵。②雄激素过多的临床体征及(或)生化指标。③卵巢多囊改变。同样需排除其他雄激素过多的疾病或相关疾病;此标准较NIH标准增加了两个新的表型:①多囊卵巢、多毛和(或)高雄血症,但排卵功能正常。②多囊卵巢、排卵不规则,但没有雄激素增多症。此标准的提出引起医学界广泛争论,支持该标准的一方认为该标准提出新表型,对病因和异质性的认识有帮助;反对的一方则认为,该标准提出的新表型尚缺乏资料,且两种新表型的临床重要性不确定。

(3)2006年美国雄激素过多协会(AES)对PCOS又提出如下标准,必须具备以下两项:①多毛及(或)高雄激素血症。②稀发排卵及(或)多囊卵巢。此标准同样需排除其他雄激素过多或相关疾病,与鹿特丹标准不同的是此标准强调必须具备第一条。中华医学会妇产科分会内分泌学组通过多次专家扩大会议确定推荐我国采纳鹿特丹诊断标准,一方面是可与国际接轨,另一方面采用此标准可在我们自己的多中心调研中筛查和确定PCOS在我国人群的表型分布。另外,鹿特丹标准未包含青春期及IR的诊断内容,因此在中国范围内通过在正常人群按年龄分层对PCOS诊断的相关指标的生理值的流行病学调查,并建立相应的评估体系,对PCOS及其代谢并发症的早期诊断具有重要意义。

(二)实验室测定

1.雄激素的测定

正常妇女循环中雄激素有睾酮、雄烯二酮、去氢表雄酮及其硫酸盐4种。临床上常规检查项目为血清总睾酮及硫酸脱氢表雄酮。目前尚缺乏我国女性高雄激素的实验室诊断标准。

2.促性腺激素的测定(LH、FSH)

研究显示PCOS患者LH/FSH比值>2~3,但这一特点仅见于无肥胖的PCOS患者。由于肥胖可抑制GnRH/LH脉冲分泌振幅,使肥胖PCOS患者LH水平及LH/FSH比值不升高,故此比值不作为PCOS的诊断依据。

(三)盆腔超声检查

多囊卵巢(PCO)是超声检查对卵巢形态的一种描述。根据鹿特丹专家共识PCO超声相的定义为:一个或多个切面可见一侧或双侧卵巢内直径2~9mm的卵泡12个,和(或)卵巢体积≥10mL(卵巢体积按0.5×长径×横径×前后径计算)。

注意:超声检查前应停用口服避孕药至少1个月,在规则月经患者中应选择在周期第3~5天检查。稀发排卵患者若有卵泡直径>10mm或有黄体出现,应在下个周期进行复查。除未婚患者外,应选择经阴道超声检查;青春期女孩应采用经直肠超声检查。

(四)基础体温(BBT)测定

PCOS患者应于每天早晨醒后立即测试舌下体温(舌下放置5min),至少一个月经周期,并记录在坐标纸上。测试前禁止起床、说话、大小便、进食、吸烟等活动。根据体温曲线的形状可以了解有无排卵,并估计排卵日期,早期诊断妊娠。

五、性别诊断

(一)迟发型肾上腺皮质增生(21-羟化酶缺陷)

测定 17α-羟孕酮水平以排除肾上腺皮质增生(CAH)。

(二)分泌雄激素的肾上腺、卵巢肿瘤

肾上腺素瘤和癌可引起男性化、高雄激素血症和不排卵。分泌雄激素的卵巢肿瘤也引起相似的临床表现,B超可鉴别。

(三)Cushing 综合征

可继发于垂体肿瘤、异位肾上腺皮质激素分泌肿瘤、肾上腺肿瘤或癌,Cushing 综合征患者中近半数有低促性腺激素(Gn)血症,可表现出高雄激素血症临床症状和体征,但雄激素水平可在正常范围,而皮质醇异常升高。

六、治疗

(一)治疗原则

按有无生育要求及有无并发症分为基础治疗、并发症治疗及促孕治疗三方面。基础治疗是指针对 PCOS 患者月经失调、雄激素过多症、胰岛素抵抗及肥胖的治疗,包括控制月经周期治疗、降雄激素治疗、降胰岛素治疗及控制体重治疗四方面。治疗目的:促进排卵功能恢复,改善雄激素过多体征,阻止子宫内膜增生病变和癌变,以及阻止代谢综合征的发生。以上治疗可根据患者的情况,采用单一或两种及以上治疗方法联合应用。并发症的治疗指对已发生子宫内膜增生病变或代谢综合征,包括糖耐量受损、2 型糖尿病、高血压等的治疗。促孕治疗包括药物促排卵、卵巢手术促排卵及生殖辅助技术,一般用于基础治疗后仍未受孕者;但任何促孕治疗应在纠正孕前健康问题后进行,以降低孕时并发症。

(二)治疗方法

1.基础治疗

(1)降体重疗法:肥胖型 PCOS 患者调整生活方式(饮食控制和适当运动量)是一线治疗。早在 1935 年,Stein 和 leventhal 就发现肥胖是该综合征的常见症状,但长期以来未将降体重作为该综合征肥胖患者的常规治疗方法。近年很多观察性研究资料发现减重能促进 PCOS 患者恢复自发排卵。一项为期 15 年的对照前瞻性的研究发现,减重能降低 10 年内糖尿病及 8 年内高血压的发病率;并有研究表明限制能量摄入是减重和改善生殖功能最有效的方法,甚至有时在体重仍未见明显下降时,生殖功能已得到了明显的改善,这可能与能量摄入减少有关。最早的一项关于低卡路里饮食摄入的观察性研究发现,20 例肥胖的患者(14 例 PCOS,6 个为高雄激素血症-胰岛素抵抗-黑棘皮综合征患者)予低卡路里饮食 8 个月,明显降低了胰岛素及雄激素水平,随后的多项研究也进一步证实此结果。有证据指出,肥胖患者予低糖饮食有益于改善其高胰岛素血症。2008 年的欧洲生殖与胚胎学会/美国生殖医学会(ESHRM/ASRM)共识建议肥胖型 PCOS 患者首选低糖饮食。2009 年国外学者对 14 项随机对照研究的荟萃分析的资料显示(其中仅 2 项研究为 PCOS 患者),对于肥胖者,不论是否为 PCOS 患者,生活方式的改变(生活习惯及饮食控制)是其一线治疗的方法。但是对不同食物结构组成对减重疗效的

评估目前尚缺乏大样本研究,故不同的食物结构对控制体重的效果仍不明确。

运动也是控制体重的方法之一,它可提高骨骼肌对胰岛素的敏感性,但关于单纯运动对PCOS生殖功能恢复的作用的研究很少。在一项临床小样本研究中未证实单独运动对减重有效。另外,也有采用药物减重的报道,如采用胰岛素增敏剂——二甲双胍抑制食欲的作用;研究证实二甲双胍治疗肥胖型PCOS时,能使体重有一定程度的下降,并能改善生殖功能。一项应用大剂量的二甲双胍(大于1500mg/d)或服用时间大于8周治疗肥胖患者的临床研究表明,二甲双胍组比安慰剂组能明显减轻体重。但是改善生活方式联合大剂量的二甲双胍能否达到更好的协同作用尚缺乏大样本的研究。此外,对饮食运动控制饮食效果并不明显者,美国国家心肺循环研究中心及Cochrane系统综述建议如下:对于BMI大于30kg/m² 且无并发症的肥胖患者或BMI大于27 kg/m² 并伴并发症的患者可给予西布他明食欲抑制剂治疗;而对于BMI大于40 kg/m² 的患者可采用手术抽脂减重。但上述方式对生殖功能的影响未见报道。

(2)控制月经周期疗法:由于PCOS患者长期无排卵,子宫内膜长期受雌激素的持续作用,而缺乏孕激素拮抗作用,其发生子宫内膜增生性病变,甚至子宫内膜癌的机率明显增高。定期应用孕激素或给予含低剂量雌激素的雌孕激素联合的口服避孕药(OCPs)能很好地控制月经周期,起到保护子宫内膜,阻止子宫内膜增生性病变的作用。并且定期应用孕激素及周期性应用COC能抑制中枢性LH的分泌,故停用口服避孕药后,对恢复自发排卵可能有益。因此对于无排卵PCOS患者应定期采用孕激素或口服避孕药疗法以保护子宫内膜及控制月经周期,阻止功能失调性子宫出血及子宫内膜增生性病变,并对自发排卵功能的恢复起到促进作用。

1)单孕激素用药方法:适合于月经频发、月经稀发或闭经的患者,可采用孕激素后半周期疗法控制月经周期。

用药方法:醋酸甲羟孕酮10mg/d,每次服药8～10天,总量80～100mg/周期;地屈孕酮10～20mg/d,每次服药8～10天,总量100～200mg/周期;微粒黄体酮200mg/d,每次服药8～10天,总量1600～2000mg/周期。

用药时间和剂量的选择根据患者失调的月经情况而定,月经频发的患者一般在下次月经前3～5天用药;月经稀发、闭经的患者应至少60天用药一次。

2)口服避孕药疗法:雌孕激素联合的口服避孕药(OCPs),如妈富隆(炔雌醇30μg+去氧孕烯150μg)、达英-35(炔雌醇35μg+环丙孕酮2mg)、优思明(炔雌醇30μg+屈螺酮3mg)等。适用于单孕激素控制周期撤药出血较多者,或月经不规则者及功能失调性子宫出血(功血)患者需先用OCPs止血者。

调整周期用药方法:在采用孕激素撤药月经第5天起服用,每天1片,共服21天;撤药月经的第5天重复使用,共3～6个周期为1疗程。

注意事项:OCPs不会增加PCOS患代谢性疾病的风险,但可能加重伴糖耐量受损的P-COS患者糖耐量损害程度。因此对有严重胰岛素抵抗或已存在糖代谢异常的PCOS患者应慎用OCPs;必须要用时应与胰岛素增敏剂联合使用。有口服避孕药禁忌证者禁用。

(3)降雄激素疗法:适用于有中重度痤疮、多毛及油脂皮肤等严重高雄激素体征需治疗的患者及循环中雄激素水平过高者。目前PCOS患者常用的降雄药物主要为OCPs、胰岛素增敏剂、螺内酯及氟他胺。

1)OCPs:除用于PCOS患者调整月经周期,保护子宫内膜,还能通过抑制垂体LH的合成和分泌,从而有效降低卵巢雄激素的产生,所含的雌激素成分(炔雌醇)可有效地促进肝脏合成

SHBG,进而降低循环中雄激素的活性。某些 OCPs 所含的孕激素成分,如含环丙孕酮的达英－35 及含屈螺酮的优思明,由于这些孕激素还能抑制卵巢和肾上腺雄激素合成酶的活性及在外周与雄激素竞争受体,因此不仅能有效降低卵巢雄激素的生成,而且也能抑制肾上腺雄激素的产生,并可阻止雄激素的外周作用,从而有效改善高雄激素体征。另外,OCPs 还通过抑制 LH 和雄激素水平缩小卵巢体积。

用药方法:撤药月经的第 5 天起服用,每天 1 片,共服 21 天。用药 3～6 个月,50%～90% 的患者痤疮可减少 30%～60%,对部位深的痤疮尤为有效,服药 6～9 个月后能改善多毛。

2)胰岛素增敏剂——二甲双胍:胰岛素增敏剂能降低循环中的胰岛素水平,进而降低 LH 水平,减少卵巢及肾上腺来源的雄激素的合成,并能解除高胰岛素对肝脏合成 SHBG 的抑制作用,故能有效地降低循环中雄激素水平及其活性,但其降低雄激素的作用治疗效果不如 OCPs 迅速。

用药方法:见下述降胰岛素疗法。

3)螺内酯及氟他胺:螺内酯通过抑制 17-羟化酶和 17,20 裂解酶(雄激素合成所需的酶),以减少雄激素的合成和分泌;在外周与雄激素竞争受体,并能抑制 5α-还原酶而阻断雄激素作用。单独使用螺内酯可使 50% 的 PCOS 患者多毛症状减少 40%,亦可增加胰岛素敏感性。氟他胺则由于其抑制外周 5α-还原酶而具抗雄激素作用。

用药方法:螺内酯:100mg/d,应用 6 个月可抑制毛发生长。氟他胺:250mg,每日 2 次,连续使用 6～12 个月。

副作用及用药监测:螺内酯是排钠保钾利尿药,易造成高血钾,使用时应定期监测电解质。螺内酯和氟他胺这两种药物均有致畸作用,因此应用时一般与 OCPs 联合应用,或用药期间避孕。另外,由于氟他胺有肝脏毒性已较少使用。

关于以上药物的降雄作用及安全性的研究有 3 项大的荟萃分析。2008 年的一项荟萃分析发现,胰岛素增敏剂与 OCPs 在改善多毛方面的效力相当,但效果不如螺内酯及氟他胺。与此同时,另一项对 12 个 RCT 研究所做的荟萃分析发现,螺内酯联合 OCPs 的作用明显优于单独应用 OCPs,而氟他胺联合二甲双胍的作用明显优于单独应用二甲双胍。另外,2009 年的一项荟萃分析表明,在调节月经周期和降低雄激素水平上,OCPs 优于二甲双胍,但二甲双胍能明显降低胰岛素和甘油三酯水平;两者对 PCOS 患者空腹血糖及胆固醇的影响无统计学差异。

(4)胰岛素抵抗的治疗:有胰岛素抵抗的患者采用胰岛素增敏剂治疗。可降低胰岛素,从而降低循环中的雄激素水平,从而有利于排卵功能的建立及恢复,并可阻止 2 型糖尿病等代谢综合征的发生。在 PCOS 患者中常选用二甲双胍,对二甲双胍治疗不满意或已发生糖耐量损害、糖尿病者可加用噻唑烷二酮类药物(TZDs)。

1)二甲双胍:能明显改善有胰岛素拮抗的 PCOS 患者的排卵功能,使月经周期恢复运转和具有规律性。一项随机对照双盲临床试验证实 IR 是二甲双胍治疗后排卵功能恢复的预测指标。另外,二甲双胍可明显增加非肥胖型 PCOS 和青春期 PCOS 患者排卵率(A 级证据)及妊娠率(B 级证据),早孕期应用二甲双狐对胎儿无致畸作用(A 级证据)。

用法:850～1500mg/d,胰岛素抵抗改善后逐步减至维持量 850mg/d。

副作用及用药监测:胃肠道反应最常见,餐中服用可减轻症状。乳酸性酸中毒为罕见的严重副作用;用药期间每 3 个月监测肝肾功。

2)噻唑烷二酮类药物(TZDs):TZDs 为 PPARγ 受体激动剂,能增强外周靶细胞(肝细胞、骨骼肌细胞、脂肪细胞)对胰岛素的敏感性,改善高胰岛素血症。罗格列酮是常用的 TZDs,但罗格列酮改善月经状况的作用较二甲双胍弱,而增加胰岛素敏感性的作用与二甲双胍相同。对于不能耐受二甲双胍的患者,可考虑罗格列酮。但由于其肝脏毒性及胚胎毒性,在服用期间应监测肝功能并注意避孕。

2. 并发症治疗

(1)子宫内膜增生病变的治疗:子宫内膜增生病变的 PCOS 患者应选用孕激素转化子宫内膜。对于已发生子宫内膜癌的患者应考虑手术治疗。

(2)代谢综合征的治疗:对于已出现高血压、高脂血症、糖尿病的患者,建议同时内科就诊。

3. 促孕治疗

由于 PCOS 患者存在胰岛素抵抗,故在妊娠期发生妊娠糖尿病或妊娠期合并糖尿病、妊娠高血压、先兆子痫、妊娠糖尿病、早产及围产期胎儿死亡率的风险明显增高,故也应引起重视。2008 年,ESHRM/ASRM 关于 PCOS 不孕的治疗已达成共识,认为对 PCOS 患者采用助孕干预开始之前应该首先改善孕前状况,包括通过改善生活方式、控制饮食及适当运动降体重,以及降雄激素、降胰岛素和控制月经周期等医疗干预。部分患者可能在上述措施及医疗干预过程中恢复排卵。多数患者在纠正高雄激素血症及胰岛素抵抗后仍未恢复排卵,此时应该药物诱发排卵。

(1)一线促排卵药物——氯米芬:氯米芬为 PCOS 的一线促排卵治疗药物,价格低廉,口服途径给药,副作用相对小,用药监测要求不高。其机制是与雌激素竞争受体,阻断雌激素的负反馈作用,从而促进垂体 FSH 的释放。该药排卵率约为 75%～80%,周期妊娠率约 22%,6 个周期累积活产率达 50%～60%。肥胖、高雄激素血症、胰岛素抵抗是发生氯米芬抵抗的高危因素。

用药方法及剂量:自然月经或药物撤退出血的第 5 天开始,初始口服剂量为 50mg/d,共 5天;若此剂量无效则于下一周期加量,每次增加 50mg/d;最高剂量可用至 150mg/d 共 5 天,仍无排卵者为氯米芬抵抗。氯米芬抵抗的 PCOS 患者,可采用二甲双胍联合氯米芬治疗;7 个关于二甲双胍联合氯米芬的观察性研究的荟萃分析表明,二甲双胍联合氯米芬的排卵率较单用氯米芬增加 4.41 倍(B 级证据)。如果氯米芬在子宫和宫颈管部位有明显的抗雌激素样作用,则可采用芳香化酶抑制剂——来曲唑来进行促排卵治疗。来曲唑治疗的排卵率可达 60%～70%,妊娠率达 20%～27%;目前的观察性研究未见来曲唑对胚胎有不良作用,但仍需大样本研究来进一步证实来曲唑对胚胎的安全性。

治疗期限:采用氯米芬治疗一般不超过 6 个周期。氯米芬治疗无效时,可考虑二线促排卵治疗,包括促性腺激素治疗或腹腔镜下卵巢打孔术。

(2)促性腺激素:促性腺激素促排卵治疗适用于氯米芬抵抗者,列为 PCOS 促排卵的二线治疗。促性腺激素促排卵分为低剂量递增方案及高剂量递减方案。较早的研究报道,上述两种方案获得单卵泡发育的成功率均较高,但是目前一项大样本的研究资料显示低剂量递增方案更为安全。低剂量递增方案促单卵泡发育排卵率可达到 70%,妊娠率为 20%,活产率为5.7%,而多胎妊娠率小于 6%,OHSS 发生率低于 1%。

(3)卵巢手术:早在 1935 年,Stein 和 Leventhal 首先报道了在无排卵 PCOS 女性采用卵巢楔形切除,术后患者的排卵率、妊娠率分别为 80% 和 50%,但之后不少报道术后可引起盆腔粘连及卵巢功能减退,使开腹卵巢手术用于 PCOS 促排卵一度被废弃。随着腹腔镜微创手术的出现,腹腔镜下卵巢打孔手术(LOD)开始应用于促排卵;多项文献的研究结果认为,每侧卵巢以 30~40W 功率打孔,持续 5s,共 4~5 个孔,可获得满意排卵率及妊娠率。5 项 RCT 的研究资料显示,对于氯米芬抵抗的 PCOS 患者 LOD 与促性腺激素两项方案对妊娠率及活产率的影响差异无统计学意义,且 LOD 组 OHSS 及多胎妊娠的发生率小于促性腺激素组。之前的研究认为,对于 CC 抵抗或高 LH 的 PCOS 患者可应用 LOD;但是,近期的研究发现,并不是所有的 CC 抵抗或高 LH 的患者均适用于该手术。日本学者对 40 例 PCOS 不孕患者进行回顾性队列研究发现,睾酮水平高于 4.5nmol/L 或雄激素活性指数(FAI)高于 15,LH 低于 8IU/L 或 BMI 大于 35kg/m² 的 PCOS 患者因其可能有其他致无排卵因素,故不宜采用卵巢手术诱发排卵。另外,较多的文献研究发现,LOD 对胰岛素水平及胰岛素敏感性的改善无效,故卵巢手术并不适用于显著胰岛素抵抗的 PCOS 患者。

(4)体外受精-胚胎移植(IVF-ET):IVF-ET 适用于以上方法促排卵失败或有排卵但仍未成功妊娠,或合并有盆腔因素不育的患者,为 PCOS 三线促孕治疗。近期的一项荟萃分析发现,在 PCOS 患者中采用促性腺激素超促排卵取消周期的发生率较非 PCOS 患者明显增高,且用药持续时间也明显增加,临床妊娠率可达 35%。有一项对 8 个 RCT 的荟萃分析发现,联合应用二甲双胍能明显增加 IVF 的妊娠率,并减少 OHSS 的发生率。

七、临床特殊情况的思考和建议

(一)男性化体征

当高水平的雄激素(血睾酮>1.5ng/mL)持续较长时间(>1 年)时才会出现男性化体征,PCOS 患者的血睾酮水平很少超过 1.5ng/mL,因此 PCOS 很少有男性化体征。如果患者出现男性化体征,应考虑分泌雄激素的肿瘤和不典型的先天性肾上腺皮质增生症(表 13-4)。

表 13-4　男性化体征

阴蒂增大	乳房变小
声音嘶哑	有喉结
肌肉发达,男性体格	

(二)PCOS 的鉴别诊断

临床上引起雄激素过多的疾病很多,在诊断 PCOS 的高雄激素血症时,需要排除这些疾病。

1.先天性肾上腺皮质增生症

引起雄激素过多的先天性肾上腺皮质增生症(CAH)有 2 种:21-羟化酶缺陷和 11β-羟化酶缺陷。21-羟化酶缺陷是最常见的先天性肾上腺皮质增生症,占 CAH 总数的 90%~95%,11β-羟化酶缺陷较罕见。根据临床表现 21-羟化酶缺陷可分为 3 种:失盐性肾上腺皮质增生症、单纯男性化型和非典型肾上腺皮质增生症,后者又被称为迟发性肾上腺皮质增生症;其中容易与 PCOS 相混淆的是非典型肾上腺皮质增生症。

临床上诊断非典型肾上腺皮质增生症依靠内分泌测定,其中最重要的是血 17-羟孕酮水平的测定。非典型肾上腺皮质增生症者的血 17-羟孕酮水平升高、FSH 水平正常、LH 水平升高、睾酮水平轻度升高、DHEAS 水平升高。如果血 17-羟孕酮水平<2ng/mL,则可排除非典型肾上腺皮质增生症;如果>10ng/mL,则可诊断为非典型肾上腺皮质增生症;如果血 17-羟孕酮水平为 2~10ng/mL,则需要做 ACTH 试验。静脉注射 ACTH 60 分钟后,测定血 17-羟孕酮水平,如果>10ng/mL,则可诊断为非典型肾上腺皮质增生症,否则排除该诊断。

2. 分泌雄激素的肿瘤

有卵巢泡膜细胞瘤、卵巢支持-间质细胞肿瘤、卵巢类固醇细胞肿瘤和肾上腺分泌雄激素的肿瘤。如果存在分泌雄激素的肿瘤,患者体内的雄激素水平会异常升高,通常血睾酮水平超过 3ng/mL。影像学检查可协助诊断,通常会发现肾上腺或卵巢的包块,确诊依赖手术病理检查。

3. Cushing 综合征

Cushing 综合征患者也有高雄激素血症,但患者最突出的临床表现是由皮质醇过多引起的,如满月脸、向心型肥胖等。血皮质醇和 ACTH 水平升高可资鉴别。

第五节　高泌乳素血症

高泌乳素血症是各种原因引起的垂体泌乳素细胞分泌过多,导致血循环中泌乳素升高为主要特点,表现为非妊娠期或非哺乳期溢乳,月经紊乱或闭经。高泌乳素血症在生殖功能失调中占 9%~17%。

一、PRL 生理功能

泌乳素(PRL)是垂体前叶分泌的一种多肽激素,由于人泌乳素单体的糖基化及单体的聚合呈多样性,所以人泌乳素在体内以多种形式存在,包括小分子泌乳素、糖基化泌乳素、大分子泌乳素、大大分子泌乳素,其生物活性与免疫反应性由高至低以此类推。由于泌乳素在体内呈多样性,因此出现血泌乳素水平与临床表现不一致的现象。有些女性尽管体内血泌乳素水平升高,但却无溢乳、月经失调等症状;而部分女性尽管血泌乳素不升高,但出现溢乳、月经失调等症状。前者可能是大分子或大大分子泌乳素增加所致,后者可能是小分子泌乳素的分泌相对增加,而大分子或大大分子泌乳素分泌相对减少所致。

泌乳素的生理作用极为广泛复杂。在人类,主要是促进乳腺组织的发育和生长,启动和维持泌乳、使乳腺细胞合成蛋白增多。泌乳素能影响下丘脑-垂体-卵巢轴,正常水平的 PRL 对卵泡发育非常重要,然而过高水平 PRL 血症不仅对下丘脑 GnRH 及垂体 FSH、LH 的脉冲式分泌有抑制作用,而且还可直接抑制卵泡发育,导致排卵障碍,影响卵巢合成雌激素及孕激素,临床上表现为月经稀发或闭经。另外,PRL 和自身免疫相关。人类 B、T 淋巴细胞、脾细胞和 NK 细胞均有 PRL 受体,PRL 与受体结合调节细胞功能。PRL 在渗透压调节上也有重要作用。

二、PRL 生理变化

(一)昼夜变化

PRL 的分泌有昼夜节律,睡眠后逐渐升高,直到睡眠结束,因此,早晨睡醒前 PRL 可达到一天 24 小时峰值,醒后迅速下降,上午 10 点至下午 2 点降至一天中间值。

(二)年龄和性别的变化

由于母体雌激素的影响,刚出生 1 周的婴儿血清 PRL 水平高达 $100\mu g/L$ 左右,4 周之后逐渐下降,3~12 个月时 PRL 降至正常水平。青春期 PRL 水平轻度上升至成人水平,可能与雌激素分泌相关。成年女性的血 PRL 水平始终比同龄男性高。妇女绝经后的 18 个月内,体内的 PRL 水平逐渐下降 50%,但接受雌激素补充治疗的妇女下降较缓慢。在高 PRL 血症的妇女中,应用雌激素替代疗法不引起 PRL 水平的改变。

(三)月经周期中的变化

在月经周期中 PRL 水平有昼夜波动,但周期性变化不明显,卵泡期与黄体期相仿,没有明显排卵前高峰,正常 PRL 值<$25\mu g/L$。

(四)妊娠期的变化

孕 8 周血中 PRL 值仍为 $20\mu g/L$,随着孕周的增加,雌激素水平升高刺激垂体 PRL 细胞增殖和肥大,导致垂体增大及 PRL 分泌增多。在妊娠末期血清 PRL 水平可上升 10 倍,超过 $200\mu g/L$。正常生理情况下,PRL 分泌细胞占腺垂体细胞的 15%~20%,妊娠末期可增加到 70%。

(五)产后泌乳过程中的变化

分娩后血 PRL 仍维持在较高水平,无哺乳女性产后 2 周增大的垂体恢复正常大小,血清 PRL 水平下降,产后 4 周血清 PRL 水平降至正常。哺乳者由于经常乳头吸吮刺激,触发垂体 PRL 快速释放,产后 4~6 周内哺乳妇女基础血清 PRL 水平持续升高。6~12 周基础 PRL 水平逐渐降至正常,随着每次哺乳发生的 PRL 升高幅度逐渐减小。产后 3~6 个月基础和哺乳刺激情况下 PRL 水平的下降主要是由于添加辅食导致的哺乳减少。如果坚持哺乳,基础 PRL 水平会持续升高,并有产后闭经。

(六)应激导致 PRL 的变化

PRL 的分泌还与精神状态有关,激动或紧张时泌乳素明显增加。许多生理行为可影响体内泌乳素的水平。高蛋白饮食、性交、哺乳及应激等均可使泌乳素水平升高。情绪紧张、寒冷、运动时垂体释放的应激激素包括 PRL、促肾上腺皮质激素(ACTH)和生长激素(GH)。应激可以使得 PRL 水平升高数倍,通常持续时间不到 1h。

三、病因

(一)下丘脑疾患

下丘脑分泌的催乳素抑制因子(PIF)对催乳素分泌有抑制作用,PIF 主要是多巴胺。颅咽管瘤压迫第三脑室底部,影响 PIF 输送,导致催乳素过度分泌。其他肿瘤如胶质细胞瘤、脑膜炎症、颅外伤引起垂体柄被切断、脑部放疗治疗破坏、下丘脑功能失调性假孕等影响 PIF 的分泌和传递都可引起泌乳素的增高。

(二)垂体疾患

垂体疾患是高催乳素血症最常见的原因。垂体泌乳细胞肿瘤最多见,空蝶鞍综合征、肢端肥大症、垂体腺细胞增生都可致催乳素水平的异常增高。按肿瘤直径大小分微腺瘤(肿瘤直径

<1cm)和大腺瘤(肿瘤直径≥1cm)。

(三)其他内分泌、全身疾患

原发性和(或)继发性甲状腺功能减退症,如假性中状旁腺功能减退、桥本甲状腺炎、多囊卵巢综合征、肾上腺瘤、GH腺瘤、ACTH腺瘤等以及异位PRL分泌增加如未分化支气管肺癌、胚胎癌、子宫内膜异位症、肾癌可能有PRL升高。肾功能不全、肝硬化影响到全身内分泌稳定时也会出现PRL升高。乳腺手术、乳腺假体手术后、长期乳头刺激、妇产科手术如人工流产、引产、死胎、子宫切除术、输卵管结扎术、卵巢切除术等PRL也可异常增高。

(四)药物影响

长期服用多巴胺受体拮抗剂如酚噻嗪类镇静药:氯丙嗪、奋乃静。儿茶酚胺耗竭剂抗高血压药:利血平、甲基多巴。甾体激素类:口服避孕药、雌激素。鸦片类药物:吗啡。抗胃酸药:H_2-R拮抗剂——西咪替丁(甲氰咪胍)、多潘立酮(吗丁啉)。均可抑制多巴胺转换,促进PRL释放。药物引起的高PRL血症多数血清PRL水平在$100\mu g/L$以下,但也有报道长期服用一些药物使血清PRL水平升高达$500\mu g/L$,而引起大量泌乳、闭经。

(五)胸部疾患

胸部疾患如胸壁的外伤、手术、烧伤、带状疱疹等也可能通过反射引起PRL升高。

(六)特发性高催乳激素血症

催乳素多为$60\sim100ug/L$,无明确原因。此类患者与妊娠、服药、垂体肿瘤或其他器质性病变无关,多因患者的下丘脑-垂体功能紊乱,从而导致PRL分泌增加。其中大多数PRL轻度升高,长期观察可恢复正常。血清PRL水平明显升高而无症状的特发性高PRL血症患者中,部分患者可能是巨分子PRL血症,这种巨分子PRL有免疫活性而无生物活性。临床上当无病因可循时,包括MRI或CT等各种检查后未能明确泌乳素异常增高原因的患者可诊断为特发性高泌乳素血症,但应注意对其长期随访,对部分伴月经紊乱而PRL高于$100\mu g/L$者,需警惕潜隐性垂体微腺瘤的可能,应密切随访,脑部CT检查发现许多此类疾病患者数年后常发展为垂体微腺瘤。

四、临床表现

(一)溢乳

患者在非妊娠和非哺乳期出现溢乳或挤出乳汁,或断奶数月仍有乳汁分泌,轻者挤压乳房才有乳液溢出,重者自觉内衣有乳渍。分泌的乳汁通常是乳白、微黄色或透明液体,非血性。仅出现溢乳的占27.9%,同时出现闭经及溢乳者占75.4%。这些患者血清PRL水平一般都显著升高。部分患者催乳素水平较高但无溢乳表现,可能与其分子结构有关。

(二)闭经或月经紊乱

高水平的泌乳素可影响下丘脑-垂体-卵巢轴的功能,导致黄体期缩短或无排卵性月经失调、月经稀发甚至闭经,后者与溢乳表现合称为闭经-溢乳综合征。

(三)不育或流产

卵巢功能异常、排卵障碍或黄体不健可导致不育或流产。

(四)头痛及视觉障碍

微腺瘤一般无明显症状;大腺瘤可压迫蝶鞍隔出现头痛、头胀等;当腺瘤向前侵犯或压迫视交叉或影响脑脊液回流时,也可出现头痛、呕吐和眼花,甚至视野缺损和动眼神经麻痹。肿瘤压迫下丘脑可以表现为肥胖、嗜睡、食欲异常等。

(五)性功能改变

部分患者因卵巢功能障碍,表现低雌激素状态,阴道壁变薄或萎缩,分泌物减少,性欲减低。

五、辅助检查

(一)血清学检查

血清 PRL 水平持续异常升高,大于 $1.14nmol/L(25\mu g/L)$,需除外由于应激引起的 PRL 升高。FSH 及 LH 水平通常偏低。必要时测定 TSH、FT_3、FT_4、肝、肾功能。

(二)影像学检查

当血清 PRL 水平高于 $4.55nmol/L(100\mu g/L)$ 时,应注意是否存在垂体腺瘤,CT 和 MRI 可明确下丘脑、垂体及蝶鞍情况,是有效的诊断方法。其中 MRI 对软组织的显影较 CT 清晰,因此对诊断空蝶鞍症最为有效,也可使视神经、海绵窦及颈动脉清楚显影。

(三)眼底、视野检查

垂体肿瘤增大可侵犯和(或)压迫视交叉,引起视乳头水肿;也可因肿瘤损伤视交叉不同部位而有不同类型视野缺损,因而眼底、视野检查有助于确定垂体腺瘤的部位和大小。

六、诊断

根据血清学检查 PRL 持续异常升高,同时出现溢乳、闭经及月经紊乱、不育、头痛、眼花、视觉障碍及性功能改变等临床表现,可诊断为高泌乳素血症。诊断时应注意某些生理状态如妊娠、哺乳、夜间睡眠、长期刺激乳头、性交、过饱或饥饿、运动和精神应激等,PRL 会有轻度升高。因此,临床测定 PRL 时应避免生理性影响,在 $10\sim11$ 时取血测定较为合理。PRL 水平显著高于正常者一次检查即可确定,当 PRL 测定结果在正常上限 3 倍以下时至少检测 2 次,以确定有无高 PRL 血症。诊断高泌乳激素血症后必须根据需要做必要的辅助检查,以进一步明确发病原因及病变程度,便于治疗。

七、治疗

应该遵循对因治疗原则。控制高 PRL 血症、恢复女性正常月经和排卵功能、减少乳汁分泌及改善其他症状(如头痛和视功能障碍等)。

(一)随访

对特发性高泌乳素血症、泌乳素轻微升高、月经规律、卵巢功能未受影响、无溢乳且未影响正常生活时,可不必治疗,应定期复查,观察临床表现和 PRL 的变化。

(二)药物治疗

垂体 PRL 大腺瘤及伴有闭经、泌乳、不孕不育、头痛、骨质疏松等表现的微腺瘤都需要治疗,首选多巴胺激动剂治疗。

1.溴隐亭

溴隐亭为麦角类衍生物,为非特异性多巴胺受体激动剂,可直接作用于垂体催乳素细胞,与多巴胺受体结合,抑制肿瘤增殖,从而抑制 PRL 的合成分泌,是治疗高泌乳素血症最常用的药物。为了减少药物不良反应,溴隐亭治疗从小剂量开始渐次增加,即从睡前 1.25mg 开始,递增到需要的治疗剂量。如果反应不大,可在几天内增加到治疗量。常用剂量为每天 2.5～10mg,分 2～3 次服用,大多数病例每天 5～7.5mg 已显效。剂量的调整依据是血 PRL 水平。达到疗效后可分次减量到维持量,通常每天 1.25～2.50mg。溴隐亭治疗可以使 70%～90% 的患者获得较好疗效,表现为血 PRL 降至正常、泌乳消失或减少、垂体腺瘤缩小、恢复规则月经和生育。若 PRL 大腺瘤在多巴胺激动剂治疗后血 PRL 正常而垂体大腺瘤不缩小,应重新审视诊断是否为非 PRL 腺瘤或混合性垂体腺瘤、是否需改用其他治疗(如手术治疗)。溴隐亭治疗高 PRL 血症、垂体 PRL 腺瘤不论降低血 PRL 水平还是肿瘤体积缩小,都是可逆性的,只是使垂体 PRL 腺瘤可逆性缩小,长期治疗后肿瘤出现纤维化,但停止治疗后垂体 PRL 腺瘤会恢复生长,导致高 PRL 血症再现,因此需长期用药维持治疗。

溴隐亭副作用:主要有恶心、呕吐、眩晕、疲劳和体位性低血压等,故治疗应从小剂量开始,逐渐增加至有效维持剂量,如患者仍无法耐受其胃肠道反应,可改为阴道给药,经期则经肛门用药。阴道、直肠黏膜吸收可达到口服用药同样的治疗效果。约 10% 的患者对溴隐亭不敏感、疗效不满意,对于药物疗效欠佳,不能耐受药物不良反应及拒绝接受药物治疗的患者可以更换其他药物或手术治疗。

新型溴隐亭长效注射剂(Parlodel LAR)克服了因口服造成的胃肠道功能紊乱,用法是 50～100mg,每 28 日一次,是治疗泌乳素大腺瘤安全有效的方法,可长期控制肿瘤的生长并使瘤体缩小,副作用较少,用药方便。

2.卡麦角林和喹高利特

若溴隐亭副反应无法耐受或无效时可改用具有高度选择性的多巴胺 D_2 受体激动剂卡麦角林和喹高利特,它们抑制 PRL 的作用更强大而不良反应相对减少,作用时间更长。对溴隐亭抵抗(每天 15mg 溴隐亭效果不满意)或不耐受溴隐亭治疗的 PRL 腺瘤患者改用这些新型多巴胺激动剂仍有 50% 以上有效。喹高利特每天服用一次 75～300μg;卡麦角林每周只需服用 1～2 次,常用剂量 0.5～2.0mg,患者顺应性较溴隐亭更好。

3.维生素 B_6

作为辅酶在下丘脑中多巴向多巴胺转化时加强脱羟及氨基转移作用,与多巴胺受体激动剂起协同作用。临床用量可达 60～100mg,每日 2～3 次。

(三)手术治疗

若溴隐亭等药物治疗效果欠佳者,有观点认为由于多巴胺激动剂能使肿瘤纤维化形成粘连,可能增加手术的困难和风险,一般建议用药 3 个月内实施手术治疗。经蝶窦手术是最为常用的方法,开颅手术少用。手术适应证包括:①药物治疗无效或效果欠佳者。②药物治疗反应较大不能耐受者。③巨大垂体腺瘤伴有明显视力视野障碍,药物治疗一段时间后无明显改善者。④侵袭性垂体腺瘤伴有脑脊液鼻漏者。⑤拒绝长期服用药物治疗者。⑥复发的垂体腺瘤也可以手术治疗。

手术后,需要进行全面的垂体功能评估,存在垂体功能低下的患者需要给予相应的内分泌激素替代治疗。

(四)放射治疗

放射治疗分为传统放射治疗和立体定向放射外科治疗。传统放射治疗因照射野相对较大,易出现迟发性垂体功能低下等并发症,目前仅用于有广泛侵袭的肿瘤术后的治疗。立体定向放射外科治疗适用于边界清晰的中小型肿瘤。放射治疗主要适用于大的侵袭性肿瘤、术后残留或复发的肿瘤;药物治疗无效或不能坚持和耐受药物治疗副作用的患者;有手术禁忌或拒绝手术的患者以及部分不愿长期服药的患者。放射治疗疗效评价应包括肿瘤局部控制以及异常增高的 PRL 下降的情况。通常肿瘤局部控制率较高,而 PRL 恢复至正常则较为缓慢。即使采用立体定向放射外科治疗后,2 年内也仅有 25%～29% 的患者 PRL 恢复正常,其余患者可能需要更长时间随访或需加用药物治疗。传统放射治疗后 2～10 年,有 12%～100% 的患者出现垂体功能低下;1%～2% 的患者可能出现视力障碍或放射性颞叶坏死。部分可能会影响瘤体周围的组织而影响垂体的其他功能,甚至诱发其他肿瘤,损伤周围神经等,因此,放射治疗一般不单独使用。

(五)其他治疗

由于甲状腺功能减退、肾衰竭、手术、外伤、药物等因素引起的高泌乳素血症,则对因进行治疗。

八、高泌乳素血症患者的妊娠相关处理

(一)基本的原则
基本的原则是将胎儿对药物的暴露限制在尽可能少的时间内。

(二)妊娠期间垂体肿瘤生长特点

妊娠期间 95% 微腺肿瘤患者、70%～80% 大腺瘤患者瘤体并不增大,虽然妊娠期泌乳素腺瘤增大情况少见,但仍应该加强监测,垂体腺瘤患者怀孕后未用药物治疗者,约 5% 的微腺瘤患者会发生视交叉压迫,而大腺瘤出现这种危险的可能性达 25% 以上,因此,于妊娠 20、28、38 周定期复查视野,若有异常,应该及时行 MRI 检查。

(三)垂体肿瘤妊娠后处理

在妊娠前有微腺瘤的患者应在明确妊娠后停用溴隐亭,因为肿瘤增大的风险较小。停药后应定期测定血 PRL 水平和视野检查。正常人怀孕后 PRL 水平可以升高 10 倍左右,患者血 PRL 水平显著超过治疗前的 PRL 水平时要密切监测血 PRL 及增加视野检查频度。

对于有生育要求的大腺瘤妇女,需在溴隐亭治疗腺瘤缩小后再妊娠较为安全。目前认为溴隐亭对妊娠是安全的,但仍主张一旦妊娠,应考虑停药。所有患垂体 PRL 腺瘤的妊娠患者,在妊娠期需要每 2 个月评估一次。妊娠期间肿瘤再次增大者给予溴隐亭仍能抑制肿瘤生长,一旦发现视野缺损或海绵窦综合征,立即加用溴隐亭可望在 1 周内改善缓解,但整个孕期须持续用药直至分娩。对于药物不能控制者及视力视野进行性恶化时,应该经蝶鞍手术治疗需要并根据产科原则选择分娩方式。高 PRL 血症、垂体 PRL 腺瘤妇女应用溴隐亭治疗,怀孕后自发流产、胎死宫内、胎儿畸形等发生率在 14% 左右,与正常妇女妊娠情况相似。

（四）垂体肿瘤哺乳期处理

没有证据支持哺乳会刺激肿瘤生长。对于有哺乳意愿的妇女,除非妊娠诱导的肿瘤生长需要治疗,一般要到患者想结束哺乳时再使用DA激动剂。

九、临床特殊情况的思考和建议

（一）溴隐亭用药问题

在初始治疗时,血PRL水平正常、月经恢复后原剂量可维持不变3~6个月。微腺瘤患者即可开始减量;大腺瘤患者此时复查MRI,确认PRL肿瘤已明显缩小(通常肿瘤越大,缩小越明显),PRL正常后也可开始减量。减量应缓慢分次(2个月左右一次)进行,通常每次1.25mg,用保持血PRL水平正常的最小剂量为维持量。每年至少2次血PRL随诊,以确认其正常。在维持治疗期间,一旦再次出现月经紊乱或PRL不能被控制,应查找原因,如药物的影响、怀孕等,必要时复查MRI,决定是否调整用药剂量。对小剂量溴隐亭维持治疗PRL水平保持正常、肿瘤基本消失的病例5年后可试行停药,若停药后血PRL水平又升高者,仍需长期用药,只有少数病例在长期治疗后达到临床治愈。

（二）视野异常治疗问题

治疗前有视野缺损的患者,治疗初期即复查视野,视野缺损严重的在初始治疗时可每周查2次视野(已有视神经萎缩的相应区域的视野会永久性缺损)。药物治疗满意,通常在2周内可改善视野;但是对药物反应的时间,存在个体差异,视力视野进行性恶化时应该经蝶鞍手术治疗。

（三）手术治疗后随访问题

手术后3个月应行影像学检查,结合内分泌学变化,了解肿瘤切除程度。视情况每半年或一年再复查一次。手术成功的关键取决于手术者的经验和肿瘤的大小,微腺瘤的手术效果较大腺瘤好,60%~90%的微腺瘤患者术后PRL水平可达到正常,而大腺瘤患者达到正常的比例则较低。手术后仍有肿瘤残余的患者,手术后PRL水平正常的患者中,长期观察有20%患者会出现复发,需要进一步采用药物或放射治疗。

参考文献

[1] 张惜因.实用妇产科学[M].北京:人民卫生出版社,2013.

[2] 曹泽毅.中华妇产科学[M].2版.北京:人民卫生出版社,2014.

[3] 罗琼,顾丽芝,李杰虹,等.厌氧菌与盆腔炎的关系及盆腔炎感染的厌氧菌群的分布[J].中华检验医学杂志,2012,29(3):267.

[4] 方美玉.女性生殖道感染的实验诊断及结果分析[J].中华医院感染学杂志,2012,16(4):471-468.

[5] 王伽略,杨孜.剖宫产术后盆腔感染的诊断及处理要点[J].中国实用妇科与产科杂志,2014,24(4):266-269.

[6] 李亚里.性传播疾病与盆腔炎性疾病[J].中国实用妇科与产科杂志,2013,24(4):271-273.

[7] 中华妇产科学分会感染性疾病协作组[J].中华妇产科杂志,2014,39(6):430-431.

[8] 石一复.外阴阴道疾病[M].北京:人民卫生出版社,2015.

[9] 丰有吉.妇产科学[M].北京:人民卫生出版社,2015.

[10] 乐杰.妇产科学[M].北京:人民卫生出版社,2013.

[11] 李玉艳,梁志清,史常旭.腹腔镜诊断生殖道结核 599 例临床分析[J].重庆医学,2012,31(7):579-580.

[12] 王琳,史常旭.结核杆菌的生物学特性与妇女生殖器结核的发病机制[J].实用妇产科杂志,2012,22(11):641-642.

[13] 朱兰,俞梅.输卵管卵巢结核[J].实用妇产科杂志,2011,22(11):645-647.

[14] 张辉,孔兆华.女性生殖器结核病的诊断方法[J].实用妇产科杂志,2011,22(11):642-643.

[15] 张丹,梁占光,土世阆.女性生殖器结核 452 例分析及腹腔镜诊断价值探讨[J].实用妇产科杂志,2015,22(11):662-665.